Hefte zur Unfallheilkunde
Beihefte zur Zeitschrift „Der Unfallchirurg"

Herausgegeben von:
J. Rehn, L. Schweiberer und H. Tscherne

186

Verletzungen des Schultergelenks

21. Jahrestagung der Österreichischen
Gesellschaft für Unfallchirurgie
3.–5. Oktober 1985, Salzburg

Kongreßbericht im Auftrage des Vorstandes
zusammengestellt von
U. Schreinlechner

Mit 244 Abbildungen

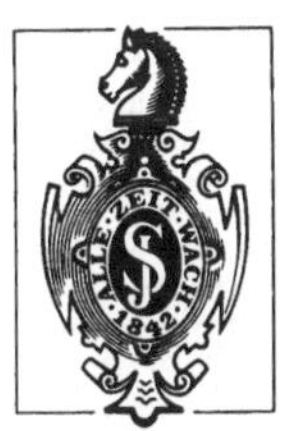

Springer-Verlag
Berlin Heidelberg New York
London Paris Tokyo

Reihenherausgeber

Prof. Dr. Jörg Rehn
Mauracher Straße 15, D-7809 Denzlingen

Prof. Dr. Leonhard Schweiberer
Direktor der Chirurgischen Universitätsklinik München-Innenstadt
Nußbaumstraße 20, D-8000 München 2

Prof. Dr. Harald Tscherne
Medizinische Hochschule, Unfallchirurgische Klinik
Konstanty-Gutschow-Straße 8, D-3000 Hannover 61

ISBN-13:978-3-540-17431-8   e-ISBN-13:978-3-642-82993-2
DOI: 10.1007/978-3-642-82993-2

CIP-Kurztitelaufnahme der Deutschen Bibliothek. Verletzungen des Schultergelenks : 3.–5. Oktober 1985, Salzburg ;
Kongressbericht / im Auftr. d. Vorstandes zsgest. von U. Schreinlechner. – Berlin; Heidelberg; New York; London;
Paris; Tokyo: Springer, 1987. (Hefte zur Unfallheilkunde ; 186) (... Jahrestagung der Österreichischen Gesellschaft
für Unfallchirurgie ; 21)
ISBN-13:978-3-540-17431-8

NE: Schreinlechner, Uwe [Hrsg.]; Österreichische Gesellschaft für Unfallchirurgie: ... Jahrestagung der ...; 1. GT

Österreichische Gesellschaft für Unfallchirurgie

Vorstand bis 1. Oktober 1985

Präsident:

Prim. Prof. Dr. J. Poigenfürst, Unfallkrankenhaus Lorenz Böhler, Donaueschingenstraße 13, A-1200 Wien

Präsidium:

Prof. Dr. E. Beck, Universitäts-Klinik für Unfallchirurgie, Anichstraße 35, A-6020 Innsbruck
OMR. Dir. Dr. W. Krösl, Ärztlicher Direktor der Allgemeinen Unfallversicherungsanstalt, Adalbert-Stifter-Straße 65, A-1200 Wien
Prof. Dr. E. Trojan, Vorstand der I. Universitätsklinik für Unfallchirurgie, Alser Straße 4, A-1090 Wien

Kongreßsekretär:

Dr. U. P. Schreinlechner, Lorenz-Böhler-Unfallkrankenhaus, Brahmsplatz 2, A-1040 Wien

Ständiger Sekretär:

Univ.-Doz. Dr. H. Kuderna, Unfallkrankenhaus Meidling, Kundratstraße 37, A-1120 Wien

Kassier:

Dr. J. Rohringer, Unfallkrankenhaus Lorenz Böhler, Donaueschingenstraße 13, A-1200 Wien

Inhaltsverzeichnis

X

Autorenverzeichnis

Der Beginn eines Beitrages wird durch die in Klammern gesetzten kursiven Seitenzahlen angegeben.

Ahlers, J., Dr.; Chirurg. Univ.-Klinik Mainz, Abt. für Unfallchirurgie, Langenbeckstraße 1, D-6500 Mainz *(91)*

Andrasina, J., Doz. Dr.; Fakultätskrankenhaus, Rastislavova 53, CS-04190 Kosice *(351)*

Arzinger-Jonasch, H., Prof. Dr.; KMU, Liebigstraße 20a, DDR-7010 Leipzig *(337)*

Bader, B., Dr.; II. Univ.-Klinik für Unfallchirurgie, Spitalgasse 23, A-1090 Wien *(370, 472)*

Barac, M., Dr.; Klinik für Traumatologie, Draskoviceva 19, YU-41000 Zagreb *(194)*

Bauer, J., Dr.; Fakultätskrankenhaus, Rastislavova 53, CS-04190 Kosice *(351)*

Beck, E., Prof. Dr.; Univ.-Klinik für Unfallchirurgie, Anichstraße 35, A-6020 Innsbruck *(49)*

Benedetto, K. P., Dr.; Univ.-Klinik für Unfallchirurgie, Anichstraße 35, A-6020 Innsbruck *(137, 365)*

Bernett, P., Prof. Dr.; Klinik und Poliklinik für Sportverletzungen, Ismaninger Straße 22, D-8000 München 80 *(402)*

Blasko, V., Dr.; Fakultätskrankenhaus, Rastislavova 53, CS-04190 Kosice *(351)*

Blauth, W., Dr.; Orthopäd. Univ.-Klinik, Klaus-Groth-Platz 2, D-2300 Kiel *(278, 384)*

Böhler, J., Prof. Dr.; Severingasse 5, A-1090 Wien *(60)*

Böhnel, P., Dr.; Regionalspital, Spitalgasse, CH-4335 Laufenburg *(86)*

Börner, M., Dr.; BG-Unfallklinik, Friedeberger Landstraße 430, D-6000 Frankfurt/Main 60 *(374, 431, 439)*

Braun, W., Dr.; Krankenhauszweckverband Augsburg, Stenglinstraße 1, D-8900 Augsburg *(319)*

Breyer, H. G., Priv.-Doz. Dr.; Chirurg. Klinik und Poliklinik, Univ.-Klinikum Steglitz, FU Berlin, Hindenburgdamm 30, D-1000 Berlin 45 *(199, 415)*

Brunner, U., Dr.; Chirurg. Univ.-Klinik und Poliklinik der Ludwig-Maximilian-Universität, Nußbaumstraße 20, D-8000 München 2 *(103, 457)*

XIV

Buch, J., Dr.; Unfallkrankenhaus Lorenz Böhler, Donaueschingenstraße 13, A-1200 Wien
(88, 179)

Buchinger, W., Dr.; Unfallkrankenhaus Meidling, Kundratstraße 37, A-1120 Wien *(133, 174, 179)*

Burri, C., Prof. Dr.; Unfallchirurg. Abt. der Universität, Steinhövelstraße 9, D-7900 Ulm
(223)

Claussen, H., Dr.; Chirurg. Klinik und Poliklinik der Ludwig-Maximilians-Universität,
Nußbaumstraße 20, D-8000 München 2 *(469)*

Diestel, P., Dr.; Chirurg. Klinik und Poliklinik der Ludwig-Maximilians-Universität,
Nußbaumstraße 20, D-8000 München 2 *(103)*

Dölle, H., Dr.; Diakoniekrankenhaus, Elise-Averdieck-Straße 17, D-2130 Rotenburg/
Wümme *(270)*

Eber, K., Dr.; Unfallkrankenhaus Lorenz Böhler, Donaueschingenstraße 13, A-1200 Wien
(88, 179)

Ecke, H., Prof. Dr.; Unfallchirurg. Klinik der Justus-Liebig-Universität, Klinikstraße 29,
D-6300 Gießen *(411)*

Egkher, E., Dr.; Univ.-Klinik für Unfallchirurgie, Spitalgasse 23, A-1090 Wien *(472)*

Ekkernkamp, A., Dr.; BG-Krankenanstalten „Bergmannsheil", Hunscheidtgasse 1,
D-4630 Bochum 1 *(109, 206)*

Fabsits, E., Dr.; Unfallkrankenhaus, A-8775 Kalwang *(98)*

Fink, D., Dr.; Unfallkrankenhaus, Dr.-Franz-Rehrl-Platz 6, A-5020 Salzburg *(396)*

Füger, G., Dr.; Chirurg. Univ.-Klinik, Auenbruggerplatz 5, A-8036 Graz *(208)*

Gaber, O., Dr.; Anatom. Institut der Universität Innsbruck, Anichstraße 35,
A-6020 Innsbruck *(137)*

Gasperschitz, F., Dr.; Unfallkrankenhaus, Dr.-Franz-Rehrl-Platz 6, A-5020 Salzburg *(396)*

Gaudernak, T., Dr.; Unfallkrankenhaus Lorenz Böhler, Donaueschingenstraße 13,
A-1200 Wien *(60)*

Gay, B., Prof. Dr.; Chirurg. Univ.-Klinik, Joseph-Schneider-Straße 2, D-8700 Würzburg
(398, 448)

Genelin, F., Dr.; Unfallkrankenhaus, Dr.-Franz-Rehrl-Platz 6, A-5020 Salzburg *(396)*

Glanz, J., Dr.; Janos Krankenhaus, Zentralinstitut für Traumatologie, H-1125 Budapest XII
(314)

Glötzer, W., Dr.; Univ.-Klinik für Unfallchirurgie, Anichstraße 35, A-6020 Innsbruck *(137)*

Gotzen, L., Dr.; Unfallchirurg. Klinik der Phillips-Universität Marburg, D-3550 Marburg
(384)

Graf, H. J., Dr.; Krankenhauszweckverband Augsburg, Stenglinstraße 1, D-8900 Augsburg
(319)

Gretenkord, K., Dr.; Orthopäd. Univ.-Klinik, Klaus-Grothe-Platz 2, D-2300 Kiel *(255)*

Gutzeit, B., Dr.; Univ.-Klinik, Joseph-Schneider-Straße 7, D-8700 Würzburg *(448)*

Habermeyer, P., Dr.; Chirurg. Klinik und Poliklinik der Ludwig-Maximilian-Universität,
Nußbaumstraße 20, D-8000 München 2 *(103, 457, 462, 469)*

Hackstock, H., Dr.; Allgem. Krankenhaus St. Pölten, Kremser Landstraße 36,
A-3100 St. Pölten *(230)*

Hansis, M., Dr.; BG-Unfallklinik, Rosenauer Weg 95, D-7400 Tübingen *(379)*

Harnach, Z., Dr.; Forschungsinstitut für Traumatologie, Ponavka 6, CS-66250 Brno *(386)*

Haubitz, B., Dr.; Unfallchirurg. Klinik der Med. Hochschule Hannover, Konstanty-
Gutschow-Straße 8, D-3000 Hannover 61 *(121)*

Helm, Ch., Dr.; Orthopäd. Univ.-Klinik, Klaus-Groth-Platz 2, D-2300 Kiel *(278)*

Helmreich, M., Dr.; Allgem. Krankenhaus St. Pölten, Kremser Landstraße 36,
A-3100 St. Pölten *(157)*

Hertz, H., Doz. Dr.; I. Univ.-Klinik für Unfallchirurgie, Alser Straße 4, A-1090 Wien *(11,
135, 149, 179)*

Hiebler, W., Dr.; Rehabilitationszentrum Tobelbad, A-8144 Tobelbad *(282)*

Hlavka, M., Dr.; Klinik für Traumatologie, Draskoviceva 19, YU-41000 Zagreb *(194)*

Hochstetter von, A. H. C., Dr.; Kantonsspital, CH-4031 Basel *(86)*

Hörl, M., Dr.; Chirurg. Univ.-Klinik, Joseph-Schneider-Straße 2, D-8700 Würzburg *(398)*

Hofmann, D., Priv.-Doz. Dr.; Unfallchirurg. Klinik der Justus-Liebig-Universität,
Klinikstraße 2, D-6300 Gießen *(411)*

Holl, J., Dr.; Chirurg. Klinik und Poliklinik der Ludwig-Maximilian-Universität,
Nußbaumstraße 20, D-8000 München 2 *(457, 462, 469)*

Holzach, P., Dr.; Spital Davos, CH-7270 Davos Platz *(127)*

Ittner, G., Dr.; II. Univ.-Klinik für Unfallchirurgie, Spitalgasse 23, A-1090 Wien *(99, 140,
297)*

Jahna, H., Dr.; Gaadner Straße 43, A-2371 Hinterbrühl *(221)*

Jaskulka, R., Dr.; II. Univ.-Klinik für Unfallchirurgie, Spitalgasse 23, A-1090 Wien *(140, 179)*

Jonasch, E., Doz. Dr.; Ferdinand-Lassalle-Straße 10, DDR-7010 Leipzig *(73)*

Jost, I., Dr.; Unfallchirurg. Univ.-Klinik, Zaloska 7, YU-61000 Ljubljana *(197)*

Kadletz, R., Dr.; Univ.-Klinik für Unfallchirurgie, Anichstraße 35, A-6020 Innsbruck *(146)*

Kern, H., Dr.; Wilhelminenspital, Montleartstraße 37, A-1160 Wien *(263)*

Kirgis, A., Dr.; Orthopäd. Klinik im Rehabilitationskrankenhaus, Oberer Eselsberg 45, D-7900 Ulm *(255)*

Kiss, F., Dr.; II. Univ.-Klinik für Unfallchirurgie, Spitalgasse 23, A-1090 Wien *(99)*

Köhler, H., Dr.; Klinik und Poliklinik für Allgemeinchirurgie der Universität, Robert-Koch-Straße 40, D-3400 Göttingen *(152)*

Köveker, G. B., Dr.; Klinik und Poliklinik für Allgemeinchirurgie der Universität, Robert-Koch-Straße 40, D-3400 Göttingen *(152)*

Kohlmann, H., Dr.; Wilhelminenspital, Montleartstraße 37, A-1160 Wien *(392)*

Korisek, G., Dr.; Unfallkrankenhaus, A-8775 Kalwang *(98)*

Korosec, B., Dr.; Unfallchirurg. Univ.-Klinik, Zaloska 7, YU-6100 Ljubljana *(197)*

Krakovits, G., Dr.; Traumatologus-Orthoped-Sebesz, Ag u 3, H-1016 Budapest 1 *(238, 452)*

Kremser, E., Dr.; Unfallkrankenhaus Meidling, Kundratstraße 37, A-1120 Wien *(174)*

Krödel, A., Dr.; Orthopäd. Klinik der Med. Hochschule Hannover, Postfach 610172, D-3000 Hannover 61 *(375)*

Kroitzsch, U., Dr.; II. Univ.-Klinik für Unfallchirurgie, Spitalgasse 23, A-1090 Wien *(370)*

Krueger, P., Dr.; Chirurg. Klinik und Poliklinik der Ludwig-Maximilian-Universität, Nußbaumstraße 20, D-8000 München 2 *(457, 462, 469)*

Künzel, K. H., Dr.; Anatom. Institut der Universität Innsbruck, A-6020 Innsbruck *(137)*

Kujat, R., Dr.; Unfallchirurg. Klinik der Med. Hochschule Hannover, Konstanty-Gutschow-Straße 8, D-3000 Hannover 61 *(384, 445, 474)*

Kuner, E. H., Prof. Dr.; Zentrum Chirurgie der Albert-Ludwigs-Universität, Hugstetter Straße 55, D-7800 Freiburg *(171)*

Kwasny, O., Dr.; Univ.-Klinik für Unfallchirurgie, Alser Straße 4, A-1090 Wien *(179, 339, 424)*

Lahninger, J., Dr.; Wilhelminenspital, Montleartstraße 37, A-1160 Wien *(392)*

Lang, Th., Dr.; Univ.-Klinik für Unfallchirurgie, Anichstraße 35, A-6020 Innsbruck *(365)*

Lentschig, E., Dr.; Unfallchirurg. Klinik der Med. Hochschule Hannover, Konstanty-Gutschow-Straße 8, D-3000 Hannover 61 *(121)*

Lies, A., Dr.; BG-Krankenanstalten „Bergmannsheil", Hunscheidtgasse 1, D-4630 Bochum *(109, 114, 206)*

Lottersberger, E., Dr.; Chirurg. Univ.-Klinik, Auenbruggerplatz, A-8036 Graz *(165)*

Lugger, L. J., Doz. Dr.; Univ.-Klinik für Unfallchirurgie, Anichstraße 35, A-6020 Innsbruck *(27)*

Magyari, Z., Dr.; Zentralinstitut für Traumatologie, Baross u. 23–25, H-1088 Budapest *(353)*

Martinek, H., Doz. Dr.; Krankenhaus Krems, Mitterweg 10, A-3500 Krems *(472)*

Matter, P., Priv.-Doz. Dr.; Spital Davos, CH-7270 Davos Platz *(127)*

Matuschka, H., Dr.; Unfallkrankenhaus Meidling, Kundratstraße 37, A-1120 Wien *(133, 174, 179)*

Meeder, P. J., Dr.; BG-Unfallklinik, Rosenauer Weg 95, D-7400 Tübingen *(182, 379)*

Meißner, A., Dr.; Chirurg. Klinik und Poliklinik der FU Berlin, Hindenburgdamm 30, D-1000 Berlin 45 *(199, 415)*

Melzer, Ch., Dr.; Orthopäd. Klinik der Med. Hochschule Hannover, Postfach 610172, D-3000 Hannover 61 *(375)*

Michek, J., Doz. Dr.; Forschungsinstitut für Traumatologie, Ponavka 6, CS-66250 Brno *(386)*

Mloch, P., Dr.; Unfallkrankenhaus, Ponavka 6, CS-66250 Brno *(336)*

Mockwitz, J., Dr.; BG-Unfallklinik, Friedeberger Landstraße 430, D-6000 Frankfurt/Main 60 *(431, 439)*

Moser, K. D., Dr.; Unfallkrankenhaus Linz, Blumauerplatz 1, A-4020 Linz *(345)*

Müller, H. A., Dr.; Chirurg. Univ.-Klinik Mainz, Langenbeckstraße 1, D-6500 Mainz *(303)*

Muhr, G., Prof. Dr.; BG-Krankenanstalten „Bergmannsheil", Hunscheidtgasse 1, D-4630 Bochum 1 *(58)*

Nemes, G., Dr.; Zentralinstitut für Traumatologie, Baross u. 23–25, H-1088 Budapest *(353)*

Neumann, K., Dr.; BG-Krankenanstalten „Bergmannsheil", Hunscheidtgasse 1, D-4630 Bochum 1 *(58, 109, 114, 206)*

Noack, W., Dr.; Orthopäd. Klinik im Rehabilitationskrankenhaus, Oberer Eselsberg 45, D-7900 Ulm *(255)*

Nyari, T., Dr.; Janos Krankenhaus, Zentralinstitut für Traumatologie, H-1125 Budapest XII *(314)*

Oestern, H. J., Dr.; Unfallchirurg. Klinik der Med. Hochschule Hannover, Konstanty-Gutschow-Straße 8, D-3000 Hannover 61 *(121)*

Orthner, E., Dr.; I. Univ.-Klinik für Unfallchirurgie, Alser Straße 4, A-1090 Wien *(179, 339, 424)*

Paar, O., Dr.; Klinik und Poliklinik für Sportverletzungen, Ismaninger Straße 22, D-8000 München 80 *(402)*

Pachuki, A., Dr.; Unfallkrankenhaus Meidling, Kundratstraße 37, A-1120 Wien *(221)*

Poigenfürst, J., Prof. Dr.; Unfallkrankenhaus Lorenz Böhler, Donaueschingenstraße 13, A-1200 Wien *(50, 77, 327, 485)*

Pokorny, V., Dr.; Forschungsinstitut für Traumatologie, Ponavka 6, CS-66250 Brno *(391)*

Povacz, F., Dr.; AKH Wels, Grieskirchner Straße 42, A-4600 Wels *(388)*

Schneider, H., Dr.; Unfallkrankenhaus, A-8775 Kalwang *(98)*

Schreinlechner, U. P., Dr.; Unfallkrankenhaus Lorenz Böhler, Donaueschingenstraße 13, A-1200 Wien *(50, 77)*

Seggl, W., Dr.; Chirurg. Univ.-Klinik, Auenbruggerplatz, A-8036 Graz *(208, 299)*

Siebler, G., Dr.; Abt. für Unfallchirurgie der Albert-Ludwig-Universität, Hugstetter Straße 55, D-7800 Freiburg *(171)*

Silverstrin, G., Dr.; Chirurg. Klinik und Poliklinik der Ludwig-Maximilian-Universität, Nußbaumstraße 20, D-8000 München 2 *(103)*

Skerget, B., Prof. Dr.; Unfallchirurg. Univ.-Klinik, Zaloska 7, YU-61000 Ljubljana *(197)*

Smasal, V., Dr.; Klinik und Poliklinik für Sportverletzungen, Ismaninger Straße 22, D-8000 München 80 *(402)*

Sprotte, G., Dr.; Univ.-Klinik, Joseph-Schneider Straße 7, D-8700 Würzburg *(448)*

Stankovic, P., Prof. Dr.; Klinik und Poliklinik für Allgemeinchirurgie der Universität, Robert-Koch-Straße 40, D-3400 Göttingen *(152)*

Steinböck, G., Dr.; Orthopäd. Spital, Speisinger Straße 109, A-1134 Wien *(453)*

Strmiska, J., Doc. Dr.; Unfallkrankenhaus, Ponavka 6, CS-66250 Brno *(336)*

Sükösd, L., Dr.; Traumatologus-Orthoped-Sebesz, Ag u 3, H-1016 Budapest 1 *(238, 452)*

Szyszkowitz, R., Prof. Dr.; Chirurg. Univ.-Klinik, Auenbruggerplatz, A-8036 Graz *(165)*

Tipold, E., Dr.; Unfallkrankenhaus Meidling, Kundratstraße 37, A-1120 Wien *(50)*

Tomas, O., Dr.; Fakultätskrankenhaus, Rastislavova 53, CS-04190 Kosice *(351)*

Tscherne, H., Prof. Dr.; Unfallchirurg. Klinik der Med. Hochschule Hannover, Konstanty-Gutschow-Straße 8, D-3000 Hannover 61 *(384, 445)*

Türscherl, H., Dr.; Allgem. Krankenhaus St. Pölten, Kremser Landstraße 36, A-3100 St. Pölten *(157)*

Turek, Silvia, Dr.; Unfallkrankenhaus Lorenz Böhler, Donaueschingenstraße 13, A-1200 Wien *(179)*

Vagacs, H., Dr.; Allgem. Krankenhaus, Krankenhausstraße 21, A-3300 Amstetten *(382)*

Vecsei, V., Prof. Dr.; Wilhelminenspital, Montleartstraße 37, A-1160 Wien *(421)*

Vogt, H., Dr.; Spital Davos, CH-7270 Davos Platz *(127)*

Wagner, M., Doz. Dr.; I. Univ.-Klinik für Unfallchirurgie, Alser Straße 4, A-1090 Wien *(14, 263, 424)*

Walther, H., Dr.; Unfallchirurg. Klinik der Justus-Liebig-Universität, Klinikstraße 29, D-6300 Gießen *(411)*

Weckbach, A., Dr.; Krankenhauszweckverband Augsburg, Stenglinstraße 1, D-8500 Augsburg *(319)*

XX

Weinstabl, R., Dr.; I. Univ.-Klinik für Unfallchirurgie, Alser Straße 4, A-1090 Wien *(11, 149)*

Weise, K., Dr.; BG-Unfallklinik, Rosenauer Weg 95, D-7400 Tübingen *(182)*

Weiß, F., Dr.; Allgem. Krankenhaus, A-2700 Wiener Neustadt *(324)*

Weller, S., Prof. Dr.; BG-Unfallklinik, Rosenauer Weg 95, D-7400 Tübingen *(379)*

Wendsche, P., Dr.; Forschungsinstitut für Traumatologie, Ponavka 6, CS-66250 Brno *(391)*

Werner, H., Dr.; Allgem. Krankenhaus St. Pölten, Kremser Landstraße 36, A-3100 St. Pölten *(157)*

Wildburger, R., Dr.; Chirurg. Univ.-Klinik, Auenbruggerplatz, A-8036 Graz *(299)*

Wippermann, D., Dr.; Unfallchirurg. Klinik der Med. Hochschule Hannover, Konstanty-Gutschow-Straße 8, D-3000 Hannover 61 *(474)*

Wischhöfer, E., Dr.; Chirurg. Klinik und Poliklinik der Ludwig-Maximilian-Universität, Nußbaumstraße 20, D-8000 München 2 *(457, 462)*

Wörsdörfer, O., Priv.-Doz. Dr.; Unfallchirurg. Abt. der Universität, Steinhövelstraße 9, D-7900 Ulm *(223)*

Wozasek, G. E., Dr.; Unfallkrankenhaus Linz, Blumauer Platz 1, A-4020 Linz *(345)*

Zelnicek, P., Dr.; Forschungsinstitut für Traumatologie, Ponavka 6, CS-66250 Brno *(201)*

Ziegelmüller, R., Dr.; BG-Unfallklinik, Friedeberger Landstraße 430, D-600 Frankfurt/Main 60 *(374, 439)*

Zifko, B., Dr.; Unfallkrankenhaus Lorenz Böhler, Donaueschingenstraße 13, A-1200 Wien *(327)*

Zifko, B., Dr.; Unfallkrankenhaus Meidling, Kundratstraße 37, A-1120 Wien *(327)*

Zöch, G., Dr.; Rehabilitationszentrum Tobelbad, A-8144 Tobelbad *(281)*

Zolczer, L., Dr.; Janos Krankenhaus, Zentralinstitut für Traumatologie, H-1125 Budapest XII *(314)*

Einleitungsreferate

Funktionelle Anatomie des Schultergelenks

R. Schabus

Allgemeines Krankenhaus der Stadt Wien, I. Univ.-Klinik für Unfallchirurgie (Vorstand: Prof. Dr. E. Trojan), Alser Straße 4, A-1090 Wien

Einleitung

Die Analyse des Bewegungsapparats führt zum klaren Verständnis mechanischer Funktionen von Gelenken.

Das Aneinanderreihen oder Zusammenschließen von Gelenken zu einer kinematischen Kette, in diesem Fall dem Schultergürtel, ist die anatomische Vorbedingung für das Bewegungsausmaß und die Exaktheit der Bewegungsausführung der oberen Extremität.

Die Hauptaufgabe der Schulter ist, die Hand in die Stellung zu bringen, damit deren hochentwickelte Funktionen optimal eingesetzt werden können.

Für den optimalen Gebrauch der oberen Extremität ist eine gute Synchronisation aller Gelenke wichtig.

Die Gelenkfunktionen werden durch Form und Bewegungsart der Gelenkflächen bestimmt. Ein Gelenk arbeitet nur dann optimal, wenn seine Flächen durch die Spannung der Muskulatur und des Bandapparats in Kontakt gehalten werden.

Strukturelle Komponenten des Schulterkomplexes

Die strukturellen Komponenten des Schulterkomplexes sind:

- das Schulterblatt,
- das Schlüsselbein,
- der Brustkorb und
- der Humerus.

Sie sind untereinander gelenkig verbunden und bilden

1. das glenohumerale,
2. das subacromiale,
3. das scapulothoracale,
4. das acromioclaviculare und
5. das sternoclaviculare Gelenk (Abb. 1).

Hefte zur Unfallheilkunde, Heft 186
Verletzungen des Schultergelenks
Zusammengestellt von U. P. Schreinlechner
Springer-Verlag Berlin Heidelberg 1987

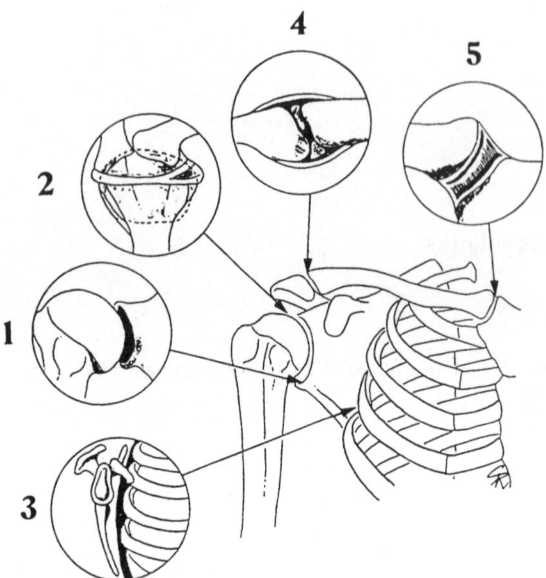

Abb. 1. Gelenke des Schulterkomplexes

Das *sternoclaviculare Gelenk* stellt die einzige knöcherne Verbindung des Schulterkomplexes mit dem Stamm dar. Es ist ein Sattelgelenk und hat einen gut entwickelten Discus
articularis. Deshalb sind Bewegungen in allen 3 Ebenen möglich. Das Gelenk wird durch 3
kräftige Bänder stabilisiert.

Das laterale Ende des Schlüsselbeins ist mit dem Acromion der Scapula gelenkig verbunden. Das *Acromioclaviculargelenk* ist ein planes Synovialgelenk mit 3 Freiheitsgraden.
Die Gelenkkapsel ist durch 2 Hauptbänder verstärkt. Auch hier ist ein Discus articularis
zwischen den Gelenkenden eingefügt.

Die extraarticulär gelegenen starken coracoclaviculären Bänder stabilisieren das Acromioclaviculargelenk und führen passiv die Scapulabewegungen.

Das Schulterblatt dient im Bereich der Konkavitäten und Konvexitäten als Ursprung
breitbasig entspringender Muskeln, die zum proximalen Oberarm ziehen. An den Rändern
setzen Muskeln an, die das Schulterblatt mit dem Stamm verbinden (Abb. 2).

Die Verschiebeschichten zwischen den Muskeln, mit welchen das Schulterblatt an den
Brustkorb fixiert wird, bilden das funktionelle *scapulothorakale Gelenk.*

Die Scapula kann entlang der Rippen gleiten, dies wird durch die gegeneinander ver-
schiebbaren Muskelflächen des M. subscapularis und des M. serratus anterior ermöglicht
(Abb. 3).

Die Bewegungen des Schulterblattes sind immer mit Bewegungen im sternoclavicularen
und acromioclavicularen Gelenk kombiniert.

Diese 2 anatomischen Gelenke und das funktionelle scapulothorakale Gelenk formen
eine geschlossene kinematische Kette.

Der Körper des Schulterblattes trägt die Gelenkpfanne, die mit dem Humeruskopf das
glenohumerale Gelenk bildet.

Die weit ausladenden Knochenvorsprünge Acromion und Coracoid sind durch das Lig.
coracoacromiale verbunden. Sie bilden den *coracoacromialen Bogen,* der das Dach des
gelnohumeralen Gelenks darstellt.

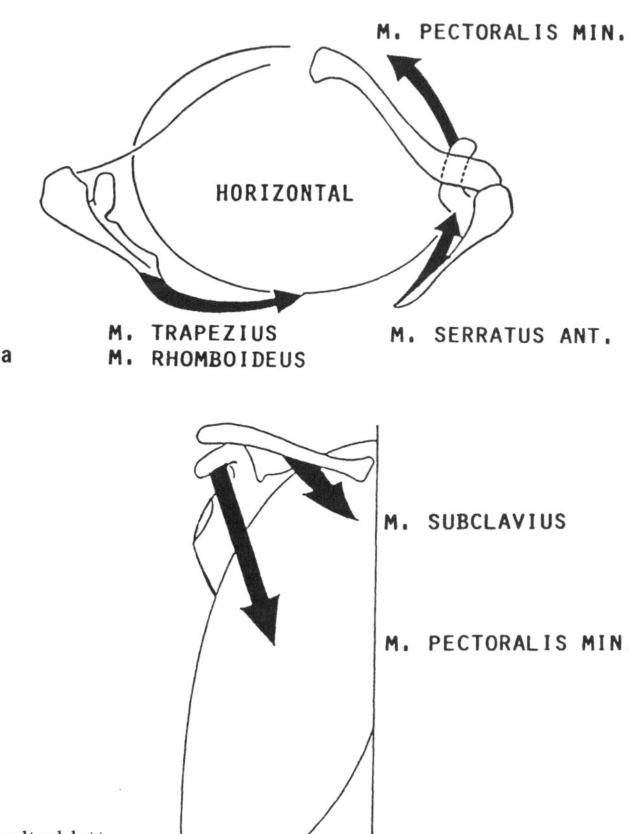

Abb. 2. a Muskeln, die das Schulterblatt bewegen. Horizontalschnitt auf Höhe des Schultergürtels, **b** von ventral, **c** von dorsal

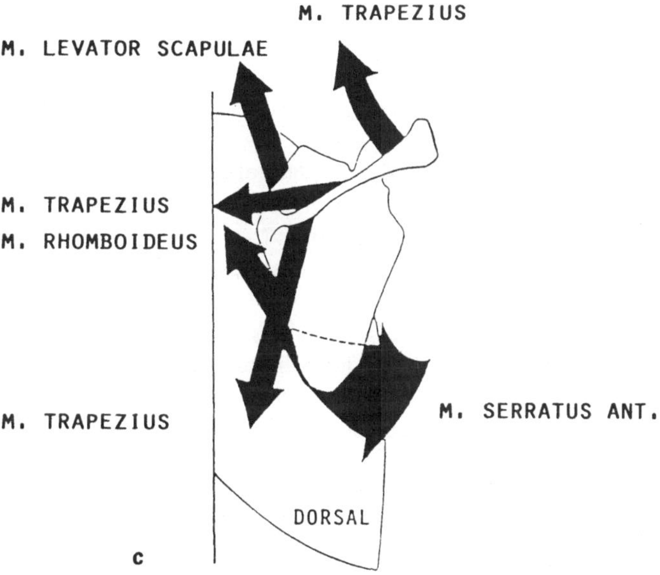

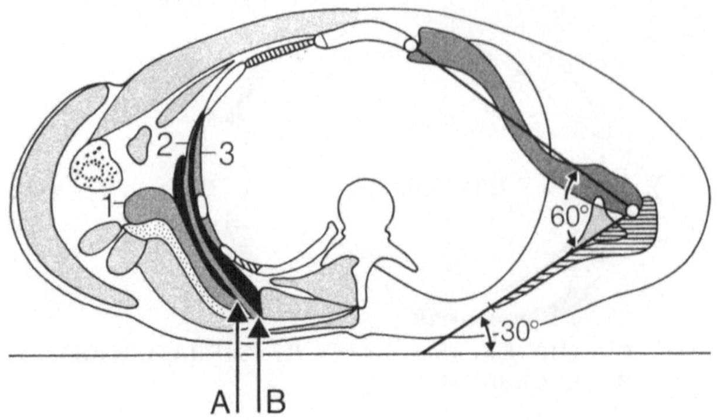

Abb. 3. Horizontalschnitt unter dem glenohumeralen Gelenk. Gleitschichten des scapulothoracalen Gelenks: A = zwischen M. subscapularis (*1*) und M. serratus anterius (*2*), B = zwischen (*2*) und Thoraxwand (*3*)

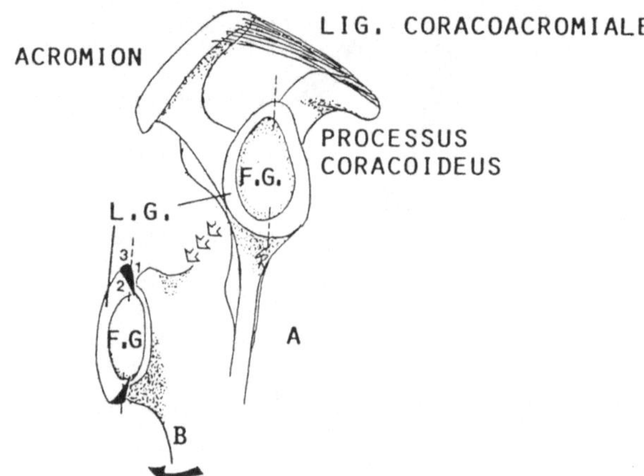

Abb. 4. (A) Scapula von lateral. *F.G.* = Fossa glenoidalis, *L.G,* = Limbus glenoidalis, – – – = Schnittlinie. (B) Querschnitt des L.G.: *1* = Innenfläche, *2* = zentrale Fläche, *3* = Außenfläche

Der *Humeruskopf* ist nach oben, innen und hinten ausgerichtet; seine Gelenkfläche entspricht einem Drittel einer Kugeloberfläche.

Die Achse des Humeruskopfes bildet mit der Schaftachse einen Inclinationswinkel von $135°$ und mit der Frontalebene einen Torsionswinkel von $30°$.

Das Collum anatomicum grenzt den Kopf vom Schaft ab. Es schließt einen Winkel von $45°$ mit der Horizontalebene ein.

An der Lateralseite befinden sich dorsal das Tuberculum majus und ventral das Tuberculum minus. Beide dienen dem Ansatz der Rotatorenmanschette und sind durch den Sulcus bicipitalis voneinander getrennt.

Das *glenohumerale Gelenk* ist ein synoviales Kugel-Pfannengelenk mit drei Freiheitsgraden.

Die Fossa glenoidalis der Scapula ist die proximale Gelenkfläche. Die Orientierung der Fossa ist bei Ruheposition des Schulterblattes nach lateral vorne und leicht nach oben gerichtet. Der Pfannenrand ist leicht erhaben. Die Pfanne ist wesentlich kleiner als die Artikulationsfläche des Oberarmkopfes.

Die Gelenkfläche der Fossa glenoidalis wird durch den Limbus glenoidalis vergrößert und vertieft. Er überbrückt die ventral gelegene seichte Kerbe im Pfannenrand.

Somit wird die Kongruenz der ungleichen Gelenkflächen verbessert. Der Limbus glenoidalis hat im Querschnitt drei Flächen:

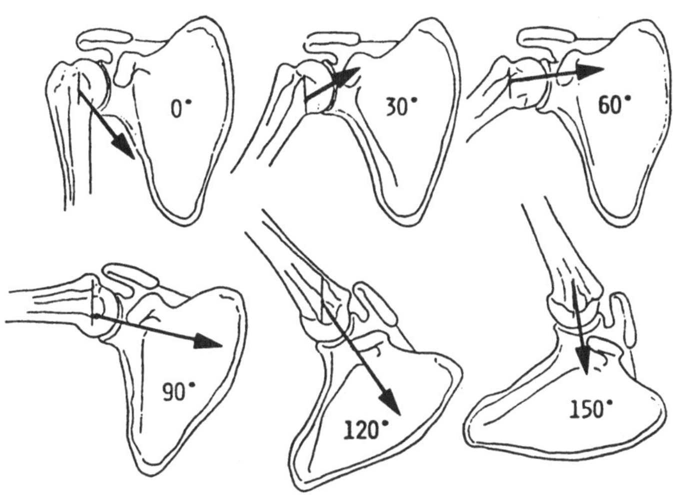

Abb. 5. Biomechanik des scapulohumeralen Rhythmus: Die mitwandernde Pfanne wird jeweils in die Richtung der größten Belastung eingestellt

— die Innenfläche ist am Pfannenrand befestigt,
— die zentrale Fläche geht in die Knorpelschicht der Pfanne über,
— an der Außenfläche inserieren die Kapselteile.

Der Limbus glenoidalis hat für die ventrale Stabilisierung des Schultergelenks eine sehr große Bedeutung.

Experimentelle Untersuchungen von Hertz [3] konnten beweisen, daß die Verletzung des Limbus glenoidalis zur ventralen Instabilität des Schultergelenks führt (Abb. 4).

Im natürlichen Bewegungsablauf wird das verbleibende Mißverhältnis der Gelenkflächen durch die bewegliche Einstellung der Schulterblattpfanne größtenteils ausgeglichen.

Durch die Schulterblattbewegung wird die mitwandernde Pfanne in die Richtung der jeweils größten Belastung eingestellt (Abb. 5).

Die schlaffe und weite Kapsel entspringt vom Pfannenrand und vom Limbus glenoidalis und inseriert am Collum anatomicum. Nur medial reicht die Kapsel bis zum Collum chirurgicum und schließt die Epiphysenlinie in den Gelenkraum ein; daher verläuft die Epiphysenablösung und der seltene Bruch des Collum anatomicum intraarticulär.

Die Gelenkkapsel ist an der Ventralseite durch die *Ligamenta glenohumeralia* verstärkt, diese schränken vor allem die Außenrotation ein.

Das *Ligamentum coracohumerale* erstreckt sich zwischen Processus coracoideus und Oberarmkopf und spannt sich vornehmlich bei Ante- und Retroversion an.

Es schließt gemeinsam mit dem Ligamentum transversum humeri den Sulcus intertubercularis zum osteofibrösen Tunnel für die lange Bicepssehne.

Die *lange Bicepssehne* hat die engste Beziehung zum Schultergelenk. Sie entspringt oberhalb des cranialen Randes der Pfannenlippe vom Tuberculum supraglenoidale und verläuft intraarticulär aber extrasynovial.

Ihr stabilisierender Effekt auf das Schultergelenk hängt vom Spannungszustand und damit von der Weglänge der Sehne ab, am größten ist er in Mittelstellung und Außenrotation.

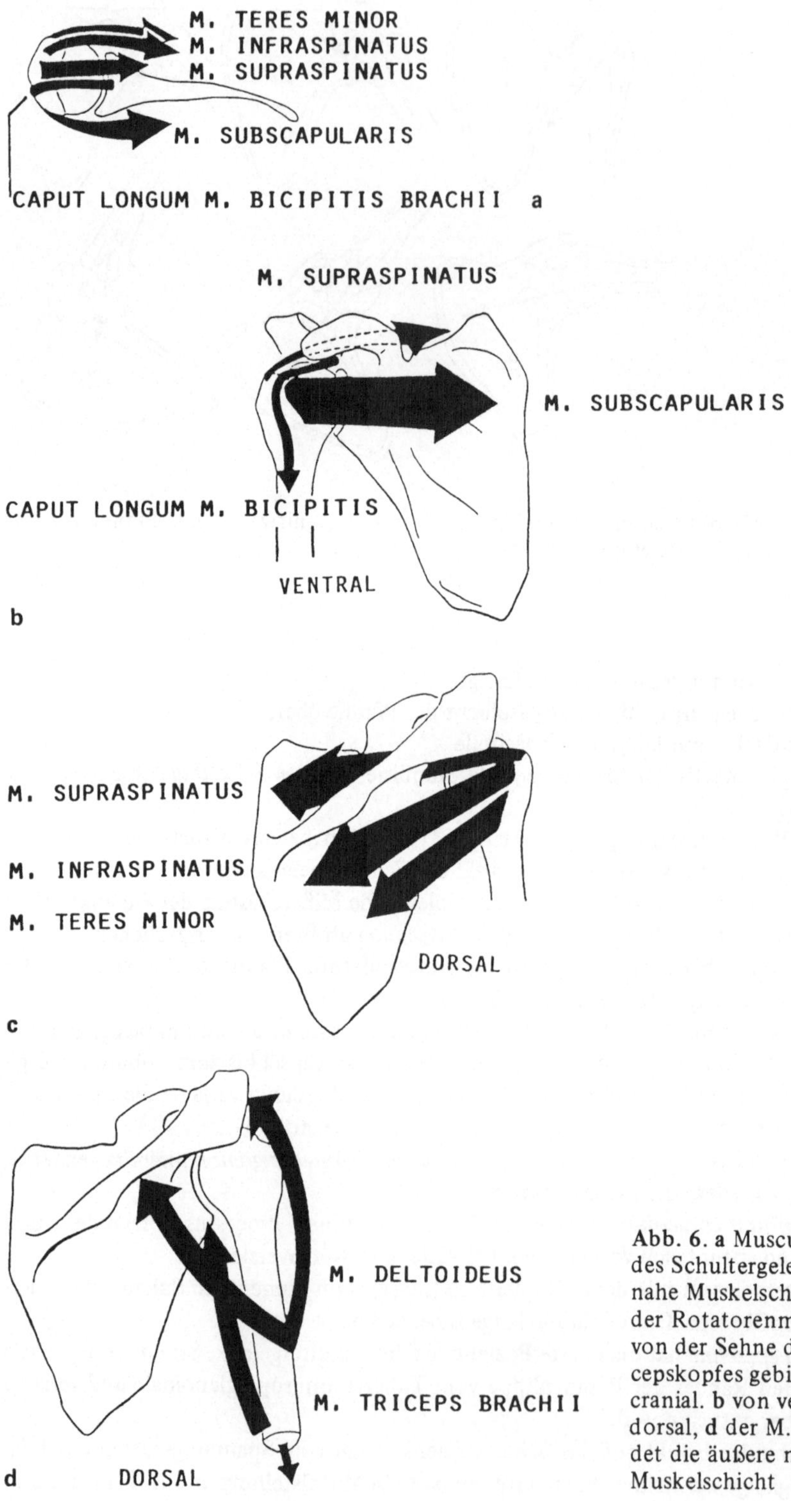

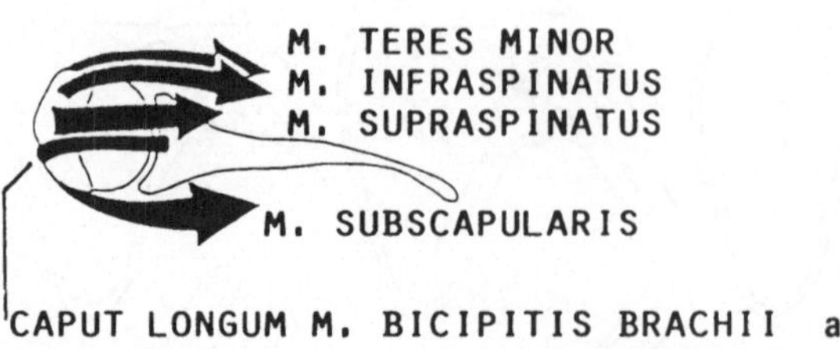

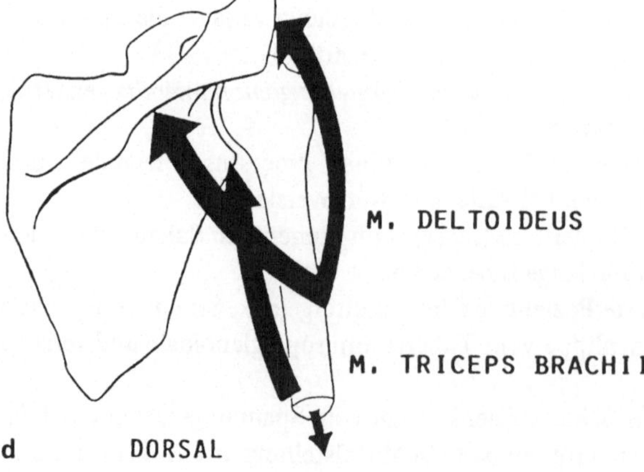

Abb. 6. a Musculäre Sicherung des Schultergelenks: Kapselnahe Muskelschicht, die von der Rotatorenmanschette und von der Sehne des langen Bicepskopfes gebildet wird, von cranial. b von ventral, c von dorsal, d der M. deltoideus bildet die äußere mantelförmige Muskelschicht

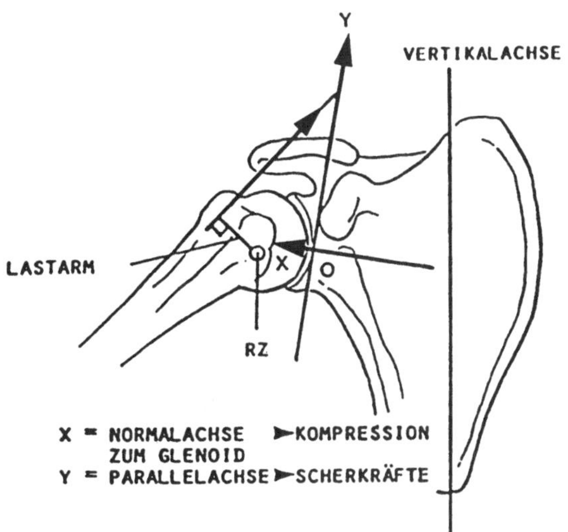

Abb. 7. Biomechanik des Schultergelenks: Kräfte, die parallel zur Normalachse (x) der Pfanne wirken, erzeugen eine Kompression. Kräfte, die parallel zur Parallelachse (y) der Pfanne wirken, sind Scherkräfte, die den Oberarmkopf aus der Pfanne drängen

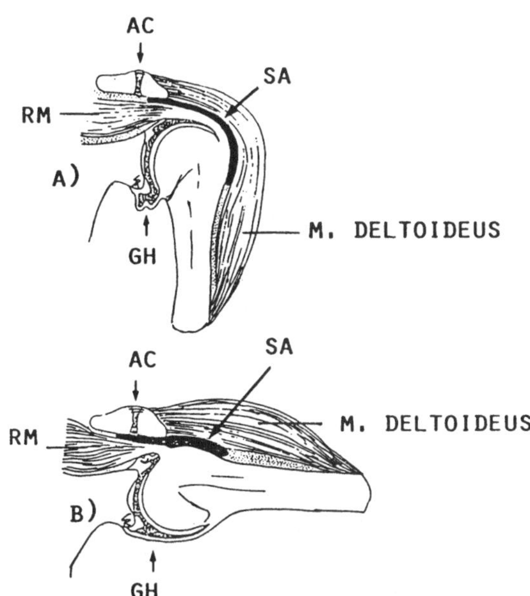

Abb. 8a, b. Funktionelle Bedeutung des subacromialen Gelenks (SA). **a** bei hängendem Arm, **b** bei Abduktion von 90°. AC = acromioclaviculares Gelenk, GH = glenohumerales Gelenk, RM = Rotatorenmanschette

In der Konstruktion des Schultergelenks steht die erhöhte Mobilität im Vordergrund. Diese verlangt eine Sicherung durch die umgebende Muskulatur, die in zwei mantelförmigen Schichten ausgebildet ist.

Den inneren Mantel stellt die sogenannte Rotatorenmanschette, den äußeren der M. deltoideus dar (Abb. 6).

Die Muskeln mit einem zum Gelenk transversalen Verlauf pressen den Humeruskopf in die Schulterpfanne und sichern somit den Flächenkontakt.

Die longitudinal verlaufenden Muskeln des Oberarmes und der Schulter verhindern durch ihren Tonus eine Luxation des Humeruskopfes, wenn die Hand belastet wird (Abb. 7).

So ist auch der Hochstand des Humeruskopfes bei einer Ruptur der Rotatorenmanschette erklärbar.

Um die Beweglichkeit zwischen den mantelförmigen angeordneten Muskelgruppen zu gewährleisten, sind zwischen der Unterfläche des M. deltoideus und Oberfläche der Rotatorenmanschette die Bursa subdeltoidea und Bursa subacromialis ausgebildet. Sie funktionieren als *subacromiales Nebengelenk,* welches die Armbewegung im Schultergelenk freigibt. Deshalb schränkt ihre Verödung die Bewegung im Schultergelenk stark ein (Abb. 8).

Die unmittelbar der Kapsel anliegende Rotatorenmanschette wird ventral durch den M. subscapularis, cranial durch den M. supraspinatus und dorsal durch den M. infraspinatus und M. teres minor gebildet.

Die Rotatorenmanschette hat die Aufgabe, den Oberarmkopf in der Pfanne zu zentrieren. Zusätzlich ist sie an der Rotation im Schultergelenk beteiligt.

Gemeinsam mit den anderen Schulterrotatoren überwiegen die Innenrotatoren über die Außenrotatoren.

Das Ausmaß der Rotation im Schultergelenk entspricht nicht der Gesamtdrehbarkeit des Armes. Durch die Scapulabewegung nimmt die Kreiselfähigkeit des Armes zu.

Die Hauptaufgabe des M. deltoideus ist es, die Abduktion gemeinsam mit dem M. surpaspinatus auszuführen. Sein Aktivitätsmaximum erreicht er genauso wie der M. supraspinatus bei etwa 90° Abduktion. Die Kraft dieser beiden Muskeln und der resultierende Gelenkdruck beträgt ungefähr das 8 bis 10fache des Gewichtes des Armes oder ist dem halben Körpergewicht gleichzusetzen.

Die anderen funktionellen Muskelgruppen sind wie folgt zusammengefaßt:

Als *Extensoren* des Schultergelenks wirken:

- der M. deltoideus,
- der M. triceps brachii,
- der M. teres major und
- der M. latissimus dorsi.

Die *Flexoren* des Schultergelenkes sind

- der M. deltoideus,
- der M. pectoralis major und
- der M. coracobrachialis.

Die *Adduktion* im Schultergelenk wird durch

- den M. pectoralis major,
- den M. coracorbrachialis,
- den M. deltoideus,
- den M. teres major,
- den M. triceps brachii und
- den M. latissimus dorsi ausgeführt.

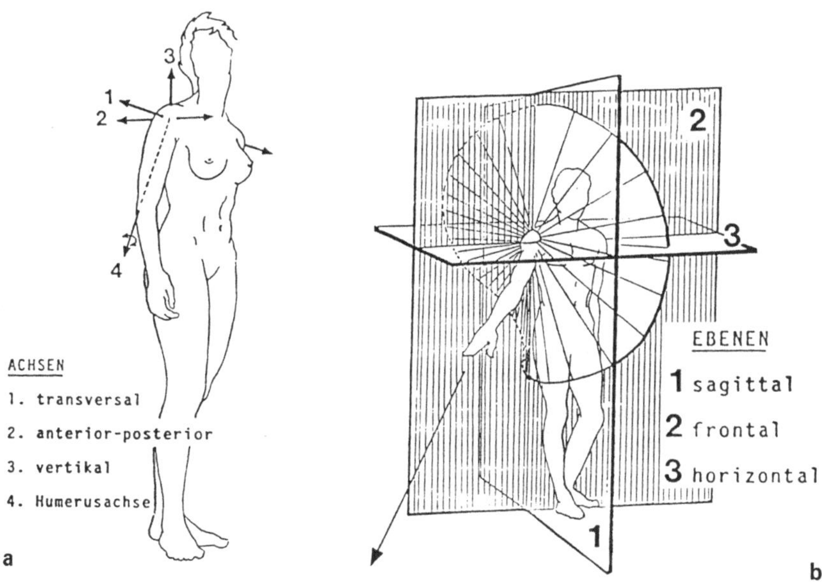

Abb. 9. **a** Die Achsen des Schultergelenks, **b** die Ebenen des Schultergelenks

Beweglichkeit im Schultergelenk

Der Bewegungsumfang des Armes gegenüber dem Thorax ist komplex. Die Analyse dieses komplexen Bewegungsablaufes muß neben dem Schultergelenk auch Schlüsselbeingelenke und Schulterblattbewegungen miteinbeziehen. Eine Aufwärtsbewegung allein im Schultergelenk ist nur knapp bis zur Horizontalen möglich; deren Überschreitung erfordert die Rotation des Schulterblattes. Im normalen Bewegungsablauf geht das Schulterblatt, aber nicht erst bei Erreichen der Horizontalen mit, sondern ist schon vom Anfang an in den Bewegungsablauf miteinbezogen.

Die Eigenbewegungen des Schultergelenks werden um drei sich im Zentrum des Humeruskopfes kreuzende Achsen geführt:
- Ante- und Retroversion erfolgen in einer Sagittalebene,
- die Ad- und Abduktion in der Frontalebene und
- die Rotation um die Konstruktionsachse des Humerus (Abb. 9).

In der Mittelstellung kann das Ausmaß aller Bewegungen deshalb bis 90° gesteigert werden, weil die einheitlich erschlaffte Kapsel keine Torsion erleidet und die Bewegungen dadurch nicht hemmt.

Das Heben des Armes in der Frontalebene über die Horitzontale wird im Schultergelenk durch das Anstoßen des Tuberculum majus an das Ligamentum coracoacromiale verhindert.

Die senkrechte Stellung des Arms bei Abduktion oder Anteversion kann nur durch Verschiebung der Scapula erreicht werden.

Bei maximalem seitlichen und vorderen Hochheben des Armes wird die Scapula um 90° gedreht. Dabei wird der obere Schulterblattwinkel vom M. trapezius nach innen, der untere vom M. serratus anterior nach außen geschwenkt.

Bei frei bewegendem Schultergelenk und Schultergürtel kann der Arm nur bis 155° gehoben werden. Die Senkrechte erreicht man nur durch gleichzeitige Seitbeugung der Wirbelsäule.

Die natürliche Bewegung greift auf das nächste Glied der Bewegungskette über, noch bevor der Bewegungsbereich eines der Gelenke vollständig erschöpft ist.

Wegen der Mitbewegungen des Schultergürtels gehören zum aktiven Bewegungsapparat des Schultergelenks nicht nur die scapulären Muskeln, sondern auch ein Teil der Brust- und Rückenmuskulatur. Die Zahl der von den einzelnen Muskeln ausgeführten Bewegungen hängt davon ab, wievielw Achsen und in welcher Lage ein Muskel überquert wird.

Jede Bewegung wird durch eine Muskelgruppe ausgeführt, innerhalb der sich die einzelnen Glieder mehr oder weniger ersetzen können. Ein Zusammenwirken bzw. das gegenseitige Übernehmen von Funktionen gibt es nicht nur innerhalb einer Gruppe, sondern auch unter den einzelnen Muskelgruppen. Das Zusammenspiel der scapulären und der Schultergürtelmuskulatur ist besonders beim Armheben wichtig, da dieses eine mehrgliedrige Bewegung ist.

Zusammenfassung

Die Stabilität des Schultergelenks hängt
1. von der Kongruenz der Gelenkflächen,
2. von einer intakten Gelenkkapsel und einem intakten Limbus glenoidalis und
3. von der intakten und funktionierenden Rotatorenmanschette ab.

Das Schultergelenk verdankt seine große Beweglichkeit drei Faktoren:
1. der Kugelform seines Grundgelenkes,
2. der Verschieblichkeit des gelenktragenden Schulterblattes und
3. den Mitbewegungen der Wirbelsäule.

Durch das Mitbewegen des Schulterblattes in den beiden Schlüsselbeingelenken sowie durch die Mitbewegungen der Wirbelsäule wird nicht nur die Reichweite der Arme vergrößert, sondern auch die Zahl der möglichen Bewegungsformen erhöht.

Literatur

1. Dempster WT (1965) Mechanism of shoulder movement. Arch Phys Med Rehabil 46:49
2. De Palma F (1983) Surgery of the shoulder, 3 rd edn. Lippincott, Philadelphia
3. Hertz H (1984) Die Bedeutung des Limbus glenoidalis für die Stabilität des Schultergelenks. Wien Klin Wochenschr 96 [Suppl] 152
4. Inman VD, Saunders JP, Abott LC (1944) Observations on the functions of the shoulder joint. J Bone Joint Surg [Am] 26:1
5. Kapandji IA (1982) The physiology of the joints, vol 1. Upper limb, 2nd edn. Livingstone, Edinburgh London Melbourne New York
6. Mosely HF (1969) Shoulder lesions, 3rd edn. Livingstone, Edinburgh London
7. Norkin CC, Levangie PK (1983) Joint structure and function. Davis, Philadelphia
8. Poppen NK, Walker PS (1968) Forces at the glenohumeral joint in abduktion. Clin Orthop 135:156
9. Poppen NK, Walker PS (1976) Normal and abnormal motion of the shoulder. J Bone Joint Surg [Am] 58:195
10. Post M (1978) The shoulder. Lea & Febiger, Philadelphia
11. Saha AK (1971) Dynamic stability of the glenohumeral joint. Acta Orthop Scand 42:491

Struktur und Gefäßversorgung des Limbus glenoidalis

H. Hertz und R. Weinstabl

I. Univ.-Klinik für Unfallchirurgie (Vorstand: Prof. Dr. E. Trojan), Alser Straße 4,
A-1090 Wien

Über die Struktur des L.G. finden sich in der Literatur nur wenig Hinweise. So ist aus dem anatomischen Schrifttum bekannt, daß der L. G. ähnlich den Meniscen des Kniegelenkes aus Knorpelgewebe bestehe und auch in Funktion den Meniscen ähnlich sei. Er wird als dreieckiges Gebilde beschrieben, welches die Schultergelenkpfanne vergrößert. Tatsächlich ist der L.G. ein im Querschnitt dreieckiges Gebilde, mit einer durchschnittlichen Höhe von 0,41 cm und durchschnittlichen Breite von 0,6 cm. Der L.G. ist in seiner Faserstruktur in erster Linie von einem innenliegenden zirkulär verlaufenden Faserring und von außenliegenden radiär verlaufenden Fasern aufgebaut (Abb. 1) [1]. Die radiär verlaufenden Fasern gehen aus der Gelenkkapsel, aus den die Kapsel verstärkenden Bändern sowie aus den einstrahlenden Sehnen hervor [2, 3, 4].

Histologisch findet diese Tatsache ihr Korrelat an tangentialen Schnitten durch die Scapulagelenkfläche. Man sieht im polarisierten Licht die parallelartige Faseranordnung. An unentkalkten Dünnschnitten, die mit Toluidinblau gefärbt wurden, zeigt sich sehr deutlich die metachromatische Rotfärbung des Knorpelgewebes. Der Limbus glenoidalis selbst wird nicht metachromatisch rot gefärbt.

Damit ist der Behauptung, daß der L.G. aus Knorpelgewebe bestehe, widersprochen. Die nähere histologische Untersuchung zeigt, daß der L.G. aus zell- und faserreichem Binde-

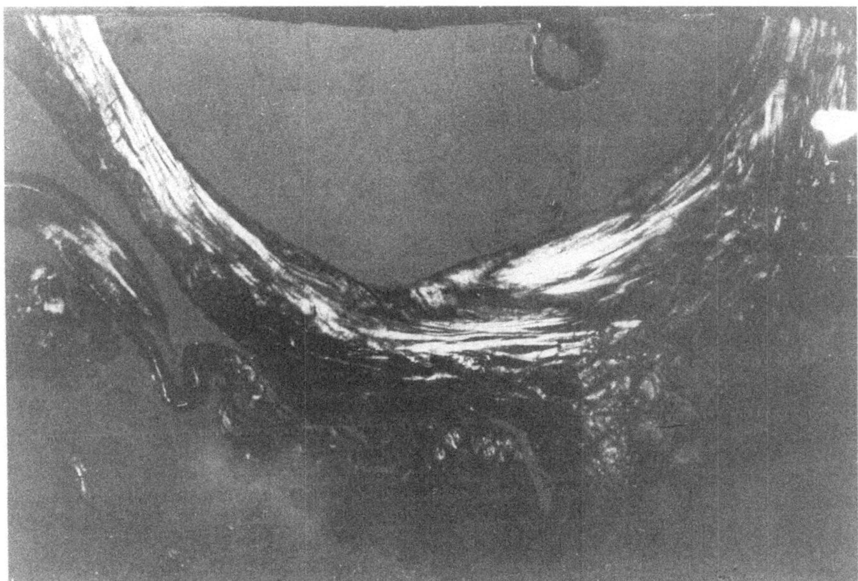

Abb. 1. Zirkulärer Verlauf des innenliegenden Faserringes

Hefte zur Unfallheilkunde, Heft 186
Verletzungen des Schultergelenks
Zusammengestellt von U. P. Schreinlechner
Springer-Verlag Berlin Heidelberg 1987

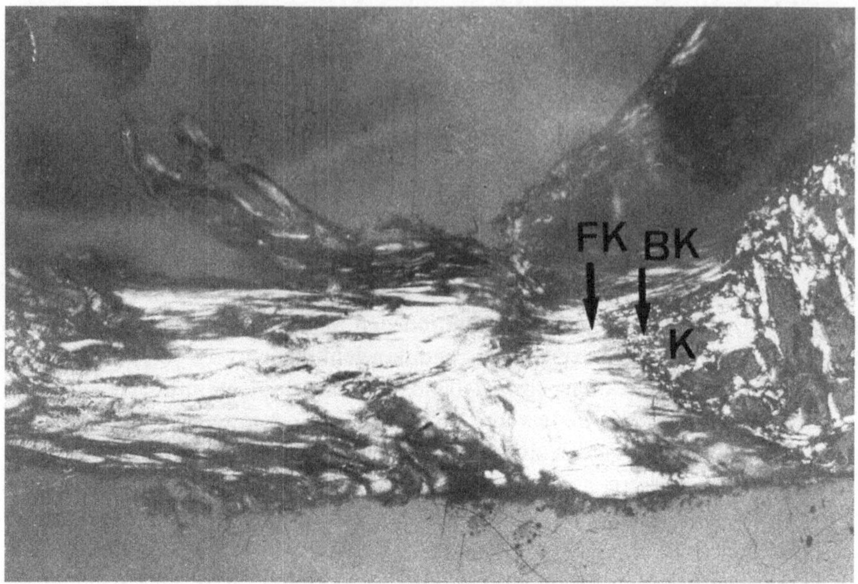

Abb. 2. Tangentialschliff im polarisierten Licht. Die Kollagenfaserbündel des L.G. strahlen im spitzen Winkel in das Knochengewebe (K). In den Ansatzstrukturen Faserknorpel (FK) und Bündelknochen (BK) (10fach)

gewebe mit vorwiegend dem Pfannenrand folgenden Faserverlauf besteht. Nur wo die Fasern in flachem Winkel in das Knochengewebe der äußeren Begrenzung der Facies glenoidalis einstrahlen, finden sich Ansatzstrukturen unter Ausbildung von Faserknorpelgewebe mit parallelem Faserverlauf, das dann in ein Faserknochengewebe, den sog. Bündelknochen übergeht. Diese Ansatzstrukturen des L.G. grenzen an das Faserknorpelgewebe, das den äußeren Rand des Gelenkknorpels bildet und gegen das Zentrum der Gelenkpfanne hin in hyalines Knorpelgewebe übergeht. An der Grenze zwischen faserreichem Bindegewebe des L.G. und Faserknorpel werden die Fibrocyten sukzessive durch Chondrocyten ersetzt. Die Grundsubstanz wird durch die zunehmende Einlagerung von Glucosaminglykanen metachromatisch rot (Abb. 2).

An der Oberfläche des L.G. findet sich im gelenkknorpelnahen Anteil eine dünne Schicht knorpelähnlicher Zellen. An der Kante des L.G. wird das oberflächliche Gewebe immer zellreicher und beginnt sich in Falten zu legen, bis es schließlich an der Außenseite des L.G. in ein typisch synoviales Gewebe übergeht.

Um die histologisch gefundene Gefäßversorgung makroskopisch darstellen zu können, wurde die A. axiallaris aufgesucht und die das Schultergelenk versorgenden Arterien: A. circumflexa humeri anterior und posteriour und A. circumflexa scapulae selektiv dargestellt und in der von Rheinländer angegebenen etwas modifizierten Technik, mit Micropaque gefüllt. Dabei zeigte sich, daß der L.G. von dem Ast der A. circumflexa scapulae versorgt wird, der ringförmig um die Basis der Gelenkfläche der Scapula zieht (Abb. 3, 4).

Es bestehtn jedoch reichlich Anastomosen zwischen der A. circumflexa scapulae und der A. circumflexa humeri anterior sowie posterior. In einem weiteren Untersuchungsgang wurden diese Präparate in Methylmetacrylatharz eingebettet und Seriendünnschliffe an-

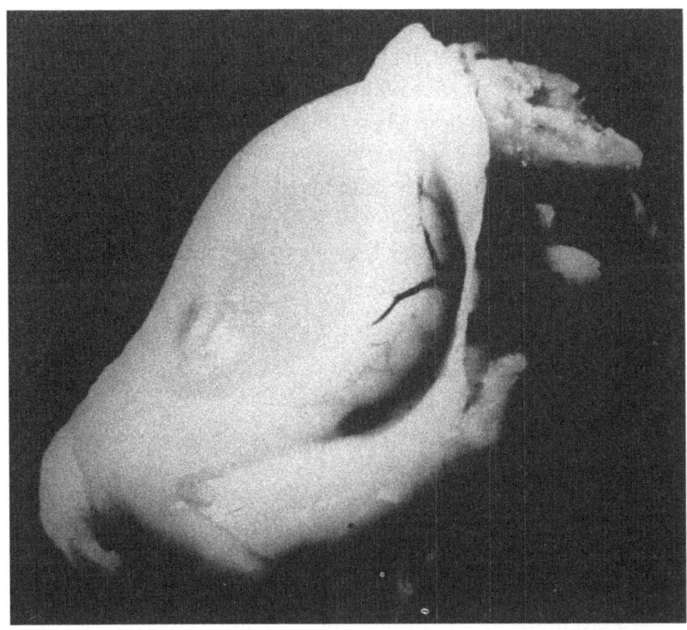

Abb. 3. Mit Micropaque gefüllte Arterie, die ringförmig um die Basis der Skapulagelenks-
fläche führt und radiäre Äste abgibt. Die Abbildung zeigt das Präparat eines $4^1/_2$ Monate
alten Embryos

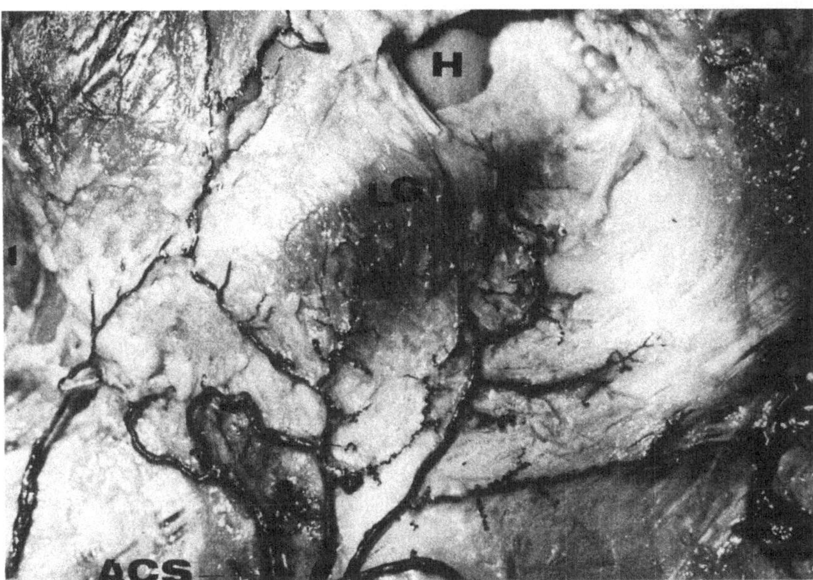

Abb. 4. Injektionspräparat der Schulter eines Erwachsenen, selektive Darstellung der
Arteria circumflexa scapulae mit ihrer ringförmigen Arterie um die Basis des L.G., Injek-
tionsflüssigkeit ist Technovit (H = Humeruskopf; LG = Limbus glenoidalis; ACS = Arteria
circumflexa scapulae)

14

gefertigt. In allen Schnitt- und Schliffpräparaten, die mit Micropaque gefüllt waren, fanden sich im Bereich des L.G. Gefäße. Sowohl die zirkulär verlaufende Arterie als auch deren radiär einstrahlenden Äste konnten mikroskopisch dargestellt werden. Die Gefäße verlaufen meist multipel in bindegewebigen Septen, teilweise mit begleitenden Venen.

Die Gefäße finden sich vorwiegend in den basalen 2/3 des L.G. und reichen vereinzelt bis 0,5 mm an seinen freien Rand heran.

Sowohl in den tangential wie auch in den transversal geschliffenen Präparaten konnte die Korrelation zu den histologischen Untersuchungen mikroradiographisch nachgewiesen werden.

Literatur

1. Hertz H (1984) Die Bedeutung des Limbus glenoidalis für die Stabilität des Schultergelenks. Wien Klin Wochenschr [Suppl] 96; 152:1
2. Delorme W (1910) Die Hemmungsbänder des Schultergelenks und ihre Bedeutung für die Schulterluxation. Arch Klin Chir 92:79
3. Fick R (1904) Handbuch der Anatomie und Mechanik der Gelenke und Berücksichtigung der bewegenden Muskeln. Jena, Fischer
4. Hertz H, Weinstabl R, Grundschober F, Orthner E (1986) Zur makroskopischen und mikroskopischen Anatomie der Schultergelenkspfanne und des Limbus glenoidalis. Acta anatomica 125:96–100

Klinische Diagnostik von Schulterverletzungen

M. Wagner

I. Univ.-Klinik für Unfallchirurgie (Vorstand: Prof. Dr. E. Trojan), Alser Straße 4,
A-1090 Wien

Die klinische Untersuchung stellt neben der Röntgenuntersuchung einen der Hauptpfeiler der Diagnostik von Schulterverletzungen und Schultererkrankungen dar. Spezielle Untersuchungen, wie Arthrographie, Knochen-Scan, CT, Elektromyographie, Arthroskopie, Myelographie der HWS, Arteriographie und Video-Studien sind nur selten notwendig.

Vorbedingung für die klinische Diagnostik sind Kenntnisse der Anatomie und der Pathophysiologie des Schultergelenks. Bei der Untersuchung muß der Patient den Oberkörper und beide oberen Extremitäten frei machen. Die Untersuchung erfolgt sowohl am stehenden, als auch am sitzenden und liegenden Patienten. Der Arzt tritt von vorne bzw. von hinten an den Patienten heran. Die Untersuchung hat exakt und systematisch zu erfolgen.

Nach der Erhebung der Anamnese beginnt die Untersuchung der Schulter mit einer sorgfältigen Inspektion, der eine detaillierte Palpation der Knochenstrukturen und der Weichteile des Schultergürtels folgt. Die Prüfung der Beweglichkeit, die Muskelprüfung, die neuro-

Hefte zur Unfallheilkunde, Heft 186
Verletzungen des Schultergelenks
Zusammengestellt von U. P. Schreinlechner
Springer-Verlag Berlin Heidelberg 1987

logische Untersuchung sowie allenfalls erforderliche spezielle Untersuchungen vervollstän-
digen die Untersuchung.

Vor der speziellen Untersuchung des Schultergelenkes hat eine kurze orientierende Untersuchung der Halswirbelsäule zu erfolgen. Nach Funktionseinschränkungen, Muskelhartspan
und Schmerzen muß gefahndet werden.

Die *systematische klinische Untersuchung der Schulter* gliedert sich in:

Anamnese,
Inspektion,
Palpation der Knochen und Weichteile,
Prüfung der aktiven und passiven Beweglichkeit,
neurologische Untersuchung: Muskeluntersuchung, Reflexuntersuchung, Sensibilität,
spezielle Untersuchungen,
Untersuchung der benachbarten Gebiete.

Anamnese

Im Zuge der Anamnese ist der *Unfallhergang und Unfallmechanismus* zu klären; gleichzeitig ist auch die führere Behandlung einer eventuellen Schulterverletzung/-erkrankung
zu erfassen. Es muß herausdifferenziert werden, ob es sich um ein direktes Anpralltrauma,
ein indirektes Translationstrauma der Schulter oder ein Hebetrauma gehandelt hat.

Weiters muß erhoben werden, ob die Berufs- oder Sportausübung besondere Belastungen
des Schultergelenks mit sich bringt. Bei der Erhebung der *Schmerzanamnese* ist nach Zeitpunkt des Auftreten der Schmerzen, Art der Schmerzen und dem Verlauf der Schmerz-
intensität zu fragen. Die Dauer der chronischen Schmerzen (evtl. schon vor dem Trauma)
wird erfaßt.

Die Schmerz-Symptomatik bedarf besonderer Beachtung: Es ist zwischen belastungs-
abhängigem Schmerz, Ruheschmerz, Nachtschmerz und „Anlaufschmerz" (schmerzhafte
Steife am Morgen) zu unterscheiden.

Inspektion

Die Inspektion beginnt bereits in dem Augenblick, in dem der Patient das Untersuchungs-
zimmer betritt. Während der Patient sich bis zur Hüfte entkleidet beobachtet der Arzt
den Rhythmus der Schulterbewegung; die normale Bewegung im Schultergelenk ist rhyth-
misch, rund, natürlich und seitengleich. Die Bitte des Patienten um Hilfe beim Entkleiden
des Oberkörpers liefert dem Arzt bereits erste Hinweise auf Störungen der Gelenkfunktion.

Einer der ersten Schritte der Inspektion ist die Suche nach Hautveränderungen, Narben
und anderen Zeichen gegenwärtiger oder ehemaliger pathologischer Veränderungen im
Schulterbereich.

Abnormitäten lassen sich am leichtesten durch den Vergleich beider Seiten entdecken;
diese Methode stellt den Schlüssel zu einer guten klinischen Untersuchung dar und trifft
nicht nur für die Inspektion sondern auch für die Palpation, die Untersuchung der Beweglichkeit und die neurologischen Untersuchungen zu.

Auf Asymmetrien ist zu achten: etwa unnatürliche Stellung des Armes, Atrophie der Muskulatur, Fehlstellungen des Schulterblattes und der Wirbelsäule.

Bei der detaillierten Inspektion richtet man die Aufmerksamkeit zuerst auf das Schlüsselbein. Durch seine hervorstehende Position an der ventralen Schulterpartie ist das Schlüsselbein der Inspektion gut zugänglich; Frakturen oder Luxationen an einem seiner beiden Enden sind gewöhnlich gut erkennbar.

Bei der Schulterluxation findet man das Epaulettenzeichen. Ein Hämatom an der Innenseite des Oberarms ist ein Hinweis auf einen Oberarmkopfbruch oder eine Luxation mit schweren Weichteilverletzungen.

Als nächstes betrachtet man die Anteile des M. deltoideus, der die Schulterrundung hervorruft. Ist der M. deltoideus atrophisch, so tritt das darunterliegende Tuberculum majus humeri stärker hervor.

Mukelatrophien findet man nach Nervenverletzungen oder länger bestehenden Rissen der Rotatorenmanschette.

An der dordsalen Seite richtet man seine Aufmerksamkeit auf die knöchernen Konturen des Schulterblattes, welches als dreieckiger Knochen dem Brustkorb aufliegt.

Abschließend ist die Form der Wirbelsäule (z. B. Skoliose) zu beurteilen.

Palpation

Die palpatorische Untersuchung der Schulter gliedert sich in eine Palpation der knöchernen Strukturen sowie in eine Palpation der Schulterweichteile.

Palpation der Knochen

Bei der Palpation stellt sich der Arzt hinter den stizenden Patienten und legt seine Hände auf den M. deltoideus und das Acromion.

Es werden folgende knöcherne Strukturen palpiert:

- Jugulum,
- Sternoclaviculargelenk,
- Clavicula,
- Processus coracoideus,
- Acromioclaviculargelenk,
- Acromion,
- Tuberculum majus humeri,
- Sulcus intertubercularis,
- Spina scapulae,
- medialer Rand der Scapula.

Ein Druckschmerz am Tuberculum majus spricht für eine Fraktur oder eine Läsion im Bereich der Sehne des M. supraspinatus. Druckschmerzhaftigkeit im Sulcus intertubercularis spricht für eine Tendinitis der langen Bizepssehne.

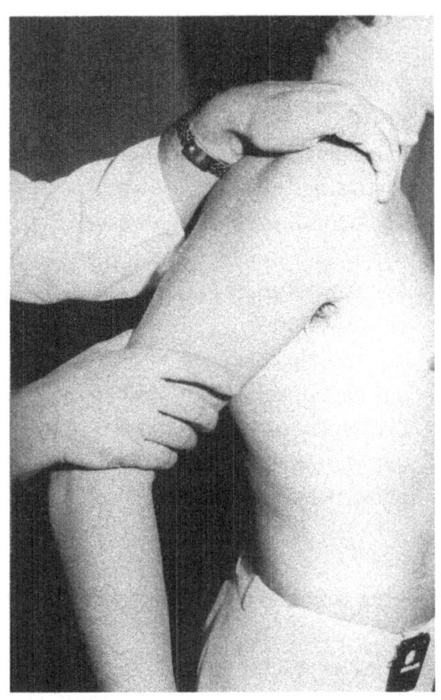

Abb. 1. Durch passive Streckung im Schultergelenk wird die Rotatorenmanschette und
die Bursa subacromialis unterhalb der Vor-
derkante des Acromions der Palpation zugänglich gemacht

Palpation der Weichteile der Schulter

Vier wichtige Weichteilregionen sind palpatorisch zu erfassen,

— die Rotatorenmanschette,
— die Bursa subcromialis und subdeltoidea,
— die Strukturen im Bereich der Axilla, sowie
— die Hauptmuskeln des Schultergürtels.

Die Palpation der anatomischen Strukturen verfolgt den Zweck, Abweichungen von der
normalen Anatomie zu entdecken. Während der Untersucher die Muskulatur des Schultergürtels palpiert, soll er Tonus, Konsistenz, Größe und Form der einzelnen Muskeln sowie
ihren Zustand (hypertrophisch oder atrophisch) feststellen. Dabei soll jede Schmerzhaftigkeit, die bei der Palpation entdeckt wird, genau lokalisiert und ihre Ursache festgestellt
werden.

Da die Rotatorenmanschette direkt unter dem Acromion liegt, muß sie herausgedreht
werden, bevor man sie tasten kann. Die passive Streckung der Schulter macht die Rotatorenmanschette und die Bursa subcaromialis der Palpation zugänglich (Abb. 1).

Palptaion der Axilla
Die Axilla hat die Gestalt einer vierseitigen Pyramide, durch welche Butgefäße und Nerven
zur oberen Extremität ziehen. Bei abduziertem Arm tastet die Hand des Untersuchers die
Strukturen in der Axilla. Der Arzt sucht nach Vergrößerung von Lymphknoten und deren
Schmerzhaftigkeit.

Die musculäre Wand der Axilla wird durch den M. pectoralis major, die dorsale durch den M. latissimus dorsi gebildet. Die mediale Begrenzung erfolgt durch die Rippen II—VI und den darüber liegenden M. serratus anterior, die laterale Begrenzung stellt der Sulcus bicipitalis dar. Das Schultergelenk bildet die Spitze dieser Pyramide.

Die Palpation der Hauptmuskeln des Schultergürtels sollte seitenvergleichend auf deren Größenverhältnis, Gestalt, Konsistenz und Tonus hin untersucht werden. Folgende Muskeln sollten palpatorisch erfaßt werden:
— der M. sterno cleido-mastoideus,
— der M. pectoralis major,
— der M. biceps,
— der M. deltoideus,
— der M. trapezius,
— die Mm. rhomboidei minor et major,
— der M. latissimus dorsi und
— der M. serratus anterior.

Prüfung der aktiven und passiven Beweglichkeit

Um eine eventuell vorhandene Einschränkung der Beweglichkeit festzustellen, sind sowohl aktive als auch passive Bewegungstests erforderlich. Die passive Untersuchung sollte immer dann Anwendung finden, wenn ein Patient Schwierigkeiten bei der Ausführung der aktiven Bewegung hat.

Die Beweglichkeit des Schultergürtels setzt sich aus 6 verschiedenen Bewegungsqualitäten zusammen:
Abduktion — Adduktion,
Extension — Flexion,
Innenrotation — Außenrotation.
Diese 6 Einzelbewegungen wirken zusammen und geben dabei der Schulter einen großen Bewegungsumfang.

Prüfung der aktiven Beweglichkeit

Der Kratztest nach Applé ist die schnellste Methode, um die Beweglichkeit eines Patienten festzustellen.

Zur Bestimmung der Abduktion und Außenrotation bittet man den Patienten, den Arm hinter dem Kopf zuführen und mit der Hand die obere mediale Ecke der gegenüberliegenden Scapula zu berühren (Abb. 2).

Mit der Aufforderung an den Patienten, die Hand vor seinem Kopf auf das gegenüberliegende Acromion zu legen, kontrolliert man die Innenrotation und Adduktion (Abb. 3).

Untersuchung der passiven Beweglichkeit

Es gibt eine Reihe von Gründen, warum ein Patient keine vollständige aktive Beweglichkeit besitzen kann:

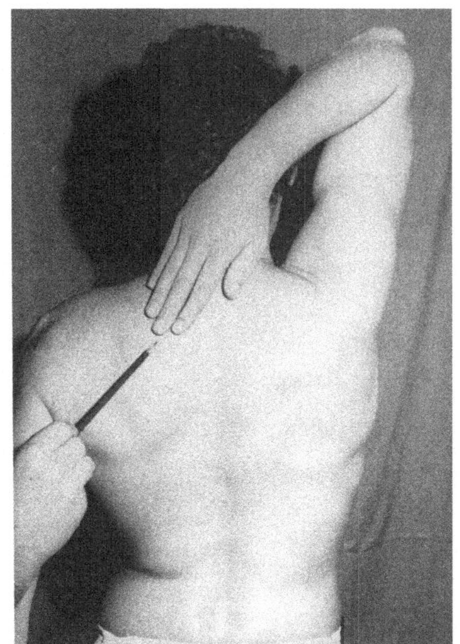

Abb. 2. Zur Untersuchung der Abduktion
und Außenrotation im Schultergelenk
bittet man den Patienten hinter den Kopf
zu langen und dabei die obere mediale
Ecke des gegenüberliegenden Schulterblattes zu berühren (Kratztest nach Applé)

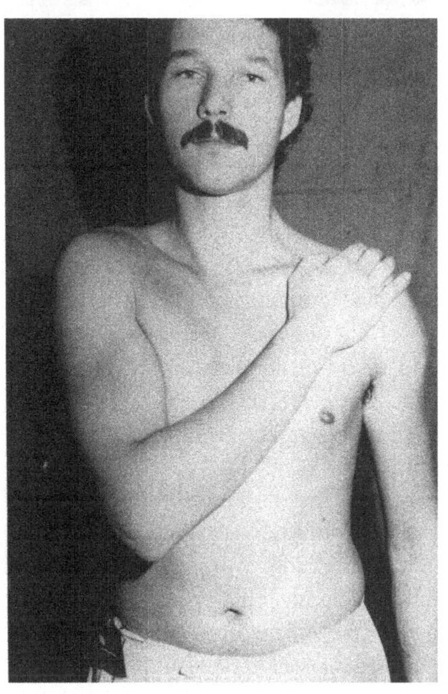

Abb. 3. Untersuchung von Innenrotation
und Adduktion

Es können ihn eine Muskelschwäche, Kontrakturen der Weichteile (Gelenkkapsel-, Ligament- oder Muskelkontrakturen) oder eine knöcherne Blockade (knöcherne Fusion oder Wucherung) behindern.

Findet man schon bei der passiven Prüfung eine Einschränkung, so läßt sich gewöhnlich eine Muskelschwäche als unmittelbare Ursache ausschließen. Dann ist eine knöcherne

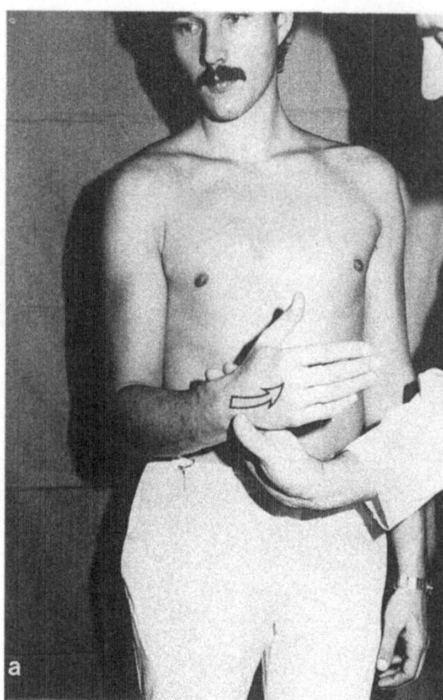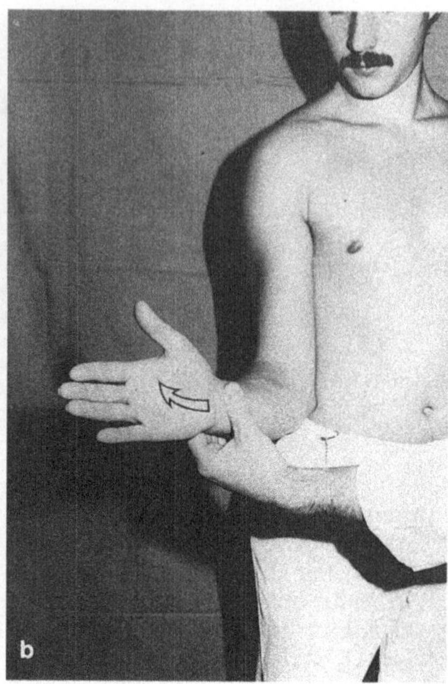

Abb. 4. a Untersuchung der Schulterinnenrotation, **b** Untersuchung der Schulteraußen-
rotation

(intraarticuläre oder Weichteil- extraarticuläre) Blockade wahrscheinlicher. Trotzdem kann natürlich eine Muskelschwäche als Folge fehlender Beanspruchung bestehen.

Um zwischen intra- und extraarticulärer Blockade unterscheiden zu können muß der Arzt Art und Gefühlsqualität der Blockade innerhalb des Gelenkes prüfen. Erscheint die Blockade gummiartig und gibt sie unter leichtem Druck nach, so handelt es sich in der Regel um eine extraarticuläre Weichteilblockade. Erscheint andererseits die Blockade starr und endet die Bewegung plötzlich, dann ist wahrschienlich eine intraarticuläre knöcherne Blockade die Urache.

Schmerzen bei Abduktion zwischen 60° und 120° sprechen für einen Supraspinatus-sehnenriß. Klagt der Patient dagegen über Schmerzen im Bereich zwischen 150° und 180°, so spricht dies für eine Läsion des Schultergelenkes.

Die Abduktion des Armes erfolgt im glenohumeralen Gelenk und in der scapulothoraka-len Verbindung. Wenn sich das glenohumerale Gelenk nicht in seinem normalen Verhält-nis gemeinsam mit der scapulothorakalen Artikulation bewegt, sondern der Arm in Abduk-tion fixiert erscheint, spricht man vom Syndrom einer „eingefrorenen Schulter".

Normalerweise beträgt die Abduktion 180°, die Adduktion 45°. Flexion 90°, Exten-sion 45°, Innenrotation 55°, Außenrotation 40° bis 45°.

Um Innen- und Außenrotationen zu untersuchen, muß sich der Arzt vor den Patienten stellen und dessen Ellbögen gegen die Hüften drücken. Dann wird bei rechtwinkelig abge-beugtem Ellenbogengelenk der Unterarm des Patienten nach außen und innen geführt, was zu einer Rotation im Schultergelenk führt (Abb. 4).

Tabelle 1. Einteilung der Muskelkraft

Einteilung der groben Kraft	Beschreibung
5 – normal	Vollständige Beweglichkeit gegen Schwerkraft mit vollem Widerstand
4 – gut	Volle Beweglichkeit gegen Schwerkraft mit einigem Widerstand
3 – ausreichend	Volle Beweglichkeit gegen Schwerkraft
2 – schlecht	Volle Beweglichkeit bei aufgehobener Schwerkraft
1 – minimal	Zeichen leichter Muskelkontraktion. Keine Gelenkbeweglichkeit
0 – 0	Keine Zeichen einer Kontraktion

Neurologische Untersuchung

Die neurologische Untersuchung gliedert sich in die Untersuchung der Muskulatur sowie in die Reflex- und Sensibilitätsuntersuchung.

Muskeluntersuchung

Die Muskeln des Schultergürtels werden nach Funktionsgruppen untersucht und es wird neben der Funktion auch die Muskelkraft bestimmt. Der Arzt soll gegen die Bewegung des Patienten einen allmählich zunehmenden Widerstand ausüben um festzustellen, welche Kraft der Patient gerade noch überwinden kann. Die andere Schulter muß unbedingt zum Vergleich mituntersucht werden. Dann wird der Befund anhand Tabelle 1 ausgewertet.

Bei der Muskeluntersuchung der Schulter werden 9 Bewegungen geprüft:

Flexion, Extension, Abduktion, Adduktion- Außen-, Innenrotation, sowie Heben der Schulter (Achselzucken), Zurückziehen der Scapula (Achtungshaltung), Vorbringen der Schulter (Hinlangen).

Flexion

Primäre Flexoren:
1. Vorderer Anteil des M. deltoideus,
   Nervus axillaris, C5.
2. M. coracobrachialis,
   N. musculocutaneus, C5–C6.

Sekundäre Flexoren:
1. M. pectoralis major (Pars clavicularis).
2. M. biceps brachii.
3. Vorderer Anteil des M. deltoideus.

Extension

Primäre Extensoren:
1. M. latissimus dorsi,
   N. thoracodorsalis, C6, C7, C8.
2. M. teres major,
   N. subscapularis, C5, C6.

Sekundäre Extensoren:
1. M. teres minor.
2. M. triceps (langer Kopf).

Abduktion

Primäre Abduktoren:
1. Mittlerer Anteil des M. deltoideus,
   N. axillaris, C5, C6.
2. M. supraspinatus,
   N. subscapularis, C5, C6.

Sekundäre Abduktoren:
1. Vordere und hintere Anteile des M. deltoideus.
2. M. serratus anterior (durch seine direkte Einwirkung auf die Scapula)

Adduktion

Primäre Adduktoren:
1. M. pectoralis major,
   Nn. pectorales, C5, C6, C7, C8, T1.
2. M. latissimus dorsi,
   N. thoracodorsalis, C6, C7, C8.

Sekundäre Adduktoren:
1. M. teres major.
2. Vorderer Anteil des M. deltoideus.

Außenrotation

Primäre Außenrotatoren:
1. M. infraspinatus,
   N. subscapularis, C5, C6.
2. M. teres minor,
   ein Ast des N. axillaris, C5

Sekundäre Außenrotatoren:
1. Hinterer Anteil des M. deltoideus

Innenrotation

Primäre Innenrotatoren:
1. M. subscapularis,
   N. subscapularis, C5, C6.
2. M. pectoralis major,
   Nn. pectorales, C5, C6, C7, C8, Th 1.
3. M. latissimus dorsi,
   N. thoracodorsalis, C6, C7, C8.
4. M. teres major,
   N. subscapularis, C5, C6.

Sekunädre Innenrotatoren:
1. Vorderer Anteil des M. deltoideus.

Heben der Schulter (Achselzuckung)

Primäre Heber:
1. M. trapezius,
   N. accessorius, XI.
2. M. levator scapulae,
   C3, C4, häufig noch Zweige vom N. dorsalis scapulae, C5.

Sekundäre Heber:
1. M. rhomboideus major,
2. M. rhomboideus minor.

Zurückziehen der Scapulae (Achtungshaltung)

Primäre Retraktoren:
1. M. rhomboideus major,
   N. dorsalis scapulae, C5.
2. M. rhomboideus minor,
   N. dorsalis scapulae, C5.

Sekundäre Retraktoren:
1. M. trapezius.

Vorbringen der Schulter (Hinlangen)

Primäre Protraktoren:
1. M. serratus anterior,
   N. thoracicus longus C5, C6, C7.

Untersuchung der Reflexe

Die Mm. biceps und triceps, die über das glenohumerale Gelenk ziehen, können auf ihre Reflexe untersucht werden.

Prüfung der Sensibilität

Die sensible Innervation der Schulter zeigt folgende Aufteilung:

- Seitlicher Oberarm, Nervenwurzel C5 – Sensibilität in Form eines runden Fleckchens Im seitlichen Gebiet über dem Ansatz des M. deltoideus (N. axillaris).
- Medialer Oberarm, Nervenwurzel Th 1.
- Axilla, Nervenwurzel Th 2.
- Von der Axilla bis zur Brustwarze Th 3.
- Brustwarze, Nervenwurzel Th 4.

Um die Unversehrtheit der Sensibilität im Bereich der Schulter zu untersuchen, prüfen Sie jedes Dermatom ganz leicht mit der Nadelspitze und fragen dabei den Patienten, ob er den Nadelstrich fühlt; dann prüfen Sie auf der Gegenseite.

Danach untersuchen Sie jedes Dermatom in der gleichen Weise mit einem Pinsel, fragen Sie den Patienten, ob er die Empfindungen gleich oder ungleich fühlt. Eine abnorme Empfindung (Parästhesie) kann entweder verstärkt (Hyperästhesie) oder abgeschwächt (Hypästhesie) sein oder aber gänzlich fehlen (Anästhesie).

Der N. axillaris ist häufig in Folge einer Schulterluxation geschädigt, wobei im lateralen Bereich des M. deltoideus ein anästhetischer Fleck zurückbleibt.

Spezielle Untersuchungen

Mit Hilfe des *Yergason-Tests* kann festgestellt werden, ob die Bicepssehne gut im Sulcus intertubercularis fixiert ist oder nicht (Abb. 5).

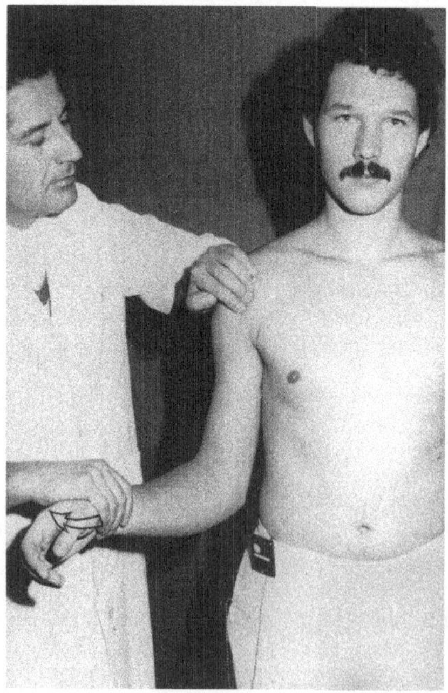

Abb. 5. Yergason-Test. Mit Hilfe dieses Tests kann geprüft werden, ob die Bicepssehne gut im Sulcus intertubercularis fixiert ist oder nicht. Bei gebeugtem Ellbogengelenk wird der Arm in der Schulter gegen den Widerstand des Patienten passiv außenrotiert; die andere Hand palpiert den Sulcus intertubercularis

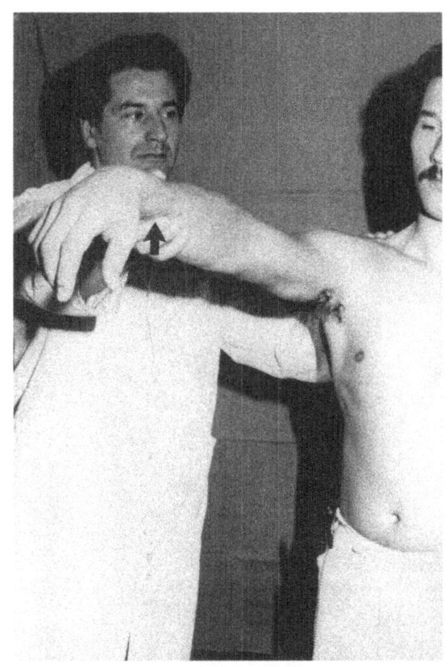

Abb. 6. Impingement-Test nach Neer: Die
eine Hand hebt den Arm des Patienten
ruckartig nach vorne im Sinne einer Flexionsbewegung während die andere Hand
das Schulterblatt fixiert. Im Falle eines
Impingement-Syndroms wird dabei ein
ausgeprägter Schmerz ausgelöst

Impingement-Test nach Neer: Das Schulterblatt wird mit einer Hand fixiert, mit der
anderen Hand wird der Arm des Patienten ruckartig nach vorne — im Sinne einer sehr
raschen Flexionsbewegung — geführt. Wird dadurch ein Bewegungsschmerz ausgelöst, so
spricht dies für ein Impingement-Syndrom (Abb. 6).

Fallarmtest (drop-arm-sign): Mit diesem Test bestimmt man, ob Rupturen der Rotatorenmanschetten bestehen. Man fordert den Patienten auf, den Arm aus einer abduzierten Arm-
stellung langsam zu senken. Bei einem Riß in der Rotatorenmanschette fällt der Arm aus
der Abduktionsstellung von 90° herab. Der Patient ist nich in der Lage, den Arm langsam
und allmählich zu senken.

Stabilitätsprüfung am Glenohumeralgelenk: Am entspannten Arm wird die Möglichkeit
einer Subluxation nach vorne, hinten oder unten geprüft (Abb. 7).

Erwartungstest (bei Schulterluxation): Um die Schulter auf das Vorliegen einer rezidivierenden Schulterluxation zu untersuchen, abduzieren Sie den Arm des Patienten bis zur Stellung
aus der er leicht luxieren kann. In dem Augenblick, wo die Schulter kurz vor der Luxation
steht, empfindet der Patient dieses Subluxationsphänomen (Abb. 8).

Untersuchung der benachbarten Gebiete

Schulterschmerz kann auch ein Ausstrahlungsschmerz aus mehreren umgebenden Gebieten
sein. So kann ein Myokardinfarkt einen in die linke Schulter ausstrahlenden Schmerz verursachen. Ebenso können Schultersyndrome mit einer Irritation des Zwerchfells zusammen-

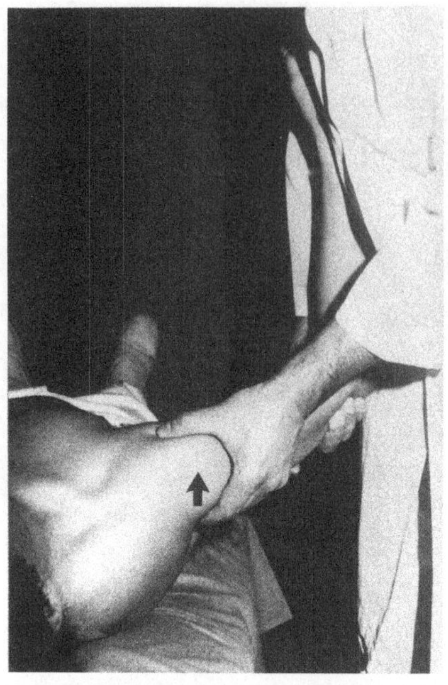

Abb. 7. Stabilitätsprüfung im Glenohumeralgelenk. Diese Untersuchungen werden beim liegenden Patienten bei entspanntem, locker hängendem Oberarm durchgeführt. Durch Zug und Druck des Oberarmkopfes nach vorne kommt es im Fall einer vorderen Instabilität zum Vorwärtsschieben des Humeruskopfes in Richtung Processus coracoideus: vordere Schulterschublade. Bei der hinteren Schulterschublade wird der Oberarmkopf bei leichter Innenrotation des Oberarms nach hinten gedrückt

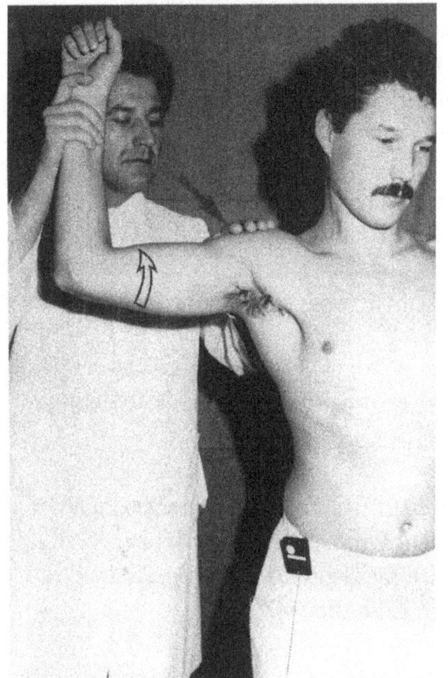

Abb. 8. Erwartungstest bei Verdacht auf rezidivierende Schultergelenksluxation. Dabei wird der Arm des Patienten abduziert und nach außen rotiert. Gleichzeitig wird ein Schub von hinten gegen den Humeruskopf nach vorne unten durchgeführt. Der gefährdete Patient verspannt und führt eine Abwehrbewegung aus, um die drohende vordere Subluxation oder Luxation des Schultergelenks zu verhindern

hängen. Aus diesem Grund sollten der Thorax und der Oberbauch sorgfältig untersucht werden, ob Erkrankungen in diesem Bereich die Schulterschmerzen provozieren.

Pathologische Veränderungen der Halswirbelsäule, wie z. B. ein cervicaler Bandscheibenvorfall, oder ein Trauma der HWS können zur Schmerzausstrahlung in die Schulter oder die Scapula führen. Diese Art von ausstrahlenden Schmerzen aus der Halsgegend wird oft am medialen Winkel der Scapula diagnostiziert.

Segmentale periphere Nervenkompressions-Syndrome in der Schulter-, Arm- und Handregion manifestieren sich häufig als Schulterschmerzen in der Nacht (z. B. Carpaltunnel-Syndrom).

Röntgenologische Abklärung bei Schulterverletzungen

L. J. Lugger und H. Resch

Univ.-Klinik für Unfallchirurgie (Vorstand: Univ.-Prof. Dr. E. Beck), Anichstraße 35, A-6020 Innsbruck

Seit Perthes 1906 [40] erstmals zur Abklärung knöcherner Begleitverletzungen am Humeruskopf bei habitueller Schulterluxation Röntgenbilder verwertete und Schultze 1914 [47] unter Widmung von 24 Röntgenplatten durch Forderung einer 35°-Außenrotationsaufnahme der Schulter zur Oberarmkopf-/Schaftachsenbeurteilung erste *Positionierungsanweisungen* gibt, ist die Abklärung einer Schulterverletzung auch durch Röntgenaufnahmen zur Routine geworden. Müller-Färber [33] stellt sie sogar in den Mittelpunkt einer sorgfältigen Schulterdiagnostik. Es enstanden hierzu zusammenfassende Anleitungen zur Indikation und Einstellungstechnik [5, 27].

Wie bei jedem Gelenksröntgen ist ein Röntgenpaar in zwei senkrecht aufeinanderstehenden Ebenen zu erstellen. Man darf sich nie — im besonderen an der Schulter — nur mit einer Darstellungsebene allein zufriedengeben [9] (Abb. 1).

Dies läßt nun bei der im Raum dreidimensional beweglichen Schulter mehrere Kombinationen zu, aus denen sich das *AP-Röntgen* und *Axiale Röntgen* als *Schultergrundpaar* bewährt hat. Dabei muß die axiale Schulteraufnahme keinesfalls erzwungen werden [6]; sie läßt sich im Gegensatz zu mancher Lehrbuchmeinung [22, 51] am besten in sitzender Stellung auch bei einem schmerzhaften Luxationszustand ohne speziell gewölbte Röntgenkassette [30] durchführen. Wesentlich ist hier, daß nach Anamneseerhebung, klinischer Untersuchung und Erstellung einer Vermutungsdiagnose der Arm in der Schulter vorsichtig, unter leichtem Zug kunstgerecht soweit wie möglich abduziert wird und daß dies als *Ärztliche Tätigkeit* im Rahmen einer globalen Schulterabklärung zum Erhalt eines achsengerechten und so verwertbaren Röntgenbildes zur *Röntgenuntersuchung* wird (Abb. 2).

Die manuelle wie auch die Röntgenuntersuchung der Schulter sollen so Hand in Hand gehen.

Die verletzte Schulter ist vielgesichtig. Das guteingestellt ap.-Röntgenbild bedarf ebenfalls eines *individuellen Positionierens* zum flachen Anlegen des Schulterblattes der ver-

Hefte zur Unfallheilkunde, Heft 186
Verletzungen des Schultergelenks
Zusammengestellt von U. P. Schreinlechner
Springer-Verlag Berlin Heidelberg 1987

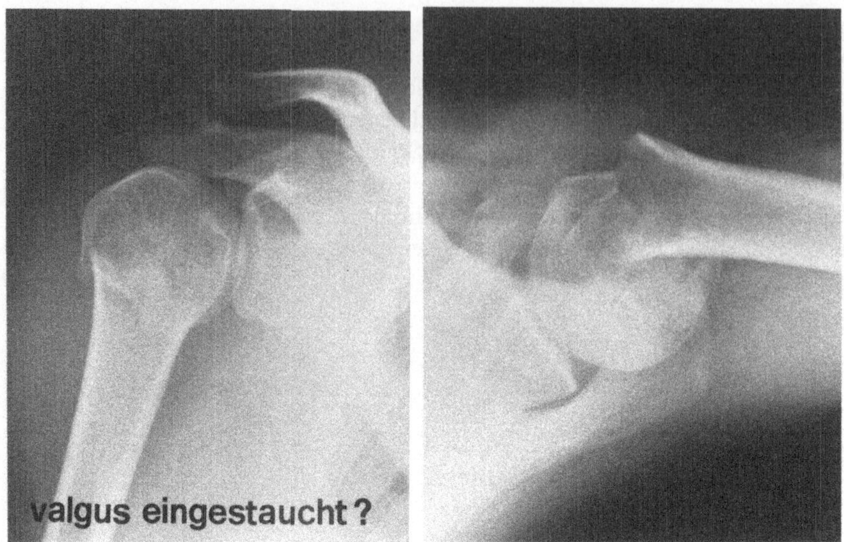

Abb. 1. Das „Schultergrundpaar": Schulter ap und Schulter axial

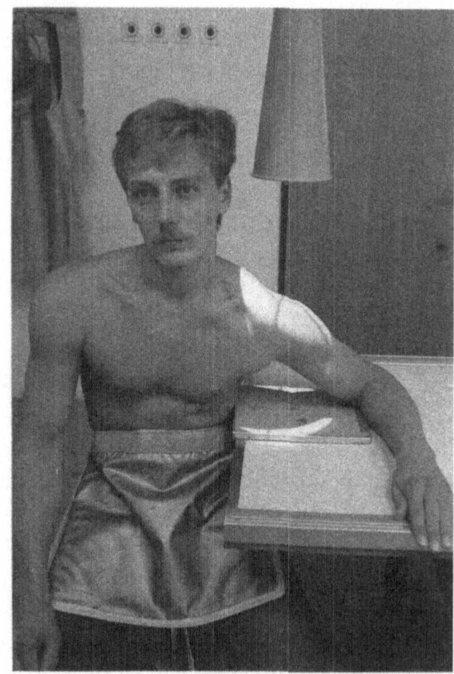

Abb. 2. Schulter axial im Sitzen nach passiver Abduktion des Armes bis zur Schmerzgrenze

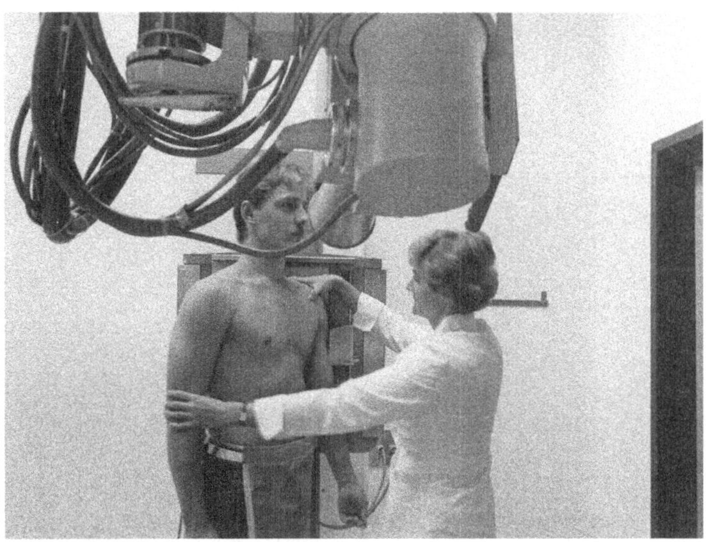

Abb. 3. Schulter ap: Positionieren durch individuelles Aufdrehen zur flachen Anlage des Schulterblattes an die Röntgenkassette

letzten Seite an die Röntgenplatte, wobei die gesunde Schulter zwischen 20 und 45° nach vorne gebracht (aufgedreht) wird, um Kopf und Pfanne in der Schulter wieder überschneidungsfrei mit randständiger, gut ausgeleuchteter Zeichnung des großen Rollhöckers zur Darstellung zu bringen (Abb. 3). Sie ist von der *Schulterkopfaufnahme* mit flacher Lagerung des Rückens an die Röntgenplatte, also ohne „Aufdrehen" mit Zentralstrahlrichtung auf den Schulterkopf, streng zu trennen (Abb. 4). Nur so kann man etwa aus dem ap-Röntgenbild allein bereits eine hintere Schlulterverenkung sicher feststellen [55].

Auch eine *Vergleichsröntgenaufnahme* mit der unverletzten Gegenseite kann nur dann weiterhelfen, wenn beidseits eine exakte gleiche Röntgeneinstellung erfolgt.

Auf die Erkenntnisse der röntgenologischen Schulterabklärung in zwei senkrecht aufeinanderstehenden Ebenen beziehen sich eine Vielzahl von Einteilungen knöcherner Verletzungen, so etwa die gängige „Four-segment-classification" von Neer [35], die einerseits darauf hinweist, daß schräge (oblique) Projektionen sehr verwirrend sind und die andererseits zum ap-Bild als zweite Standardaufnahme die *Scapula-Tangential-Aufnahme* (lateral-view, the scapula „Y") empfiehlt, wie sie im anglikanischen Schrifttum, insbesondere bei schmerzhaft fixierter Schulter, mit einem Aufdrehwinkel von 60° unter Führen des Zentralstrahles parallel zur Scapularebene senkrecht auf die Schultergelenkspfanne hin seit langem praktiziert wird [28, 32, 45] (Abb. 5).

Wijnbladh [53] hat diese Technik als „cavitas-enface-Aufnahme" mit einem Aufdrehwinkel von 45° bereits 1933 beschrieben. Coracoid und Acromion zeichnen sich hier wie kräftige Zinken einer Wünschelrute als „Y", die beiden Äste und der Schulterblattkörper formen den unteren Teil des „Y" (Abb. 6).

Im Bestreben die Röntgenabklärung zu *Standardisieren*, sie in *Röntgenstaten* zu gliedern und so zu vereinfachen, ergibt sich die Empfehlung für den *Frakturstatus/Luxationsstatus:*

1. Schulter ap (mit mittlerer Rotationsstellung des Armes)
2. Schulter axial ev. tangential.

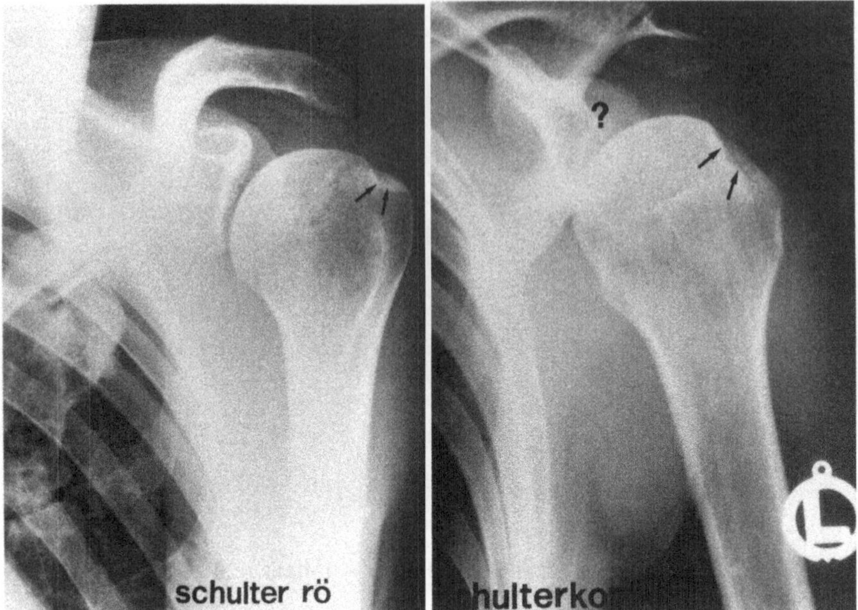

Abb. 4. Schulter ap („wahres Schultergelenk") zur Schultergelenksdiagnostik und Schulter-kopfröntgen zur reinen Kopfdiagnostik am gleichen Patienten. Die Schulterkopfaufnahme bzw. das schlecht eingestellte Schulterröntgen hat kaum Aussagekraft über die Kopf-Pfannenverhältnisse. Dies gilt auch für das Thoraxröntgen mit abgebildeten Schulterge-lenken

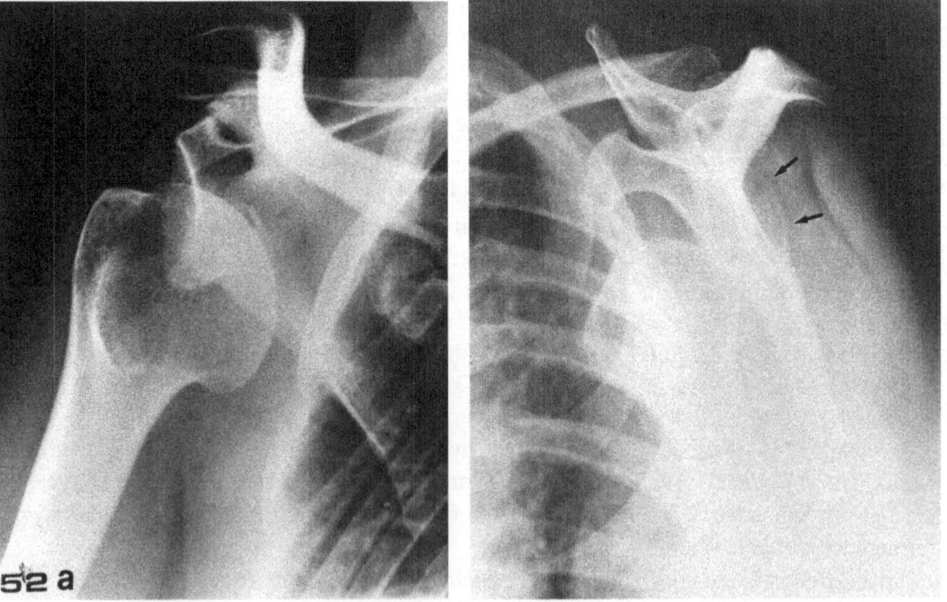

Abb. 5. Schultergrundpaar mit Schulter ap und Scapula — Tangentialaufnahme (lateral-view, the scapular „Y") bei vorderer Luxation und „leerer Gelenkspfanne"

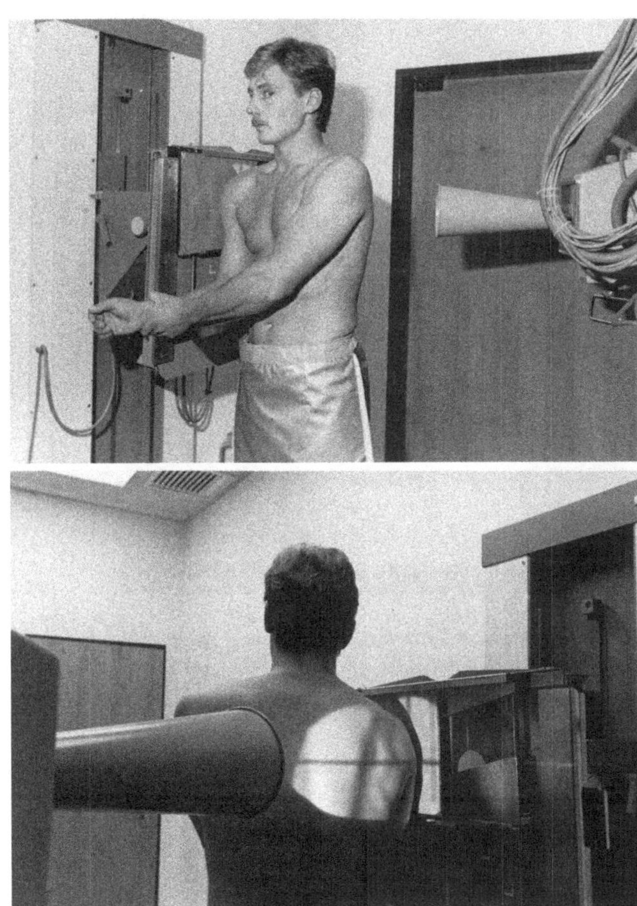

Abb. 6. Scapula – Tangentialaufnahme mit Aufdrehwinkel von 60°

So kann es etwa bei subcapitalen Frakturen je nach Rotation des Kopfes und Winkelstellung der Fragmente zu keiner Fehlinterpretation des Stabilitätsgrades der Verletzung kommen, und es ist auch die gefürchtete *Hintere Schulterluxation* augenscheinlich abgebildet, wobei auf die „klassischen Sechs" dieser hinteren Schulterverrenkung im ap-Bild mit Nachdruck hingewiesen wird:

1. *Birnenform* des Kopfes ab 60°-Innenrotation;
2. „*Rim-sign*" nach Arndt u. Sears [2]: Distanz Kopfrand – vorderer Gelenkspfannenrand übersteigt 6 mm;
3. „*Trough-line*" nach Cisternino et al. [10]: Die ventromedial gelegene Impression des Kopfes stellt sich durch Innenrotation des Kopfes tangential getroffen als kopfrandnahe Spongiosaverdichtungslinie dar;
4. „*Moloney's line*" nach Dorgan [14]: Unterbrechung des gotisch anmutenden Scapula-Humeralbogens insbesondere im tangentialen Röntgenbild;

32

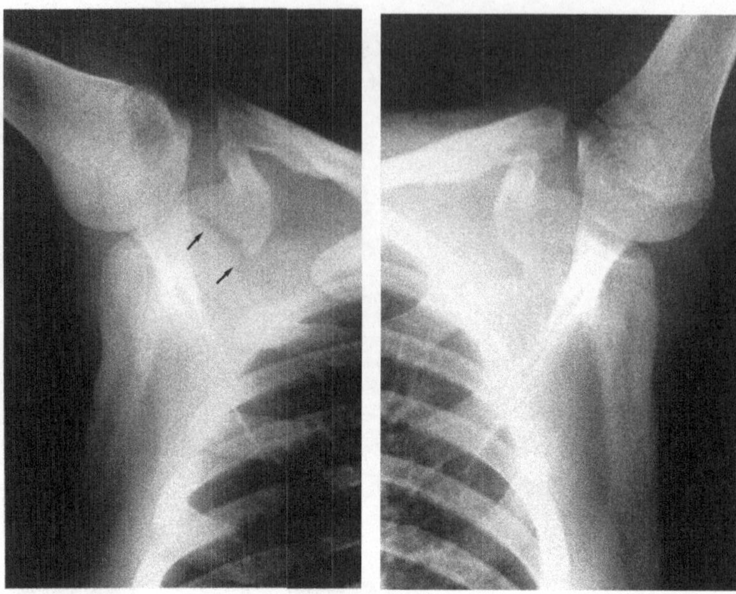

Abb. 7. Basisfraktur des Coracoids gelenkspfannennahe: ap-Röntgen mit aktiver Abduktion des Armes und atypischer cranio-caudaler Einstrahlung rechts

5. *„Fehlender Halbmond"* nach Nobel [38]: Überlappung von Kopf und Pfanne mit leerem unteren Pfannenanteil;
6. *„Velpeau-Position":* Kopfhochstand.

Eine zusätzliche Röntgeneinstellung kann der *Bruch* des *Proc. Coracoideus* erfordern, der sich insbesondere bei basisnahen Frakturen am besten bei abduziertem oder hochgehobenem Arm mit 45–60°-Einstrahlungswinkel von cranial nach caudal hin abbildet [18] (Abb. 7).

Die *Incisura Scapulae* kann ebenfalls nur durch 30°-Neigung des Zentralstrahles aus dem Schatten der Spina scapulae überlagerungsfrei dargestellt werden [15].

Zur Beurteilung des lateralen *Schulterblattrandes* wird der Arm im ap-Röntgen von der Schulter abgehoben und die Hand bestmöglich auf den Scheitel geführt, um das Blatt orthograd, möglichst von Rippen frei, zur Darstellung zu bringen [24]. Die *Profilaufnahme* des Schulterblattes zur streng seitlichen Abbildung mit „freiem Durckblick" zwischen Schulterblatt und Rippengitter wird durch die senkrechte Einstellung der Scapula durchgeführt. Der Arm der unverletzten Seite wird am besten nach vorne gebracht; die Hand mit gebeugtem Ellbogen auf den Kopf geführt.

Fisk [17] stellte 1965 seine Tangentialaufnahme des *Sulcus Bicipitalis* vor, die jedoch nur einen Einblick in ein kleines, randständig abgebildetes Segment dieses Sulcus, nicht aber in seinen gesamten Verlauf bringt. Der Zentralstrahl wird von ventro-lateral und tangential auf den Oberarmkopf und senkrecht auf die Kassettenmitte geführt, wobei die Knochenrinne insbesondere bei schmerzhaften Störungen tastbar ist und dies die Einstellung durch Lokalisieren des Schmerzpunktes erleichtert (Abb. 8, 9).

Bei *fixiertem Schultergelenk* in jedweder Verband- oder Gipsanordnung besteht das radiologische Problem der „zweiten Ebene". Hier kann die *Transthoracale Aufnahme* nach

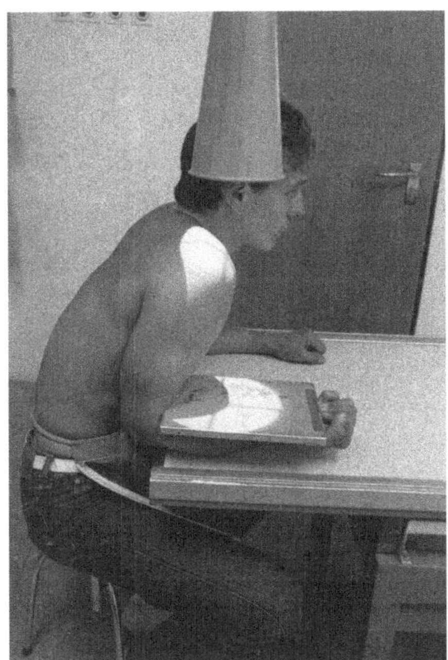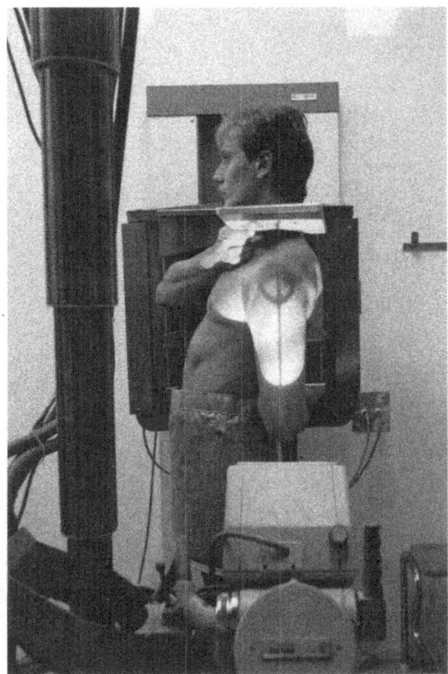

Abb. 8. Sulcus bicipitalis-Röntgen nach Fisk [17] nach Austastung des Sulcus und tangentialer Strahlführung cranio-caudal

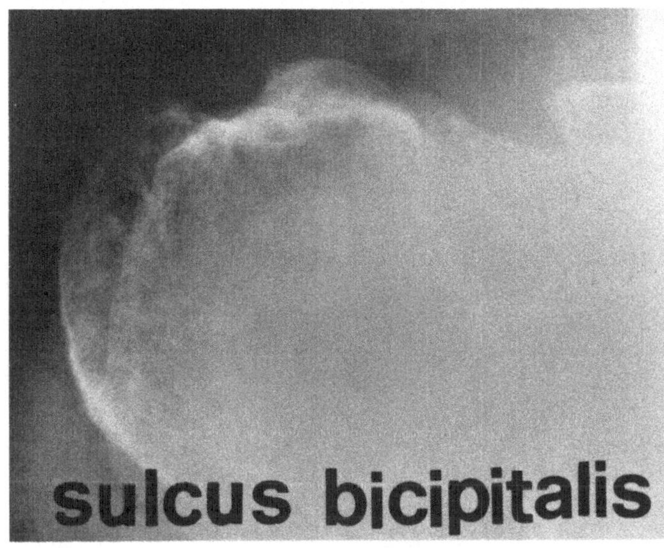

Abb. 9. Sulcus bicipitalis mit arthrotischen Veränderungen bei klinischer Tendinitis

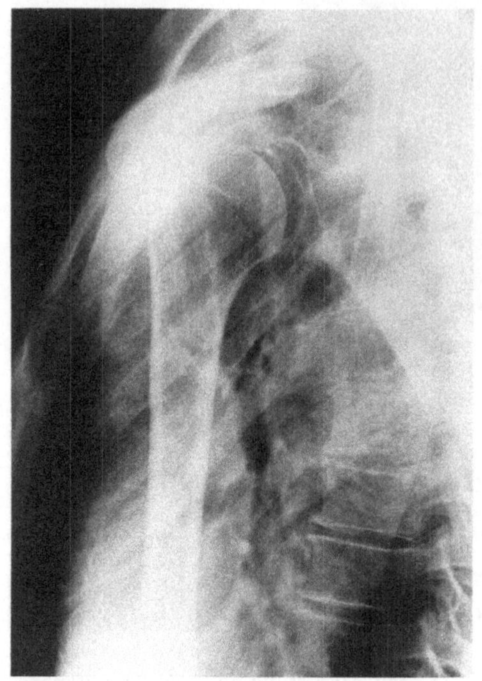

Abb. 10. Schulter transthorakal nach
Lawrence [29] nach reponierter Luxation

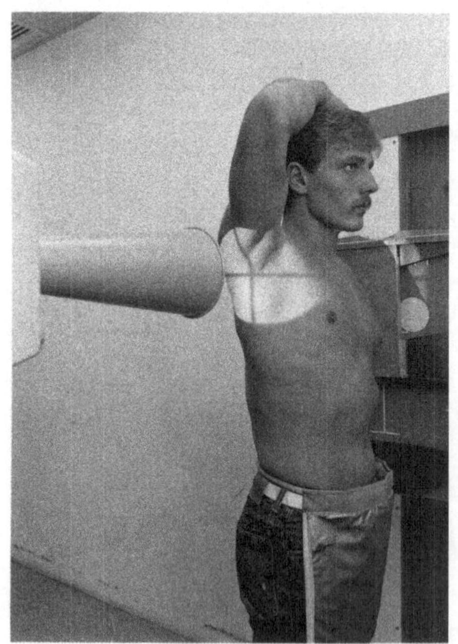

Abb. 11. Schulter transthorakal Einstellung
unter Hochnahme des gesunden Armes bei
gut angelegter verletzter Schulter

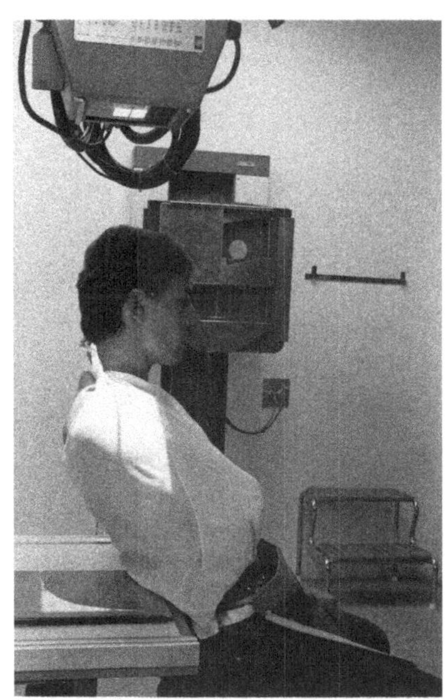

Abb. 12. Velpeau-axillary view nach Bloom u.
Obata [8] bei fixierter verletzter Schulter mit
Retroflexion des Patienten von 20–30°

Lawrence [29] mit leichter Dorsalposition der gesunden Schulter ein überlagerungsfreies Oberarmkopfbild zwischen Sternum und Wirbelsäule ergeben, das häufig jedoch überaus kontrastschwach ist (Abb. 10, 11).

Hier wird nun in Anlehnung an die „Pendelaufnahmen" von Corradi u. Del Moro [11] im ventro-dorsalen Strahlengang mit einer Strahleneinschwenkung von 45° cranial nach caudal und caudal nach cranial und im weiteren dem „angle-Up View" von Bloom u. Obata [8] mit einer Einschwenkung des Zentralstrahles von caudal nach cranial mit 45° eine *echte Alternative* durch den ebenfalls von Bloom u. Obata [8] vorgestellte „*Velpeau-axillary-view*" geboten (Abb. 12, 13). Der am Röntgentisch angelehnte bzw. auf ihm halb sitzende Patient beugt sich 20–30° nach hinten. Der Zentralstrahl wird über die in sein Kreuz gepreßte Röntgenplatte senkrecht durch die Schulter von cranial nach caudal geführt.

Diese Lagerung ist mit keinerlei Schmerzen verbunden [54]. Sie ist auch bei Fixation beider Schultern verwertbar und bei einer in Innenrotation und leichtem Hochstand fixierten Schulter gut interpretierbar.

Zum *Fixationsstatus* wird somit empfohlen:
1. Schulter ap
2. Schulter transthorakal oder „*Velpeau-Aufnahme*"

In der Pathogenese der habituellen Schulterluxation spielt der vordere untere Gelenkspfannenrand eine entscheidende Rolle. Es gilt hier Läsionen, alte Verknöcherungen, Limbusabrißzeichnungen und Abschliffe zu diagnostizieren, wie dies bereits Piltz 1925 [41] in einer cranio-caudalen Aufnahmetechnik vorgestellt hat. In Bauchlage wird der im Ellbogen rechtwinklig gebeugte Arm unter den Kopf gebracht und so der axillare und ventrale Rand des Schulterblattes zur Röntgenplatte senkrecht gestellt, um ihn zu überlagerungsfreien Darstellung zu bringen. Auch der „*West-point-view*" [43] wird zur vorderen unteren Pfannenranddiagnostik empfohlen. Letztlich hat sich die überlagerungsfreie Einstellungs-

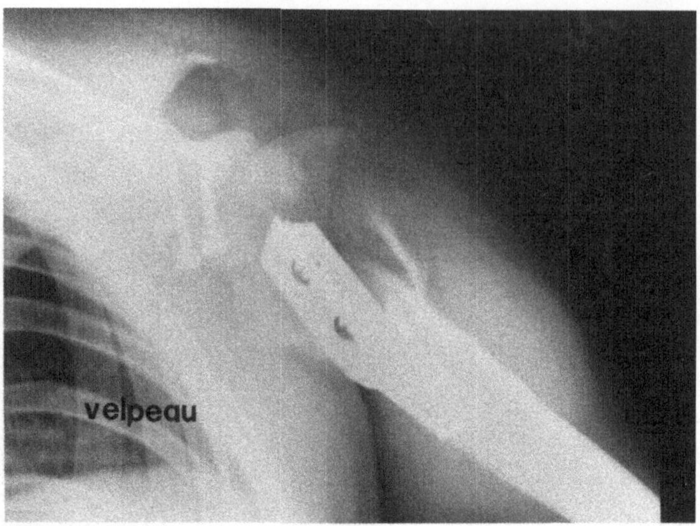

Abb. 13. Velpeau Röntgen nach Derotationsosteotomie und Pfannenrandverschraubung unmittelbar nach Fixationsabnahme zur Darstellung des Schultergelenkes in „zweiter Ebene"

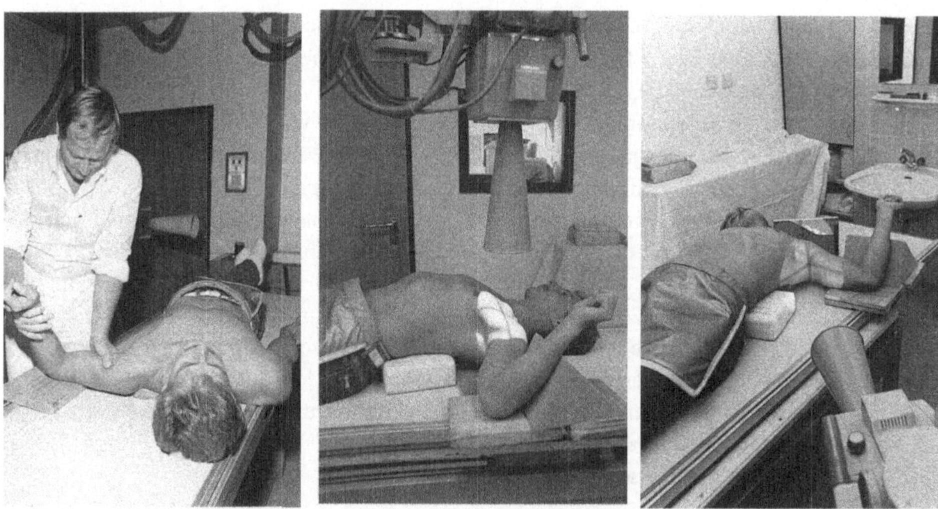

Abb. 14. Bernageau Röntgen mit passiver Abduktion des Armes auf 80°, Unterlegen eines Lendenpolsters, Außenrotation auf 30° durch Lagerung auf 60° Schaumstoffkeil zur ap-Aufnahme, einer „Hilfsaufnahme". Nach Ausmessen des Gleno-Humeralwinkels Einstellen des Einstrahlwinkels in das Gelenk

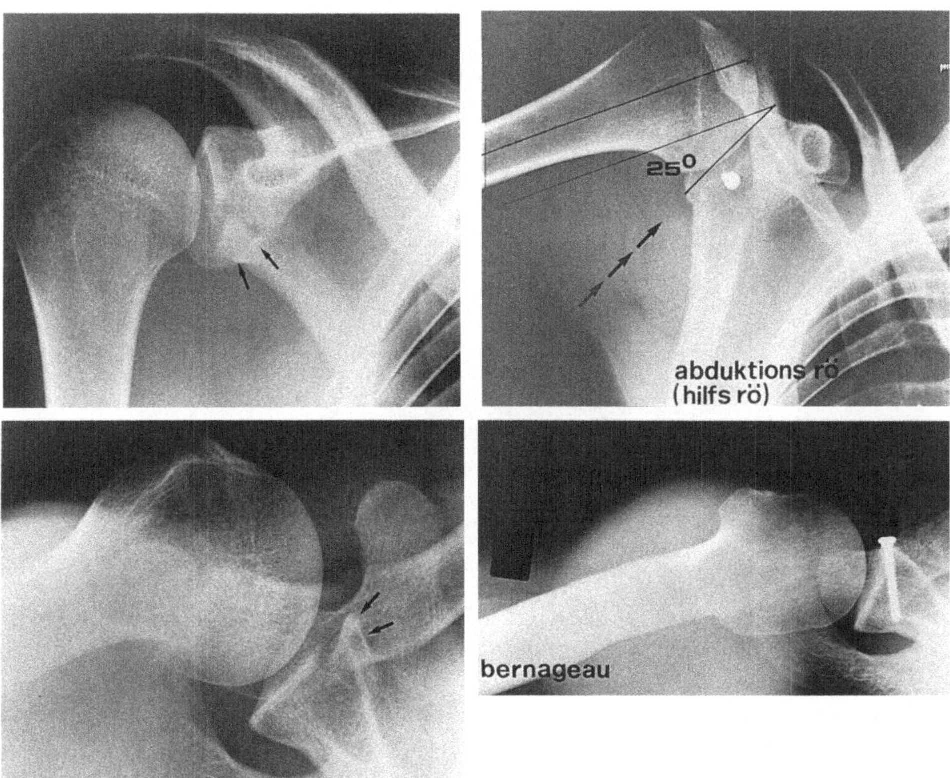

Abb. 15. Schulter ap und Bernageau bei Z. n. reponierter vorderer Luxation mit großer ventro-caudaler Pfannenabsprengung; postoperativ nach Verschraubung Bernageau-Röntgenkontrolle mit Hilfsaufnahme

möglichkeit in der Technik nach Bernageau et al. [4] durchgesetzt. Diese echte *Profilaufnahme* in einer nicht immer ganz einfachen und reluxationsgefährdenden Technik wurde für den „täglichen Gebrauch" nun standardisiert. Zur besseren flachen Scapulaauflage wird ein Lendenpolster untergeschoben. Der Arm wird 80° abduziert und weiter durch Unterlage eines 60°-Schaumstoffkeiles 130° außenrotiert. Zur Bestimmung des exakten Einstrahlwinkels in das Gelenk wird vorerst in dieser Position eine ap-Aufnahme als *Hilfsaufnahme* durchgeführt. Sie dient zur Ausmessung des Gleno-Humeralwinkels, da klinisch nur sehr unzureichend ausgesagt werden kann, inwieweit sich die abduzierte Schulter im Thoraco-Scapular-Gelenk mitbewegt (Abb. 14, 15). Man muß so nicht mehr „experimentieren", sondern kann gezielt mit einer zusätzlichen Aufnahme den vorderen Pfannenrand bildgebend im ersten „Schluß" erfassen.

Es ist also sehr wesentlich, ob sich der vordere untere Pfannenrand oder der untere hintere Pfannenrandanteil der nierenförmig gestalteten Cavitas abbildet, und es können mit dieser Zusatztechnik etwa auch kleine knöcherne Absprengungen besser ihrem Ursprung zugeordnet werden (Abb. 16).

Röntgenologisches Augenmerk ist der *Hill-Sachsschen Läsion* [25], wie sie von Hermodsson 1934]23] erstmals genau beschrieben und röntgenologisch lokalisiert wurde, zu schen-

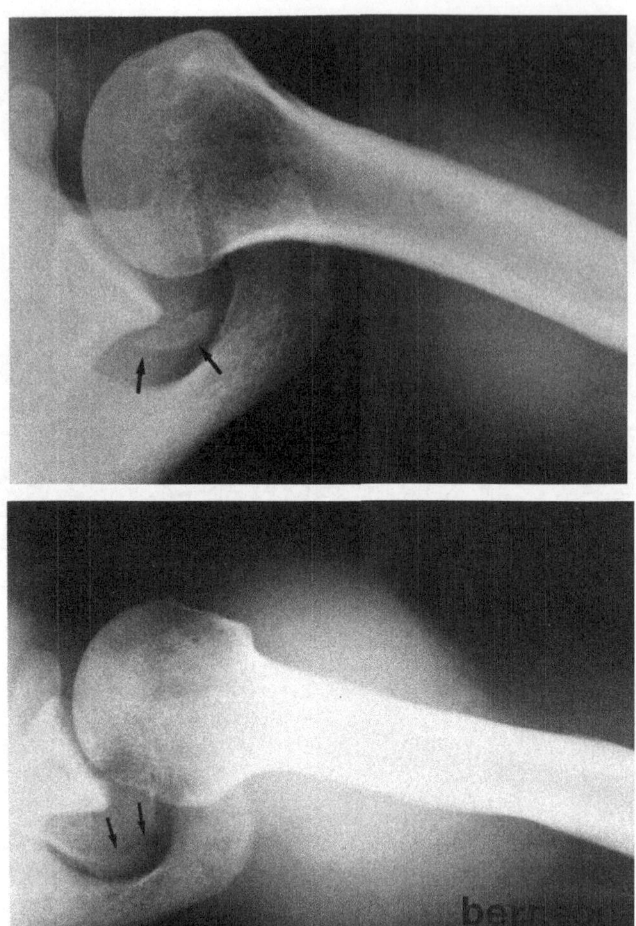

Abb. 16. Schulter axial und Bernageau-Aufnahme zur Lokalisation einer knöchernen Absprengung die primär dem Pfannenrand zugeordnet wurde, letztlich jedoch das Acromion betraf

ken. Lage und Tiefe sind von Bedeutung. In der *AP-Röngenaufnahme* des *Schulterkopfes* (also keine Schulteraufnahmen mit Aufdrehen der unverletzten Seite) steht bzw. sitzt der Verletzte mit dem Rücken flach zur Röntgenplatte. Der Arm soll hier im Gegensatz zur gängigen 45°-Angabe 60° nach innen rotiert werden, um eine optimale Trefferquote des Defektes zu erhalten [42, 44] (Abb. 17).

Zur räumlichen Darstellung hat sich in der Suche nach dem besten Profilbild in 2. Ebene nach Resch [42] die *dorsale Tangentialaufnahme* in der Technik von Saxer [46] und Johner u. Burgh [28] der gängigen tangentialen Aufnahme nach Hermodsson [23] mit auf dem Rücken geführten Arm als überlegen erwiesen. Dabei wird in Rückenlage der am Ellbogengelenk rechtwinklig gebeugte Arm auf die Brust in Richtung Schulter gelegt (Salutierstellung), der Zentralstrahl so in der Frontalebene etwa 20° zur Oberarmschaftachse eingekippt

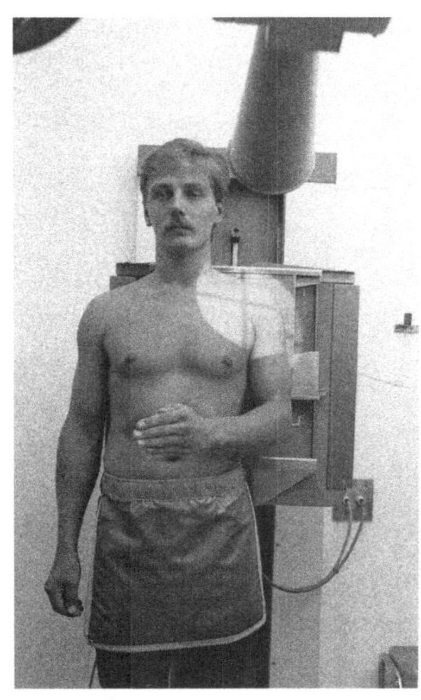

Abb. 17. Schulterkopf ap mit 60° Innenrotation

und in der sagittalen 30–40° – etwas mehr wie in der Originalangabe – auf den Humeruskopf hin eingekippt (Abb. 18, 19).

Der Vollständigkeit halber sollen noch zur Defektdarstellung am Humeruskopf der Notch-view nach Stoker [49] und die *tangentiale Aufnahme* nach Didiee [13] erwähnt werden, die zwar eine sichere Ausbeute des Defektes ergeben, auf Grund ihrer Verzeichnung jedoch über die absolute Größe und Form nicht so aussagekräftig sind (Abb. 20, 21).

Aus der Vielzahl der Möglichkeiten ergeben sich so seit jeher zahlreiche röntgenologische Abklärungsvorschläge für die habituelle Schulterluxation [4, 21, 23, 28, 33, 41, 42].

Es empfiehlt sich hier für die *habituelle Schulterluxation* folgender *Luxationsstatus:*
1. Schulter ap (Schulterkopfaufnahme in 60° Innenrotation mit Seitenvergleich);
2. Schulter axial;
3. Pfannenprofilaufnahme nach Bernageau mit *Hilfsaufnahme;*
4. dorsale Tangentialaufnahme.

Das einzige direkte radiologische Zeichen einer *Rotatorenmanschettenverletzung* ist das positive Arthrogramm. Indirekte Befunde können in der röntgenologischen Abklärung des *Tuberculummassivs* und des *Subacromialen Raumes* erhoben werden. Auch hier sind „Schulterkopfaufnahmen" und nicht „Schulterglenksaufnahmen" erforderlich. Sie werden am zweckmäßigsten in Innen- und Außenrotation im ap-Strahlengang durchgeführt, um die Ansatzflächen der Rotatorenmuskulatur am großen und kleine Rollhöcker zu randständigen Abbildung zu bringen. Blackett u. Healy [7] empfehlen eine sehr detaillierte Abklärung durch eine Aufnahme im horizontalen Strahlengang zur Diagnostik des M. supraspinauts-Ansatzes, eine 25° cranio-caudale Aufnahme in Außenrotation zur M. infraspinatus-Dignostisk und die Abklärung des Ansatzes des M. teres minor in Bauchlage mit innenrotiertem und auf den Rücken geschlagenem Arm. Dazu kommt noch fallweise ein axiales

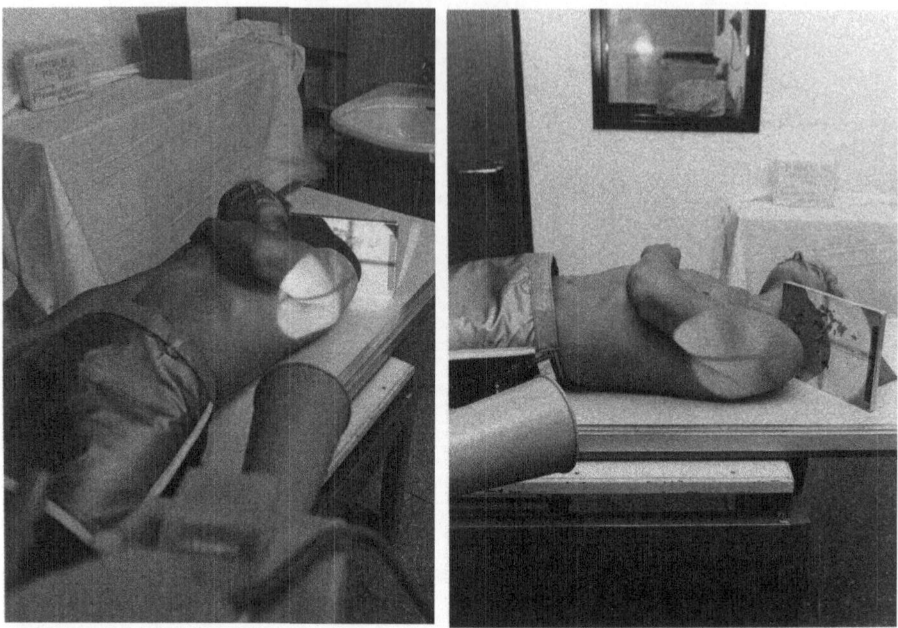

Abb. 18. Dorsale Tangentialaufnahme nach Saxer [46] und Johner [28] mit vermehrter Einkippung in der sagittalen Ebene zum Oberarmschaft hin auf 30–40° zur Abbildung der Hill-Sachs-Läsion in zweiter Ebene

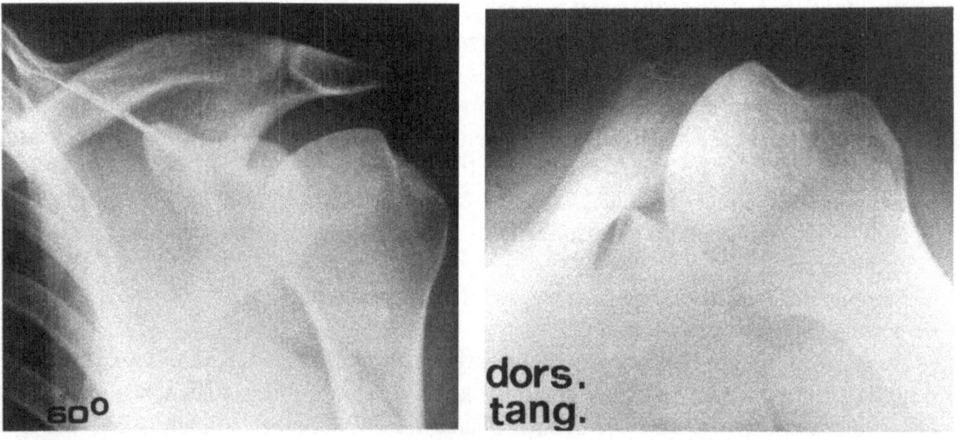

Abb. 19. Schulterkopf ap in 60° Innenrotation und dorsale Tangentialaufnahme zur räumlichen Erfassung in zwei Ebenen einer ausgeprägten Hill-Sachsschen Läsion

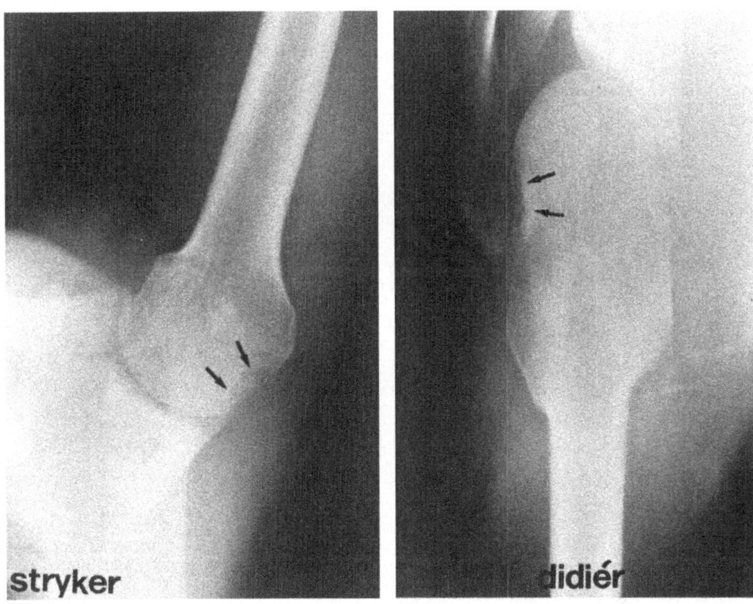

Abb. 20. Notch-view nach Stoker [49] und Tangentialaufnahme nach Didiee [13] zur Darstellung einer Hill-Sachsschen Läsion

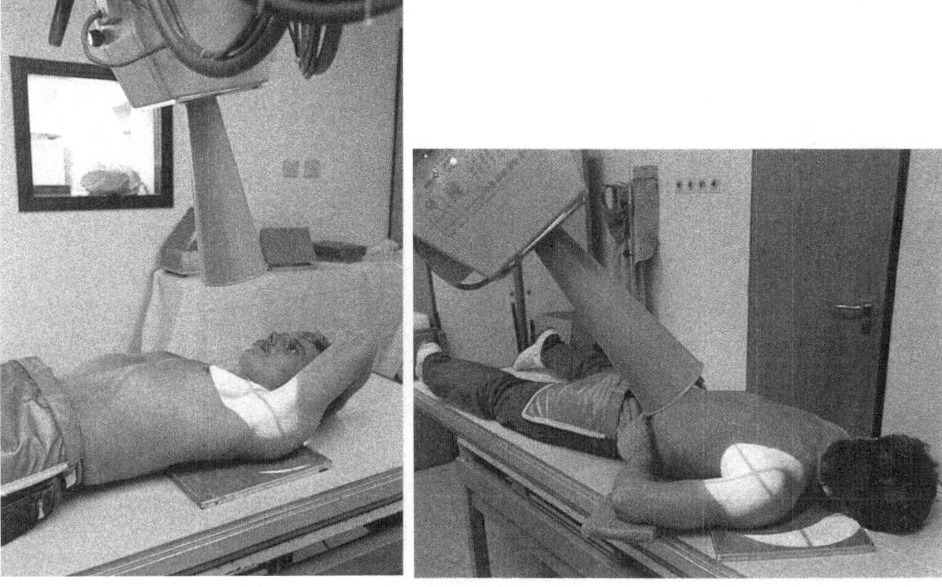

Abb. 21. Einstellungstechnik zur Aufnahme nach Stoker [49] und Didiee [13]

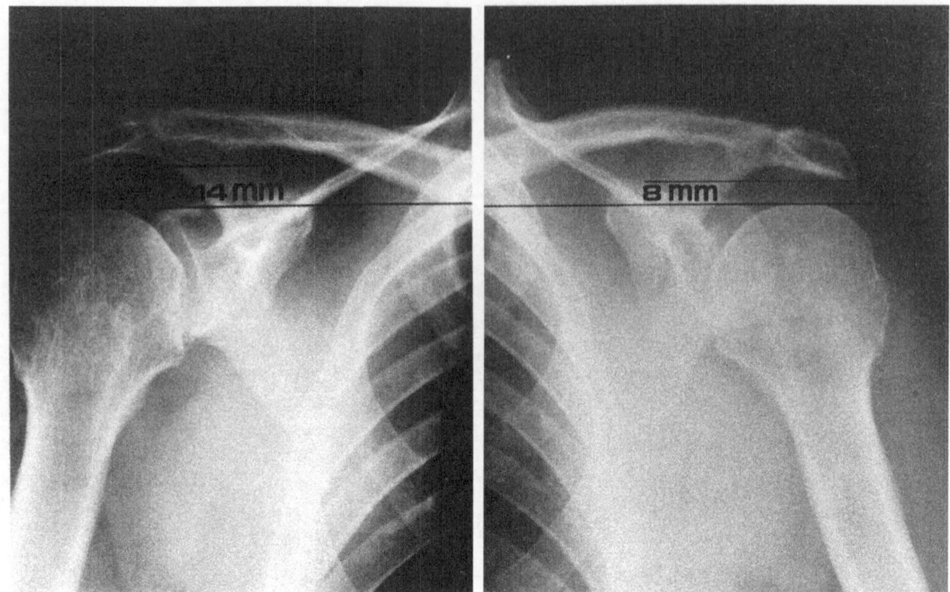

Abb. 22. Schultergeradstandsröntgen mit Schulterkopfröntgen ohne Belastung bei diskretem Schultertiefstand rechts

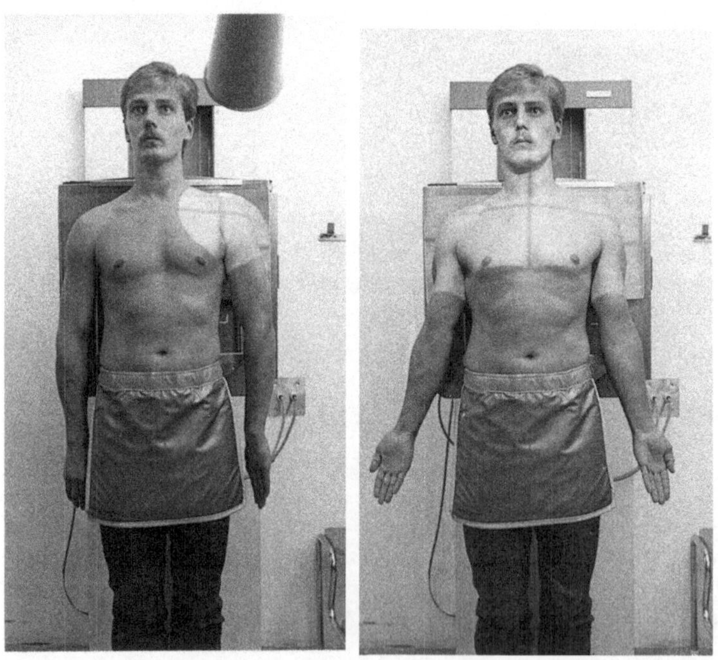

Abb. 23. Schultergeradstandsröntgen im Seitenvergleich in Innen- und Außenrotation zur Beurteilung des subacromialen Raumes und Tuberculummassivs

Röntgenbild mit 90°-Abduktion und Außenrotation des Armes in Rückenlagerung zur Abklärung des M. subscapularis. Ähnlich diffizile Forderungen an die Abklärung von Rotatorenmanschettenverletzungen stellen auch Howes u. Alicandri [26].

Zu einfachen und übersichtlichen Abklärung des *Subacromialraumes* hat sich die *Schultergeradstandaufnahme* bewährt (Abb. 22, 23). Sie wird ohne Belastung des Armes bei normalem Muskeltonus als Schulterkopfaufnahme beidseits erstellt. Ein signifikantes Höhertreten des Schulterkopfes in den Subacromialraum hin und letzlich ein Berühren oder Überschneiden des Schulterkopfes mit dem Acromion führt unter anderem zu einer Verwerfung der physiologisch bogenförmigen Linie zwischen Oberarm, Schulterhals und Schulterblatt wie sie von Bandi [3] als Halslinie bezeichnet wird.

Aus einem Sektionsgut heraus haben Cotton u. Rideout [12] folgende röntgenologische Veränderungen bei Rotatorenmanschettenrissen beschrieben:
1. Subcorticale cystische Veränderungen an den oberen zwei Dritteln des Collum anatomicum [19];
2. unregelmäßige Zeichnungen der Corticalis des Tuberculum majus und kleine knöcherne Ausrisse;
3. Sklerosierung am Tuberculum majus oder einer kleinen Mulde zur Facies arrticularis hin;
4. verstärkte Eindellung dieser Mulde zwischen Tuberculum majus und Facies articularis
5. Verengung des acromio-humeralen Raumes;
6. Sklerosierung der humeralen Oberfläche des Acromions (Nearthros) bei vollständiger Ruptur;
7. apositioneller Knochenanbau am Acromion;
8. Kalkdepots im subacromialen Raum.

Zur Diagnostik dieser typischen indirekten *Rotatorenmanschettenverletzungszeichen* empfiehlt sich so als bildgebende Übersicht folgender Röntgenstatus:
1. Schultergeradstand (ohne Belastung) im Seitenvergleich;
2. Schulterkopf ap in maximlaer Innen- und Außenrotation im Seitenvergleich.

Wie an allen großen Körperglenken sind auch an der Schulter *Funktionsaufnahmen* möglich. Hier muß die gehaltene *Schulteraufnahme* in horitzontaler Ebene zur Differentialdignose einer hinteren operationsbedürftigen Luxation und einer anlagebedingten Subluxation hervorgehoben werden. Bis zu 6 mm Subluxierbarkeit des Kopfes aus der Pfanne nach dorsal hin sind im Gegensatz zur geforderten straffen Führung nach ventral noch als physiologisch einzuschätzen (Abb. 24). Unter Anästhesie kann dieser *Instabilitätstest* mit 20—25 kp durchgeführt werden. Hier ist im Gegensatz zur ebenfalls geforderten straffen Bandführung nach ventral hin eine 50%ige und gut tastbare Subluxationsbereitschaft des Kopfes aus der Pfanne nach dorsal hin noch als physiologisch einzuschätzen. Dieser Test eignet sich auch, etwa unter Bildwandlerkontrolle, zur sicheren Differentialdiagnose zwischen vorderer und hinterer Instabilität [39].

Die *aktive Abduktionsaufnahme* im Seitenvergleich verdeutlicht die Scapula-Humeralbeweglichkeit. Man kann etwa Aufschluß über ein erreichtes postoperatives Bewegungsausmaß oder nötiges weiteres physikotherapeutisches Vorgehen zur Schultermobilisation erhalten (Abb. 25, 26).

Die *Abduktionsaufnahme gegen Widerstand* im Seitenvergleich gibt ein gutes Bild einer capsulären oder muskulären Insuffizienz durch Erweiterung des Subacromialraumes, der 13 mm nicht überschreiten sollte [19].

Es bieten sich folgende *Funktionsaufnahmen* zu gezielten Fragestellungen an der Schulter im Zusatz zur einfachen Schultergeradstandaufnahme an:

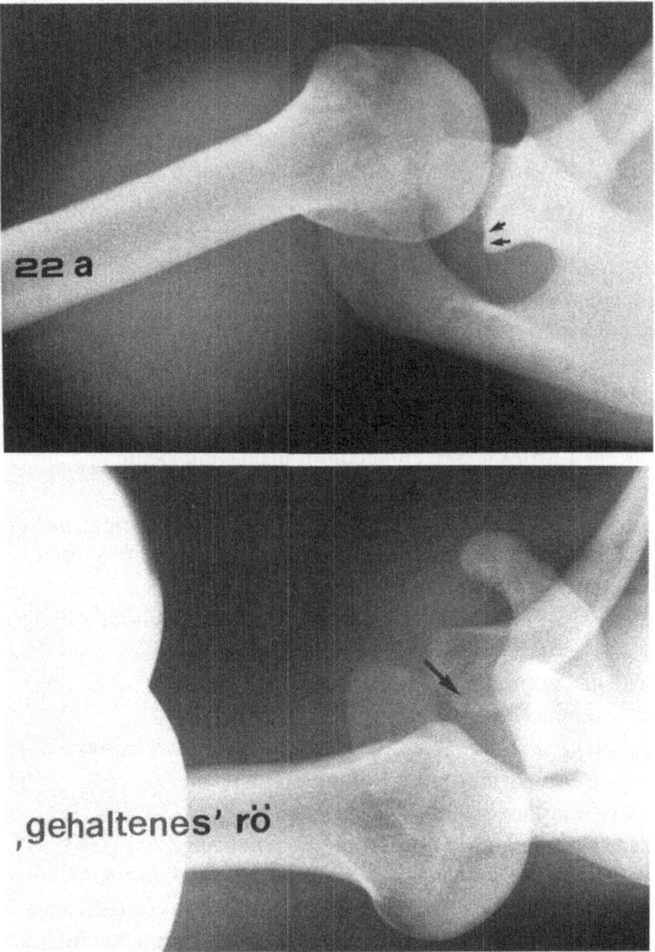

Abb. 24. Gehaltene Schulteraufnahme in horizontaler Ebene bei Abrundung des hinteren Pfannenanteiles und noch physiologischer Subluxierbarkeit im juvenilen Gelenk nach dorsal

1. Schulter axial „gehalten";
2. Schulterkopf ap mit abduziertem Arm im Seitenvergleich;
3. Schulterkopf ap genen Widerstand bzw. unter Belastung im Seitenvergleich.

Röntgenologische Messdaten am Schultergelenk zur Abklärung prädisponierender Luxationsfrakturen haben mit Ausnahme der Torsionswinkelmessung, die in der Technik von Mukherjee u. Sivaja (1967, persönliche Mitteilung) ungenau ist, in anderweitigen Meßmethoden [16, 50] zum „Experiment" wird und so Domäne der Computertomographie geworden ist, ihre Aussagekraft behalten. Die Messung des Axialwinkels der Schulter aus der ap-Aufnahme unter Kenntnis des axialen Bildes ist dabei in der Beurteilung etwaiger posttraumatischer Varus- und Valgusfehlstellungen von gleicher Wertigkeit und sicherer als die klassische Collumdiaphysenwinkelmessung [31].

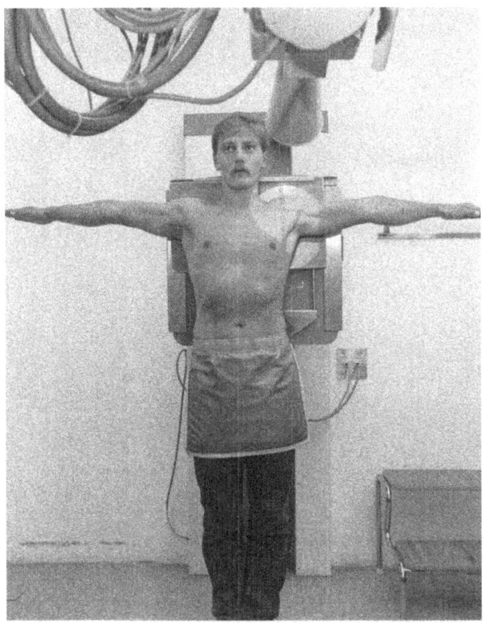

Abb. 25. Aktive Schulterkopfabduktionsaufnahmetechnik zur Beurteilung des Subacromialraumes und der Scapula-Humeralbeweglichkeit

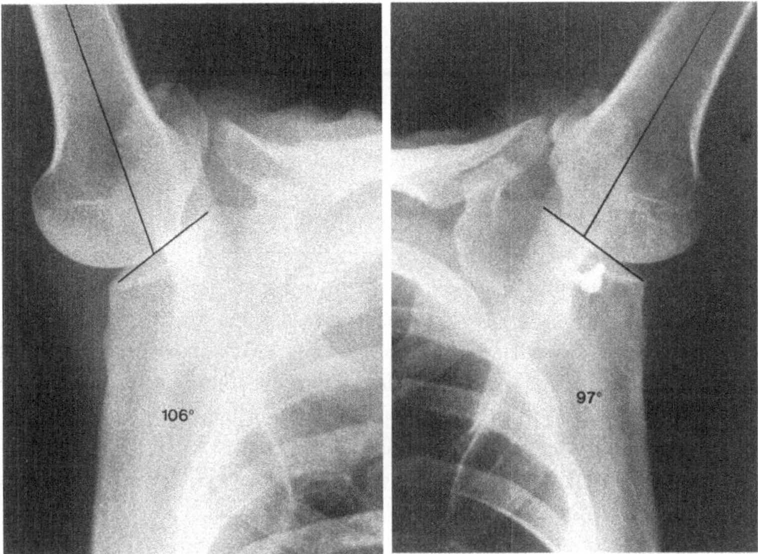

Abb. 26. Aktive Abduktionsaufnahme bei Zustand nach Pfannenrandverschraubung links und Ausmessung wiedererreichter Scapulahumeralbeweglichkeit im Seitenvergleich

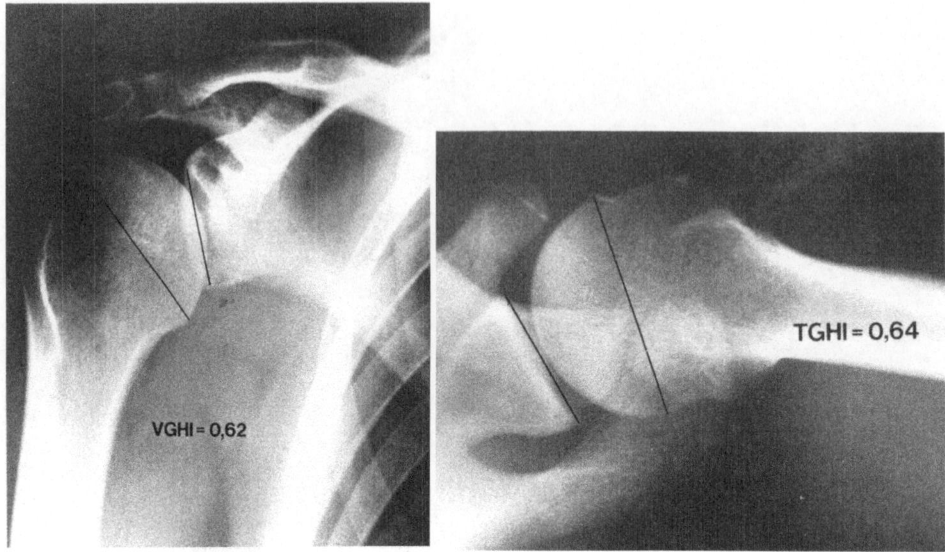

Abb. 27. Vertikaler Glenohumeralindex im ap-Röntgen und transversaler Glenohumeral-index im axialen Röntgen zur Ausmessung des Kopfpfannenverhältnisses bei habitueller Schulterluxation

Am Schultergelenk bieten sich so folgende *Röntgenologische Messungen* an:
1. Axialwinkelmessung;
2. vertikaler Glenohumeralindex (VGHI) (Abb. 27);
3. transversaler Glenohumeralindex (TGHI) (Abb. 27).

Technik und *Anzahl notwendiger Röntgenuntersuchungen an der Schulter* ergeben sich so aus dem Verletzungsbild, der Vermutungsdiagnose und dem Abklärungsziel. Eine exakte, standardisierte und so erst zweckentsprechende Abklärung, die, dem Medium innenwohnend, volle Information gibt, spart unnötige Röntgenkontrollen unter voller Berücksichtigung von Strahlenhygiene, personellem und materiellem Aufwand. Es stellt sich also primär nicht die Frage der Anzahl der zu erstellenden Erströntgenbilder, sondern letzlich die Frage nach der Anzahl der im Rahmen eines Diagnose-/Behandlungsvorganges insgesamt durchgeführten Aufnahmen und der dadurch verabreichten Strahlenbelastung. Dabei ist naturgemäß im Vergleich zur einfachen Frakturdiagnostik die Abklärung der Instabilität und des Schulterschmerzes aufwendiger.

Als Basisuntersuchung hat sich der *Innsbrucker Schulterstatus* in Form folgender 6 Röntgenaufnahmen bewährt:
1. Schulter ap;
2. Schulter axial;
3. Schulterkopf in 60°-Innenrotation;
4. Pfannenprofilaufnahme nach Bernageau et al. [4] mit Hilfsaufnahme;
5. dorsale Tangentialaufnahme;

Literatur

1. Adams JS (1948) Recurrent dislocations of the shoulder. J Bone Joint Surg [Br] 30:26
2. Arndt JH, Sears AD (1965) Posterior dislocation of the shoulder. AJR 94:639
3. Bandi W (1981) Die Läsionen der Rotatorenmanschette. Helv Chir Acta 48:537
4. Bernageau J, Patte D, Debeyre J et al (1976) Intérêt du profil glénoïdien dans les luxations récidivantes de l'épaule. Rev Chir Orthop [Suppl 2] 62:142
5. Bernau A (1982) Orthopädische Röntgendiagnostik. Einstelltechnik. Urban & Schwarzenberg, München Wien Baltimore
6. Birzle H, Bergleiter R, Kuner EH (1985) Traumatologische Röntgendiagnostik, 2. Aufl. Thieme, Stuttgart New York
7. Blackett CW, Healy TR (1937) Roentgen studies of the shoulder. AJR 37:760
8. Bloom MH, Obata WG (1967) Diagnosis of posterior dislocation of the shoulder with use of Velpeau axillary and angle-up roentgenographic views. J Bone Joint Surg [Am] 49:843
9. Brown WH, Dennis JM, Davidson CHN et al (1957) Posterior dislocation of the shoulder. Radiology 69:815
10. Cisternino SJ, Rogers LF, Bradley CS et al (1978) The through line: A radiographic sign of posterior shoulder dislocation. AJR 130:951
11. Corradi C, Del Moro VM (1953) La lussazione posteriore della spalla contributo radiologico. Arch Ortop 66:475
12. Cotton RE, Rideout DF (1964) Tears of the humeral rotator cuff. J Bone Joint Surg [Br] 46:314
13. Didiee J (1930) Le radiodiagnostic dans la luxation récidivante de l'épaule. J Radiol Electrol 14:209
14. Dorgan JA (1955) Posterior dislocation of the shoulder. Am J Surg 89:890
15. Edeland HG, Zachrisson BE (1975) Fracture of the scapular notch associated with lesion of the suprascapular nerve. Acta Orthop Scand 46:758
16. Exner G, Pieper HG (1979) Röntgenologische Torsionsbestimmung des Humerus bei habitueller Schulterluxation. In: Morscher E (Hrsg) Funktionelle Diagnostik in der Orthopädie. Enke, Stuttgart
17. Fisk C (1965) Adaption of the technique for radiography of the bicipital groove. Radiol Techn 37:47
18. Froimson AI (1978) Fracture of the coracoid process of the scapula. J Bone Joint Surg [Am] 53:710
19. Golding FC (1962) The shoulder — the forgotten joint. Br J Radiol 35:149
20. Hall RH, Isaac F, Booth CR et al (1959) Dislocation of the shoulder with special reference to accompanying small fractures. J Bone Joint Surg [Am] 41:489
21. Hardegger F (1978) Technik und Ergebnisse der subcapitalen Humerusdrehosteotomie bei vorderer habitueller Schulterluxation. Orthopädie 7:147
22. Hawkins RJ, Neer CS II (1984) Missed posterior dislocations of the shoulder. In: Bateman JE, Welsh RP (eds) Surgery of the shoulder. Mosby, Saint Louis Toronto London
23. Hermodsson I (1934) Röntgenologische Studien über die traumatischen und habituellen Schultergelenkverrenkungen nach vorn und nach unten. Acta Radiol [Suppl 20] 14:1
24. Hierholzer C, Hax PM (1982) Scapulafrakturen — Entstehung, Einteilung, Diagnose. Hefte Unfallheilkd 160:87
25. Hill HA, Sachs MD (1940) The grooved defect of the humeral head. Radiology 35:690
26. Howes WD, Alicandri BB (1948) A method of roentgenologic examination of the shoulder. Radiology 50:569
27. Jean JP (1972) Radiological aspects of shoulder lesions. In: Moseley HF (ed) Shoulder lesions, 3rd edn. Livingstone, Edinburgh London
28. Johner R, Burgh HB (1984) Radiologische Diagnostik bei Schulterluxationen. In:

Chapchal G (Hrsg) Verletzungen und Erkrankungen der Schulterregion. Thieme, Stuttgart New York

29. Lawrence WS (1918) A method of obtaining an accurate lateral roentgenogram of the shoulder joint. AJR 5:193

30. Lewis RW (1938) Non-routine views in roentgen examination of the extremities. Surg Gynecol Obstet 67:38

31. Lusted LB, Keats TE (1967) Atlas of radiographic measurement, 2nd edn. Year Book Medical Publishers, Chicago

32. McLaughlin HL (1952) Posterior dislocation of the shoulder. J Bone Joint Surg [Am] 34:584

33. Müller-Färber J, Müller KH (1982) Präoperative Röntgendiagnostik bei rezidivierender Schultergelenksluxation. Unfallheilkunde 85:369

34. „gestrichen"

35. Neer CS II (1970) Displaced proximal humeral fractures. J Bone Joint Surg [Am] 52:1077

36. Neer CS II, Foster CR (1980) Inferior capsular shift for involuntary inferior and multi-directional instability of the shoulder – a preliminary report. J Bone Joint Surg [Am] 62:897

37. Neer CS II, Rockwood CA (1975) Fractures and dislocations of the shoulder. In: Rockwood CA Jr, Green DP (eds) Fractures, vol 1. Lippincott, Philadelphia Toronto

38. Nobel W (1962) Posterior traumatic dislocation of the shoulder. J Bone Joint Surg [Am] 44:523

39. Norris TR (1984) C-arm fluoroscopic evaluation under anesthesia for glenohumeral subluxations. In: Bateman JE, Welsh RP (eds) Surgery of the shoulder. Mosby, St. Louis Toronto London

40. Perthes G (1906) Über Operationen bei habitueller Schulterluxation. Dtsch Z Chir 85:199

41. Pilz W (1925) Zur Röntgenuntersuchung der habituellen Schulterverrenkung. Arch Klin Chir 135:1

42. Resch H, Benedetto KP, Kadletz R, Daniaux H et al (1985) Röntgenuntersuchung bei habitueller Schulterluxation – Die Wertigkeit verschiedener Aufnahmetechniken. Unfallchirurg 11:65

43. Rokous JR, Feagin JA, Abbot HG (1972) Modified axillary roentgenogram. A useful adjunct in the diagnosis of recurrent instability of the shoulder. Chir Orthop 82:84

44. Rowe CR (1956) Prognosis in dislocations of the shoulder. J Bone Joint Surg [Am] 38:957

45. Rubin SA, Gray RL, Green WR (1974) The scapular „Y": a diagnostik aid in shoulder trauma. Radiology 110:725

46. Saxer U (1978) Indikation und Technik der Limbusverschraubung nach M. E. Müller bei habitueller Schulterluxation. Orthopädie 7:160

47. Schultze EOP (1914) Die habituellen Schulterluxationen. Arch Klin Chir 104:138

48. Stankovic P, Kraft W (1977) Über die isolierten Frakturen des Processus coracoideus scapulae. Unfallheilkunde 80:331

49. Stoker DJ (1982) The radiology of the humeral defect in anterior dislocation of the shoulder – a comparative study. In: Bayley I, Kessel L (eds) Shoulder surgery. Springer, Berlin Heidelberg New York

50. Timm H (1965) Messung der Torsion des Humerus auf Röntgenaufnahmen in der 3. Ebene und Beschreibung der dabei beobachteten Veränderungen. Z Orthop 100:511

51. Warrick CK (1965) Posterior dislocation of the shoulder joint. Br J Radiol 38:758

52. Weiner DS, Macnab I (1970) Superior migration of the humeral head. J Bone Joint Surg [Br] 52:524

53. Wijnbladh H (1933) Zur Röntgendiagnose von Schulterluxationen. Chirurg 5:702

54. Ziegler R (1981) Die Röntgenuntersuchung der Schulter bei Luxationsverdacht. Z Orthop 119:31

55. Zilch H, Friedebold G (1984) Formen, Häufigkeit und Diagnostik der habituellen Schulterluxation. Hefte Unfallheilkd 170:163

Die Arthrographie des Schultergelenkes bei Verletzungen

E. Beck

Univ.-Klinik für Unfallchirurgie, Anichstraße 35, A-6020 Innsbruck

Die Arthrographie des Schultergelenkes ist eine einfache Untersuchungsmethode um Verletzungen der Weichteile des Schultergelenkes aufzudecken. Sie kann als einfache Kontrastarthrographie, zusammen mit Luft als Doppelkontrastarthrographie und in Form der Pneumoarthrotomographie vorgenommen werden und steht in Konkurrenz mit der Computertomographie und der Arthroskopie.

Wir bevorzugen die einfache Kontrastarthrographie weil bei frischen Verletzungen die Luft in die umgebenden Weichteile entweichen kann. Damit gelingt es, Verletzungen der Gelenkskapsel, des Labium glenoidale, der Rotatorenmanschette und der langen Bicepssehne darzustellen.

Die Arthrographie ist eine einfache Methode um Weichteilverletzungen bei frischen Schulterluxationen darzustellen, da sie jederzeit anwendbar ist und keine Allgemeinanästhesie erfordert. Von 1982 bis 1984 wurden am Landeskrankenhaus Feldkirch 50 Arthrographien bei frischer, erstmaliger Schulterluxation sofort nach der Reposition durchgeführt. Nur in den ersten Fällen haben wir das Gelenk von vorne punktiert. Da aber bei paraarticulärer Injektion Fehldeutungen mit Kapselrissen möglich sind, wurde dann die dorsale Punktion vorgenommen. Es wurden 5 cm^3 Conray 60 und 5 cm^3 Lidocain gemischt eingebracht und Röntgenaufnahmen in Innen- und Außenrotation und axial angefertigt. Einmal kam es dabei zu einer Reluxation.

In 72% der Fälle sahen wir einen Austritt des Röntgenkontrastmittels in die Umgebung, wobei die Begrenzung des Kontrastschattens immer unscharf war. Eine zusätzliche Verletzung des Labium glenoidale oder der Rotatorenmanschette konnten wir nicht finden.

In 28% der Fälle war kein Austritt des Röntgenkontrastmittles in die Umgebung zu sehen, die Begrenzung war scharf. In der axialen Aufnahme konnte als Hinweis für die Abscherung des Labium glnoidale ein Kontrastmittelaustritt zwischen diesem und dem knöchernen Pfannenrand gefunden werden.

In 6% der Fälle war zusätzlich noch ein Kontrastmittelaustritt in die Bursa subdeltoidea als Hinweis für einen gleichzeitigen Rotatorenmanschettenriß zu sehen.

Offensichtlich tritt bei der Erstluxation in 72% der Fälle der Oberarmkopf durch ein Loch in der Gelenkkapsel aus, während in 28% der Fälle das Labium glenoidale abgeschert wird. Kuriyama et al. (1984) in Japan konnten nachweisen, daß nur in diesen Fällen rezidivierende Schulterluxationen auftraten.

Die Kontrastarthrographie zeigt aber auch eine starke Erweiterung der Gelenkskapsel bei der habituellen Schulterluxation. Bei der sogenannten Frozen Shoulder, der Capsulitis adhaesiva ist nur wenig Kontrastmittel einzubringen und der Recessus axillaris ist ganz verschwunden.

Die größte Bedeutung kommt der Arthrographie des Schultergelenkes zum Nachweis einer Rotatorenmanschettenruptur zu. Hier tritt das Kontrastmittel durch eine Lücke in der Rotatorenmanschette in die Bursa subdeltoidea und subacromialis aus, die normalerweise nicht mit dem Gelenk in Verbindung stehen. Gelegentlich kann man auch die Durch-

Hefte zur Unfallheilkunde, Heft 186
Verletzungen des Schultergelenks
Zusammengestellt von U. P. Schreinlechner
Springer-Verlag Berlin Heidelberg 1987

trittsstelle des Kontrastmittels gut erkennen und damit auf die Größe des Risses einen Rückschluß ziehen.

Arthrographie des Schultergelenkes eignet sich auch zur Darstellung der Bicepssehne in ihrem intraarticulären Verlauf. Normalerweise muß die Bicepssehnenscheide scharf begrenzt sein. Bei Rissen fehlt der normale Weichteilschatten der Bicepssehne, die Sehnenscheide ist kollabiert und unregelmäßig begrenzt. Allerdings ist der Riß der langen Bicepssehne auch klinisch meist leicht festzustellen.

Die Arthrographie des Schultergelenkes ist eine einfache überall anwendbare Untersuchungsmethode, die aber in der Deutung der Bilder doch gewisse Erfahrung notwendig macht.

Literatur

Beck E (im Druck) Arthrographische Befunde nach erstmaliger Schulterluxation

Kuriyama S, Fujimaki E, Katagiri T, Uemura S (1984) Anterior dislocation of the shoulder joint sustained through skiing. Arthrographic findings and prognoses. Sports Med 12: 339–346

Reevs B (1966) Arthrography of the shoulder. J Bone Joint Surg [Br] 48:424–435

Computertomographische Untersuchungen bei Schulterverletzungen

E. Tipold[1], J. Poigenfürst[2] und U. P. Schreinlechner[2]

[1] Unfallkrankenhaus Meidling, Kundratstraße 37, A-1120 Wien
[2] Unfallkrankenhaus Lorenz Böhler, Donaueschingenstraße 13, A-1200 Wien

Am 8. November 1895 öffnete Wilhelm Conrad Röntgen das Tor zu einer neuen Epoche der Medizin.

G. N. Hounsfield erschloß 1972 der Röntgen-Diagnostik eine neue Dimension. Die Computertomographie löste eine Revolution im Schädel-Hirnbereich aus und bereicherte die übrigen Regionen einschließlich der Optimierung der Strahlentherapieplanung. Die überlagerungsfreien Querschnittsbilder verbessern bei komplexen anatomischen Strukturen die räumliche Orientierung und machen somit auch die Extremitäten und besonders die Gelenke für die Computertomographie interessant. So erschien z. B. 1982 von Cramer et al. die Arbeit: CT-Diagnostik bei habitueller Schulterluxation.

Schon durch das native Querschnittsbild ist gegenüber der konventionellen Röntgenuntersuchung eine verbesserte Darstellung von Fragmentlokalisation und Weichteilbeteiligung zu erreichen. Im Schultergelenksbereich sind der Hill-Sachs-Defekt an der posterolateralen Circumferenz des Oberarmkopfes und knöcherne Absprengungen vom vorderen Rand der Gelenkpfanne exakt nachweisbar. Ebenso können für die Planung von Operationen die Retroversion, d. h. der Neigungswinkel der Gelenkspfanne gegen die Scapulaachse, und die Retrotorsion des Humerus, der Winkel zwischen Humeruskopf und Epicondylus, genau bestimmt werden.

Hefte zur Unfallheilkunde, Heft 186
Verletzungen des Schultergelenks
Zusammengestellt von U. P. Schreinlechner
Springer-Verlag Berlin Heidelberg 1987

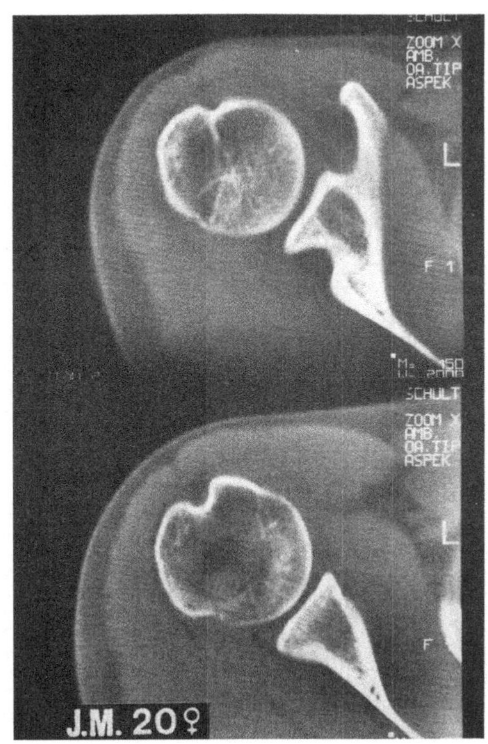

Abb. 1. J. M., 20jährige Patientin. Zwei Schichten des rechten unverletzten Schultergelenkes

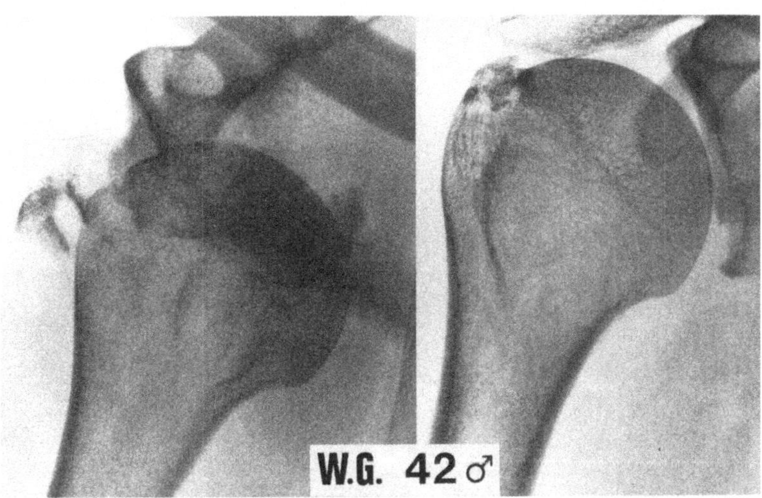

Abb. 2. W. G., 42 Jahre, männlich. Skiunfall. Axilläre Schulterverrenkung rechts mit Abriß des Tuberculum maius und des vorderen unteren Randes der Schultergelenkspfanne. *Behandlung:* Reposition, Gilchrist, Heilgymnastik

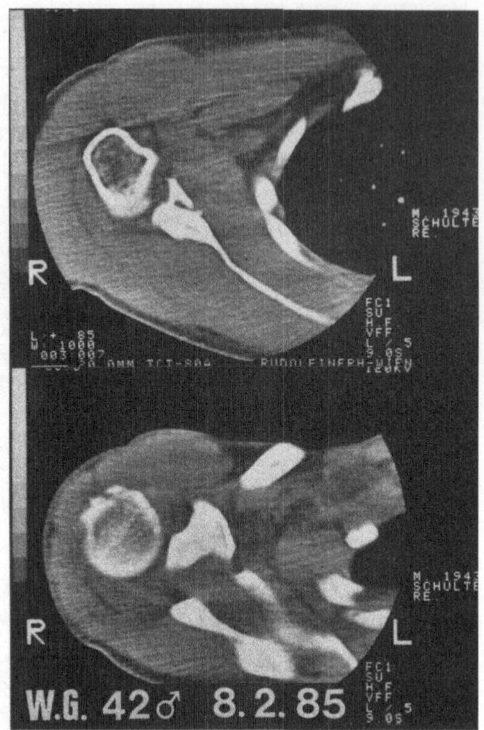

Abb. 3. CT drei Tage nach dem Unfall. Besonders gute Darstellung der Gelenkspfannenbeteiligung

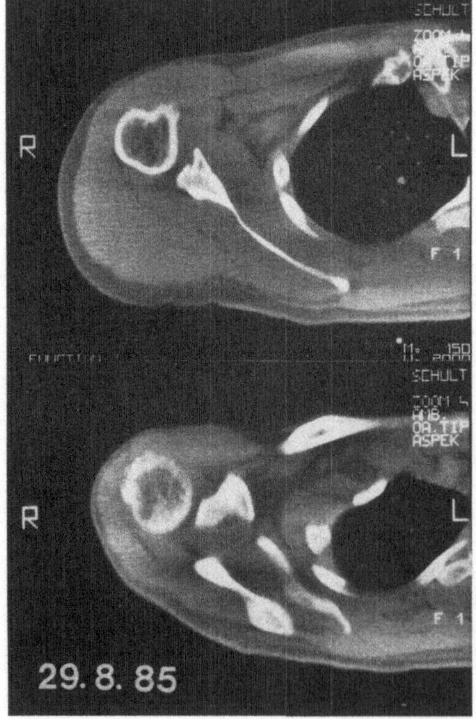

Abb. 4. Kontroll-CT nach ca. 6 Monaten. Stufenbildung in der Gelenkspfanne und Decalzifizierung des Humeruskopfes. Klinisches Ergebnis nach Neer: 79 Punkte

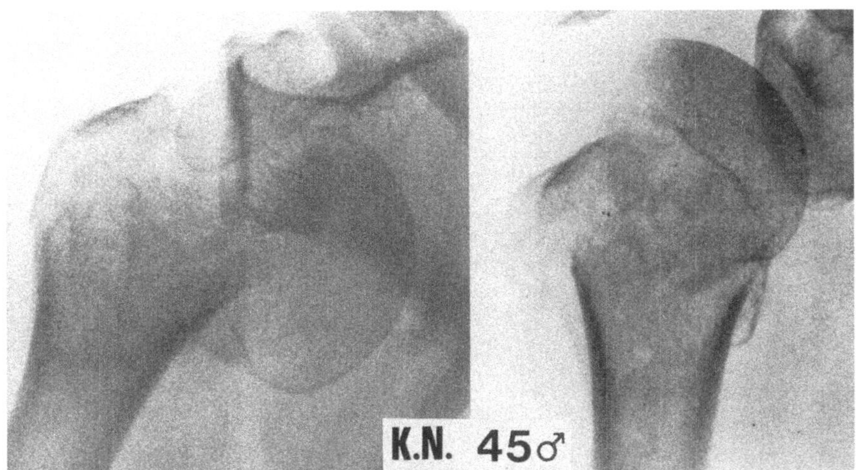

Abb. 5. K. N., 44 Jahre, männlich. Skisturz. Röntgen vor und nach der Reposition. Oberarmkopftrümmerbruch rechts. Vorderer Pfannenabriß. *Behandlung:* Reposition in Narkose

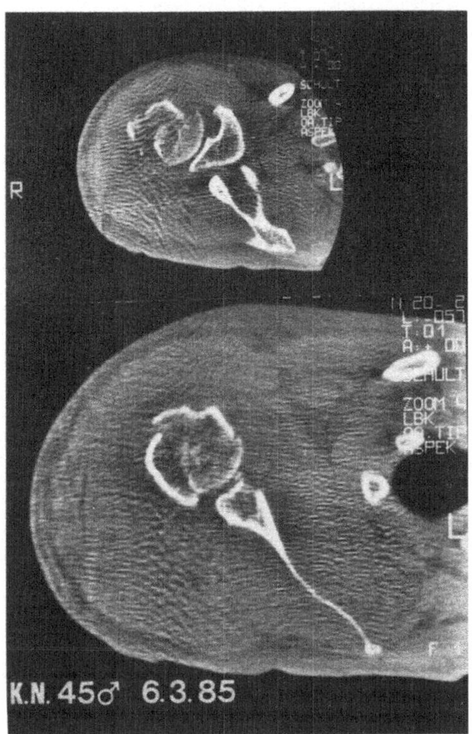

Abb. 6. CT fünf Tage nach Unfall. Interposition eines Fragmentes in den Gelenkspalt, Pfannenabriß und radiäres Auseinanderdriften der Humeruskopffragmente. *Behandlung:* Operation und Reinsertion des Pfannenrandes

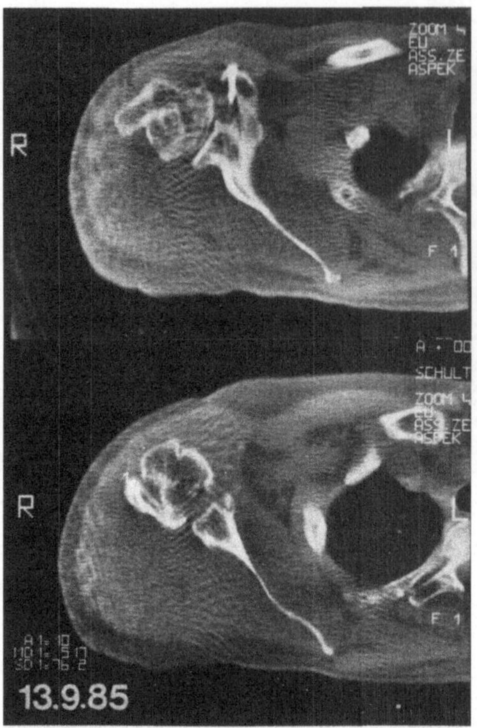

Abb. 7. Kontroll-CT ca. 6 Monate später.
Geheilte Fraktur mit gekipptem Hauptfragment. Im Coracoid eine gebrochene
Schraube. Klinisches Ergebnis nach Neer:
78 Punkte

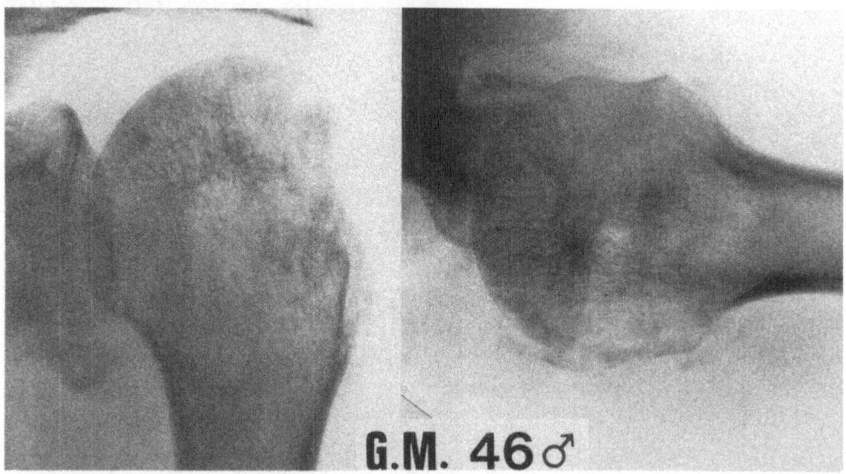

Abb. 8. G. M., 46 Jahre, männlich. Verkehrsunfall. Polytrauma. Axilläre Schulterverrenkung links. Abriß des Tuberculum maius. Absprengung vom vorderen Pfannenrand. *Behandlung:* Reposition, Gilchrist

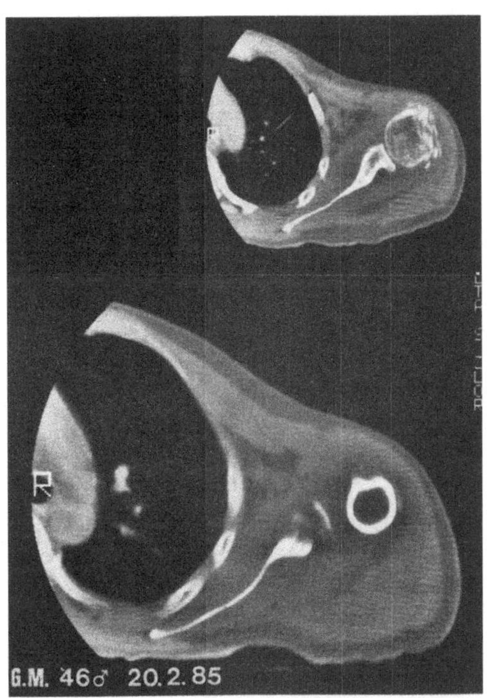

Abb. 9. CT drei Wochen nach der Verletzung

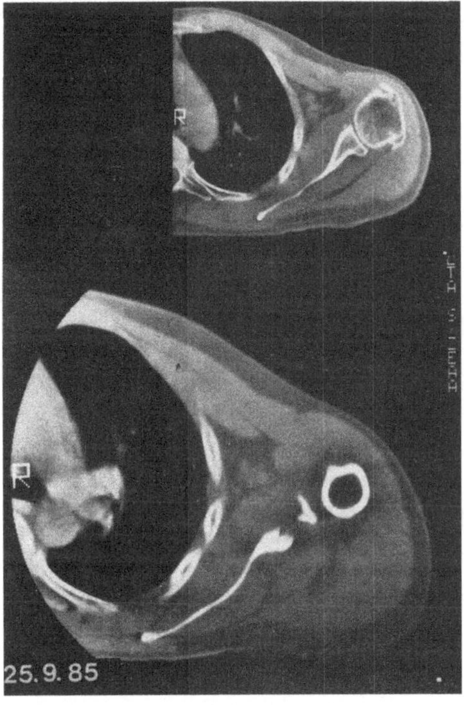

Abb. 10. Kontroll-CT ca. 6 Monate nach dem Unfall. Die Tuberculumtrümmerfraktur ist geheilt. Am Pfannenabriß kam es nicht zur knöchernen Konsolidierung. Das klinische Ergebnis nach Neer: 68 Punkte

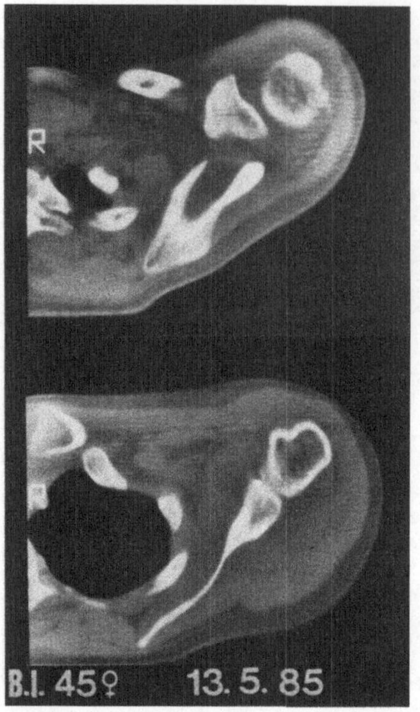

Abb. 11. B. J., 45 Jahre, weiblich. Zustand nach Kontusion. Frozen shoulder. *Behandlung:* Mobilisierung in Narkose, Physikotherapie

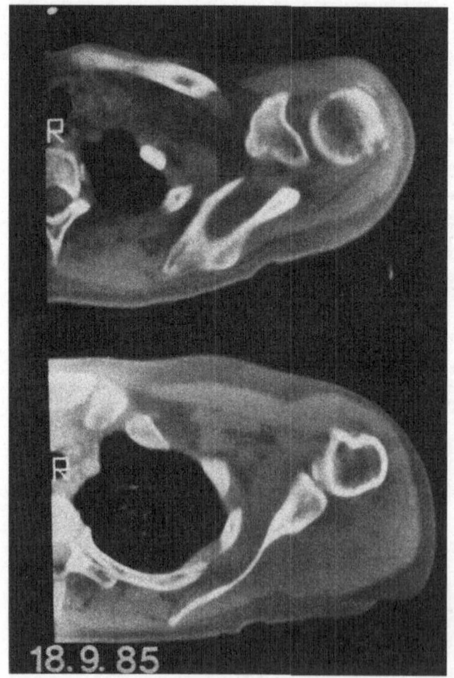

Abb. 12. Kontroll-CT ca. vier Monate später. Deutlicher Rückgang der Decalzifizierung. Klinisches Ergebnis nach Neer: 88 Punkte

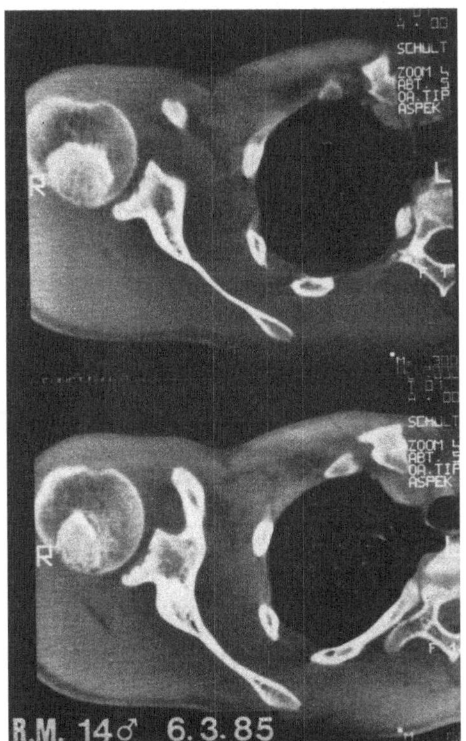

Abb. 13. R. M., 14 Jahre, männlich. Rezidivierende Schulterverrenkung rechts. Chondrale und subchondrale Läsion in der Fossa glenoidalis. *Behandlung:* Operation nach Bankart

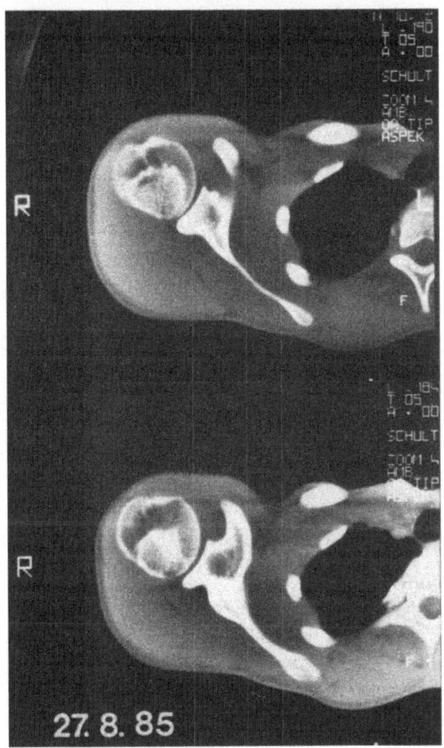

Abb. 14. Kontroll-CT knapp 6 Monate später. Die Läsionen nicht mehr nachweisbar. Klinisches Ergebnis nach Neer: 100 Punkte

58

(Einige Fallbeispiele: (Abb. 1–14).

Die CT-Arthrographie kann im Monokontrastverfahren unter Anwendung eines verdünnten Kontrastmittels auch Aussagen über Dicke, Form und Struktur des Gelenkknorpels machen. Auch Doppelkontrastverfahren und Scans nach intraarticulärer Luftinsufflation allein werden zur Darstellung von Veränderungen im Knorpelbereich angewandt.

Die konventionelle Röntgen-Diagnostik kann gerade bei Extremitätenverletzungen die meisten, der an sie gestellten Forderungen, erfüllen. Das ganze Ausmaß des Schadens oder kleine, aber keineswegs unbedeutende, Läsionen oder deren Folgen werden häufig erst durch das Querschnittsbild erkennbar. Auf diese diagnostische Möglichkeit hinzuweisen, war unser Anliegen.

Unsere Patienten mit Schultergelenksverletzungen wurden bisher ausschließlich nativ geschichtet. Verwendung fand ein Gerät der 3. Generation. Die Scans erfolgten mit 5 mm Schichtdicke und 3 mm Tischvorschub oder 1 mm Schichtdicke „Schicht an Schicht" und in „Hochauflösung".

Stellenwert der Arthroskopie bei der Beurteilung von Schulterverletzungen

O. Russe, K. Neumann und G. Muhr

Chirurg. Universitätsklinik, Berufsgenossenschaftl. Krankenanstalten „Bergmannsheil",
D-4630 Bochum 1

Die Fortschritte der arthroskopischen Diagnostik haben verständlicherweise auch vor dem Schultergelenk nicht Halt gemacht. Obwohl die Technik der Untersuchung an der Schulter eigentlich einfacher ist als am Knie, ausgenommen die Zugänge, ist sie kaum verbreitet. Wesentlich ist es daher, Erfahrungen mitzuteilen, um die unkritische oder unnötige Anwendung, wie sie immer wieder am Knie vorkommt, zu vermeiden.

Wie vor jeder anderen arthroskopischen Untersuchung ist auch bei der Schulter die exakte klinische Beurteilung vorrangig. An radiologischen Verfahren stehen uns die Nativaufnahmen der Schulter in verschiedenen Projektionen, Arthrographie, gehaltene Aufnahmen im axialen Strahlengang sowie bei spezieller Fragestellung die Computertomographie und das Sonogramm zur Verfügung.

Welchen Wert besitzt nun die Arthroskopie des Schultergelenkes im Diagnosespektrum?

Am Bergmannsheil in Bochum wurden im Zeitraum vom 1. 5. 1983 bis 15. 9. 1985 insgesamt 81 Arthroskopien der Schulter durchgeführt.

Bei 49 Patienten nach Schulterverrenkungen, davon 15x nach der ersten Verrenkung.

34x bestanden wiederkehrende Verrenkungen, bei denen präoperativ der intraarticuläre Schaden abgeklärt wurde. Bei den übrigen 32 Patienten waren Beschwerden verschiedener Genese die Indikation zur Arthroskopie.

Hefte zur Unfallheilkunde, Heft 186
Verletzungen des Schultergelenks
Zusammengestellt von U. P. Schreinlechner
Springer-Verlag Berlin Heidelberg 1987

Als Einzelverletzung wurde die Läsion des Limbus am häufigsten gefunden. Sie lag bei 61 Patienten vor. 40x bestand eine partielle Läsion unterschiedlicher Größe, 21x bestand ein kompletter Limbusabriß.

Bei 8 Patienten gelang die Refixation des ventral abgerissenen Limbus, wobei bei 4 Patienten bereits radiologisch ein Hinweis auf einen Limbusabriß vorlag. Bei den übrigen Patienten wurde der Limbus operativ oder arthroskopisch reseziert.

Knorpelläsionen im Bereich des Kopfes wurden 43x gefunden, wobei bei 1/3 kein radiologischer Verletzungshinweis vorlag. 4x wurde auf Grund der präoperativen Arthroskopie das Operationsverfahren einer rezidivierenden Schultergelenksluxation geändert.

Anfänglich wurden die Rotatorenmanschettenveränderungen zu häufig als Rupturen diagnostiziert, da geringe Fransenbildung als Riß gedeutet wurde. Der Einsatz des Tasthäkchens läßt im Zweifelsfalle eine Differenzierung zu.

3x wurde eine ausgeprägte degenerative Tendinitis der Bicepssehne mit dem Motorshaver geglättet.

Freie Gelenkkörper unterschiedlicher Größe wurden 8x entfernt, wobei 5x schon radiologische Hinweise für das Vorliegen eines freien Gelenkkörpers bestanden.

Welchen Stellenwert besitzt nun die Arthroskopie in der traumatologischen Diagnostik des Schultergelenkes und wann ist sie indiziert.

Angezeigt erscheint sie uns

1. nach frischer erstmaliger Schulterluxation und negativer Radiologie bei jungen sportamtitionierten Verletzten, um das Ausmaß des Limbusschadens im Hinblick auf eine Refixation zu erfassen.

2. Zur Abklärung von Subluxationsphänomenen, wenn die Röntgendiagnostik mit gehaltenen Aufnahmen keine ausreichende Beurteilung des Pathomechanismus ermöglicht.

   Bei Blockaden, wenn radiologisch dafür keine Ursache zu ergründen ist.

3. Bei freien Gelenkkörpern um, wenn möglich diese arthroskopisch zu entfernen.

4. Zur präoperativen Abklärung vor Eingriffen an chronisch instabilen Schultergelenken, wenn beim Vorliegen einer Hill-Sachsschen Läsion gleichzeitig der Verdacht auf eine Limbusläsion besteht.

   Es muß abgeklärt werden, ob der extracapsuläre Eingriff mit Derotationsosteotomie ausreicht oder ob die Anhebung des Pfannenrandes zusätzlich erforderlich ist.

5. Bei chronisch posttraumatischen Beschwerden, wenn die radiologische Diagnostik keine ausreichende Klärung der Beschwerden erlaubt.

   Erschien anfangs die Indikation zur Arthroskopie des Schultergelenkes fast ebenso weit gesteckt wie beim Kniegelenk, so ermöglicht uns heute die gewonnene Erfahrung sowie die daraus exakter bewertbare klinische und radiologische Diagnostik doch die Indikation dieser technisch anspruchsvollen Untersuchung deutlich einzuengen, wobei die Beurteilung des Limbus in der Arthroskopie den zentralen Stellenwert hat.

Literatur

1. Gross RM, Fitzgibbons TC (1985) Shoulder arthroscopy: A modified approach. Arthroscopy 1/3:156–159
2. Jakob RB, Lohner R (1983) Indikation und Technik der Schulterarthroskopie. Hefte Unfallheilkd 165:162

3. McGlynn FJ, Caspari RB (1984) Arthroscopic findings in the subluxating shoulder. Clin Orthop 183:173–178
4. Seiler H, Neumann K, Muhr G (1984) Die Arthroskopie des Schultergelenkes. Unfallheilkunde 87:73–77

Operative Zugänge zum Schultergelenk

T. Gaudernak[1] und J. Böhler[2]

[1] Unfallkrankenhaus Lorenz-Böhler der AUVA (Leiter: Prof. Dr. J. Poigenfürst), Donaueschingenstraße 13, A-1200 Wien
[2] Ehemaliger Leiter des Unfallkrankenhauses Lorenz-Böhler, Severingasse 5, A-1090 Wien

Einleitung

Dem Zugang zum Oberarm und zum Schultergelenk kommt mit der zunehmend operativen Frakturbehandlung und Versorgung von Kapselbandverletzungen immer größere Bedeutung zu.

Wie erfolgreich ein Eingriff ist, hängt nicht nur von der Verletzung, sondern auch wesentlich von der Operationstechnik ab.

Ungünstige Narben, Muskelatrophien durch Nervendurchtrennungen und unzureichende Osteosynthesen in Folge mangelnder Übersicht beeinträchtigen das Resultat und sind vermeidbare Fehler.

Die kosmetisch günstigste Incision der Haut verläuft in Richtung der Langerschen Spaltlinien. Der gefahrloseste Weg durch den Muskelmantel liegt zwischen Muskeln unterschiedlicher Nervernversorgung. Dadurch ergeben sich zum Teil verschiedene Durchgangsebenen

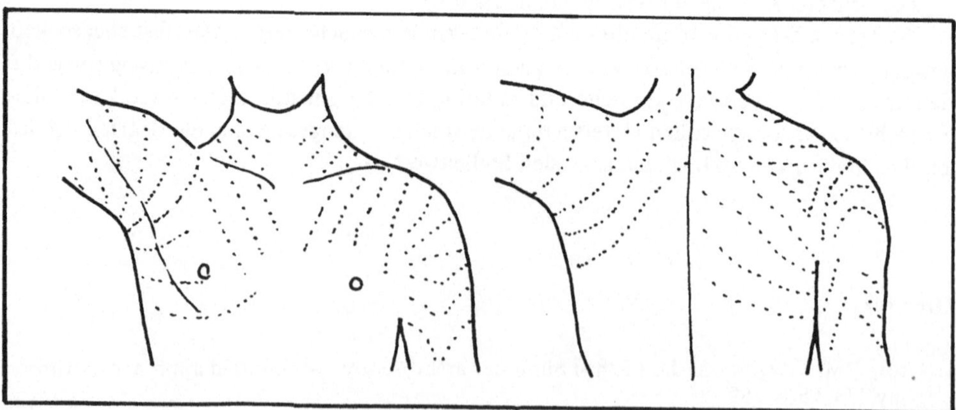

Abb. 1. Spaltlinienmuster der Hand nach Langer

Hefte zur Unfallheilkunde, Heft 186
Verletzungen des Schultergelenks
Zusammengestellt von U. P. Schreinlechner
Springer-Verlag Berlin Heidelberg 1987

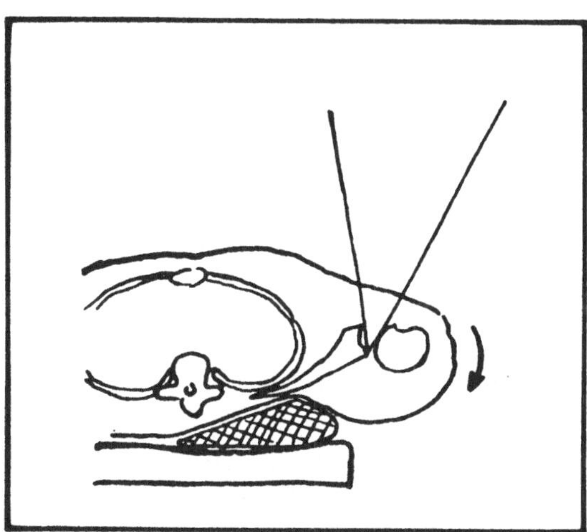

Abb. 2. Lagerung

durch Haut und Muskulatur, wodurch die Erweiterungsmöglichkeit des Zuganges eingeschränkt wird, ein Nachteil bei komplizierten Eingriffen.

Kompromisse zwischen kosmetisch günstiger Hautincision und ausreichender Exposition des Operationsbereiches sind daher manchmal erforderlich.

In vielen Fällen muß durch Ablösen von Muskelursprüngen oder Ansätzen Terrain gewonnen werden, manchmal sind Osteotomien zweckmäßiger.

Die Skizzen zeigen in schematischer Darstellung typische Zugänge, die sich in der Praxis bewährt haben.

Spaltlinienmuster nach Langer: zu beachten ist, daß die üblichen Zugänge die Spaltlinien fast senkrecht kreuzen. Die schlechten kosmetischen Resultate zum Beispiel des vorderen Zuganges im Sulcus deltoideopectoralis sind dadurch zu erklären (Abb. 1).

Ventrale Zugänge zum Schultergelenk

Lagerung (Abb. 2): Der Patient wird so gelagert, daß die Schulter nicht aufliegt. Der Rücken ist mit einem festen Kissen unterlegt. Dadurch ergibt sich ein besserer Einblick in die Tiefe des Operationsgebietes.

Halbsitzende Position (Operationstischoberteil 45°)

Der Arm ist steril abgedeckt und frei beweglich

Axillärer Zugang (Abb. 3):

Indikationen: Frische und alte Oberarmkopfluxationen, Operation nach Bankert, vordere Pfannenrandfrakturen, Abrißbrüche des Coracoids, *kaum sichtbare Narbe.*

Lagerung: Rückenlage, Achselhöhle enthaart.

Hautschnitt: Incision in der vorderen Achselfalte, cirka 6–10 cm lang. Der Schnitt beginnt bei *adduziertem* einwärtsgedrehten Arm, knapp oberhalb des sichtbaren Unterrandes des

a
b
c
d
M. deltoideus
Proc. coracoideus
M. pect. minor
M. biceps
M. coracobrachialis
M. pectoralis
e
f

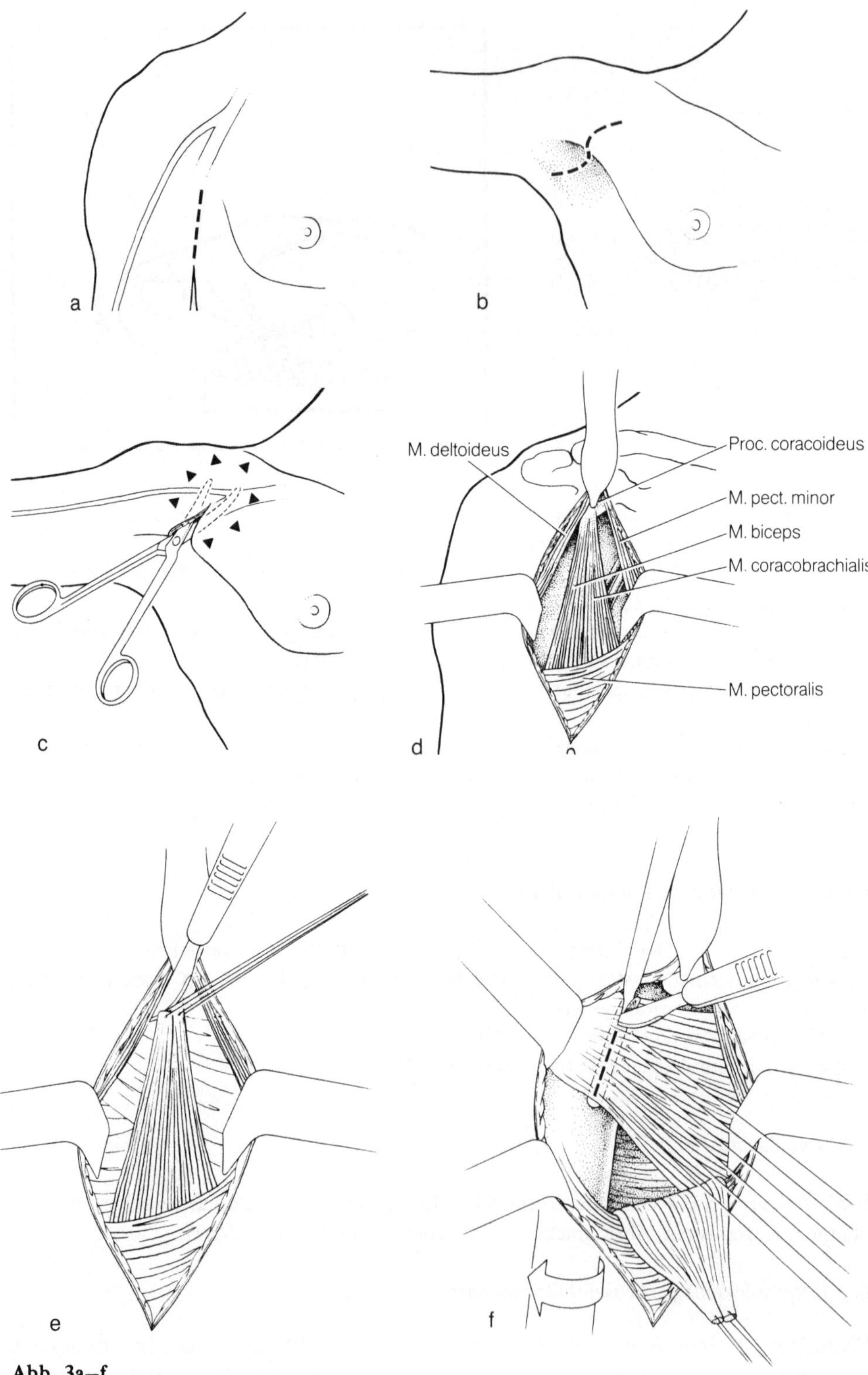

Abb. 3a–f

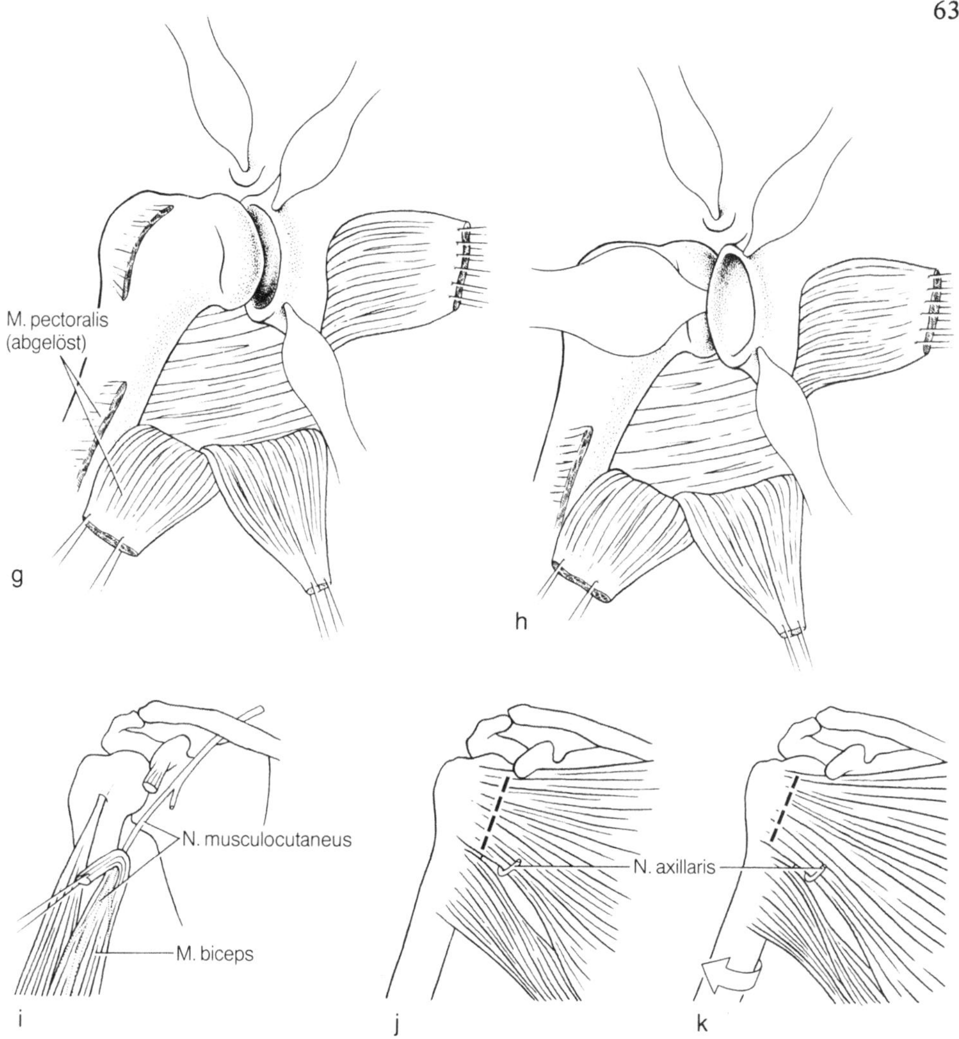

Abb. 3g–k

M. pectoralis major (a) und zieht bei *auswärtsgedrehtem* abduzierten Arm in die Achsel (b).

Unterminieren der Haut mit stumpfen Instrument (Achtung: V. cephalica) bis zum Coracoid (c).

Unter Führung des palpierenden Fingers wird ein Hohmannhebel am Coracoid eingesetzt (d).

Die V. cephalica wird im Sulcus delotideopectoralis aufgesucht.

Die weitere Präparation erfolgt medial der Vene in die Tiefe. Vene und M. deltoideus werden nach lateral, der M. pectoralis nach medial gehalten (d).

Anschlingen und Durchtrennen des kurzen Bicepskopfes und des M. pectoralis minor; die Sicht auf den M. subscapularis wird frei (e).

Der M. subscapularis wird angeschlungen, die Sehne mit einer Sonde oder Klemme unterfahren und durchtrennt. (Arm auswärtsrotiert) (f) Eventuell ist zur besseren Über-

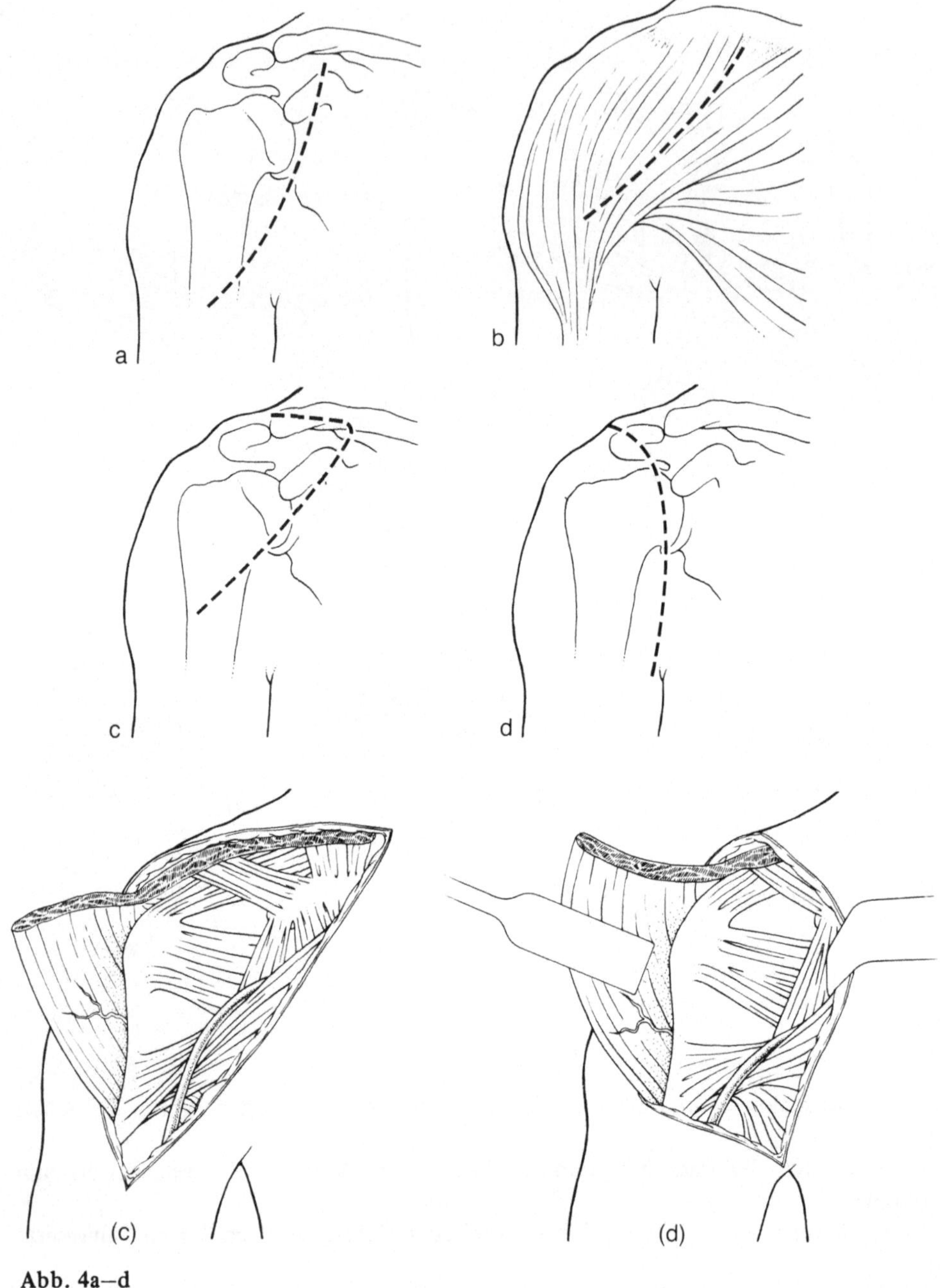

Abb. 4a—d

sicht der M. pectoralis major im sehnigen Teil einzukerben oder vollständig vom Oberarm abzulösen.

Der vordere Anteil der Gelnekskapsel ist vom oberen bis zum unteren Pfannenrand dargestellt (g). Nach Incision der Kapsel kann mit einem Kopfretraktor die Pfanne übersichtlich dargestellt werden (h).

Wundverschluß: Drainage, Refixation aller abgetrennten Muskel durch Nähte, intracutane Hautnaht.

Erweiterung: Der Hautschnitt kann nach cranial beliebig verändert werden, kosmetisch günstig ist die Verlängerung in Richtung Acromion.

Vorteile: Praktisch unsichtbare Narbe, keine Keloide.

Nachteile: Bei kräftiger Muskulatur Einkerben oder Ablösen des M. pectoralis major erforderlich.

Gefahren: Zug am M. biceps – Parese des N. musculocutaneus (i). Schädigung des N. axillaris (j).

Üblicher Ventraler Zugang (Abb. 4)

Indikationen: Operationen am Schultergelenk, Oberarmkopffrakturen, Tuberculumabrisse, Revision der Bicepssehne, Oberarmkopfprothesen

Hautschnitt: Verschiedene Incisionen werden angegeben.
a) Vom Coracoid in den Sulcus deltoideo pectoralis – schlechte Narbe.
b) Im Sulcus deltoideopectoralis – schlechte Narbe.
c) wie b) aber mit Verlängerung nach lateral – schlechte Narbe.
d) Alternative mit besserem kosmetischen Ergebnis. Die Incision beginnt am Acromion, kreuzt bogenförmig den Sulcus deltoideopectoralis und zieht in die vordere Achselfalte.

Muskulatur: Je nach Hautincision wird subcutan unterminiert, die weitere Präparation erfolgt im Sulcus deltoideopectoralis. Die V. cephalica wird mit dem M. pectoralis nach medial verzogen, eventuell kann die Präparation in die Tiefe durch den M. Deltoideus cirka 1 cm vom Sulcus erfolgen, um die Vene sicher zu schonen. Ligatur der A. thoraco-acromialis im cranialen Wundwinkel. Das weitere Vorgehen wie beim axillären Zugang.

Erweiterung: Die Incisionen a, b, c, können nach distal in den antero-lateralen Zugang zum Oberarm erweitert werden, Zugang d kann nach cranial mit einem Säbelhiebschnitt verlängert werden.
  Durch Ablösen des M. deltoideus von der Clavicula und vom Acromion (mit Periost und kleinen Knochenschüppchen – um die Reinsertion zu erleichtern) läßt sich von der Incision c und d der Zugang ausreichend weit nach lateral ausdehnen.

Vorteile: Gute Übersicht.

Nachteile: Ungünstige Narben, Keloidneigung, am besten ist noch die Incision d.

Bemerkung: Auch von der Incision d aus wird durch Ablösen des M. deltoideus ein guter Überblick erzielt.

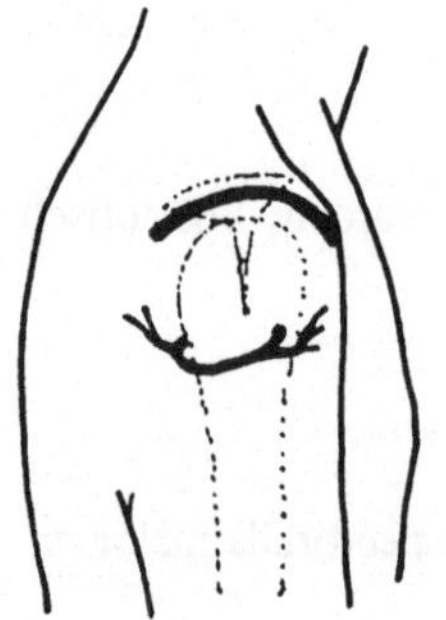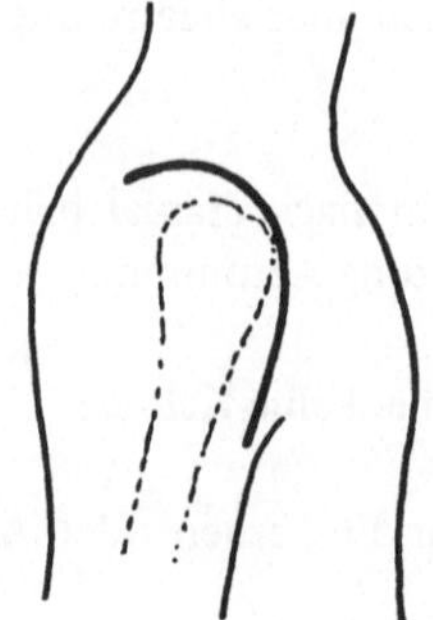

Abb. 5

Gefahren: Schädigung der V. cephalica ist meist folgenlos (Ligatur proximal und distal). Blutung aus der A. thoracoacromialis kann durch Ligatur gestillt werden. Eine Verletzung der A. circumflexa humeri anterior ist zu vermeiden. Schädigung des N. musculocutaneus und des N. axillaris möglich.

Craniale Zugänge

Kurzer Säbelhiebschnitt Lateral (Abb. 5)

Indikation: Supraspinatusrevision

Lagerung: Seitenlage, halbsitzend

Hautschnitt: Säbelhiebartig lateral des Acromion.

Muskulatur: Längsspalten des M. deltoideus in Faserrichtung max. 4 cm! (N. axillaris), eventuell Ablösen vom Acromion.

Erweiterung: Die Incision kann in einen ventralen Zugang verlängert werden.

Kurzer Säbelhiebschnitt Medial (Abb. 6)

Indikation: Revision des Ligamentum coracoacromiale, Impingement Syndrom

Hautschnitt: Säbelhiebartig über die Schulterhöhe.

Muskulatur: Ablösen des M. deltoideus vom Acromion und der Clavicula zur Darstellung des Ligamentum coracoacromiale.

Bemerkung: Neer gibt dafür einen schrägen vom Acromion zum Coracoid ziehenden Hautschnitt an, der kosmetisch aber ungünstiger ist.

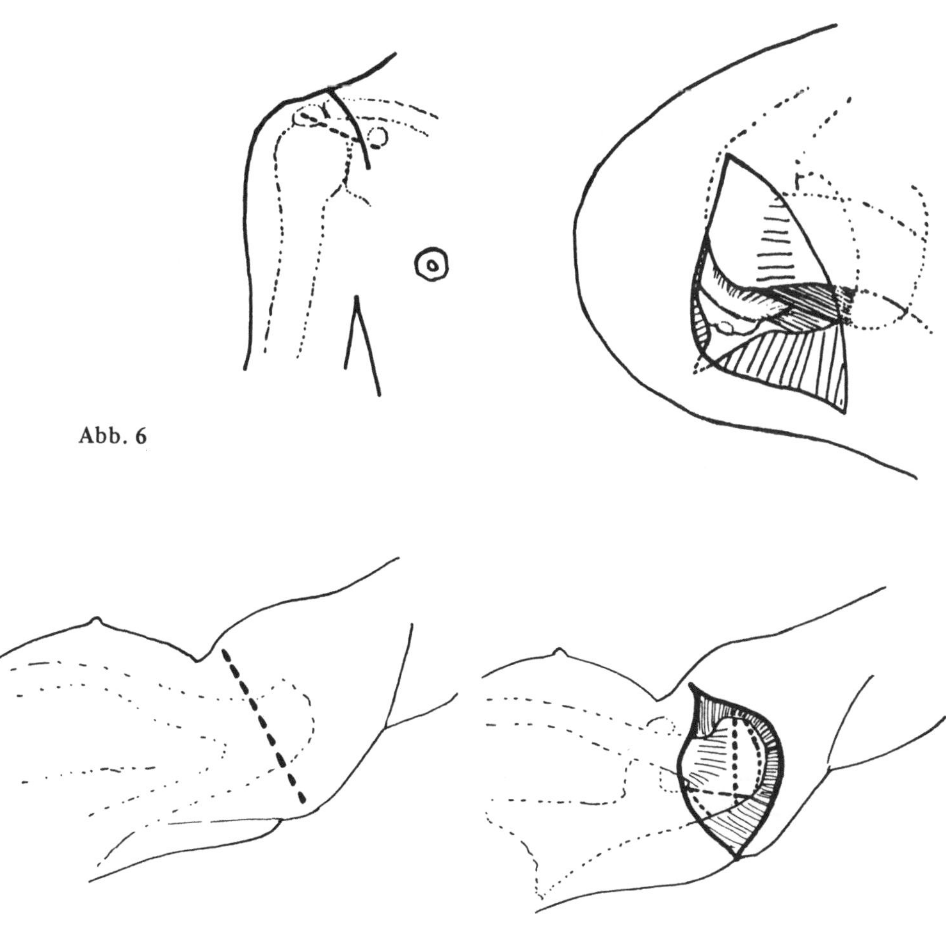

Abb. 6

Abb. 7

Großer Säbelhiebschnitt (Abb. 7)

Indikationen: Darstellung des lateralen Claviculadrittels, des AC-Gelenkes, des Acromions. Acromioplastiken. Revision des Ligamentum coracoacromiale, der Supraspinatussehne, der Tubercula, der langen Bicepssehne.

Muskulatur: Teilweises Ablösen oder Einkerben des M. deltoideus und des M. trapezius.

Erweiterung: Acromiotomie zur besseren Darstellung des M. supraspinatus.

Bemerkung: Osteotomien in sagittaler Richtung werden durch Zuggurtung adaptiert. Günstig ist die annähernd frontale Osteotomie an der Acromionbasis.

Nachteile: Die N. supraclaviculares dorsales werden durchtrennt.

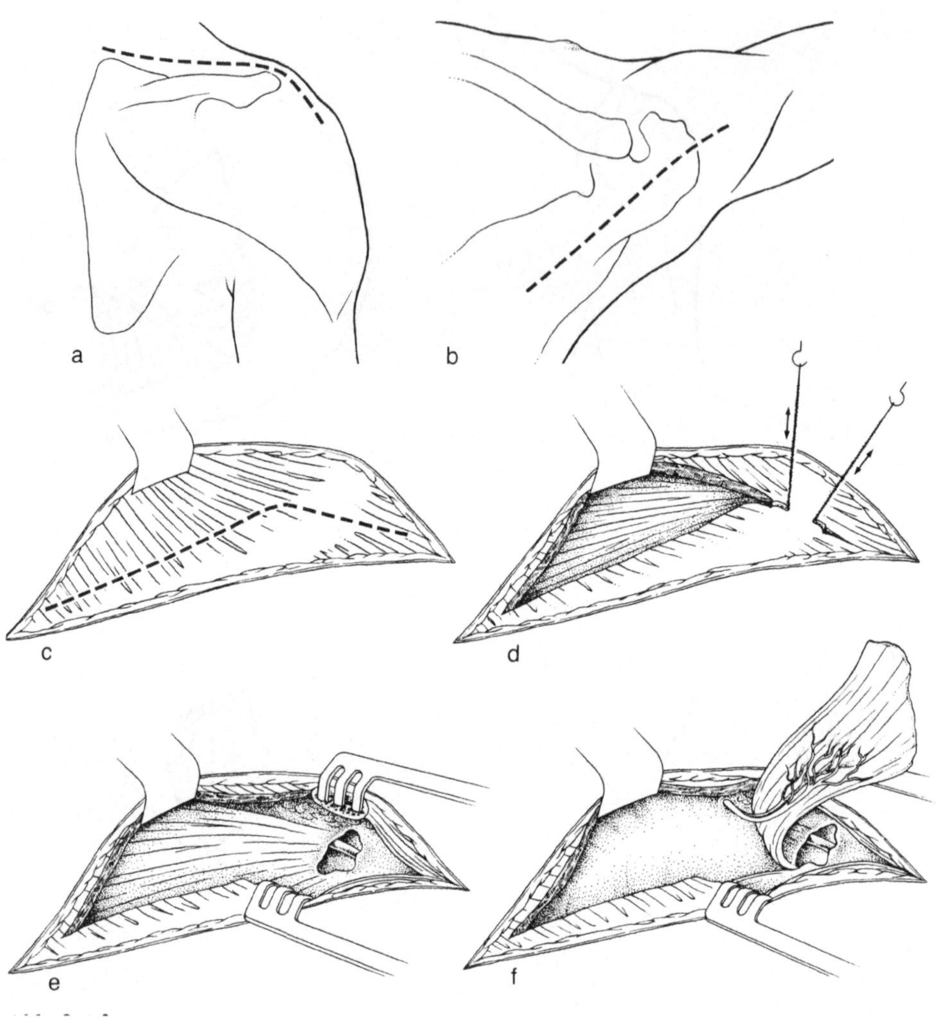

Abb. 8a–f

Vorteile: Die Hautincision ist kosmetisch günstigt und allen anderen vorzuziehen. Gute Erweiterungsmöglichkeiten nach ventral und dorsal.

Gefahren: keine, bei Incision des M. deltoideus Achtung auf N. axillaris.

Dorsocranialer Zugang (Abb. 8)

Indikationen: Frische und veraltete Ruptur der Supraspinatussehne, veraltete Frakturen des Tuberculum majus, Schulterarthrodese.

Lagerung: Seitenlage, Arm freibeweglich, steril abgedeckt.

Hautschnitt: Die Incision zieht 1 cm oberhalb der Spina scapulae lateral über die Schulterhöhe bis auf den Oberarm (a, b).

Muskulatur: Der M. trapezius wird 1 cm proximal der Insertion an der Spina durchtrennt, der M. deltoideus in Faserrichtung gespalten (c).

Acromiotomie: Unterfahren des Acromions mit dem Rasporatorium. Durchtrennen mit Gigli-Säge, Osteotom oder oscillierenden Säge (d). Aufspreizen der Schnittränder (e).

Erweiterung: Der M. supraspinatus kann am Gefäßnervenbündel gestielt aus seinem Bett ausgelöst werden (Erleichtert die Reinsertion alter Supraspinatussehnenrupturen oder Frakturen des Tuberculum majus).

Wundverschluß: Naht des M. trapezius, eventuell Zuggurtung des Acromion.

Vorteile: Übersichtliche Darstellung des M. supraspinatus, vor allem bei veralteten Rupturen.

Nachteile: Der M. deltoideus kann nur 4 cm eingekerbt werden (N. axillaris!), dadurch Tuberculumausrisse eventuell schlecht am Oberarm zu fixieren.

Gefahren: Schädigung des N. axillaris, eventuell des N. und der A. V. suprascapularis (M. supraspinatusatrophie).

Dorsaler Zugang (Abb. 9)

Indikationen: Frische und veraltete hintere Luxationen des Schultergelenkes, Schulterblatthalsbrüche, Schulterblattbrüche

Lagerung: Seiten- oder Bauchlage, Arm frei beweglich steril abgedeckt.

Hautschnitt: Die Incision beginnt am Acromion und zieht geschwungen zur caudalen Scapulaspitze. Kosmetisch günstiger ist der stärker geschwungene Schnitt (Nachteil: großer Hautlappen) (a).

Muskulatur: Der M. deltoideus wird von der Spina abgelöst (mit kleinen Knochenspänen oder 1 cm distal des Ursprunges) (b).
  Vorsichtiges Abschieben nach lateral (Achtung: N. axillaris und Vasa circumflexa humeri dorsalia). Aufsuchen der Durchgangsebene zwischen M. infraspinatus und M. teres minor (c).
  Auseinanderdrängen der Muskulatur, Darstellung der hinteren Gelenkskapsel und des Schulterblatthalses, eventuell Ligatur der Vasa circumflexa scapulae (d).

Erweiterung:
• Die Hautincision kann nach vorne durch einen Säbelhiebschnitt bis zum vorderen Zugang erweitert werden. Dadurch könnte der gesamte Deltamuskel am Ursprung abgelöst werden.

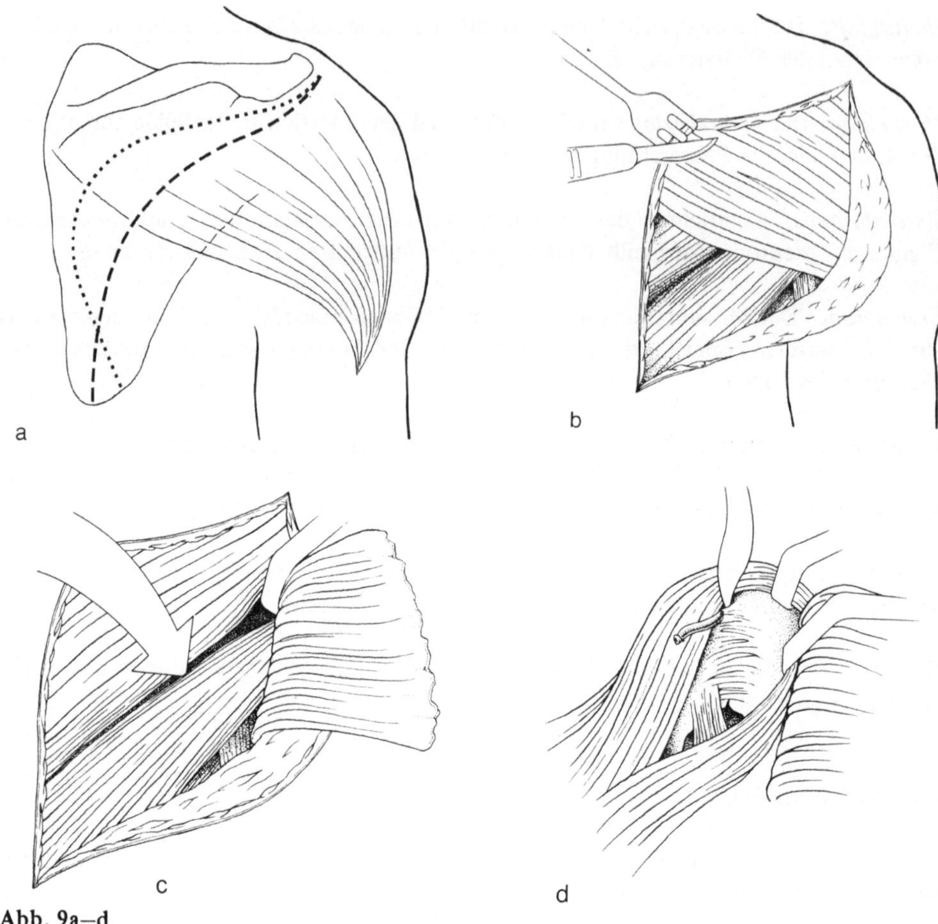

Abb. 9a–d

- Erweiterung durch Acromiotomien möglich.
- Erweiterte Darstellung der dorsalen Kopf- und Pfannenanteile durch Abtrennen der Sehne des M. infraspinatus und M. teres minor am Tuberculum majus möglich.
- Erweiterung durch vollständiges Ablösen der Muskelursprünge des Infraspinatus und teres minor vom Schulterblattkörper. Vorher müssen die Nerven und Gefäße zu den beiden Muskeln sorgfältig dargestellt werden (e, f, g).

Wundverschluß: Naht der abgetrennten Muskel und Sehnen, gute Drainage.

Vorteile: Gute Übersicht, gute Erweiterungsmöglichkeiten.

Nachteile: Eventuelle Narbenverbreiterungen.

Gefahren:
- Schädigung des N. axillaris und des N. suprascapularis durch Zug oder Haken.
- Schädigung der Nervenäste zu den abgelösten Muskeln

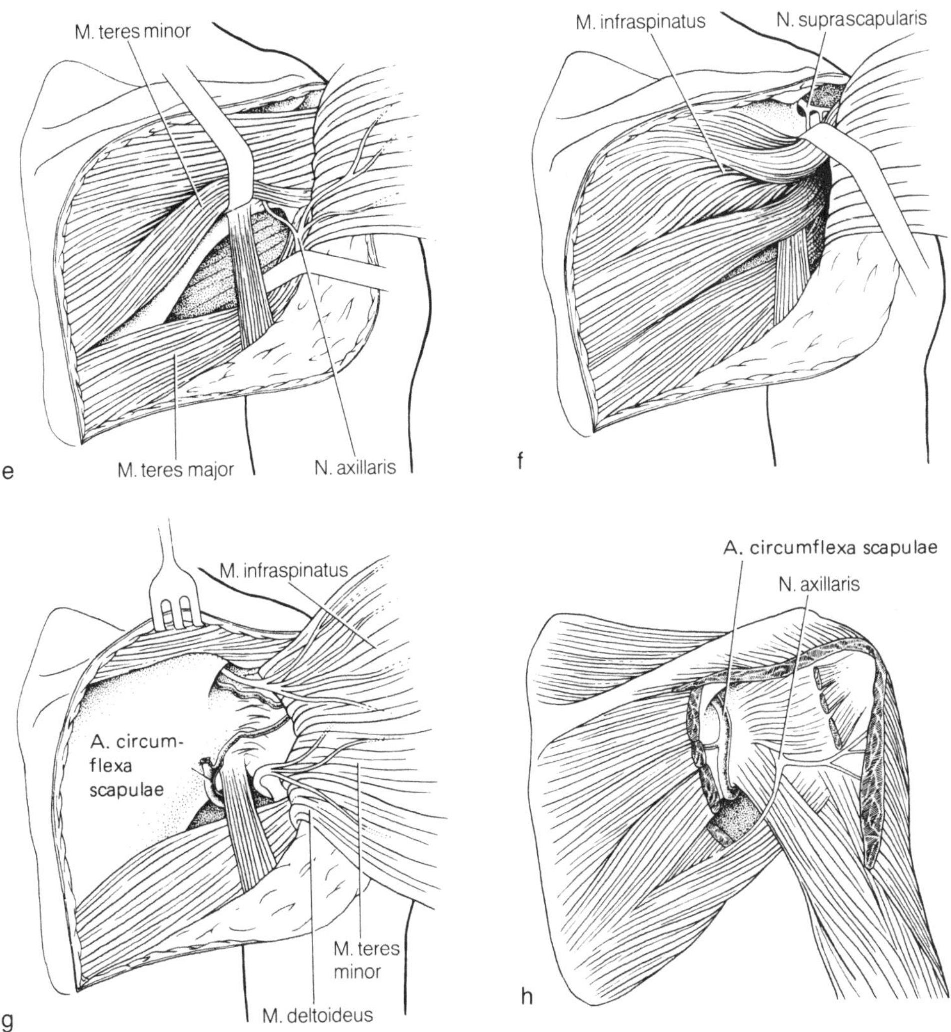

Abb. 9g–h

- Blutung aus den Vasa circumflexa scapulae (Ligatur, Clips)
- Ligatur des Gefäßastes zum M. teres minor (Atrophie)
- M. infraspinatus und M. teres minor sind schwer zu trennen, es besteht die Gefahr, daß zwischen teres minor und major eingegangen wird, was zur Denervation des M. teres minor führt.
- Schädigung des N. suprascapularis.

Anatomie der Nerven und Gefäßversorgung (h):

M. deltoideus und M. teres minor: N. axillaris

    M. infraspinatus und supraspinatus: N. suprascapularis

    A. supracapularis u. A. circumflexa scapulae bilden in der Regel ein sehr ausgedehntes Versorgungsnetz (Rete arteriosum scapulae) Ligaturen möglichst in Scapulamitte.

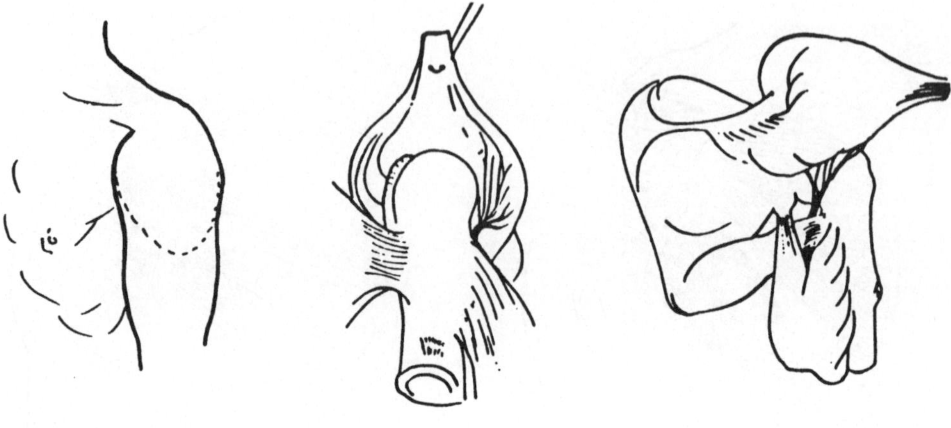

Abb. 10

Lateraler Zugang (Abb. 10)

Indikationen: Breite Darstellung des proximalen Oberarmdrittels, der Tubercula, des N. axillaris, ausgedehnte Verletzungen in diesem Bereich; Infektionen.

Lagerung: Seitenlage, Arm frei beweglich steril abgedeckt.

Hautschnitt: Die vordere Incision beginnt an der Calvicula zwischen Acromion und Coracoid und zieht schräg nach distal zur Insertion des Deltamuskels. Die hintere Incision beginnt an der Spina scapulae cirka 8 cm medial der Acromionspitze und zieht entlang des hinteren Randes des Deltamuskels auf den Oberarm und verbindet sich dort bogenförmig mit der vorderen Incision.

Muskulatur: Vorne: nach subcutaner Mobilisierung der Haut weitere Präparation im Sulcus deltoideopectoralis; hinten: Eingehen am Hinterrand des Muskels, distal wird seine Insertionsstelle durchtrennt und der Deltamuskel durch Ablösen vom Oberarmknochen hochgeklappt.
Vorne strahlt der M. pectoralis ein, hinten entspringt der laterale Kopf des Triceps. Der Axillarisnerv wird mit einem Vessel-loop markiert.

Wundverschluß: Refixation des Deltamuskels

Vorteil: Sehr breite Übersicht über den subcapitalen Oberarmbereich.

Nachteil: Ungünstige Narbe, begrenzte Übersicht über den Oberarmkopf, schlechte Erweiterungsmöglichkeit zur Darstellung des Schultergelenkes.

Literatur

1. Henry AK (1959) Extensile exposure. Livingstone, Edinburgh London
2. Hoppenfelds, Boer de P (1984) Surgical exposure in orthopaedics. Lippincott, Philadelphia
3. Lanz von T, Wachsmuth W (1959) Praktische Anatomie, Bd 1/3. Springer, Berlin Göttingen Heidelberg
4. Nicola T (1971) Atlas operativer Zugangswege in der Orthopädie. Urban & Schwarzenberg, München Berlin Wien
5. Rüedi TH, Hochstetter AHC von, Schlumpf R (1984) Operative Zugänge der Osteosynthese. Springer, Berlin Heidelberg New York Tokyo

Statistik der Verletzungen des Schultergelenkes

E. Jonasch

Ferdinand-Lassalle-Straße 10, DDR-7010 Leipzig

In einem Zeitraum von 14 Jahren wurden in 6 Unfallkrankenhäusern der AUVA Österreichs 2 618 821 Verletzte stationär und ambulant behandelt. Von diesen hatten 84 665 eine Verletzung im Bereich der Schultergelenke (3,2%). Die Daten wurden mit Hilfe der elektronischen Datenverarbeitung ausgewertet (Tabelle 1).

Tabelle 1. Die Verletzungen im Schultergelenkbereich der Häufigkeit nach geordnet

Verletzung	Anzahl	%	% von allen Fällen der jeweiligen Verletzungsart
Prellung	42 555	50,3	6,6
Subcapitaler Oberarmbruch	12 743	15,1	2,8
Verrenkung	10 574	12,5	35,7
Zerrung	9 433	11,1	2,3
Bruch Tub. maius u. minus	4 522	5,3	1,0
Rezidivierende Verrenkung	3 245	3,8	85,2
Verrenkungsbruch	477	0,6	2,3
Epiphysenlösung prox. Oberarm	225	0,3	0,6
Oberarmkopfbruch	34	0,0	0,0
Sonstige (Wunden usw.)	857	1,0	—
Gesamt	84 665	100,0	

Hefte zur Unfallheilkunde, Heft 186
Verletzungen des Schultergelenks
Zusammengestellt von U. P. Schreinlechner
Springer-Verlag Berlin Heidelberg 1987

74

1. Schulterprellung (42555)

Die meisten Prellungen der Schulter kommen zwischen dem 20. und 29. Lebensjahr vor. Hauptunfallursache ist „Andere Ursachen" mit 38,6% gefolgt von Arbeit mit 26,0%. Die Beteiligung der Männer liegt bei 69,3%, die der Frauen bei 30,7%.

2. Subcapitaler Oberarmbruch (12743)

Die subcapitalen Oberarmbrüche machen 2,8% von allen Frakturen aus. Die Männer sind zu 36,6% und die Frauen mit 63,4% vertreten. Diese Brüche werden am häufigsten im 72. Lebensjahr beobachtet. Die Hauptunfallursache ist „Andere Ursachen", d. h. nicht motorisierter Straßenverkehr, Arbeit und Sport.

3. Schulterverrenkung (10574)

In dieser Zahl sind die rezidivierenden Schulterverrenkungen *nicht* enthalten. Die Schulterverrenkung ist mit 37,7% an 1. Stelle von allen Verrenkungen. An 2. Stelle der Luxationen stehen die der 3gliedrigen Finger. 29,0% der Schulterverrenkungen hatten gleichzeitig einen Abrißbruch vom Oberarmkopf. Von Interesse erscheint, daß die Schulterverrenkungen im 7. Lebensjahrzehnt am häufigsten sind (18,9%) und hier wieder im 67. Lebensjahr. Zu 62,8% waren die Männer und zu 37,2% die Frauen beteiligt, also umgekehrt wie bei den subcapitalen Oberarmbrüchen. Der motorisierte Straßenverkehr ist als Unfallursache an letzter Stelle, bei der Unfallursache Sport das Skifahren an 1. Stelle (Tabelle 2).

4. Schulterzerrung (9433)

Von einer Schulterzerrung waren zu 74,7% Männer und zu 25,3% Frauen betroffen. Bei den Unfallursachen ist „Andere Ursachen" mit 35,2% an 1. Stelle, gefolgt von Arbeit mit 35,1%. Die meisten Schulterzerrungen ereignen sich zwischen dem 20.–29. Lebensjahr.

Tabelle 2. Unfallursachen bei den Schulterverrenkungen

Unfallursache		%
Arbeit		21,0
Mot. Straßenverkehr		3,9
Sport gesamt		17,9
Ski	61,0	
Fußball	14,9	
Sonstiger Sport	24,1	
Andere Ursachen		57,2
Gesamt		100,0

5. Bruch des Tuberculum maius und minus (4 522)

Die Brüche des Tuberculum maius und minus machen 0,97% aller Knochenbrüche aus. Diese Frakturen kamen in 57,3% bei Männern und zu 42,7% bei Frauen vor. Als Unfallursache ist an 1. Stelle „Andere Ursachen" mit 42,2%, gefolgt vom Sport mit 29,6%. Die meisten Brüche des Tuberculum maius und minus fanden sich im 38. Lebensjahr, wobei in diesem Lebensjahr der Skisport mit 56,7% als Unfallursache an 1. Stelle steht.

6. Rezidivierende Schulterverrenkung (3 245)

Rezidivierende Schulterverrenkungen kommen bereits ab dem 11. Lebensjahr vor, die meisten im 20. Lebensjahr. Die Männer sind zu 79,2% und die Frauen zu 20,8% beteiligt.

7. Verrenkungsbruch des Oberarmes subcapital (477)

Die meisten subcapitalen Verrenkungsbrüche werden zwischen dem 67.–71. Lebensjahr beobachtet. Wie bei den subcapitalen Oberarmbrüchen überwiegen bei den Verrenkungsbrüchen die Frauen (57,4%: 42,6%).

8. Epiphysenlösung am proximalen Oberarm (225)

Die meisten Epiphysenlösungen am oberen Oberarmende finden sich im 13. Lebensjahr. Hauptunfallursache ist mit 59,4% „Andere Ursachen". An 2. Stelle ist der Sport mit 30,0%. Die Verteilung Männer zu Frauen ist wie 65,7%: 34,3%.

9. Oberarmkopfbruch (34)

Bei den Oberarmkopfbrüchen überwiegen die Männer mit 73,5% gegenüber den Frauen mit 26,5%. Bei den Unfallursachen ist an 1. Stelle „Andere Ursachen" mit 48,2% gefolgt vom Arbeitsunfall mit 23,5%. Die Oberarmkopfbrüche kommen vor allem zwischen dem 40.– 70. Lebensjahr vor.

10. Bruch der Schultergelenkspfanne

Über die Brüche der Schultergelenkspfanne können keine Aussagen gemacht werden, da diese im Code nicht gesondert ausgewiesen sind. Insgesamt kamen 2 885 Brüche im Bereich des Schulterblattes zur Behandlung.

Schulterverrenkungen – Verletzungsformen und Repositionstechnik

J. Poigenfürst und U. P. Schreinlechner

Unfallkrankenhaus Lorenz Böhler, Donaueschingenstraße 13, A-1200 Wien

In systematisch-theoretischen Darstellungen der Schulterluxation werden neben den Hauptrichtungen nach ventral, axillär und dorsal auch verschiedene Misch- und Sonderformen mit den entsprechenden Prädilektionsstellen für den Austritt des Oberarmkopfes aus dem Gelenk beschrieben. Vom anatomischen Standpunkt aus ist jedoch die einzige Prädilektionsstelle für eine Luxation der Recessus axillaris der Gelenkskapsel, in den der Oberarmkopf bei Lähmung des Musculus deltoideus im Stehen der Schwere nach hineinsinkt (Abb. 1). Auch von der Luxatio erecta wird dieser rein axilläre Weg beschritten (Abb. 2), während jeder andere gewaltsam durch Überwindung der Stabilisatoren des Schultergelenkes gebahnt werden muß.

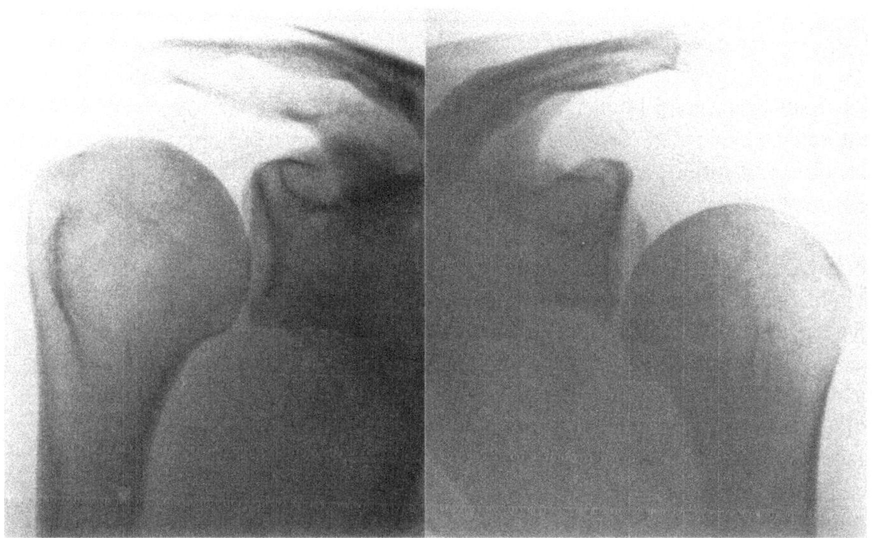

Abb. 1. Subluxation des linken Oberarmkopfes im Stehen in den Recessus axillaris bei einer 8 Monate alten Axillarislähmung

Hefte zur Unfallheilkunde, Heft 186
Verletzungen des Schultergelenks
Zusammengestellt von U. P. Schreinlechner
Springer-Verlag Berlin Heidelberg 1987

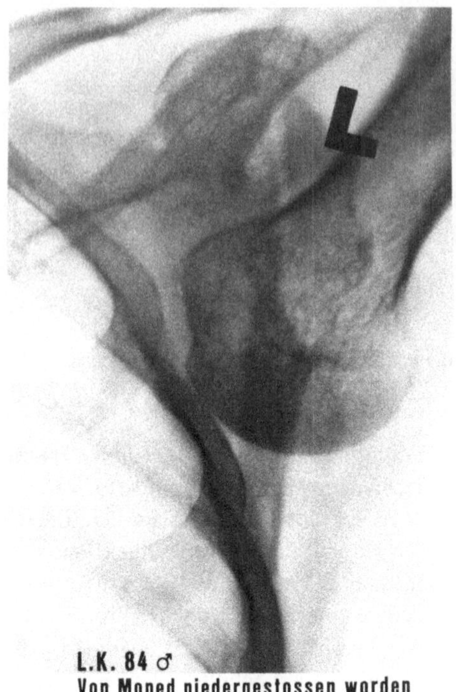

Abb. 2. Luxatio erecta des linken Oberarmes bei einem 76 Jahre alten Mann der von einem Mopedfahrer niedergestoßen wurde

Stabilisatoren des Schultergelenkes

Wie beim Kniegelenk können auch an der Schulter statische und dynamische Stabilisatoren unterschieden werden. Statische Stabilisatoren sind der knöcherne Pfannenrand, der Limbus glenoidalis und die Gelenkskapsel. Sie stellen die für die Stabilität notwendige Kongruenz der Gelenkskörper her [6]. Dynamische Stabilisatoren sind alle das Gelenk überspringenden Muskeln. Eine Sonderstellung nehmen unter ihnen die Rotatoren ein. Ihr Weg ist so kurz, daß ihre dynamisch-stabilisierende Wirkung bald erschöpft ist und in eine statisch-stabilisierende Wirkung übergeht, bis sie schließlich durch Verletzung insuffizient werden. Bleiben sie unverletzt, halten sie gemeinsam mit den anderen Muskeln den Oberarmkopf nach der Reposition in der Pfanne. Deshalb sind reine Schulterluxationen nach der Einrichtung fast immer stabil. Fehlt die Wirkung der Rotatoren durch Riß oder Degeneration, folgen der ersten traumatischen Luxation in kurzen Intervallen — oft noch am selben Tag — weitere axilläre Reluxationen (Abb. 3, 4).

Verrenkungsarten

Habituelle Luxationen: Sie sind konstitutionell *bedingt* und können willkürlich auslösbar sein. Die Luxation erfolgt fast immer nach hinten und wird häufig schon bei Kindern beobachtet. Sie läßt sich ebenso willkürlich wieder reponieren und wenn keine psychische Fixierung auftritt und auch kein Krampfleiden besteht, verschwinden die Luxationserleb-

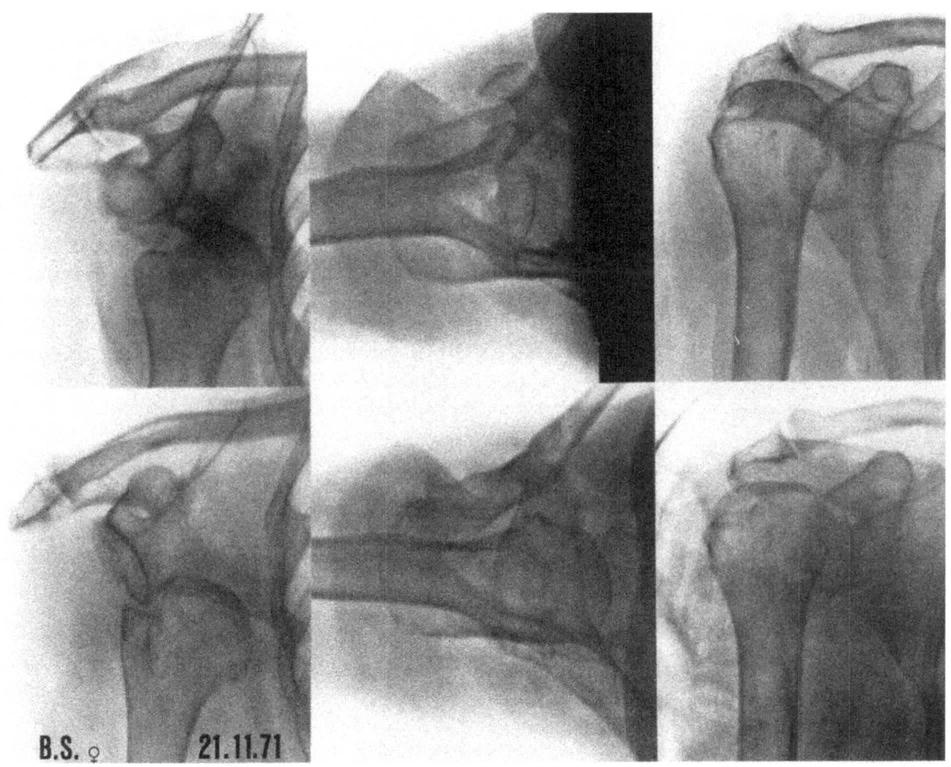

Abb. 3. Axilläre Luxation bei einer 75 Jahre alten Frau durch Sturz. Nach der Reposition sofortige axilläre Reluxation

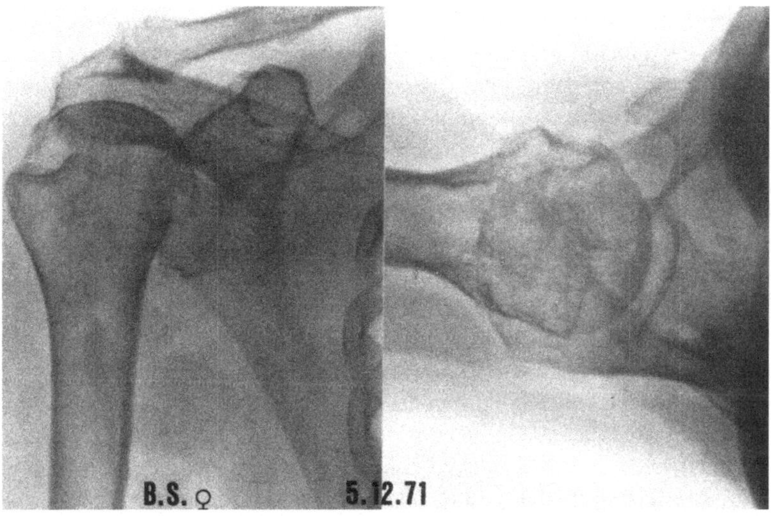

Abb. 4. Kontrollröntgen derselben Patienten von Abb. 3 nach Gipsabnahme. Es besteht eine tiefe Hill-Sachssche Läsion und ein Hochstand des Oberarmkopfes als Ausdruck der Rotatoren-Insuffizienz

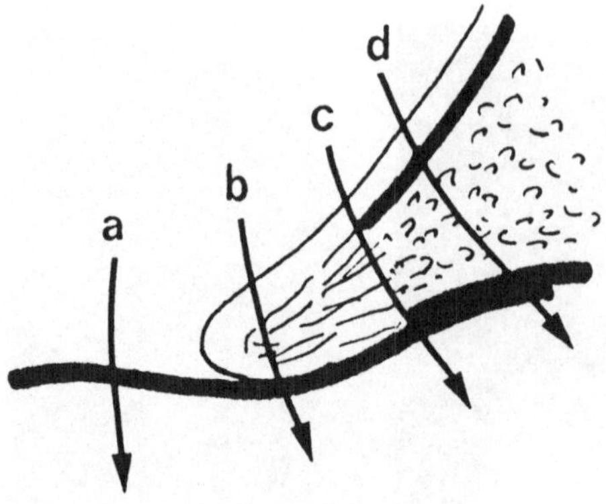

Abb. 5a–d. Schematische Darstellung der Austrittstellen des Oberarmkopfes aus dem Gelenk nach vorne. a Kapselriß, b Limbusriß, c Limbusabriß, d Pfannenrandfraktur

nisse im Verlauf des späteren Lebens fast immer, sodaß selten eine Operation erforderlich ist [4].

Spontanluxationen: Sie sind konstitutionell *begünstigt* und treten nach einem geringfügigen initialen Trauma, etwa einer Drehbewegung des erhobenen Armes auf. Oft fühlen die Betroffenen aber schon vor der ersten Verrenkung ein leichtes Unbehagen oder ein Instabilitätsgefühl im Schultergelenk. Es handelt sich um vordere Luxationen, die häufig rezidivieren. Mit zunehmender Zahl der Verrenkungen wird die Spontanreposition schwieriger, sodaß die Operation indiziert ist.

Traumatische Luxationen: Sind alle Stabilisatoren des Schultergelenkes anatomisch richtig ausgebildet, ist eine Luxation nur unter Traumatisierung der statischen Stabilisatoren möglich. Der Oberarmkopf verläßt das Gelenk durch einen Kapselriß, durch einen Riß oder Abriß des Limbus bzw. durch den Bruchspalt einer Pfannenrandfraktur (Abb. 5). Bei vorderen und hinteren Luxationen entsteht auch eine Impressionszone am Oberarmkopf, die bei der Luxatio präglenoidalis als Hill-Sachssche Läsion bezeichnet wird (Abb. 4). Das Ausmaß der Verschiebung des Oberarmkopfes hängt von der Leistungsfähigkeit der dynamischen Stabilisatoren ab. Besonders tiefe Luxationen entstehen daher bei muskelschwachen, alten Individuen oder durch Abriß einzelner dynamischer Stabilisatoren, z. B. der gesamten Rotatorenmanschette, der Supraspinatussehne, der coracobrachialen Muskelgruppe vom Processus coracoideus oder des langen Tricepskopfes vom Tuberculum infraglenoidale scapulae. Diese Abrißbrüche haben nichts mit den Abscherungsbrüchen des Tuberculum majus gemeinsam, die sich durch Hebelwirkung aus der Hill-Sachsschen Läsion entwickeln. Während Teile der abgerissenen Rotatorenmanschette nach der Reposition interponiert bleiben können, so daß die Kongruenz des Gelenkes operativ wieder hergestellt werden muß (Abb. 6), legt sich das abgescherte Tuberculum majus fast immer anatomisch an und stellt daher keine Operationsindikation dar (Abb. 7).

Rezidivierende posttraumatische Luxation: Es besteht die begründete Annahme, daß Limbusverletzungen der Grund für die bleibende Instabilität des Gelenkes sind [3] und auch durch lang dauernde Ruhigstellung nicht heilen [2]. Früher oder später kommt es zur Reluxation, die so wie bei rezidivierenden Spontanluxationen immer leichter und häufiger erfolgt, wobei Impressionszonen am Oberarmkopf mit jeder Luxation tiefer wer-

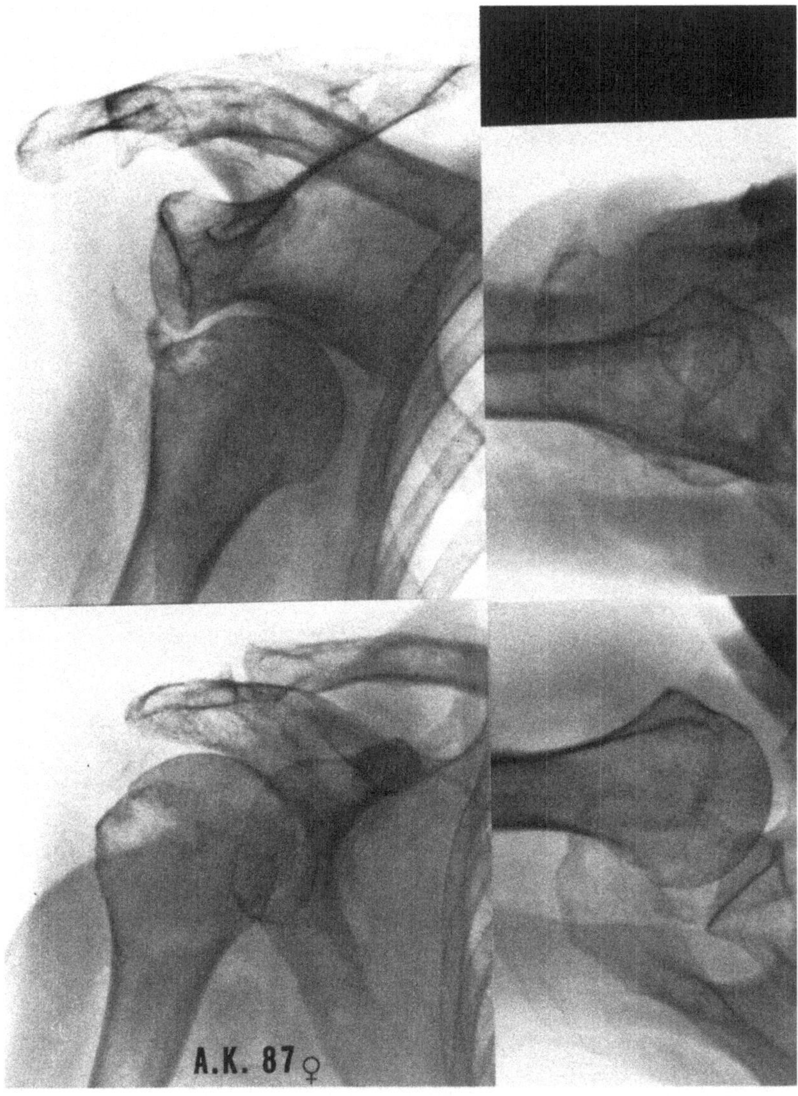

Abb. 6. Axilläre Luxation des rechten Oberarmes mit teilweise knöchernem Rotatorenabriß bei einer 87 Jahre alten Frau durch Sturz. Nach der Reposition ist das Fragment interponiert und erzeugt eine Subluxation des Oberarmkopfes nach vorne

den. Die Annahme, daß diese Impressionszone die Ursache des Rezidivs sei, muß zumindest für die erste Reluxation bezweifelt werden (Abb. 8). Deshalb richten wir seit 1980 unser diagnostisches Augenmerk auf die Früherkennung der Limbusverletzung durch Arthroskopie oder Computertomographie [5], um durch eine frühe Refixation das Entstehen der rezidivierenden Luxation zu verhindern.

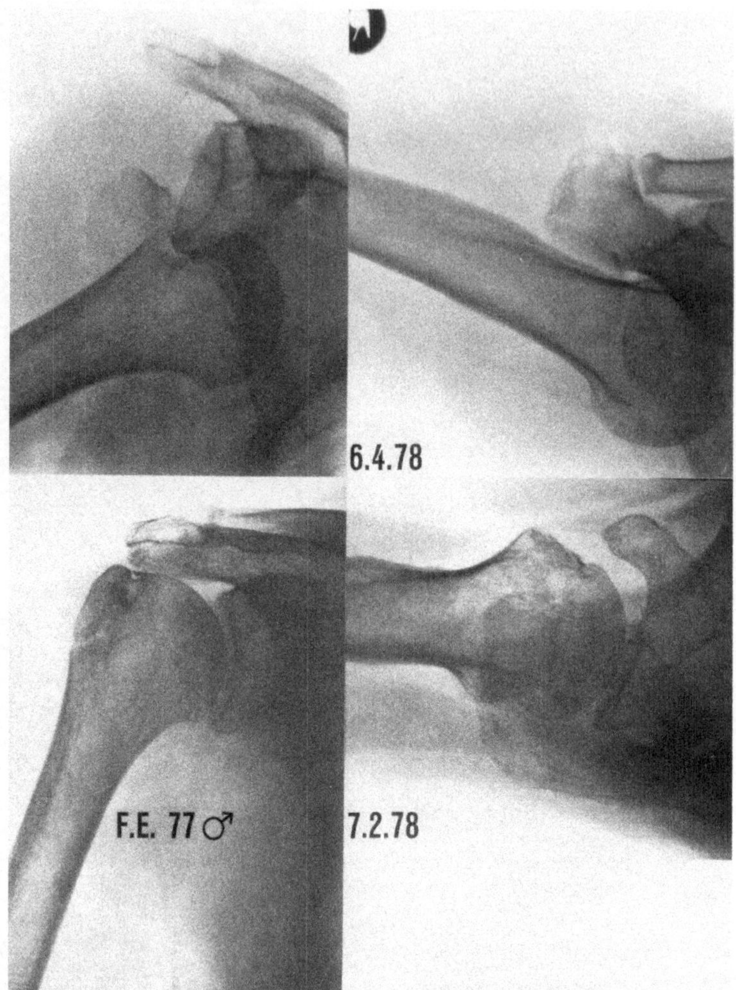

Abb. 7. Abscherungsbruch des Tuberculum majus bei einem 79 Jahre alten Mann durch Sturz. Das Tuberculum legt sich nach der Reposition wieder anatomisch an

Repositionstechnik

In vielen Lehrbüchern wird die Repositionsmethode nach Kocher immer noch beschrieben. Sie beruht auf einem Rotations- und Hebelprinzip und bleibt allen Verletzten, die ihr ausgesetzt waren, als äußerst schmerzhaft in Erinnerung. L. Böhler hat die Methode nach Hippokrates und später die Methode nach Arlt empfohlen, die auch ohne Anästhesie durchgeführt werden kann [1]. Bei beiden wird der Oberarmkopf unter Zug am Arm in Richtung der Körperlängsachse über ein Hypomochlion aus der Axilla herausgehebelt. Bei Hippokrates ist dieses die Ferse, bei Arlt [1] die gepolsterte Lehne eines Stuhles (Abb. 9). Die von den Böhlerschülern schon seit langem geübte Repositionsmethode nach „Arlt" entspricht jedoch längst nicht mehr der ursprünglichen Beschreibung. Die Technik wurde von ehe-

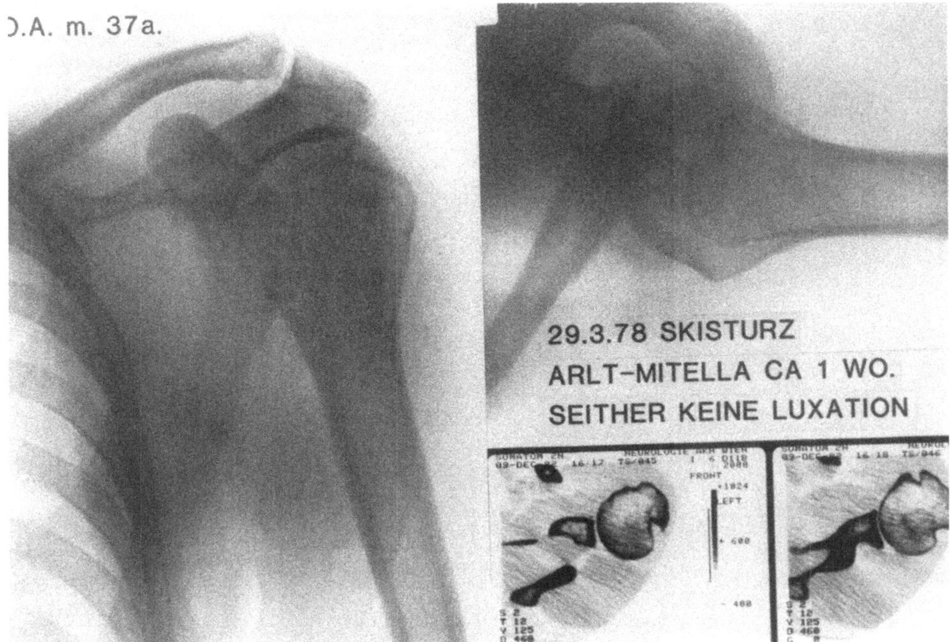

Abb. 8. Röntgen und Computertomogramm des linken Schultergelenkes bei einem 37 Jahre alten Mann, viereinhalb Jahre nach traumatischer Schulterluxation. Trotz der tiefen Hill-Sachsschen Läsion ist es bisher zu keiner Reluxation gekommen

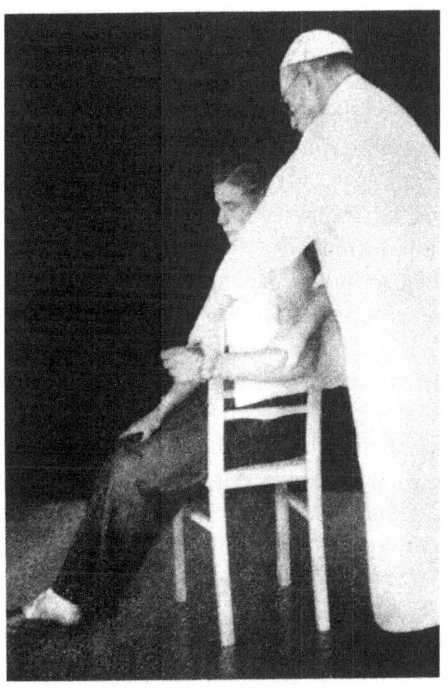

Abb. 9. Repositionsmethode nach Arlt [1]

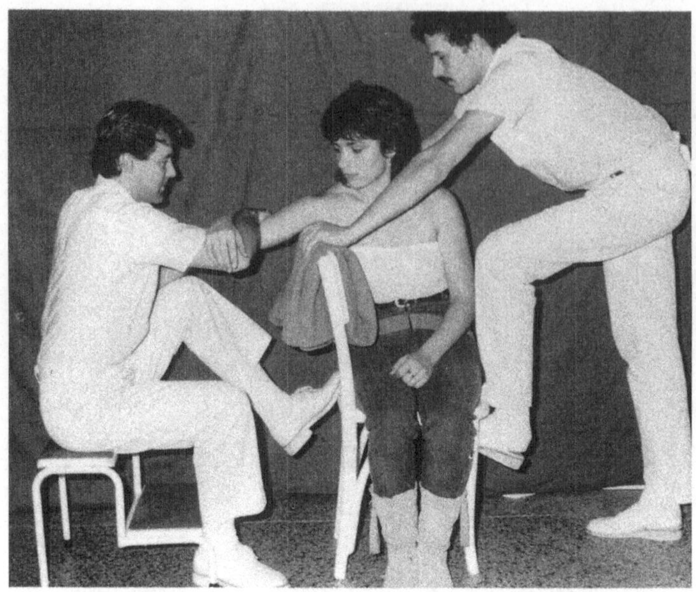

Abb. 10. Modifizierte Repositionsmethode nach Arlt [1]. Der Arzt zieht schonend am abduzierten Arm, während ein Helfer das Kippen des Sessels verhindert

maligen Oberärzten Lorenz Böhlers, vor allem von R. Scherbichler und J. Krotschek in den Fünfziger Jahren modifiziert.

Modifizierte Technik nach Arlt [1]: Der Verletzte sitzt wie bei der Originalmethode seitwärts auf einem Sessel oder auf dem Repositionsstuhl, dessen gepolsterte Lehne in die Achsel reicht. Der im Ellenbogen gebeugte Arm wird so weit abduziert, bis alle das Gelenk überspringenden Muskeln gleichzeitig entspannt sind und somit keine Schmerzen mehr verursachen. In dieser Stellung kann der Oberarmkopf dann in über 90% der Fälle schonend aus der Axilla herausgezogen werden (Abb. 10). Verhakungen lassen sich durch vorsichtige Anteversion oder Rotation lösen. Die Reposition gelingt nur dann, wenn der Verletzte schmerzfrei ist. Wenn der Arm nicht abduziert werden kann, wie z. B. bei hinteren Verrenkungen, muß auf diese Technik von Anfang an verzichtet werden.

Alle anderen Methoden, wie die Methode nach Hippokrates und die Reposition mit dem Laschenzug werden nur in Narkose angewendet. Auch bei ihnen soll der Zug nicht in Richtung der Körperlängsachse, sondern nach der Seite ausgeübt werden. Beim Hippokrates stützt sich der Arzt dabei mit der unbeschuhten Ferse ohne hebelnde Bewegung am Brustkorb ab. Um den Zug möglichst schonend ausüben zu können, soll er dabei auf einem entsprechend hohen Hocker sitzen. Beim Laschenzug wird der Verletzte in Seitenlage gebracht und der Zug am abduzierten Arm mit dem Flaschenzug ausgeübt (Abb. 11). Bei besonders tiefen axillären Luxationen mit subcapitalen Fissuren muß der Oberarmkopf von einem Helfer vorsichtig aus der Axilla herausgeschoben werden, weil sonst eine Lösung der Fragmente eintreten kann. Nachdem die Fraktur fast immer durch das Collum anatomicum geht, führt ihre Lösung mit Sicherheit zur Kopfnekrose.

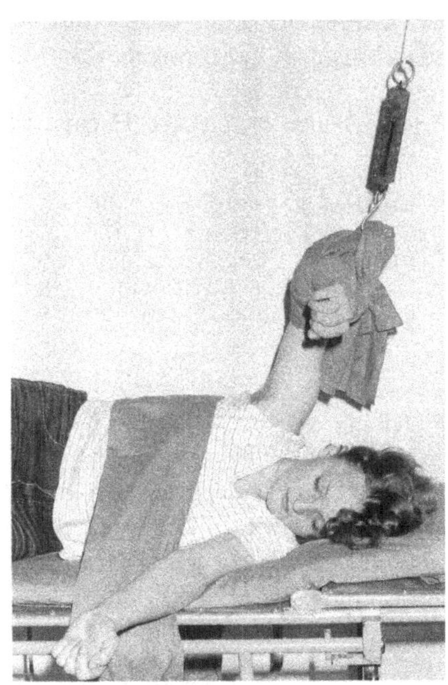

Abb. 11. Reposition mit dem Laschenzug in Seitenlage. Der Arm wird mit einem Tuch angeschlungen, an dem der Zug ausgeübt wird

Es war die Absicht dieses Referates, darauf hinzuweisen, daß die empfohlene Methode nach Arlt [1] eigentlich nicht mehr die Originalmethode, sondern eine Modifikation darstellt, die von ehemaligen Oberärzten Lorenz Böhlers stammt. Ihnen sollte hier der entsprechende Kredit gezollt werden.

Literatur

1. Arlt R von (1941) Chirurg 13:416−418
2. Buchinger W (1975) Hefte Unfallheilkd 126:126−128
3. Hertz H (1984) Wien Klin Wochenschr [Suppl] 1952
4. Poigenfürst J (1975) Hefte Unfallheilkd 126:83−85
5. Poigenfürst J (1985) Prakt Orthop 15:155−165
6. Schabus R (im Druck) Hefte Unfallheilkd

Die Nervenläsion bei der Schulterluxation aus klinisch – anatomischer Sicht

P. Böhnel[1] und A. H. C. von Hochstetter[2]

[1] Chirurgische Abteilung (Chefarzt: Dr. K. J. Villinger), Regionalspital, Spitalstraße, CH-4335 Laufenburg
[2] Ehemalige Abteilung für Klinische und Topographische Anatomie (Leiter: Univ.-Prof. Dr. Arthur H. C. von Hochstetter), Department für Chirurgie, Kantonsspital, CH-4031 Basel

Einleitung

Die eigentliche Ursache der Nervus axillaris Läsion nach vorderer Schulterluxation scheint nicht klar. So wird immer wieder auf die direkte Nachbarschaft des Nervens zum Kopf und zum chirurgischen Hals des Humerus hingewiesen [1, 2, 6], andererseits der Hämatomdruck diskutiert [2]. Bei Plexusparesen nimmt man als Ursache eine Zerrung an [1, 2, 6]. Der Glaube an die mechanische Ursache der Nervenlähmung kommt in einer anatomischen Tafel aus Helferich [3] zum Ausdruck, wobei aber die anatomischen Verhältnisse nicht korrekt dargestellt sind. Schon Hochenegg [4] hat einen Kontusionsschaden des Plexus bestritten, da derselbe vom Humerus gar nicht berührt wird.

Anatomische Grundlagen

Der Plexus brachialis bezieht seine Neuriten wesentlich aus den Spinalnerven C5-Th1. Die Neuriten werden zu 2 ventralen und einem dorsalen Fasciculus gebündelt. Die craniale Plexuswurzel aus C5 ist am längsten und zieht am steilsten vom Hals herab zum Spatium costo-claviculare. Ihre Neuriten verteilen sich auch auf die Nervi suprascapulares, thoracicus longus und axillaris des dorsalen Faszikels und den N. musculocutaneus des ventrolateralen. Der kräftige N. axillaris aus dem Fasciculus dorsalis enthält Fasern aus den Segmenten C5 und C6. Er trennt sich vom N. radialis auf dem M. subscapularis und zieht nach hinten durch die laterale Achsellücke in Höhe des collum chirurgicum humeri. Er gibt entgegen chirurgisch gängiger Meinung [1, 2] zuerst zum M. teres minor einen recht kräftigen Ast ab, der manchmal sogar eine ganglienartige Auftreibung hat [7]. Ein Endast des N. axillaris versorgt die hintere Partie des M. deltoideus (pars spinalis) und mit einem Hautast einen handtellergroßen Bezirk unterhalb der Schulterhöhe, N. cutaneus brachii lateralis superior. Der sensible Zweig schlingt sich um den Dorsalrand des M. deltoideus herum oder durchbohrt ihn.

Eigene Untersuchungen

An einem entsprechenden anatomischen Präparat wurde der Humeruskopf nach vorne luxiert. Der Kopf näherte sich nicht dem N. axillaris oder dem Plexus brachialis. Ein Querschnitt in Höhe des Axillarisbogens zeigt die dorsale Lage des Nervens zum Humerus-

Hefte zur Unfallheilkunde, Heft 186
Verletzungen des Schultergelenks
Zusammengestellt von U. P. Schreinlechner
Springer-Verlag Berlin Heidelberg 1987

hals. Bei der Luxation nach vorne bewegt sich demnach der Humerus weg vom dorsalen Nerven. Bei einer hinteren Luxation aber wäre eine Axillarisparese verständlich. Bei der Luxation nach vorne wird aber der gesamte Plexus brachialis angespannt und besonders seine laterale Partie mit der cranialen Wurzel C5, bei der gegensätzlichen Bewegung, Innenrotation und Adduktion, dagegen völlig entspannt. Diese Tatsache haben Jani u. von Hochstetter [5] am anatomischen Präparat eines Neugeborenen festgestellt, als sie die günstigste Armhaltung zur Entlastung des Plexus herausfinden wollten. Nicht mehr in Salutierstellung, sondern an den Thorax fixiert wird nun der Arm des Neugeborenen mit möglicher Plexuszerrung nach einer schweren Geburt.

Diskussion

Diese anatomischen Untersuchungen überzeugten uns, daß Nervenläsionen nach einer vorderen Schulterluxation nicht durch den Druck, sondern durch Zug der Plexus-Nerveneinheit entstehen. Das laterale Randgebiet dieser Einheit mit seinen Neuriten aus C5 wird beim Mechanismus der vorderen Luxation am stärksten auf Zug beansprucht, weshalb der N. axillaris und der N. suprascapularis geschädigt werden. Der Schaden kann demnach also schon eintreten, bevor der Humeruskopf ganz luxiert ist. Es ist darauf zu achten, daß eine Reposition durch Zerren am weit abduzierten Arm, eventuell noch mit Drehung des Kopfes zur gesunden Seite einen Schaden verursachen kann. Dies gilt besonders für die Reposition in Narkose und Relaxation. Unter diesem Gesichtspunkt ist von Interesse vor und nach der Reposition auf die Bicepsfunktion und eine Scapula alata, N. musculocutaneus bzw. thoracicus longus, zu achten.

Literatur

1. Assmus H, Meinel A (1976) Schulterverletzung und Axillarisparese. Unfallheilkunde 79: 183–187
2. Ebel R (1973) Über die Ursachen der Axillarisparese bei Schulterluxationen. Monatsschr Unfallheilkd 76:445–449
3. Helferich H (1901) Atlas und Grundriß der traumatischen Frakturen und Luxationen. Lehmann, München
4. Hochenegg J (1909) Lehrbuch der Speziellen Chirurgie, Bd 2. Urban & Schwarzenberg, Berlin Wien
5. Jani L, Hochstetter AHC von (1981) Die geburtstraumatische Plexusparese beim Kind. Physiotherapeut, Sonderdruck, Nationaler Kongreß, S 69–71
6. Müller-Vahl H (1983) Traumatische Schäden peripherer Nerven im Bereich des Schultergürtels. Hefte Unfallheilkd 170:227–234
7. Warwick R, Williams PL (1973) Gray's anatomy, 37th edn. Longman, Edinbourgh

Die hintere Schulterluxation

K. Eber und J. Buch

Unfallkrankenhaus Lorenz Böhler (Ärztlicher Leiter: Prof. Dr. J. Poigenfürst),
Donaueschingenstraße 13, A-1200 Wien

Die hintere Schulterluxation ist eine seltene Verletzungsform. Im allgemeinen betragen die
Angaben in der Literatur zwischen 1 und 2% bezogen auf die Gesamtzahl der Schulterverrenkungen. Poigenfürst fand 1975 in einer Sammelstudie unter 4181 Schulterluxationen
1,4% dorsale Verrenkungen. Im Krankengut des Lorenz Böhler Krankenhauses der Jahre
1975 bis 1984 beträgt der Prozentsatz 1,3.

Für diese Verletzung werden folgende Ursachen angegeben: Sturz auf den vorgestreckten
Arm, direkte Gewalteinwirkung auf die Schulter in ventro-dorsaler Richtung, sowie Krampf-
zustände im epileptischen Anfall oder bei E-Schockbehandlung. Dabei kommt es zu einem
Überwiegen der Innenrotation bzw. Adduktion des Armes durch den Musc. latissimus
dorsi. Die letztgenannte Ursache fanden wir bei unseren Verletzten nie, ein epileptisches
Geschehen konnte ebenfalls nicht mit Sicherheit nachgewiesen werden. Die überwiegende
Mehrzahl unserer Patienten zog sich die Verletzung durch Sturz im Niveau zu, weiters
bei Verkehrsunfällen als Lenker eines PKW oder eines einspurigen Fahrzeuges, durch
Sturz aus der Höhe und in einem Fall beim Judotraining.

Die Altersverteilung erstreckt sich gleichmäßig über alle Altersstufen.

Die klinischen Zeichen der dorsalen Luxation sind im Vergleich zur axillären Verrenkung wesentlich weniger deutlich, weshalb sie relativ leicht übersehen werden kann. Es
fehlen die auffällige Abflachung der Schulterkontur und die federnde Fixation des mehr
oder weniger abduziert stehenden Oberarmes. Meist ist noch eine Restbeweglichkeit im
Schultergelenk vorhanden. Aus diesen Gründen kommt der Röntgenuntersuchung besondere Bedeutung zu. Es ist aber unbedingt erforderlich, Aufnahmen in 2 Ebenen anzuferti-
gen, da die a.-p. Projektion alleine, vor allem wenn die Aufnahme technisch nicht einwand-
frei ist, ebenfalls dazu führen kann, die Verletzung zu übersehen.

Zeichen einer dorsalen Luxation im a.-p. Bild sind: Hervortreten des Tuberculum minus
medial mit Verbreiterung des Gelenkspaltes, sich überschneidende Konturen des Oberarmkopfes und der Pfanne, oder Doppelkontur am Oberarmkopf, verursacht durch eine
Impression an der Ventralseite desselben durch den hinteren Pfannenrand.

Die axiale Aufnahme zeigt eindeutig die Position des Oberarmkopfes zur Pfanne und
außerdem knöcherne Zusatzverletzungen, wie dorsale Pfannenrandabbrüche, Frakturen
des Tuberculum minus sowie das Ausmaß einer eventuellen Kopfimpression.

Dazu einige Diapositive.

Hilfreich kann auch eine Tangentialaufnahme der Scapula sein.

Die Therapie der frischen dorsalen Luxation ist einfach und unterscheidet sich nicht
von der axillären Form. In der Regel gelingt die Reposition leicht in der Technik nach
Arlt, die Fixation erfolgt im Gilchrist-Verband für 10 Tage, bei alten Patienten nur mit
Mitella. Ist die Luxation bereits mehrere Tage alt, erfordert die Reposition meist Allgemeinnarkose. In Rückenlage des Patienten wird bei 90 Grad anteduziertem Oberarm und

Hefte zur Unfallheilkunde, Heft 186
Verletzungen des Schultergelenks
Zusammengestellt von U. P. Schreinlechner
Springer-Verlag Berlin Heidelberg 1987

Tabelle 1. Bewertung der Resultate nach Neer. Neer CS (1970) Displaced proximal humoral fractures. J Bone Joint Surg [Am] 52

1. Schmerz (35 Punkte)

a) keiner	35
b) geringfügig, gelegentlich, keinerlei Behinderung der Aktivität	30
c) leicht, keine Alltagsbehinderung	25
d) mäßig, erträglich, Analgetica nötig	15
e) beträchtlich, starke Behinderung	5
f) arbeitsunfähig	0

2. Funktionsfähigkeit (30 Punkte)

a) Kraft

normal	10
gut	8
mittelmäßig	6
schwach	4
spurweise	2
keine	0

b) Reichweite

Scheitel	2
Mund	2
Gürtelschnalle	2
gegenseitige Achsel	2
Büstenhalterverschluß	2

c) Stabilität

Heben	2
Werfen	2
Schlagen	2
Stoßen	2
Über-Kopf-Halten	2

3. Bewegungsumfang (25 Punkte)

Beugen (Sagittalebene)

$180°$	6
$170°$	5
$130°$	4
$100°$	2
$80°$	1
weniger	0

Strecken

$45°$	3
$30°$	2
$15°$	1
weniger	0

Abduktion

$180°$	6
$170°$	5
$140°$	4
$100°$	2
$80°$	1
weniger	0

Außenrotation (aus anatomischer Lage, mit gebeugtem Ellbogen)

$60°$	5
$30°$	3
$10°$	1
weniger	0

Innenrotation (aus anatomischer Lage, mit gebeugtem Ellbogen)

$90°$	5
$70°$	4
$50°$	3
$30°$	2
weniger	0

4. Röntgenanatomie (10 Punkte)

(Verdrehung, Achsenknick, Gelenksin-kongruenz, Verschiebungen der Tubercula, Verknöcherungen, Pseudarthrose, avasculäre Nekrose)

keine Veränderungen	10
leichte Veränderungen	8
mäßige Veränderungen	4
beträchtliche Veränderungen	2–0

Höchsterreichbare Punktezahl = 100

Bewertung: Ausgezeichnet über 89 P, Befriedigend 80–89 P, Unbefriedigend 70–79 P, Versager unter 70 P

bei 90 Grad gebeugtem Ellbogen über einen Flaschenzugapparat in der Längsachse des Oberarmes gezogen. Eine auf diese Weise nicht reponierbare, eine mehrere Wochen alte oder instabile Luxation kann, je nach Alter und Allgemeinzustand des Patienten, die Indikation zur offenen Reposition darstellen:

90

Folgende Operationsmethoden werden beschrieben:
Verschraubung des dorsalen Pfannenrandfragmentes, bei kleiner, flacher Pfanne, Spanaufbau des dorsalen Limbus,
Reinsertion bzw. Raffung der hinteren Kapsel,
Spongiosaunterfütterung tiefer Kopfimpressionen,
Reinsertion der abgerissenen Rotatorenmanschette,
Rotationsosteotomie des Oberarmkopfes,
Transposition der Insertion des Musc. subscapularis in den Kopfdefekt nach McLaughlin (1952).

Wir mußten in den letzten 10 Jahren 3 unserer Patienten operieren, da die Luxationen in diesen Fällen 25 Tage bis 3 Monate zurücklagen. In einem Fall wurde die dorsale Kapsel gerafft, zweimal wurde zusätzlich die Rotatorenmanschette refixiert.

Die Nachuntersuchung wurde nach dem von Neer angegebenen Schema durchgeführt. Danach werden Schmerz, Funktionsfähigkeit, Bewegungsumfang und Röntgenbefund mit maximal 100 Punkten bewertet. Klassifiziert wird mit ausgezeichnet, befriedigend, unbefriedigend und Mißerfolg. 13 unserer 24 Patienten konnten nachuntersucht werden. Mit Ausnahme von 2 Fällen war das Ergebnis ausgezeichnet oder befriedigend. Die beiden Versager sind:

Ein 54jähriger Mann, bei welchem die Luxation bereits 3 Monate bestand. Er mußte zweimal operiert werden, da die Schulter nach Reinsertion der Rotatorenmanschette reluxierte. Das Ergebnis nach 6 Jahren zeigt den schwer deformierten Oberarmkopf wieder nach dorsal luxiert und eine beträchtliche Bewegungsbehinderung.

Der 2. Mißerfolg ist ein 45jähriger Mann, die Verrenkung war 5 Tage alt. Zusätzlich lag eine Fraktur des Tuberculum minus und ein Abriß des dorsalen Pfannenrandes vor. Die Reposition erfolgte gedeckt mit dem Flaschenzugapparat. Das Ergebnis nach $1\frac{1}{2}$ Jahren ist schlecht, da sich periarticuläre Verknöcherungen gebildet haben, welche die Beweglichkeit einschränken.

Zusammenfassend kann man feststellen: Die dorsale Schulterluxation kann diagnostische Schwierigkeiten bereiten. Um sie nicht zu übersehen, sind Röntgenaufnahmen in 2 Ebenen unbedingt nötig. Die Früherkennung ist entscheidend, da die Behandlung frischer Fälle einfach ist und sehr gute Ergebnisse erbringt. Verspätet zur Behandlung kommende Verletzungen können mit Funktionseinschränkung ausheilen.

Literatur

Ennker, Gotzen L (1985) Diagnostik hinterer Schulterluxationen. Unfallchirug 88: 198–203

Gotzen L, Ennker (1983) Spanplastik bei der habituellen Schulterluxation. In: Hefte zur Unfallheilkunde, Heft 170. Springer, Berlin Heidelberg New York, S 193–205

Ledermann (1984) Zur sogenannten willkürlichen Schulterluxation. In: Chapchal G (Hrsg) Verletzungen und Erkrankungen der Schulterregion. Thieme, Stuttgart

McLaughlin HL (1952) Posterior dislocation of the shoulder. J Bone Joint Surg [Am] 34:584ff

Pfister et al (1985) Diagnostik und Therapie der traumatischen Schulterluxation nach dorsal. Unfallchirurgie 1:12–16

Poigenfürst J (1976) Die hinteren Schulterverrenkungen. In: Hefte zur Unfallheilkunde, Heft 126. Springer, Berlin Heidelberg New York, S 83—85
Wolter et al (1983) Die hintere Schulterverrenkung — eine häufig übersehene Luxationsform. In: Hefte zur Unfallheilkunde, Heft 170. Springer, Berlin Heidelberg New York Tokyo, S 135—141
Ziegler (1981) Die Röntgenuntersuchung der Schulter bei Luxationsverdacht. Z Orthop 119:31—35

Die große Humeruskopfimpression bei der hinteren Schulterluxation — Diagnostik und Therapie

J. Ahlers und G. Ritter

Abteilung für Unfallchirurgie, Chirurg. Universitätsklinik Mainz, Langenbeckstraße 1, D-6500 Mainz

Bei der Erstbeschreibung der hinteren Schulterluxation 1839 durch Sir Astley Cooper in Guys-Hospital-Report wurde mit der Erwähnung des dabei entstandenen großen Humeruskopfdefektes erstmals eine „reverse HILL-SACHS-Läsion" angegeben.

Hintere Schulterluxationen werden bei ca. 2% aller Schulterluxationen gesehen. Sie werden sehr häufig übersehen (Abb. 1).

Dies gilt insbesondere für die häufigere subacromiale hintere Schulterluxation, während die selteneren subglenoidalen bzw. subspinalen Formen leichter erkennbar sind (Abb. 2).

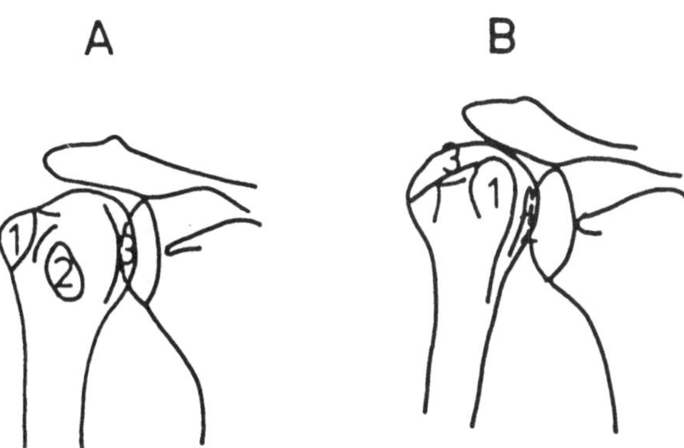

Abb. 1. Regelrechte anatomische Stellung (A) und Stellung des Humeruskopfes bei einer subacromialen hinteren Schulterluxation (B)

Hefte zur Unfallheilkunde, Heft 186
Verletzungen des Schultergelenks
Zusammengestellt von U. P. Schreinlechner
Springer-Verlag Berlin Heidelberg 1987

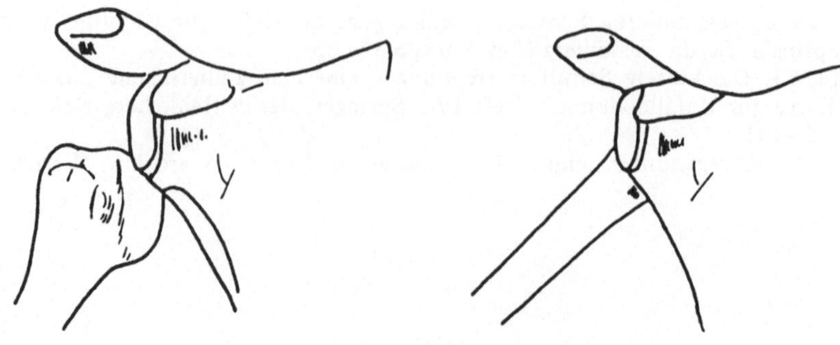

Abb. 2. Stellung des Oberarmkopfes bei einer subglenoidalen und subspinalen hinteren Schulterluxation

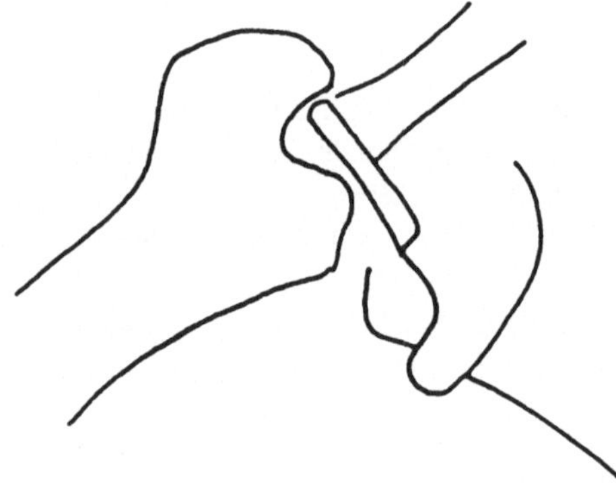

Abb. 3. Impression des hinteren Pfannenrandes in den Oberarmkopf mit Ausbildung eines V-förmigen Defektes

Bei der subacromialen dorsalen Schulterluxation gerät die anatomische Furche zwischen vorderer Oberarmgelenkfläche und Tuberculum minus an den hinteren Pfannenrand. Der dorsale Pfannenrand erzeugt bereits häufig bei der Luxation eine V-förmige Impression an dieser Stelle (Abb. 3). Verbleibt die Luxation über längere Zeit, so resultiert ein weiterbestehender Druck auf den Oberarmkopf. Es kommt dabei zu einer zunehmenden Vergrößerung dieses anterio-medialen Defektes, d. h., je länger eine Luxation besteht, desto größer wird der Defekt sein.

Zur Diagnostik der hinteren Schulterluxation sind fünf Röntgeneinstellungen gegeben, zur Beurteilung der Größe eines Humeruskopfdefektes sollten Röntgenaufnahmen in folgenden drei Ebenen durchgeführt werden (Abb. 4). Die sog. a.p.-Röntgenaufnahme täuscht durch die tiefe Impression des Kopfes einen scheinbaren Gelenkspalt vor, weshalb die hintere Luxation bei der alleinigen a.p.-Röntgenaufnahme häufig übersehen wird. Auffallend ist allerdings, daß die Röntgenaufnahme nicht mehr die exakt überlappende Figur zeigt, die vom Humeruskopf und dem hinteren Pfannenrand gebildet wird.

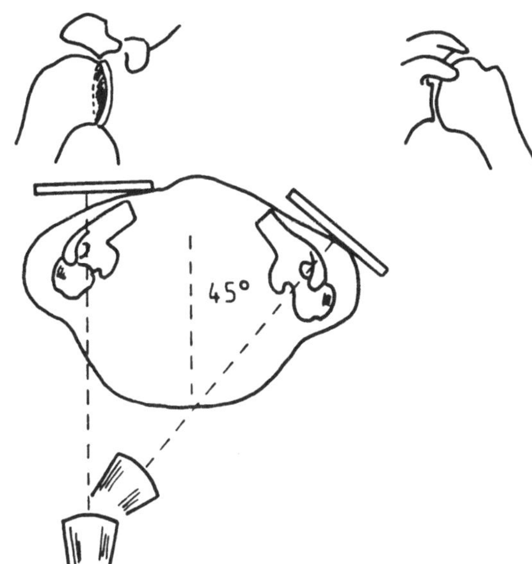

Abb. 4. Röntgeneinstellung für eine
a.p.- bzw. glenoidal-tangentiale Aufnahme

Die tatsächliche a.p.-Röntgeneinstellung des Schultergelenkes, nämlich die glenoidale-tangentiale Aufnahme zeigt dagegen deutlich, daß der Kopf nach dorsal versetzt ist.

Zur Beurteilung des Ausmaßes des Oberarmkopfdefektes ist eine axial-axilläre Projektion erforderlich (Abb. 3).

Sie zeigt wie tief sich der hintere Pfannenrand in den antero-medialen Kopfbereich eingebolzt hat und wie groß das Ausmaß des Defektes wirklich ist.

Das Wissen über das Ausmaß ist wichtig für das weitere Vorgehen. Die in der Literatur angegebenen Operationsverfahren weisen nach unserer Meinung aus verschiedenen Gründen Nachteile auf. Dies gilt auch für die Versetzung der Sehne des M. subscapularis bzw. des Tuberculum minus (Abb. 5).

Wir haben bei sechs Patienten mit veralteten hinteren Schulterluxationen folgendes Vorgehen eingeschlagen mit dem Ziel, den Oberarmkopf wieder aufzubauen. Beispielhaft sei dieser Fall demonstriert.

Es handelt sich um eine 46 Jahre alte Patientin, die durch das Verschweigen eines Krampfanfalles die Diagnosestellung um acht Wochen teilweise selbst verzögert hat. Das klinische Bild ist relativ typisch. Abflachung der vorderen rechten Schulterregion, im Seitenvergleich zu der unverletzten linken Seite mit Verstärkung der hinteren Schulterpartie auf der verletzten Seite.

Die Röntgenaufnahme im a.p.-Strahlengang zeigt die charakteristischen Merkmale der hinteren Schulterluxation, ergänzt durch die glenoidale-tangentiale Röntgenaufnahme.

Die axial-axilläre Röntgeneinstellung zeigt das Ausmaß des Kopfdefektes durch das Einstauchen gegen den hinteren Pfannenrand. Das entsprechende CT-Bild liefert keine wesentlichen anderen Erkenntnisse (Abb. 6).

Operatives Vorgehen: Zugang von vorn. Intraoperativ findet sich eine tiefe V-förmige Impression (Abb. 7a). Nach Anheben der imprimierten Corticalis und Spongiosa verbleibt ein Defekt von ca. 3,5 cm Länge, 1,5 cm Tiefe und 1,5 cm Basisbreite an der Ge-

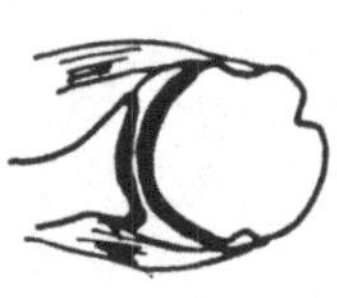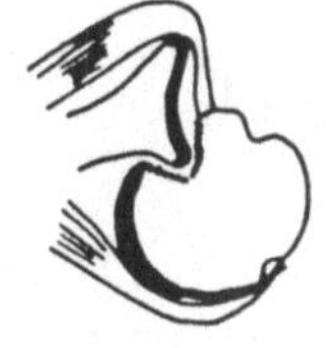

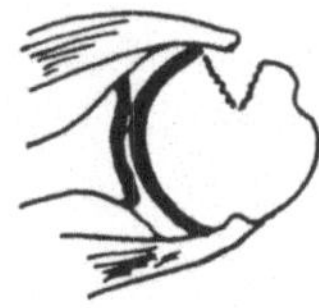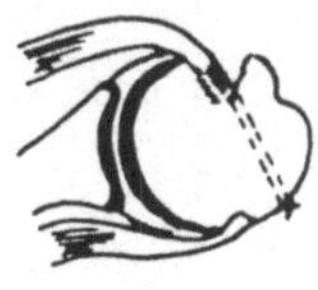

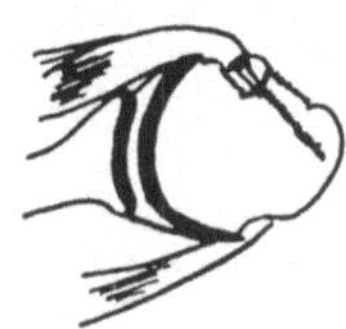

Abb. 5. Operationsverfahren bei einer hinteren Schulterluxation: Versetzung des Ansatzes der Sehne des M. subscapularis (nach McLaughlin) bzw. Verlagerung des Tuberculum minus (nach Neer)

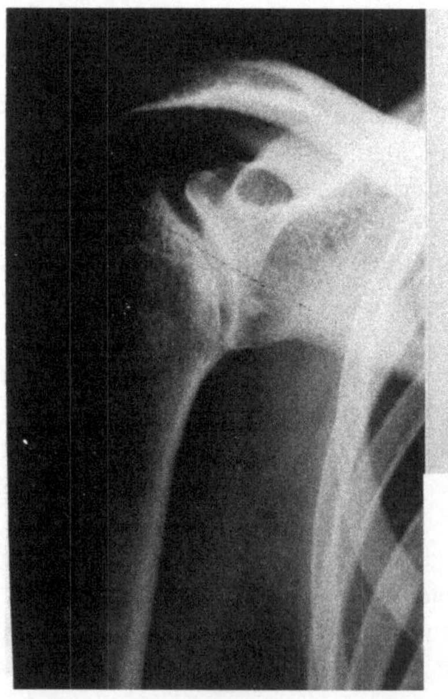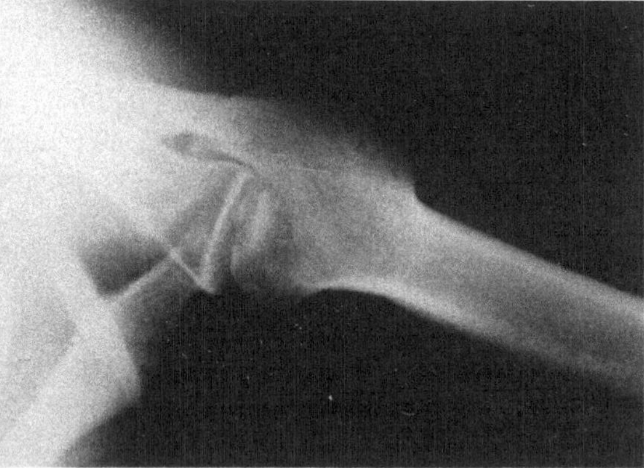

Abb. 6. Glenoidal-tangentiale Röntgenaufnahme der Schulter. Es stellt sich kein Gelenkspalt dar (linke Bildhälfte). Axial-axilläre Röntgeneinstellung mit Darstellung des großen Humeruskopfdefektes

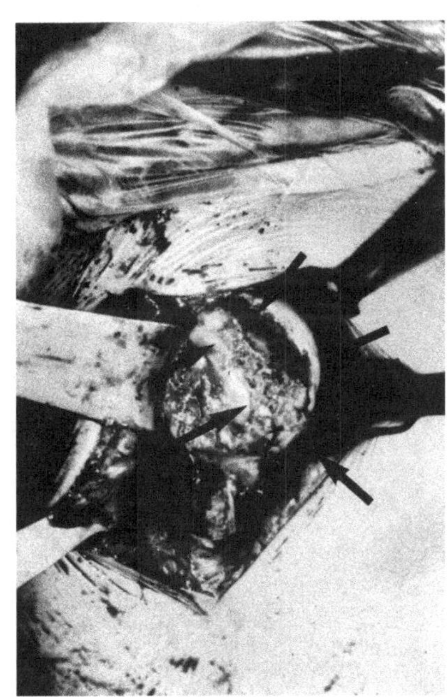

Abb. 7. Operationssitus: tiefe V-förmige Impression mit großem Defekt am Humeruskopf

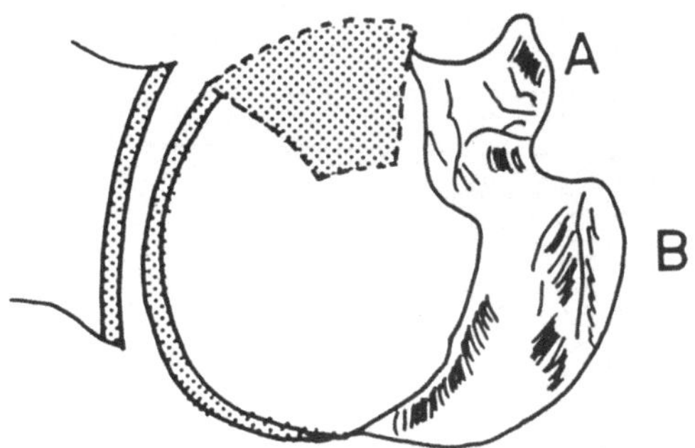

Abb. 8. Auffüllen des Defektes mit einem exakt modellierten Beckenkammspan

lenkfläche. In der Tiefe findet sich nekrotisches Knochengewebe. Der Defekt entspricht etwa 30% der Gelenkfläche.

Entnahme eines ausreichend großen Beckenkammspanes (Abb. 8). Die Rundung des Beckenkammes entspricht in etwa der Form des Oberarmkopfes. Endgültige Formung des Spanes und Einbolzen in den Defekt. Bei großen Defekten oder kleinen Beckenkämmen können zwei Späne eingebracht werden.

Die verbleibende Restinkongruenz wird mit der oscillierenden Säge beseitigt, so daß der Span bündig mit der Knorpeloberfläche des Humeruskopfes abschließt. Das Knochentransplantat wird durch zwei Spongiosaschrauben fixiert (Abb. 9 und Abb. 10).

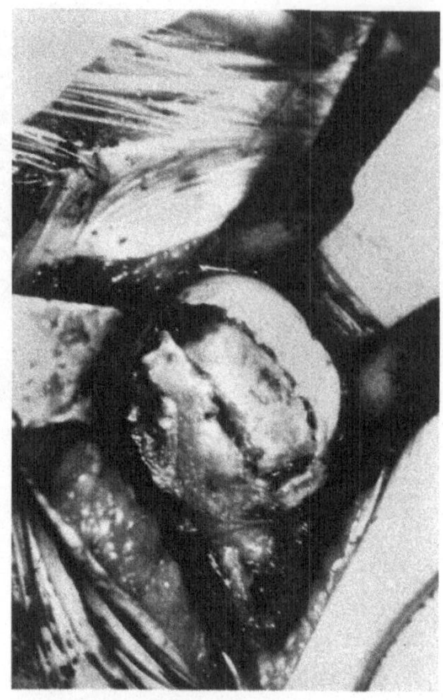

Abb. 9. Operationssitus: Zustand nach Einpassen des Spanes

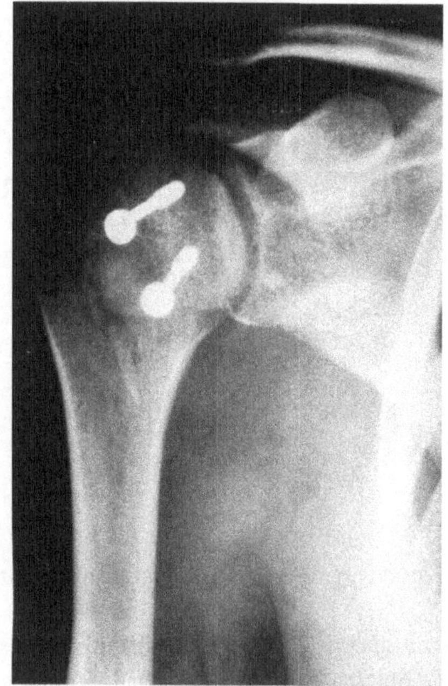

Abb. 10. Postoperatives Röntgenbild der Schulter: anatomiegerechte Stellung der Schulter; Fixierung des Spanes durch zwei Spongiosaschrauben

In einem weiteren Fall wurde das Vorgehen bei einer sehr seltenen doppelseitigen hinteren Schulterluxation angewendet.

Sie sehen hier die präoperative a.p.- und axial-axilläre Röntgenaufnahme der rechten Schulter und die entsprechenden Aufnahmen auf der linken Seite. Sie sehen das Ausmaß des Defektes.

Hier der intraoperative Situs der rechten Seite nach Einbringen des Spanes und die Übersichtsaufnahme beider Schultergelenke nach der Operation.

Die vorgestellten Fälle liegen vier bis ein Jahr zurück. Bei allen Patienten bestehen nur geringe Funktionsbehinderungen der verletzten Schultergelenke. Insbesondere der Innendrehbewegung.

Das Vorgehen hat nach unserer Meinung folgende Vorteile:

1. Die Ansätze der an der Schulter angreifenden Muskulatur bleiben unverändert erhalten.
2. Die Zugrichtung der Muskulatur und Bänder wird nicht verändert.
3. Der Span hat als autologes Gewebe nach unseren bisherigen Erfahrungen am Oberarm-
 . kopf eine sehr gute Einheilungschance, es kam in allen Fällen zu einem zeitgerechten Einheilen des Knochenspanes.
4. Das funktionelle Ergebnis der so behandelten Patienten ist als gut anzusehen, so daß der knöcherne Wiederaufbau des Oberarmkopfes durch einen autologen Cortico-spongiösen Beckenkammspan aufgrund unserer eigenen bisherigen Erfahrungen empfohlen werden kann.

Literatur

Cooper A (1839) On the dislocation of the os humeri upon the dorsum scapula and upon fractures near the shoulder joint. Guy's Hosp Rep 4:265
De Palma AF (1959) Fractures and dislocations. Saunders, Philadelphia London
McLaughlin HL (1949) Posterior dislocation of the shoulder. J Bone Joint Surg [Am] 31: 172
Rockwood CA, Green DP (1975) Fractures, vol 1. Lippincott, Philadelphia Toronto
Witt AN (1967) Die Operation der habituellen Schulterluxation beim alten Menschen. Arch Orthop Unfallchir 67:163
Wolter D, Kortmann HR, Eggers C (1984) Die hintere Schulterverrenkung, eine häufig übersehene Luxationsform. Hefte Unfallheilkd 170:135

Luxatio humeri erecta

G. Korisek, H. Schneider und E. Fabsits

Unfallkrankenhaus, A-8775 Kalwang

Die Luxatio humeri erecta wird von allen Autoren als sehr seltenes Ereignis beschrieben [1, 3, 8]. Nach Laskin [7] soll sie immerhin bei 0,5% aller Schulterverrenkungen vorliegen. Im Schrifttum wird sie unterschiedlich als präglenoidale, aber auch als infraglenoidale Verrenkung bezeichnet.

Das charakteristische klinische Bild ist gekennzeichnet durch die klassische federnde Fixation des Armes in Elevation, der Arm ist außenrotiert und im Ellbogen gebeugt [5]. Der Oberarmkopf kann in der Axilla getastet werden und zeichnet sich durch die Weichteile ab. Der Vorderarm ist auf oder hinter dem Kopf abgestützt.

Nur sehr muskelkräftige Individuen vermögen kurzzeitig den Unterarm unabgestützt zu lassen.

Die beidseitige gleichzeitige Luxatio erecta ist eine extreme Rarität [2]. Ein 62jähriger Landwirt hat als Unfallhergang einen Sturz nach vorne über die Lenkstange seines Fahrrades angegeben. Weil das Fahrrad neu war, hat er es krampfhaft festgehalten. So kommt es zum Emporreißen und Rotieren um die Schulterachsen bei fixierten Armen. Der Oberarmkopf durchreißt die Kapsel bei erhobenem Arm und wird durch eine besonders kräftige oder verkrampfte Muskulatur in dieser Stellung fixiert [4]. Rechts liegt der Oberarmkopf tief infraglenoidal und springt extrem vor. Durch einfaches Senken des Armes und anschließend nach Arlt (1941, zitiert nach Lange [6]) gelang links die Reposition mühelos. Rechts war sie erst in Narkose nach Lösung des Humeruskopfes durch Längszug möglich. 3wöchige Ruhigstellung im Gilchrist-Verband und danach entsprechende Schultergymnastik ergaben stabile, schmerzfreie, gut bewegliche Schultern.

Einem ähnlichen Unfallmechanismus unterlag ein 39jähriger Landwirt, der beim Absturz mit einem Traktor auf die vorgestreckten Arme stürzte. Er stützte die Vorderarme an der Stirn ab. Im Röntgen findet sich beidseits eine präglenoidale Verrenkung, die besonders links auffallend hoch liegt. Anamnestisch läßt sich links eine Luxatio axillaris vor 10 Jahren und rechts tatsächlich eine Luxatio erecta vor 11 Jahren erheben. Wegen der schmerzhaften Verspannung haben wir hier in Narkose reponiert und zwar beidseits ohne Mühe durch einfaches Senken der Arme und nachfolgendes Hippokratesmanöver. Auch hier brachten eine 3wöchige Ruhigstellung im Gilchrist-Verband und nachfolgende Schultergymnastik ein gutes funktionelles Ergebnis.

Versuchen wir unsere Fälle von Luxatio humeri erecta zu subsumieren, können wir sagen, daß immer eine präglenoidale Luxation vorlag, wobei der Kopf unterschiedlich hoch stand. Bei allen fand sich eine Kopfimpression. Die Reposition erfolgte durch Senken des Armes und Überführen der Luxatio erecta in eine Luxatio axillaris. Dann wurde das Manöver nach Arlt (1941, zitiert nach Lange [6]) oder nach Hippokrates angewandt. Bis auf eine passagere beidseitige Hautgefühlsminderung bei einem Fall haben wir keine der für die Luxatio erecta als typisch beschriebenen Komplikationen wie Nerven- oder Gefäßstörungen gesehen. Die peinlich genaue Kontrolle von Durchblutung, Sensibilität und Beweglichkeit empfiehlt sich jedoch in jedem Fall.

Hefte zur Unfallheilkunde, Heft 186
Verletzungen des Schultergelenks
Zusammengestellt von U. P. Schreinlechner
Springer-Verlag Berlin Heidelberg 1987

Literatur

1. Böhler L (1951) Die Technik der Knochenbruchbehandlung, Bd 1, 12.–13. Aufl. Maudrich, Wien, S 582
2. Ferrandis APR, Correa F (1975) Bilateral erect dislocation of the shoulders. Injury 6: 294
3. Jäger M, Wirth CJ (1978) Kapselbandläsionen. Thieme, Stuttgart, S 95
4. Kobinia G (1976) Die beidseitige Luxatio humeri erecta – eine seltene Verletzung. Hefte Unfallheilkd 126:101–104
5. Kothari K et al (1984) Luxatio erecta. Skeletal Radiol 11/1:47–49
6. Lange M (1965) Chirurg
7. Laskin RS, Gedlin ED (1971) Luxatio erecta in infancy. Clin Orthop 80:126
8. Wright PE (1980) Campbell's operative orthopaedics, 6th edn. Mosby, St. Louis Toronto London

Zur Therapie der Luxatio humeri erecta

F. Kiss und G. Ittner

II. Univ.-Klinik für Unfallchirurgie, Spitalgasse 23, A-1090 Wien

An der II. Univ.-Klinik für Unfallchirurgie Wien, wo jährlich ca. 16000 Verletzte behandelt werden, konnten in den letzten 10 Jahren lediglich 6 Fälle einer Verrenkung der Schulter mit Elevation und Abduktion des Oberarmes beobachtet werden, woraus man ableiten kann, daß es sich hierbei um eine äußerst seltene Verletzung handelt. Der Grund hierfür dürfte im Unfallmechanismus zu suchen sein. Bei einer derartigen Schulterluxation muß es nämlich zu einer ruckartigen Hyperabduktion des Armes und gleichzeitigen Druck auf den Humeruskopf nach caudal kommen. Die Kraft wirkt annähernd in der Längsachse vom Körper und erhobenem Arn, wobei der Arm fixiert ist und der Körper entsprechend dem oben erwähnten Unfallmechanismus nach cranial bewegt wird.

Bei unseren Patienten handelt es sich um 3 Männer und 3 Frauen im Alter zwischen 13 und 82 Jahren. Die Unfallursache war 3mal ein Sturz, wobei 2 Patienten angaben, daß sie versuchten, ihr Körpergewicht mit dem betreffenden Arm abzufangen. Einmal stolperte der Patient beim Tragen einer Leiter auf der Schulter, jedoch ohne zu stürzen und versuchte seine Last mit dem abduzierten Arm abzufangen. Ein 13jähriger adipöser Knabe, der an einem Adrenogenitalsyndrom leidet, verrenkte sich die Schulter beim Brustschwimmen als er die Arme emporriß. Eine Patientin wurde als Fußgängerin von einem PKW erfaßt und mehrere Meter weit mitgeschleift. Sie erlitt zusätzlich eine Gehirnerschütterung und eine zweitgradig offene Unterschenkelfraktur der Gegenseite (Abb. 1, Tabelle 1).

Bemerkenswert erscheint in diesem Zusammenhang die Tatsache, daß bei allen 6 Patienten die rechte Schulter betroffen war, was wir darauf zurückführen, daß der Rechtshänder beim Sturz nach vorne sich vor allem mit dem rechten Arm abzustützen sucht.

Hefte zur Unfallheilkunde, Heft 186
Verletzungen des Schultergelenks
Zusammengestellt von U. P. Schreinlechner
Springer-Verlag Berlin Heidelberg 1987

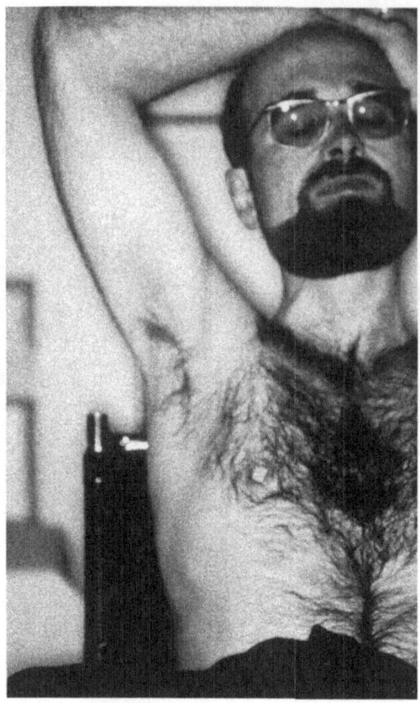

Abb. 1

Tabelle 1. Ursachen für die Luxatio humeri erecta (n = 6)

Sturz	3
Abfangen einer schweren Last	1
Emporreißen der Arme	1
VU (Fußgeher)	1

5 Verletzte suchten unsere Ambulanz bei der ersten Luxation auf und hatten anamnestisch noch nie ein Trauma der betreffenden Schulter erlitten. Bei dem bereits erwähnten Knaben erfolgte auf die ersten 3 Luxationen, die immer bei Elevation des Armes auftraten, eine Spontanreposition. Er kam erst bei der 4. Verrenkung, die fixiert blieb, an unsere Klinik (Abb. 1, 2). Die klinische Diagnose war in allen Fällen sehr einfach, die Patienten hatten den erhobenen Arm im Schultergelenk federnd fixiert, der Humeruskopf war in den meisten Fällen sehr gut in der Axilla zu tasten. Die Verletzten unterstützten den erhobenen Arm entweder mit dem Kopf oder der anderen Hand. In einem Fall klagte der Verletzte bei der Einlieferung über Hypaesthesien im distalen Versorgungsgebiet des Nervus ulnaris, die sich nach der sofortigen Reposition rasch besserten und ganz verschwanden. In dem Fall der Mehrfachverletzten konnte eine Nervenläsion primär weder diagnostiziert noch ausgeschlossen werden. Bei ihr wurde im Verlauf eine reizelektrische Untersuchung durchgeführt, wobei außer einer inkompletten Läsion des N. ulnaris proximal der Axilla keine Ausfälle im Bereich des Plexus brachialis festgestellt werden konnten (Abb. 3). Nach der Röntgendiagnose, die bei 2 Patienten neben der Bestätigung der klinischen Diagnose einen Abriß des Tuberculum majus ergab, erfolgte in allen Fällen die Reposition in

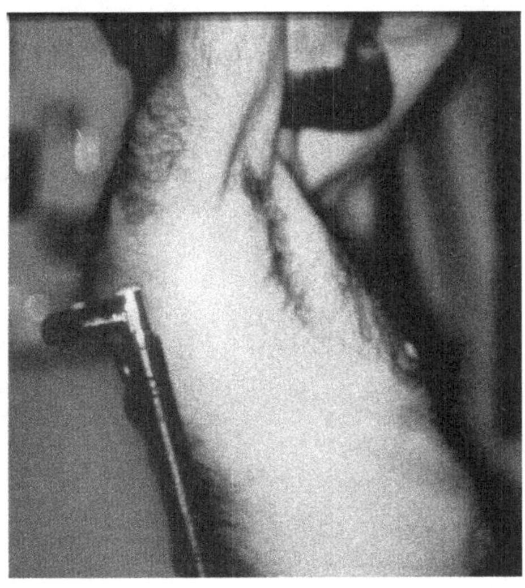

Abb. 2

Tabelle 2. Therapie der Luxatio humeri erecta

Reposition in Allgemeinnarkose
Ruhigstellung für 3 Wochen
Heilgymnastik

Allgemeinnarkose. Beim maximal muskelrelaxierten Patienten wurde zunächst der Arm vorsichtig gesenkt und die Luxation sozusagen in eine normale axilläre Form übergeführt. Danach erfolgte die behutsame Reposition nach Hippokrates. Sie gelang in allen Fällen ohne große Schwierigkeiten (Tabelle 2). Der Arm wurde zunächst provisorisch an den Thorax geschient, nach dem völligen Erwachen aus der Narkose erhielten die Patienten einen Binden-Desault. Die Dauer der Ruhigstellung betrug bei den beiden älteren Patienten 10 Tage, bei den 4 anderen Verletzten 3 Wochen. Es wurden in wöchentlichem Abstand röntgenologische und klinische Kontrollen durchgeführt, wobei es während der Behandlungszeit weder zu Reluxationen noch zu anderen Komplikationen kam. Nach der Verbandabnahme wurden die Patienten zur Heilgymnastik überwiesen, bzw. zu intensiven Bewegungsübungen angehalten. Die ambulante Behandlungsdauer betrug zwischen 4 und 6 Wochen.

Spätergebnisse konnten von 4 Patienten erhoben werden, wobei der Nachuntersuchungszeitraum zwischen 1,5 und 6 Jahren lag (Tabelle 3). In 3 Fällen war das Behandlungsergebnis nach dem Neerschen Schema mit 93 bis 98 Punkten als hervorragend anzusehen. in dem 4. Fall (polytraumatisierte Patientin) kam es zu einem unbefriedigenden Ergebnis

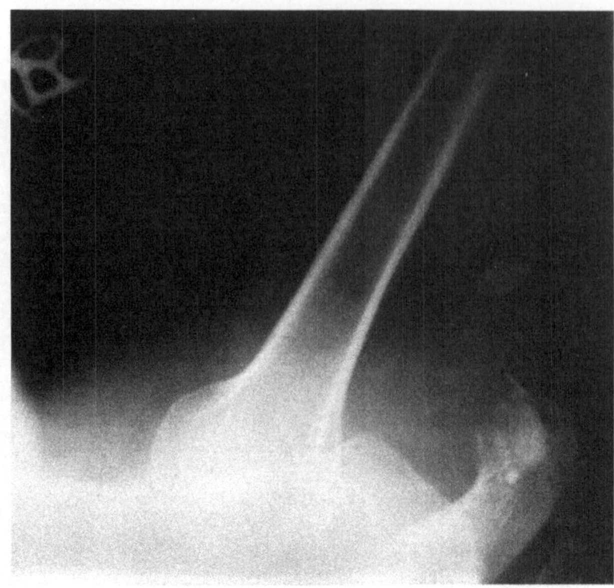

Abb. 3

Tabelle 3. Spätergebnisse nach Luxatio humeri erecta (n = 4)

Hervorragend	3
Unbefriedigend	1

mit Schmerzen und Kalkauflagerungen im Bereich der Gelenkskapsel und Hochstand des Oberarmkopfes. Dieser röntgenologische Befund und die schlechte Funktion der Schulter veranlaßten uns zur Durchführung einer Acromioplastik 16 Monate nach dem Unfall. Die Patientin ist jetzt schmerzfrei, über das funktionelle Ergebnis kann jedoch jetzt, 5 Wochen nach der Operation, noch keine Aussage gemacht werden.

Zusammenfassend kann gesagt werden, daß die Spätergebnisse nach geschlossener Reposition und ausreichender Ruhigstellung mittels Bindendesaultverband für 3 Wochen ein durchaus befriedigendes Resultat ergeben haben.

Die Entwicklung der Schulterinstabilität nach Schulterluxation

K. Schiller, P. Habermeyer, G. Silverstrin, P. Diestel und U. Brunner

Chirurgische Klinik Innenstadt und Chirurgische Poliklinik der Ludwig-Maximilians-Universität (Direktor: Professor Dr. med L. Schweiberer), Nußbaumstraße 20, D-8000 München 2

Neben der Entwicklung zur rezidivierenden Verrenkung kommt den Schulterinstabilitäten nach primärer Schulterluxation immer mehr Bedeutung zu [3, 4, 9, 11, 12]. Unter Schulterinstabilität versteht man neben der Neigung zum Rezidiv, die schmerzhafte Schultersubluxation mit Funktionseinschränkung.

Besonders bei der chronisch schmerzhaften Schulter muß an die Möglichkeit einer Instabilität gedacht werden. Betroffen sind vor allem männliche Jugendliche mit rezidivierenden Beschwerden, aber weitgehend freier Beweglichkeit, die, auch auf Grund von fehlenden knöchernen Läsionen, nicht selten der Diagnose einer chronischen Schulterinstabilität nach primärer Luxation entgehen.

Methodik

An Hand einer retrospektiven Studie von 258 Patienten mit Schulterluxationen der Jahrgänge 1978–1983 an der Chirurg. Klinik Innenstadt der Universität München sollen Bewertungskriterien der Schulterinstabilität unter besonderer Berücksichtigung einer chronischen Subluxation erstellt werden (Tabelle 1).

Von 258 angeschriebenen Patienten erhielten wir 117 auswertbare Fragebögen zurück. Es handelte sich um 60 Männer und 57 Frauen mit einem Durchschnittsalter von 49,4 Jahren. Insgesamt wurden 30 Detaildaten abgefragt. Neben den Fragen zum Unfallmechanismus, der Häufigkeit der Luxation sowie der Dauer der Ruhigstellung, waren vor allem die Angaben der subjektiven Schmerzempfindung und der funktionellen Beeinträchtigung von besonderem Interesse.

Nach Auswertung der Fragebögen wiesen 65 Patienten Instabilitätskriterien auf. Diese wurden nochmals angeschrieben und einbestellt. Davon kamen letztlich 27 Patienten zur Nachuntersuchung.

Tabelle 1. Schulterluxationen in den Jahren 1978–1983: 258. Fragebogenaktion mit 117 auswertbaren Beantwortungen. Von 65 Patienten mit Instabilitätsbeschwerden konnten 27 im Rahmen einer Nachuntersuchung ausgewertet werden

Gesamtzahl aller ambulanten Patienten	81 701
Schulterluxationen	258
Beantwortungen	117
Einbestellungen	65
Nachuntersuchungen	27

Hefte zur Unfallheilkunde, Heft 186
Verletzungen des Schultergelenks
Zusammengestellt von U. P. Schreinlechner
Springer-Verlag Berlin Heidelberg 1987

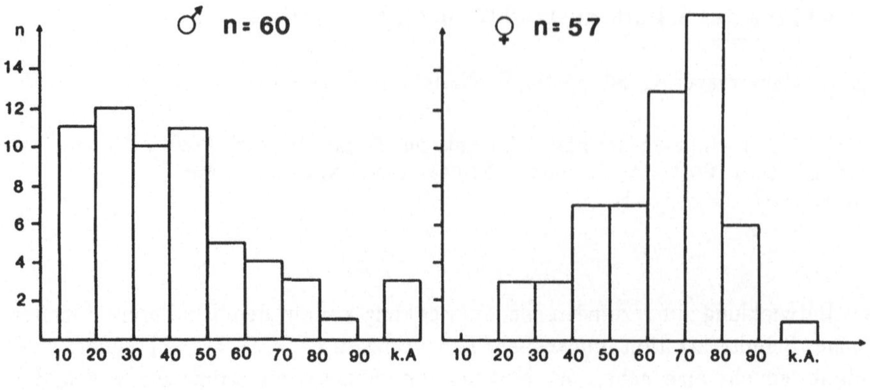

Abb. 1. Altersverteilung von 117 Patienten bei der Erstluxation. Häufigkeitsgipfel bei den 60 Männern zwischen dem 10. und 50. Lebensjahr, bei den 57 Frauen ansteigende Häufigkeit bis zum 80. Lebensjahr

Geprüft wurde regelmäßig der Apprehensiontest [2], sowie die vordere, hintere und untere Schublade um Informationen über den Kapselbandmechanismus und das Labrum glenoidale zu erhalten. Die Beurteilung der Ergebnisse wurde nach dem Bewertungsschema nach Neer [8] vorgenommen.

Ergebnisse

Die Altersverteilung beim ersten Luxationsereignis (Abb. 1) ergibt bei den 60 männlichen Patienten eine nahezu konstant hohe Verteilung zwischen dem 10. und 50. Lebensjahr, während bei den 57 Frauen eine deutliche Zunahme der Luxationen bis zum 80. Lebensjahr auffällt. Diese Ergebnisse zeigen Übereinstimmung mit der Literatur [6, 7, 13]. Bei den Subluxationspatienten (Abb. 2) fanden sich fast doppelt soviel Männer (26) wie Frauen (14). Über ein Drittel der männlichen Patienten war bei der Erstluxation sogar unter 20 Jahre alt. Bei den Frauen fand sich dagegen kein eindeutiger Häufigkeitsgipfel.

Insgesamt kam es bei 48 von 117 Patienten (= 41%) zum Rezidiv, davon teilweise bis zu 40 Rezidive. Bei den 40 Patienten mit Subluxationsbeschwerden rezidivierten 13 (= 32%), d. h. 68% hatten Instabilitäten ohne tatsächliche Reluxation.

Die häufigste Unfallursache bei den 117 Erstluxationen, wie auch bei 48 Reluxationen waren Sportverletzungen. So fühlten sich auch 50% der einmalig luxierten und 60% der mehrfach luxierten Patienten nach dem primären Unfallereignis in ihrer sportlichen Tätigkeit erheblich beeinträchtigt.

Die bei der Erstluxation entstandenen Läsionen des Schultergelenkes sind für den Übergang in die rezidivierende Luxation, wie auch in die chronische Subluxation sehr wesentlich [5]. Einer exakten radiologischen Diagnostik kommt damit eine zentrale Bedeutung zu [5, 9, 10, 14].

Bei den 117 Luxationspatienten aus unserem Krankengut wurde bei der Erstuntersuchung in 58 Fällen eine knöcherne Verletzung diagnostiziert, 44 Patienten zeigten keine

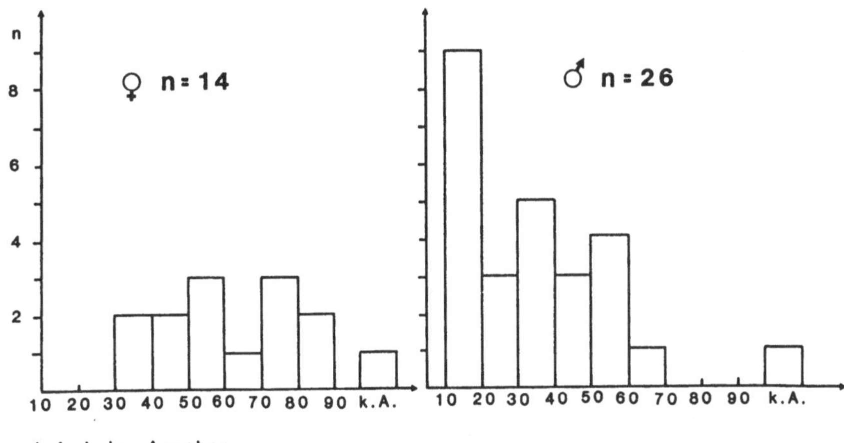

Abb. 2. Altersverteilung von 40 Patienten mit Subluxationen. Häufigkeitsgipfel bei den 26 Männern zwischen dem 10. und 20. Lebensjahr, bei den 14 Frauen konstante Verteilung zwischen dem 30. und 90. Lebensjahr

ossäre Beteiligung, bei 15 Patienten wurden keine Angaben gemacht. Bei den 40 Subluxationspatienten überwogen dagegen solche ohne knöcherne Verletzung (22), nur bei 18 Patienten (= 45%) wurde primär die Diagnose einer ossären Verletzung gestellt.

Arbeitsfähig nach Behandlungsabschluß waren 66 von 117 (= 56%), während 21 der 40 Patienten mit chronischer Subluxation (= 53%) sich in ihrer Arbeitsfähigkeit leicht oder erheblich beeinträchtigt sahen.

Nach Behandlungsabschluß hatten immerhin 84 von 117 Patienten (= 71%) weiterhin Schmerzen. Bei den chron. Instabilen klagten 33 von 40 (= 83%) über verbleibende Schmerzen.

Insgesamt gaben 45 Patienten an, bei extremen Bewegungen plötzlich einschießende Schmerzen zu bekommen, 24 Patienten klagten zudem über Armschwere und Pelzigkeit. Dieses sog. „dead-arm-Syndrom" [12] konnte nach differentialdiagnostischem Ausschluß einer anderen Ursache, überwiegend bei Patienten mit chron. Subluxationsbeschwerden nachgewiesen werden.

Die Dauer der Ruhigstellung nach erstmaliger Luxation ist nach wie vor Gegenstand vieler Diskussionen [6]. Von den 117 Patienten (Abb. 3) wurden 28 bis zu 1 Woche, 36 bis zu 2 Wochen, 33 bis zu 3 Wochen und 8 Patienten länger als 3 Wochen ruhiggestellt. Auffällig erscheint der nahezu konstante Anteil (38–39%) an Luxationsrezidiven bei einer Ruhigstellungsdauer von 2 Wochen und länger.

Ruhigstellung länger als 14 Tage scheint damit keinen wesentlichen Einfluß auf die Ausbildung einer rezidivierenden Verrenkung zu haben.

Von den 27 nachuntersuchten Patienten mit chron. Beschwerden im Sinne einer drohenden Luxation bzw. Subluxation hatten 19 (≙ 70%) ein ständiges subjektives Instabilitätsgefühl. 14 Patienten waren in der Lage ihre Schmerzen genau zu lokalisieren. Über ausstrahlende Schmerzen klagten 10 Patienten.

Zur Frage der subjektiven Einschränkung der Gelenkfunktion gaben 18 Patienten eine leichte, 5 eine stärkere Funktionseinschränkung der erkrankten Schulter an.

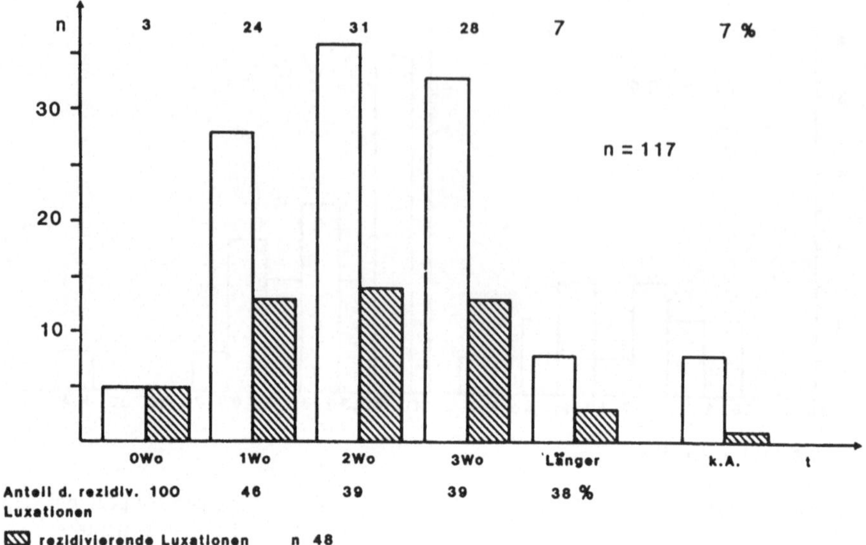

Abb. 3. Dauer der Ruhigstellung nach der ersten Luxation bei 117 Patienten, davon 48 Patienten mit rezidivierenden Luxationen. *Oben:* Prozentuale Verteilung der 117 Luxationspatienten. *Unten:* Prozentualer Anteil der rezidivierenden Luxationen

Tabelle 2. Radiologische Differenzierung knöcherner Läsionen bei 27 nachuntersuchten Patienten mit chronischen Subluxationsbeschwerden

Knöcherne Läsionen (n = 27)	
Bankart	10
Hill-Sachs	3
Bankart + Hill-Sachs	3
Tuberculum majus	1
Subcapitale Humerusfraktur	1

Die Röntgendiagnostik erbrachte bei 18 Patienten ($\hat{=}$ 67%) eine knöcherne Läsion (Tabelle 2), wobei die Bankart-Läsion mit 13 Fällen ($\hat{=}$ 72%) den am häufigsten erhobebenen radiologischen Befund darstellt.

Der Apprehension-Test war bei 13 der 27 Patienten positiv. Bei 45° Abduktion und Außenrotation zeigten 4, bei 90° 12 und bei 135° ebenfalls 12 der 13 Patienten ein positives Testergebnis.

Eine vordere Schublade war bei 5 Patienten nachzuweisen; eine hintere oder untere Schublade fand sich bei den klinischen Untersuchungen nicht. Dagegen konnte bei 12 der 27 Patienten ($\hat{=}$ 44%) beim Auslösen der Luxationsbewegung der sog. „click" palpiert werden.

In der Beurteilung der Schmerzempfindung im Bewertungsschema nach Neer [8] (No Pain $\hat{=}$ 35 units) kam die Gesamtzahl der 27 Patienten auf 28,5 units. Die 13 Patienten mit einem positiven Apprehension-Test kamen auf 27,7 units, Patienten mit ossären Läsionen auf 29,7 units. Dagegen klagten die Patienten ohne knöcherne Verletzung über deutlich mehr Schmerzen. Sie kamen auf 26,8 units.

Bezüglich der Funktion (function in strenght, reaching and stability $\hat{=}$ 30 units) ergab sich ein Durchschnitt von 23,6 units wobei die Beurteilung für Stabilität mit 6,8 von 10 units am schlechtesten ausfiel. Im Gegensatz zur schlechten Funktionsbeurteilung ergab sich beim selben Kollektiv eine nahezu freie Beweglichkeit (23,6 units von 25).

Diskussion

Vom untersuchten Kollektiv wiesen 34% die Instabilitätskriterien — Subluxation, Schmerz, Funktionseinschränkung — auf. Bei weitgehend freier Beweglichkeit imponierten die subjektiven Beschwerden und Funktionsbehinderungen, wobei ein großer Anteil ohne begleitende ossäre Läsion einherging. Betroffen waren vorwiegend junge sportliche Männer. Zur Diagnose der Schulterinstabilität führen die klinischen Kriterien: Apprehension-Test, click-Phänomen und Schulterschublade.

Fazit

Eine erstmalige Schulterluxation ist kein Bagatelltrauma, auch wenn keine Begleitfraktur nachgewiesen werden kann. Dies gilt besonders für den Jugendlichen. Hier ist die Rezidivquote sehr hoch (38% bei den Männern von 10 bis 30 Jahren). Neben der manifesten Reluxation steht das Beschwerdebild der Instabilität, i. e. Subluxation, Schmerz, funktionelle Behinderung. Diese Trias erzwingt eine frühzeitig exakte Diagnose, ohne diese kann keine differenzierte Therapie erfolgen, die dem Spätschaden zuvorkommt. Damit wird der exakten Diagnostik mittels verfeinerter klinischer Untersuchung, Arthrographie, Computertomographie und Arthroskopie das Wort geredet.

Zusammenfassung

Anhand einer retrospektiven Studie von 258 Patienten mit Schulterluxationen werden Beurteilungskriterien der Schulterinstabilität erstellt. 27 Patienten konnten klinisch und radiologisch nachuntersucht werden. Davon hatten 19 ein subjektives Instabilitätsgefühl, 18 eine knöcherne Läsion. Die Bankart-Läsion war der häufigste Befund. Der Apprehension-Test, der "click" sowie das dead-arm Syndrom führen zur Diagnose der Schulterinstabilität. Bei meist freier Beweglichkeit stehen subjektive Beschwerden und Funktionsbehinderung im Vordergrund.

Summary

The diagnostic criteria for determination of the shoulder instability was evaluated on the basis of a retrospective study of 258 patients. Clinical and radiological follow-up studies were possible in 27 cases.

Of these patients, 19 exhibited a subjective feeling of instability and in 18 cases a bony lesion was diagnosed. The Bankart's lesion was most often observed. The apprehension test, the "click" as well as the "dead-arm syndrom" represent the major criteria in the diagnosis of shoulder instability. In the presence of full mobility subjective complaints as well as functional limitation is most often observed.

Literatur

1. De Palma AF (1983) Surgery of the shoulder, 3rd edn. Lippincott, Philadelphia
2. Gerber C, Ganz R (1984) Clinical assessment of instability of the shoulder. J Bone Joint Surg [Br] 66:551
3. Hastings DE, Coughlin LP (1981) Recurrent subluxation of the glenohumeral joint. Am J Sports Med 9/6:352
4. McGlynn FJ, Caspari RB (1984) Arthroscopic findings in the subluxating shoulder. Clin Orthop 183:173
5. Mizuno K, Hirohata K (1983) Diagnosis of the recurrent traumatic anterior subluxating of the shoulder. Clin Orthop 179:160
6. Müller KH, Dingels WR (1984) Die Entwicklung zur habituellen Schulterluxation. Aktuel Traumatol 14:121
7. Müller-Färber J, Müller KH (1982) Präoperative Röntgendiagnostik bei rezidivierenden Schultergelenksluxationen. Unfallheilkunde 85:369
8. Neer CS (1970) Displaced proximal humeral fractures. J Bone Joint Surg [Am] 52:1077
9. Pavlov H, Warren RF, Weiss CB, Dines DM (1985) The roentgenographic evaluation of anterior shoulder instability. Clin Orthop 194:153
10. Resch H, Benedetto KP, Kadletz R, Daniaux H (1985) Röntgenuntersuchung bei habitueller Schulterluxation − die Wertigkeit verschiedener Aufnahmetechniken. Unfallchirurgie 11:65
11. Rockwood CA (1975) Traumatic anterior subluxation of shoulder. Fractures. Lippincott, Philadelphia
12. Rowe CR, Zarins B (1981) Recurrent transient subluxation of the shoulder. J Bone Joint Surg [Am] 63:863
13. Saha KA (1971) Dynamic stability of the gleno-humeral joint. Acta Orthop Scand 42:491
14. Watson M (1985) Practical shoulder surgery. Grune & Stratton, London
15. Weber BG (1979) Die gewohnheitsmäßige Schulterverrenkung. Unfallheilkunde 82:413

Die hintere Schultersubluxation

A. Ekkernkamp, K. Neumann und A. Lies

Chirurgische Universitätsklinik und Poliklinik BG-Krankenanstalten „Bergmannsheil Bochum" (Direktor: Professor Dr. G. Muhr), D-4630 Bochum 1

In 2–4% aller Schulterluxationen geht die Verrenkung nach dorsal [10, 12, 15, 17, 21, 22, 24, 25].

Die hintere Schultersubluxation ist mit einem Prozent nahezu eine Rarität.

Subluxation bedeutet, daß der Oberarmkopf auf den Rand der Gelenkpfanne tritt, von hier aus gleitet er relativ leicht in die Pfanne zurück. Die Verschiebung ist reversibel und dauert nur kurze Zeit. Der Humeruskopf bleibt also nicht – wie bei der kompletten Verrenkung – hinter dem Glenoid dislociert. Somit wird der Patient klinisch niemals in einer Luxationsposition gesehen.

Die Literatur zu diesem Thema ist spärlich. Bankart [1] beschreibt 1938 nur einen Fall einer rezidivierenden hinteren Schultersubluxation aus seiner großen Serie. Bateman [2] postuliert, die meisten hinteren Luxationen seien aktuell Subluxationen gewesen, welche sich erst im Laufe der Zeit zu Verrenkungen ausgebildet hätten. Hawkins et al. [7] warnen vor dem zu großzügigen Einsatz operativer Stabilisationen. Die Ergebnisse seien größtenteils unbefriedigend. Norwood u. Terry [13] berichten über 21 hintere Subluxationen und empfehlen die Glenoplastik nach Scott [18].

Die Diagnose ist schwierig, die häufigste Fehldiagnose lautet – wie bei der hinteren Luxation – „Schulterprellung" oder „Schulterzerrung" [20]. In der Anamnese werden Stürze und Stöße als direktes Trauma oder Krampfanfälle nach Elektrounfällen angegeben.

Die Krafteinwirkung erfolgt meist auf das Ellenbogengelenk oder auf den gestreckten, im Schultergelenk adduzierten und innenrotierten Arm, wobei der Humeruskopf nach hinten gedrückt wird.

Geklagt werden Beschwerden beim Werfen, Tennisaufschlag, Fauststoß, Handstand und Liegestütz. Bei längerem Verlauf kann die Abduktion eingeschränkt und die Außenrotation gar aufgehoben sein.

Typisch ist ein Schnappgefühl, die Patienten verspüren einen plötzlichen Schmerz und verharren sofort in ihrer Tätigkeit. Bei Eintreffen in der Klinik ist dann ein krankhafter Befund meist nicht zu erheben.

Instabilitäten des Glenohumeralgelenkes resultieren neben der Verkleinerung des knöchernen oder funktionellen Glenoids (Bankart-Läsion) hauptsächlich aus Störungen der kombinierten Innervation der Muskulatur bzw. von Rotatorenmanschette und Kapsel.

Die dorsale Kapsel ist schwächer ausgebildet als die ventrale. Die Rotatorenmanschette wird nach hinten nur durch die M. infraspinatus und teres minor repräsentiert, welche zusammen mit der Pars spinalis des Deltamuskels für die hintere Stabilität zu sorgen haben. Daneben findet sich ein kompliziertes Zusammenspiel aller Anteile von Rotatorenmanschette und Kapsel.

In jüngster Zeit wurden subtile experimentelle Studien vorgestellt [14, 23], die den Einfluß der individuellen Strukturen auf die Stabilität und damit den Pathomechanismus erklären. So kann eine dorsale Subluxation an der Leiche nach Durchtrennung des Teres minor, der Infraspinatussehne und der ganzen hinteren Kapsel ausbleiben. Erst nach zu-

Hefte zur Unfallheilkunde, Heft 186
Verletzungen des Schultergelenks
Zusammengestellt von U. P. Schreinlechner
Springer-Verlag Berlin Heidelberg 1987

Tabelle 1

Fried	(1949)	[5]
McLaughlin	(1952)	[10]
Severin	(1953)	[19]
Scott	(1967)	[18]
Boyd u. Sisk	(1972)	[3]
Chaudhuri et al	(1974)	[4]

sätzlicher Durchtrennung der vorderen Strukturen, insbesondere der Subscapularissehne und der ventralen Kapsel von 12–3 Uhr kommt es zur dorsalen Subluxation des Kopfes.

Entscheidend für die Befunderhebung ist neben der exakten Anamnese die präoperative Narkoseuntersuchung. Durch die hinteren Stabilitätstests, insbesondere durch den hinteren Schubladentest [6] ist eine Abgrenzung zur vorderen oder kombinierten Instabilität möglich. Röntgenaufnahmen wie auch das Computertomogramm sind normalerweise negativ [16]. Erst die gehaltenen Aufnahmen im transaxillären – axialen, evtl. im transthorakalen Strahlengang unter Bildverstärker machen die hintere Subluxation sichtbar. In seltenen Fällen kann die funktionelle Instabilität unter arthroskopischer Sicht reproduziert werden, insbesondere wenn ein abgerissenes Labrum oder ein Defekt am hinteren Pfannenrand mit der Subluxation korrelieren [8, 11].

Die Therapie der Wahl stellt in unseren Augen die Operation dar. Ausgenommen hiervon sind willkürliche hintere Subluxationen, welche am hängenden Arm vorgenommen werden. Kölbel [9] weist darauf hin, daß ein Anspannen der dorsalen Anteile des Deltoideus mit gleichzeitiger Entspannung der ventralen Muskulatur bei genügend häufiger Wiederholung die Kapsel ventral soweit dehnen kann, daß eine sehr eindrucksvolle Fehlstellung und ein ebenso wirkungsvolles Zurückschnappen möglich werden. Die meist jungen Patienten – ab etwa 10 Jahren – weisen häufig Verhaltensstörungen auf, sie sind zunächst von einer Operation auszuschließen. Solche Patienten führen wir einem gezielten Muskeltraining, in gewissen Fällen dem Psychosomatiker zu.

Zur Behandlung der hinteren Luxation und Subluxation werden in der Literatur verschiedene Verfahren angegeben (Tabelle 1):

Die Subscapularis-Tenodese, die hintere Plication, die umgekehrte Putti-Plattoperation, der lange Bicepssehnentransfer, die Rotationsosteotomie des Humerus, die hintere Glenoplastik mit offener Scapulaosteotomie und die hintere Knochenspanverriegelung.

Eigenes Krankengut

In den letzten 8 Jahren wurdem am „Bergmannsheil Bochum" 12 hintere Subluxationen bei 10 Patienten behandelt. Als operative Maßnahme führten wir die hintere Verblockung des Pfannenrandes mit einem autologen Knochenspan (Entnahme hinterer Beckenkamm) und gleichzeitiger hinterer Kapselraffung durch. Die Begründung hierfür liegt in der hohen Reluxationsrate anderer Verfahren.

Hawkins et al. [7] fanden in einer retrospektiven Studie, daß es bei 6 von 9 Patienten mit Weichteileingriffen (umgekehrte Putti-Plattoperation und Bicepssehnentransfer) erneut zur hinteren Verrenkung gekommen war. Daneben geben sie eine Komplikationsrate

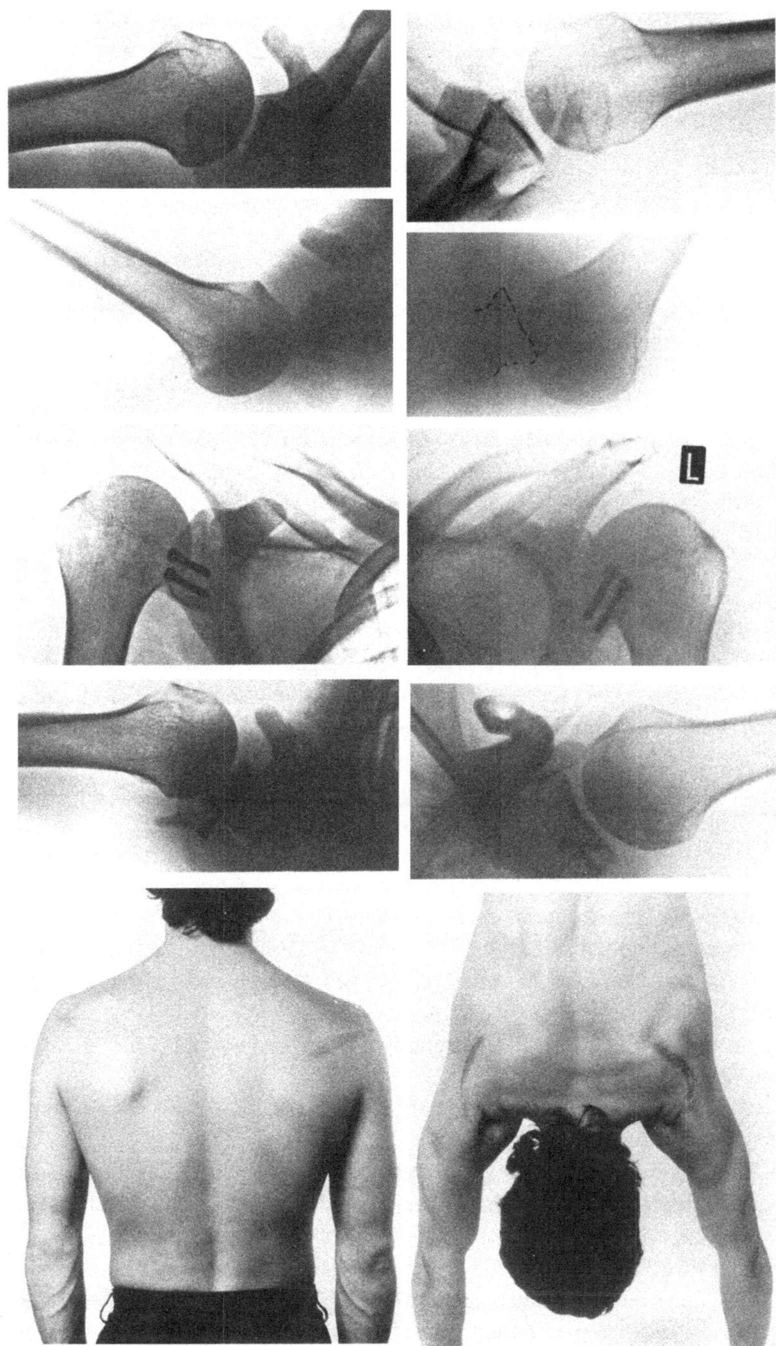

Abb. 1. S. C., 5. 12. 1960. Rechtes und linkes Schultergelenk axial nativ und gehalten: Dorsale Subluxation beidseits.
18. 5. 1983: Hintere Spanverriegelung und Kapselraffung rechts. Spanentnahme rechter hinterer Beckenkamm. *31. 8. 1983:* Dorsale Spanverriegelung und Kapselraffung links, Spanentnahme linker hinterer Beckenkamm. *27. 9. 1985:* Röntgenkontrolle a.p. und axial: Gut zu sehen der dorsale Knochenspan. Funktionsaufnahmen 2 Jahre nach operativer Stabilisierung

112

Tabelle 2. Postoperative Behandlung

2 Wochen	Desault
2 Wochen	Pendelübungen
	leichtes Krafttraining
danach	Auftrainieren der Rotatorenmanschette

von 20% bei der Scapulaosteotomie an, in 2 Fällen konnte radiologisch sogar eine Schultergelenksarthrose nachgewiesen werden.

Alle Patienten wurden nachuntersucht.

Beispiele

23jähriger Karatesportler, beim Ausstrecken beider Arme unter entspannter Muskulatur kam es zu Subluxationsphänomenen in beiden Schultergelenken. Der Patient verspürte dabei ein deutliches Schnappen. 1983 beidseitige Spanverriegelung und Kapselraffung, heute völlige Beschwerdefreiheit (Abb. 1).

Ein weiterer Patient mit beidseitiger hinterer Subluxation war nach Knochenspananlagerung vollkommen beschwerdefrei und voll sportfähig.

28jähriger Arbeiter, 1977 traumatische Schulterluxation, wahrscheinlich nach hinten. In der Folge mehrmalige Reluxationen; wegen Verdachtes auf vordere Verrenkung 1984 auswärts Putti-Plattoperation. Danach erneutes Schnappgefühl, Instabilität in Aduktion und Innenrotation, Beschwerden bei Zug- und Hebearbeit. Wir führten die hintere Spananlage und Kapselraffung durch. Postoperativ Ruhigstellung im Desault für 14 Tage. Danach Pendelübungen und Krafttraining, später Auftrainieren der Rotatorenmanschette (Tabelle 2).

Eine statistische Auswertung des eigenen Krankengutes verbietet sich wegen der geringen Zahl. In insgesamt 7 der 10 Fälle kam es zu sehr guten bis guten Resultaten, in den übrigen 3 Fällen konnten erneut dorsale Instabilitäten provoziert werden. In 1 Fall handelte es sich um eine multidirektionale Instabilität. Ein Patient klagte über ein fortbestehendes Schnappgefühl, daneben verblieb eine eingeschränkte Abduktions- und Außenrotationsfähigkeit.

Intra- oder perioperative Komplikationen traten nicht auf, eine sekundäre Arthrose wurde nicht gesehen.

Unter den als gut zu wertenden Ergebnissen mußte ein Patient den aktiven Handballsport aufgeben.

Zusammenfassend kann gesagt werden, daß es sich bei der hinteren Subluxation um ein für den Patienten unangenehmes Krankheitsbild handelt, das glücklicherweise selten ist.

Die experimentellen Fortschritte zur Klärung der Pathomechanismen und die verfeinerte klinische Diagnostik werden zum häufigeren Erkennen der hinteren Subluxation führen.

Mit der hinteren Spananlagerung und Kapselraffung zusammen mit intensiver postoperativer Physiotherapie können zufriedenstellende bis gute Ergebnisse erzielt werden.

Literatur

1. Bankart ASB (1938) The pathology and treatment of recurrent dislocation of the shoulder joint. B J Surg 26:23–29
2. Bateman JE (1978) The shoulder and neck, 2nd edn. Saunders, Philadelphia
3. Boyd HB, Sisk TD (1972) Recurrent posterior dislocation of the shoulder. J Bone Joint Surg [Am] 54:779–786
4. Chaudhuri GK, Sengupta A, Saha AK (1974) Rotation osteotomy of the shaft of the humerus for recurrent dislocation of the shoulder: Anterior and posterior. Acta Orthop Scand 45:193–198
5. Fried A (1949) Habitual posterior dislocation of the shoulder joint – A report on 5 operated cases. Acta Orthop Scand 18:329–345
6. Gerber C, Ganz R (1984) Clinical assessment of instability of the shoulder. J Bone Joint Surg [Br] 66:551–556
7. Hawkins RJ, Koppert G, Johnston G (1984) Recurrent posterior instability (subluxation) of the shoulder. J Bone Joint Surg [Am] 66:169–174
8. Jakob RP, Johner R (1983) Indikation und Technik der Schulterarthroskopie. Hefte Unfallheilkd 165:162–164
9. Kölbel R (1985) Instabilität des glenohumeralen Gelenkes. Hamburger Schulter-Workshop 22.–23. 2. 1985
10. McLaughlin HL (1952) Posterior dislocation of the shoulder. J Bone Joint Surg [Am] 34:584–590
11. Neumann K, Seiler H, Muhr G (1983) Die Arthroskopie des Schultergelenkes. Langenbecks Arch Chir 362:937
12. Nobel W (1962) Posterior traumatic dislocation of the shoulder. J Bone Joint Surg [Am] 44:523–538
13. Norwood LA, Terry GC (1984) Shoulder posterior subluxation. Am J Sports Med 12:25–30
14. Ovesen J, Nielsen S (1985) Anterior and posterior instability of the shoulder joint. Hamburger Schulter-Workshop, 22.–23. 2. 1985
15. Poigenfürst J (1976) Die hintere Schulterverrenkung. Hefte Unfallheilkd 126:83–85
16. Resch H, Benedetto KP, Zur Nedden D (1985) Computertomographische Diagnostik bei habitueller Schulterluxation. Unfallchirurgie 88:204–207
17. Rowe CR (1956) Prognosis in dislocations of the shoulder. J Bone Joint Surg [Am] 38:957–977
18. Scott DJ (1967) Treatment of recurrent posterior dislocations of the shoulder by glenoplasty. J Bone Joint Surg [Am] 49:471–476
19. Severin E (1953) Anterior and posterior recurrent dislocation of the shoulder. The Putti-Platt-operation. Acta Orthop Scand 23:14–22
20. Spängler H, Schmid L, Fasol P (1976) Zur Problematik der veralteten sogenannten hinteren Schulterluxation. Hefte Unfallheilkd 126:89–92
21. Taylor RG, Wright PR (1952) Posterior dislocation of the shoulder. J Bone Joint Surg [Br] 34:624–629
22. Tomaschewski H-K (1977) Die habituelle Schulterluxation nach dorsal. Beitr Orthop Traumatol 24:104–111
23. Turkel JL et al (1981) Stabilizing mechanism preventing anterior dislocations of the glenohumeral joint. J Bone Joint Surg [Am] 63:1208–1217
24. Vastamäki M, Solomen KA (1980) Posterior dislocation and fracture – dislocation of the shoulder. Acta Orthop Scand 51:479–484
25. Warrich GK (1948) Posterior dislocation of the shoulder. J Bone Joint Surg [Br] 30:651–655

114

Die veraltete Schulterluxation — Therapie und Ergebnisse

A. Lies und K. Neumann

Chirurg. Universitätsklinik, Berufsgen. Krankenanstalten „Bergmannsheil",
D-4630 Bochum 1

Ungenügende Diagnostik, oft aber auch die Indolenz der Kranken sowie ungünstige äußere Umstände stellen die Ursachen für veraltete Luxationen dar.

Glücklicherweise ist in Relation zu der großen Zahl aller auftretenden Verrenkungen die veraltete Schulterluxation sehr selten. Wann eine frische Luxation in eine alte übergeht, ist in der Literatur verschieden angegeben. Wir haben den Zeitpunkt nach der 4. Woche festgelegt.

Eine conditio sine qua non stellt bei der Diagnostik die Anfertigung von Röntgenaufnahmen in mindestens 2 Richtungen dar. Wenn der Gelenkspalt auf der a.p.-Aufnahme nicht orthograd einsehbar ist, besteht der Verdacht einer Luxation. Meist sind jedoch auch zusätzliche Aufnahmen erforderlich, in diesem Zusammenhang hat sich auch das CT bewährt. So können knöcherne Nebenverletzungen bzw. die hintere Luxation sicher diagnostiziert werden.

Aus mehreren Gründen ist die Prognose der veralteten Schulterluxation problematisch. Sie ist abhängig von:
1. dem Zeitpunkt der Einrenkung,
2. dem Alter des Patienten,
3. von vorhandenen knöchernen Nebenverletzungen.

Für das funktionelle Spätergebnis ist der Zeitpunkt der Reposition entscheidend. Je früher die Reposition, desto besser die Ergebnisse. Beim luxierten Gelenk entstehen schon nach kurzer Zeit fibröse Narben, die umgebenden Weichteile werden kontrakt, so daß mit zunehmender Zeit die Reposition immer schwieriger wird. Verwachsungen stellen ein unpassierbares Hindernis dar, es liegt praktisch immer eine tiefe Kopfimpression vor. Nach 2–3 Monaten bildet sich dorsal eine sekundäre Gelenkpfanne.

In mehrfacher Hinsicht ist das Alter der Patienten mit veralteter Schulterluxation bei allen Therapieüberlegungen einzubeziehen. Die Reposition hat in Allgemeinnarkose und vollständiger Relaxation vorgenommen zu werden. In höherem Alter ist weiterhin bei der Reposition infolge der Osteoporose auf eine vermehrte Knochenbrüchigkeit Rücksicht zu nehmen. Auch wird das konservative bzw. operative Vorgehen nicht selten vom Alter bestimmt. Eine unblutige Reposition gelingt bei der veralteten Schulterluxation allenfalls noch nach 4 Wochen. Die Reluxationsgefahr ist hoch. Repositionsschäden am Plexus, Muskeln und Skelett häufig. Besser, schonender und damit unbedingt vorzuziehen ist die operative Einrichtung.

An operativen Techniken bietet sich an: die Arthrolyse und Reposition, evtl. kombiniert mit transarticulärer Spickdrahtfixation bei Reluxationstendenz. Bei der veralteten hinteren Schulterluxation wird die Methode nach McLaughlin empfohlen, wobei nach Einrichtung durch den typischen ventralen Zugang die Sehne des M. subscapularis knapp am Kopfansatz durchtrennt und in den ventralen Knochendefekt eingenäht wird. Bei insuffizienter Muskulatur ist dies aber nicht ausreichend. In diesen Fällen haben wir eine

Hefte zur Unfallheilkunde, Heft 186
Verletzungen des Schultergelenks
Zusammengestellt von U. P. Schreinlechner
Springer-Verlag Berlin Heidelberg 1987

Drehosteotomie zusätzlich durchgeführt, um den Kopf in der Pfanne zu halten, oder der Defekt wird angehoben und mit Spongiosa aufgefüllt.

Kopfresektionen, Arthroplastiken oder Arthrodesen sind praktisch nie notwendig.

Bei veralteten Luxationen mit Nebenverletzungen wie knöchernen Abrissen sollten diese, falls sie eine Reluxation ermöglichen, auch nach mehreren Wochen noch versucht werden, anzuschrauben.

Wir haben in den letzten 10 Jahren in den Krankenanstalten „Bergmannsheil Bochum" bei über 200 Schulterluxationen 11 veraltete Luxationen behandelt. Die Verrenkungen waren zwischen 4 Wochen und 3 Jahren alt. Nur bei einem dieser Fälle gelang die unblutige Reposition mit konsekutiver konservativer Therapie.

Bei 4 Patienten wurde die offene Reposition vorgenommen, die Kapsel gerafft, der Ansatz des M. subscapularis lateralisiert und zur Sicherung der Reposition für 14 Tage eine transarticuläre Spickdrahtfixation vorgenommen. In 2 Fällen war es gleichzeitig im Bereich des Kopfes zu einer Abrißfraktur gekommen. Hier wurde eine Fixation des Fragmentes mit Schrauben durchgeführt. Anschließend gelang die Reposition nach Entfernung des Bindegewebes aus der Pfanne ohne Schwierigkeiten. Durch Raffung der vorderen Kapsel sowie ebenfalls Lateralisierung des Ansatzes vom M. subscapularis wurde die Reposition zusätzlich gesichert.

In 3 Fällen bei einer veralteten Luxation, einmal nach hinten, zweimal nach vorne, war die Reposition nur durch eine Drehosteotomie nach innen bzw. außen möglich. Der vorhandene Defekt im Kopf wurde durch den Sehnen-Muskelbauch des Subscapularis aufgefüllt, einmal der Kopfdefekt angehoben. Postoperativ stellten wir in allen Fällen 14 Tage im Desault-Verband, bzw. in der Thoraxabduktionsschiene ruhig. Hieran schloß sich eine intensive krankengymnastische Nachbehandlung an. Die Funktionsergebnisse sind insgesamt befriedigend bis ausreichend. Die Prognose wird durch die entstandenen Gelenkveränderungen, Muskelatrophien und Patientenkooperation mitbestimmt.

Obwohl veraltete Schulterluxationen insgesamt gesehen sehr selten auftreten, erfordern derartige Krankheitsbilder besondere Beachtung. Entscheidende Kriterien für die erfolgreiche Behandlung sind der Zeitpunkt der Einrenkung sowie das Alter der Patienten. Wann immer möglich, sollte die Reposition meist offen versucht werden. Therapeutischer Nihilismus ist keinesfalls angebracht, da immer eine Funktionsverbesserung auftritt, von der der Patient profitiert.

Diskussion

Jungbluth, Hamburg: Wir wollen zunächst den Vortrag von den Herren Poigenfürst und Schreinlechner über Verletzungsformen und Repositionstechnik diskutieren.

Herr Poigenfürst, Sie haben die Methode nach Arlt in ihrer Modifikation sehr propagiert. Wir bevorzugen bei schweren oder schwierigen Luxationsformen aber doch die alte Hippokratische Methode, weil wir glauben, daß wir die Kraft durch den Zug mit dem Körpergewicht besser dosieren können, da wir ja oft, gerade bei älteren Luxationsformen, doch über längere Zeit Kraft anwenden müssen, und dann halten wir den Zug, der über das Körpergewicht sehr gut dosiert werden kann, für sehr viel einfacher auszuführen.

Hefte zur Unfallheilkunde, Heft 186
Verletzungen des Schultergelenks
Zusammengestellt von U. P. Schreinlechner
Springer-Verlag Berlin Heidelberg 1987

Poigenfürst, Wien: Da haben Sie sicher ganz recht. Die Methode nach Arlt wird für die „Wald-und-Wiesen"-Schulterluxation empfohlen, die man in 90% mit dieser Modifikation sehr leicht und schonend reponieren kann. Aber es gibt natürlich immer wieder die Luxationen, die wegen einer Verhakung nach Arlt nicht reponiert werden können, und zwar schon deshalb, weil der Patient Schmerzen hat, wenn man nur anhebt. Bei diesen Fällen wird auch bei uns nach wie vor die Methode nach Hippokrates, allerdings immer in Narkose, angewandt, wobei wir auch dabei eine Abduktion ausführen. Es wird nicht so wie in der klassisch gezeigten Art, in der Längsrichtung des Patientenkörpers gezogen, sondern der Arm wird abduziert und der Arzt, der die Reposition durchführt, sollte sich dabei auf einen Hocker setzen. Er hat dann noch mehr Muse und noch mehr Gefühl, als wenn er auf einem Bein balancierend den Arm des Patienten zieht. Bei den ganz schwer verhakten und auch nach Hippokrates nicht zu reponierenden Luxationen empfiehlt sich die Reposition im Längszug am seitlich gelagerten Patienten.

Jungbluth, Hamburg: Abduktion bedeutet da zunächst Zugrichtung in der fixierten Position des Armes?

Poigenfürst, Wien: An sich in der federnd fixierten Position des Armes. Das ist auch fast immer die Stellung, in der der Patient am wenigsten Schmerzen hat.

Jungbluth, Hamburg: Der Vortrag schien so eindeutig gewesen zu sein, daß hierzu nicht weiter diskutiert wird.

Zum Vortrag der Herren Böhnel und Hochstetter: Nervenläsion bei Schulterluxation.

Ich glaube, man kann das nur unterstützen, daß ein Großteil dieser Verletzungen wohl durch Zugwirkung zustande kommt. Ich erinnere an die vielen, relativ häufigen, komplexen Plexusschädigungen, die dabei auftreten können, die ja auch an sich nur durch diese Zugwirkung zu beschreiben und zu erklären sind.

Die nächsten Vorträge, und zwar der Herren Eber und Ahlers: Hintere Schulterluxation. Sind hierzu Bemerkungen?

Ich meine, die Diagnostik bereitet gelegentlich Schwierigkeiten und auch die begleitenden Kopfschäden, sind nicht ohne weiteres immer feststellbar. Ich darf deswegen um Diapositive zur Ergänzung bitten. Ich darf noch einmal auf eine Untersuchungstechnik nach Row hinweisen. Und zwar ist sie manchmal schon bei noch luxiertem Arm durchführbar, indem die Schulter in dieser Weise, wie sie links beschrieben ist, röntgenisiert wird. Wir haben den Vorteil, daß wir einmal die Achse des Oberarmkopfes darstellen können, für die diese Technik insbesondere gedacht ist. Sie gewährt aber, und das ist wohl das Entscheidende, einen sehr großen Überblick auf die Circumferenz des Kopfes und läßt deren Einstellung zur glenoidalen Gelenksfläche sehr gut erkennen. Links sehen Sie die normale Projektion und rechts eine Impression sowie eine kleine, knöcherne Aussprengung. Es ist diese Aufnahme nach Reposition, unmittelbar im Anschluß durchführbar, ohne daß wir die Patienten dabei belästigen und wir können sehr frühzeitig begleitende Schäden mit dieser Aufnahmetechnik nachweisen.

Sehr interessant fand ich Bilder der Spanunterfütterung. Wie sind die funktionellen Ergebnisse? Haben Sie nach dieser Spanunterfütterung Einbußen in der Beweglichkeit, oder haben Sie praktisch seitengleiche Ergebnisse?

Ahlers, Mainz: Nein, das kann man nicht sagen. Es bestehen durchaus endgradige Behinderungen. Das gilt vor allem für die Innendrehbewegung. Aber das ist für die Funktion der Schulter, für den normalen Gebrauch, nicht beeinträchtigend. Die Ergebnisse der 6 Patienten sind relativ gut, wobei wir natürlich sagen müssen, daß der letzte Fall erst ein Jahr zurückliegt. Man kann natürlich über längere Ergebnisse noch nichts sagen. Der erste Fall ist vier Jahre alt. Von daher gesehen sind die Ergebnisse gut und wir glauben, daß das Verfahren als recht günstig anzusehen ist.

Muhr, Bochum: Ist das jetzt bei frischen Verletzungen? Nach welcher Zeit haben Sie diese operiert?

Ahlers, Mainz: Das bezieht sich auf die veralteten Luxationen, wobei wir einen Zeitraum von drei Wochen und mehr als veraltet genommen haben. Der jüngste Fall ist drei Wochen zurückliegend, der älteste lag acht Wochen nach der Luxation zurück.

Muhr, Bochum: Und wenn Sie bei einer frischen Luxation nach hinten eine derartig tiefe Impression sehen?

Ahlers, Mainz: Wir haben bei einer frischen Luxation eine derart große Impression nie gesehen. Wir glauben, daß die Größe des Defektes mit der Dauer der Luxation zusammenhängt. Und zwar glauben wir, daß einfach je länger die Luxation besteht, der Druck, der auf den Kopfanteil besteht, zur Nekrose führt. Intraoperativ haben wir gesehen, daß nach Anheben der Restkortikalis ausgedehnte, auch histologisch nachweisbare Nekrosen vorgelegen haben. Wir erklären das einfach durch den länger bestehenden Druck. Bei einer frischen Luxation bestehen zwar auch Impressionen, die man anheben kann, aber so große Defekte haben wir nie gesehen. Nun sind das aber immer relativ seltene Verletzungen.

Muhr, Bochum: Die frischen Luxationen werden immer konservativer behandelt?

Ahlers, Mainz: Die frischen Luxationen behandeln wir konservativ, nach Reposition Ruhigstellung.

Muhr, Bochum: Noch eine Frage zu Herrn Poigenfürst. Sie haben uns über die Reposition eigentlich alles gesagt, aber wie ist es mit der Ruhigstellung, wie lange, bei allen Patienten gleich, nach vorne und hinten, jung und alt?

Poigenfürst, Wien: Ich habe mir die Antwort auf die Frage vom heutigen Kongreß erwartet. Ich bin der Meinung, daß die Ruhigstellung die Rezidivneigung nicht beseitigen kann, weil das Rezidiv ja von einer Verletzung des Limbus ausgeht und daher eine Ruhigstellung über längere Zeit überhaupt keinen Sinn hat. Meiner Meinung nach sollte man bei einem Patienten nach der ersten traumatischen Luxation, unabhängig von seinem Alter, für die Zeit, wo er Schmerzen hat, eine Mitella geben und ihm aktive Bewegungen erlauben. Man sollte aber die Patientengruppe, die rezidiv-gefährdet ist, entweder nach ihrem Alter oder nach ihrer Verletzungsart schon rechtzeitig herausfiltern, um ihnen überhaupt das erste Rezidiv zu ersparen und sie rechtzeitig zu operieren.

Jungbluth, Hamburg: Wir sind der gleichen Überzeugung, daß, wenn eine schwere Verletzung vorliegt, also mit Abriß des Limbus, die Dauer der Ruhigstellung auch nicht mehr entscheidend ist für das therapeutische Ergebnis.

Beck, Innsbruck: Wenn ich zu Herrn Ahlers noch etwas sagen kann. Wir haben in ähnlich gelagerten Fällen, nämlich veralteten, hinteren Luxationen, einen hinteren Zugang gewählt und haben dann die typische Impression gehoben und mit Spongiosa unterfüttert. Das hat den Vorteil, daß ich beim hinteren Zugang auch gleichzeitig die hintere Läsion operieren kann.

Jungbluth, Hamburg: Wir kommen nun zur Luxatio erecta.

Rüter, Augsburg: Hat im Auditorium jemand Erfahrung mit einer willkürlichen Luxatio erecta. Ich habe eine junge Patientin in Behandlung, die ihre Turnlehrerin schickt, da es immer so kracht. Sie hat eine beidseitige willkürliche Luxatio erecta. Das Kind ist an sich beschwerdefrei, soll aber vom Turnunterricht ausgeschlossen werden. Die Eltern sagen, ich soll etwas tun. Ich weiß aber nicht so richtig was.

Poigenfürst, Wien: Ich habe keine Erfahrung mit einer solchen willkürlichen Luxation, habe aber Erfahrung mit einigen willkürlichen habituellen Luxationen bei Kindern. Die soll man nicht behandeln, beziehungsweise auf keinen Fall operieren. Man soll, wie Herr Kollege Muhr ganz richtig sagt, die Eltern oder den Trainer behandeln, aber psychiatrisch, und das Kind in Ruhe lassen. Ich habe einige solche Kinder, die ihre Eltern jahrelang mit dieser willkürlichen Luxation terrorisiert haben. Ich habe dann einen Patienten nach achtzehn Jahren und eine nach fünfundzwanzig Jahren befragt. Sie vergessen dann irgendwann darauf, führen diese Luxation nicht mehr aus und es kommt dann quasi zu einer Heilung. Manche Burschen erinnern sich dann wieder an die Möglichkeit bevor sie zum Bundesheer einrücken, aber das vergeht dann auch wieder.

Jungbluth, Hamburg: Herr Rüter, wie lange beobachten Sie die Patientin?

Rüter, Augsburg: Ich habe die Patientin erst einmal gesehen. Sie ist 14 Jahre, möchte von mir jetzt eine Entscheidung, und ich bin wirklich ein bißchen überfragt.

Jungbluth, Hamburg: Sie wollen aber nicht operieren?

Rüter, Augsburg: Nein, ich will nicht operieren.

Jungbluth, Hamburg: Wir kommen zum Vortrag „Entwicklung der Schulterinstabilität nach Schulterluxation".
Ich meine, mit der Darstellung dieser „indischen Projektion" wie wir sie nennen, haben wir eine Möglichkeit, recht frühzeitig auf eventuelle Gefahren aufmerksam zu werden, die durch Absprengungen oder durch Impressionen auftreten können, und ich kann diese nicht ganz einfache, aber doch vom Personal recht gut erlernbare Technik nur empfehlen.

Muhr, Bochum: Darf ich nur fragen wie die Instabilität oder Subluxation anhand des Fragebogens festgestellt wurde.

Schiller, München: Die Patienten wurden befragt, in welchem Sinne sie das Gefühl einer drohenden Luxation hätten. Sie wurden einmal in bezug auf ihre Arbeitsfähigkeit, Sportfähigkeit, wie auch auf den normalen Hausgebrauch befragt, bei welchen Bewegungen sie unangenehme beziehungsweise drohende Luxationen verspüren würden.

Titze, Graz: Die Untersuchung grundsätzlich, wie weit eine Instabilität nach Schulterluxation zurückbleibt, ist ja sehr dankenswert und sehr interessant. Eine gewisse Schwäche dieser Nachuntersuchung ist, daß nur 10% der Luxation nachuntersucht wurden. Es wäre natürlich sehr schön und verdienstvoll, einen höheren Prozentsatz Ihrer primär Luxierten nachzuuntersuchen und vor allem auch deshalb, weil wir Subluxationen auch ohne vorgängige Schulterluxation finden. Leider ist daher die Nachuntersuchung etwas wenig aussagekräftig.

Habenmeyer, München: Zu dieser Untersuchung ist folgendes zu sagen. Es gibt ja, aus der Literatur bekannt, Kriterien der Instabilität, und es war der wichtigste Gesichtspunkt unserer Fragebogenaktion: gibt es Kriterien der Instabilität, die der Patient selbst ausdrücken kann, kann er es ankreuzen oder nicht: Wir haben einen Punkt gehabt: „Haben Sie das Gefühl, daß die Schulter herausspringt?" Von allen Patienten hatten 117 dieses Kriterium erfüllt. Diese haben wir dann noch einmal angeschrieben. Das zweite war das Kriterium der Schmerzhaftigkeit. DePalmer gibt zum Beispiel diesen plötzlich einschießenden Schmerz an. Das sind alles Kriterien, die wir untersucht und abgefragt haben, die wir jetzt, in der Kürze dieses Vortrages, nicht bringen konnten.
   Herr Titze, Sie sagten, daß wir nicht genug Patienten nachuntersuchen konnten. Ich glaube, da liegt der Grund in der Fragestellung. Wir sind gar nicht so sehr daran interessiert an dem Patienten, der reluxiert, sondern wir wollten wissen, gibt es neben der manifesten Reluxation das Bild einer Luxationskrankheit, wie wir es definiert haben. Herr Poigenfürst hat es ja angeschnitten. Man muß wirklich diese Leute differenzieren. Diese Patienten, wo Sie sagen, die wollen wir gleich operieren, und wir sagen können, da haben wir recht, wenn wir sie gleich operieren. Weil die Patienten bekommen ihre Beschwerden, die haben Funktionsbehinderungen. Oft sieht man nichts im Röntgenbild, und trotzdem sind die Patienten, gerade junge Männer als Sportler, als Bergsteiger, nicht mehr in der Lage das zu machen. Aus diesem Grund haben wir unsere Untersuchung gemacht. Ich meine schon, Herr Titze, daß wir berechtigt waren, diese Untersuchung so durchzuführen, auch wenn wir in der Kürze der Zeit, wir haben diesen Neerschen-Bogen auch recht spät bekommen, nicht mehr retrospektiv acht Jahrgänge nochmal bestellen konnten.

Titze, Graz: Ich glaube, Sie haben meine Diskussionsbemerkung falsch verstanden. Ich habe es sehr verdienstvoll gefunden, nur wäre es natürlich wünschenswert bei über 250 Luxationen einen höheren Prozentsatz definitiv nachzuuntersuchen. Wenn das aus Gründen der Zeit nicht möglich war, sollte das kein Vorwurf sein, sondern es wäre wünschenswert, wenn Sie bei so einem großen Krankengut an Primärluxierten, einen höheren Prozentsatz objektivieren könnten.

Poigenfürst, Wien: Ich muß die Referenten unterstützen. Sie haben offensichtlich alle Patienten ausgeschlossen, die nach Ihrem Fragebogen beschwerdefrei waren oder die manifeste Reluxation gehabt haben, die vielleicht schon behandelt waren. Es blieb eine kleine Gruppe, und aus denen wurden dann die mit Subluxationstendenz herausgefiltert. Es blieb dann nur ein Zehntel der Patienten übrig, die einer Nachuntersuchung zugeführt wurden. Es war schade, daß wir den Untersuchungsbogen nicht lesen konnten.

Jungbluth, Hamburg: Die Testung wurde jeweils im Seitenvergleich vorgenommen? Es war immer ein deutlicher Unterschied zwischen den beiden Seiten? Oder war es nicht häufig so, daß beide Seiten eine gewisse Subluxationsneigung zeigten?

Schiller, München: Es wurden beide Seiten getestet. Manche Patienten waren beidseitig betroffen. Es wurden aber im wesentlichen bei allen Patienten die Anamnese zu beiden Schultern erhoben und letztendlich war es auch so, daß die Patienten in der Mehrzahl der Fälle nur an einer Schulter luxierten und diese Schulter dann die betroffene auch in der Anamnese und in den subjektiven Beschwerden war.

Jungbluth, Hamburg: Herr Schiller, Sie sagten, daß Sie daraus eventuell eine Indikation zur Operation ableiten würden. Aus reinen Subluxationen? Worin sehen Sie die Indikation? Welche Kriterien würden Sie anwenden? Welche Operationsmöglichkeiten sehen Sie da überhaupt für gegeben an?

Schiller, München: Der zwingende Grund steht einmal zunächst in der Diagnostik, daß gerade bei der Erstluxation, welche kein Bagatelltrauma darstellt, der Patient auch voll diagnostisch abgeklärt werden sollte. Gerade bei jungen Patienten, die sportlich noch weiter ambitioniert sind. Das heißt also, daß neben einem negativen Röntgenbild, auch diagnostische Kriterien wie eine Arthrographie und auch die Computertomographie und Arthroskopie rechtzeitig eingesetzt werden sollten.

Zu der anderen Bemerkung möchte ich noch sagen, daß von den befragten Patienten zunächst nur die bestellt wurden, die Subluxationsbeschwerden hatten, und zum anderen geswegen nur ein kleiner Teil nachuntersucht werden konnten, weil aufgrund der chronischen Beschwerden eben schon ein Teil der Patienten vorher Operationen unterzogen wurde, die dann das Ergebnis verfälscht hätten.

Die Rezidivierung nach Schulterverrenkungen

Biometrische Stabilitätsparameter-Indikatoren für die Entstehung der rezidivierenden Schulterluxation

H.-J. Oestern, H. Reilmann, E. Lentschig und B. Haubitz

Unfallchirurg. Klinik, Medizinische Hochschule Hannover, Konstanty-Gutschow-Straße 8, D-3000 Hannover 61

Die Bedeutung von Bankart- und Hill-Sachs-Läsion für die rezidivierende Schulterluxation ist bekannt. Im eigenen Krankengut konnten wir bei Pat. mit rezidivierender Schulterluxation in 87% der Fälle eine Hill-Sachs-Läsion beobachten.

Ziel einer eigenen Untersuchung war die Frage, welche zusätzlichen Faktoren unter Umständen einen Hinweis auf die Rezidivhäufigkeit geben können.

Material und Methodik

106 Patienten mit einer Schulterluxation wurden analysiert. Die Rö.-Aufnahmen erfolgten unter standardisierten Bedingungen zwei bis fünf Jahre nach der ersten Luxation. 42% der Patienten entwickelten eine rezidivierende Luxation, bei 58% war lediglich eine einmalige Luxation zu beobachten.

Ergebnisse

Alterseinfluß auf die Entwicklung einer rezidivierenden Luxation
In Übereinstimmung mit den Untersuchungen von Rowe u. Sakellarides (1961) hatte das Alter zum Zeitpunkt der ersten Luxation eine erhebliche Bedeutung auf die Rezidivrate (Abb. 1). 89% der Patienten bis zum 20. Lebensjahr entwickelten nach einer Erstluxation ein Rezidiv, zwischen dem 21. und 30 Lebensjahr hatten immerhin noch 79% mehrere Rezidive.

Röntgenologische Kriterien
1. Glenohumeralindex nach Saha (1971): Dieser Index ergibt sich aus dem Quotienten des maximalen Durchmessers der Fossa glenoidalis (DF) und des maximalen Durchmessers des Caput humeri (DC).

$$GI = \frac{DF}{DC} \times 100$$

Hefte zur Unfallheilkunde, Heft 186
Verletzungen des Schultergelenks
Zusammengestellt von U. P. Schreinlechner
Springer-Verlag Berlin Heidelberg 1987

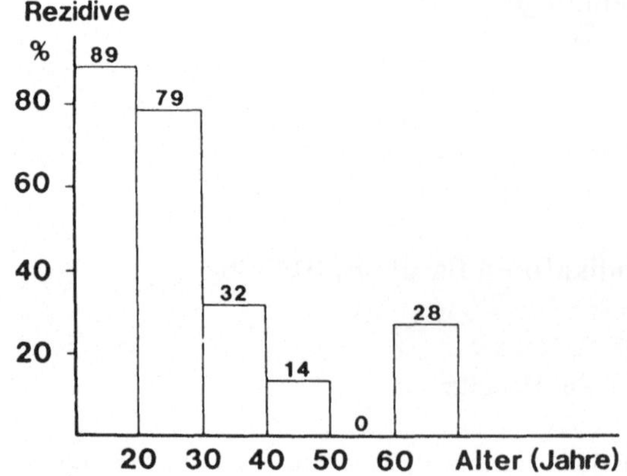

Abb. 1. Prozentuale Häufigkeit von Reluxationen in Abhängigkeit vom Alter (n = 106)

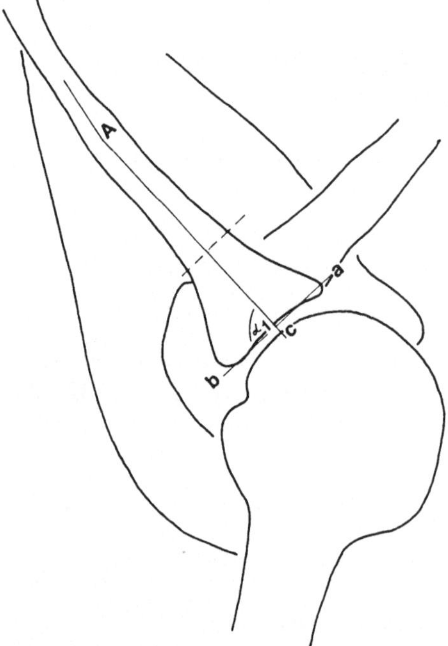

Abb. 2. Methode für die Bestimmung des horizontalen Winkels der Fossa glenoidalis

Der Glenohumeralindex betrug in der Patientengruppe mit einmaliger Luxation 66,0 ± 5,2 und in der Gruppe mit rezidivierender Luxation 66,2 ± 5,6. Dieser Unterschied ist vorzugsweise durch den größeren Kopfdurchmesser erklärbar.

Der Transversaldurchmesser im a.p.-Röntgenbild und der damit gebildete Index, zeigte keine signifikanten Unterschiede.

2. Horizontaler Winkel der Fossa glenoidalis:

Dieser Anteversionswinkel wurde wie folgt gebildet: Es wurde die Tangente zu den Mittelpunkten der Scapula gebildet, der Kreuzungswinkel mit der Verbindungslinie a b des Glenoids, ergab den Winkel alpha 1 (Abb. 2). Dieser betrug bei einmaliger Luxation 84 ± 8°, bei rezidivierender Luxation 93 ± 9°, entsprechend einer vermehrten Anteversion.

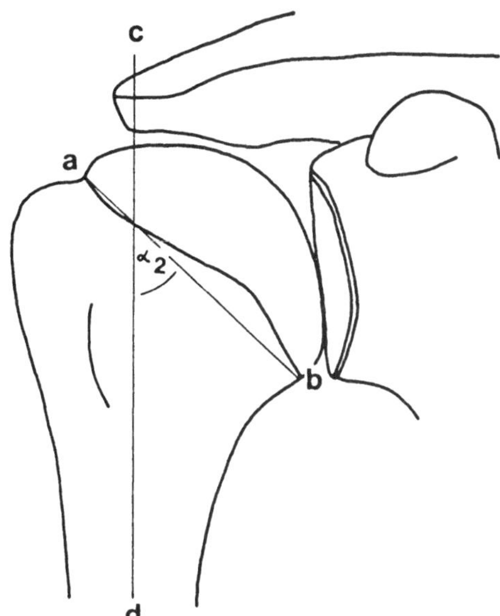

Abb. 3. Methode für die Bestimmung des
Epiphysenwinkels alpha 2

Dieser Anteversionswinkel hatte einen erheblichen Einfluß auf die Reluxationstendenz.
Bei einem Winkel unter 80° trat keine Reluxation auf, bei einem Winkel über 90° entstand
in 86% der Fälle eine Reluxation.

Diese Befunde stehen in Übereinstimmung mit Saha (1971, 1978) und Cyprien et al.
(1983).

3. Stabilitätsindex (ST): Die gebildete Tangente traf nicht immer den Mittelpunkt der
Fossa glenoidalis, deshalb wurden die Teilstrecken a b und b c gebildet. Der Quotient
dieser Teilstrecken wurde mit alpha 1 multipliziert. Daraus ergab sich der Stabilitätsindex ST.

$$\text{Die Formel lautet:} \quad SD = \frac{a\,b}{b\,c} \times \text{alpha 1}$$

Der Mittelwert bei Patienten mit rezidivierender Luxation lag bei 129 ± 6, bei Patienten
mit einmaliger Luxation bei 92 ± 4. Dieser Unterschied ist hochsignifikant (p < 0,01).

Mit diesem Index konnte rein numerisch eine Wahrscheinlichkeit im Hinblick auf eine
Reluxation aufgestellt werden.

Bei einem Stabilitätsindex unter 100 entstand in 17% eine Reluxation. Betrug der Stabilitätsindex mehr als 120, entstand in 79% und über 160 in 100% eine Reluxation.

4. Epiphysenwinkel alpha 2: Dieser Winkel wurde bestimmt durch die Strecke a b, entsprechend dem Abstand der medialen von der lateralen Begrenzung der Humerusgelenk-
fläche und durch den Schnittpunkt mit der Strecke c d, die der mittleren Schaftachse des
Humerus entspricht (Abb. 3).

Der Mittelwert für Patienten mit rezidivierender Luxation betrug 45 ± 5°, für Patienten
mit einmaliger Luxation 39 ± 5° (p < 0,01).

Bei Patienten mit rezidivierender Luxation ist die Gelenkfläche des Kopfes demnach häufiger valgisiert.

5. Winkel alpha 3: Der Winkel alpha 3 wird im axialen Bild dargestellt und resultiert aus dem Schnittpunkt des größten Durchmessers des Humeruskopfes mit dem Mittelpunkt der Schaftachse.

Der Mittelwert bei Patienten mit rezidivierender Luxation betrug $105 \pm 23°$, bei einmaliger Luxation $90 \pm 26°$.

Bei einer Anteversion unter $90°$ betrug die Reluxationsrate 31%.

Zwischen 91 und $110°$ betrug die Reluxationsrate 10%.

War der Winkel alpha 3 größer als $110°$, nahm die Häufigkeit der Reluxationen zu.

Sie betrug 56% bei einem Winkel zwischen $111°$ und $120°$, sowie 100% zwischen $121°$ und $130°$.

Diese Befunde stehen in Übereinstimmung mit den Untersuchungen von Saha (1971, 1978).

Zusammenfassung

1. Der Glenohumeralindex ist kleiner bei Patienten mit rezidivierender Luxation, da der Kopfdurchmesser bei diesen Patienten relativ größer war.
2. Der Winkel alpha 1 als Ausdruck einer vermehrten Anteversion war größer bei Patienten mit rezidivierender Luxation.
3. Entsprechend verhielt sich der Stabilitätsindex, der ebenfalls bei Patienten mit rezidivierender Luxation signifikant höher war als bei Patienten mit einmaliger Schulterluxation.
4. Der Epiphysenwinkel alpha 2 im a.p.-Röntgenbild war bei Patienten mit rezidivierender Luxation entsprechend einer Valgusstellung des Humeruskopfes deutlich höher.
5. Der Winkel alpha 3, der Antetorsionswinkel des Humerusschaftes, zeigte bei einer zunehmenden Retrotorsion eine verstärkte Instabilität.

Literatur

Cyprien JM, Vasay HM, Burdet A, Bonvin JC, Kritsikis N, Vuagnat P (1983) Humeral retrotorsion and glenohumeral relationship in the normal shoulder and in recurrent anterior dislocation (scapulometry). Clin Orthop 175:8−17
Rowe CR, Sakellarides HT (1961) Factors related to recurrences of anterior dislocations of the shoulder. Clin Orthop 20:40−48
Saha AK (1971) Dynamic stability of the glenohumeral joint. Acta Orthop Scand 42:491−505
Saha AK (1978) Rezidivierende Schulterluxation. Enke, Stuttgart

Diskussion

Hertz, Wien: Herr Oestern, Sie sprechen von habitueller Luxation und dann gibt es noch den Ausdruck der rezidivierenden Luxation. Ich glaube, Sie meinen mit dem Begriff der habituellen Luxation, das, was ich unter dem Begriff rezidivierende Luxation verstehe. Unter habitueller Luxation verstehe ich die Luxation, die beim Kind auftritt, die eben vom Habitus des Patienten her bestimmt ist.

Dann noch der Winkel alpha 1, den Sie angesprochen haben. Können Sie am Bild, bei einem Patienten mit einer erstmaligen Schulterluxation, aufgrund Ihrer Kriterien, die Sie aufgestellt haben, mit einer Sicherheit, die Sie vielleicht noch in Prozent angeben können, sagen, ob der eine rezidivierende Schulterluxation haben wird oder nicht?

Oestern, Hannover: Diese Röntgenaufnahmen wurden unter standardisierten Bedingungen in einem Abstand von zwei bis fünf Jahren gemacht. Es ist sicherlich schwierig, bei einer erstmaligen Luxation, unter den entsprechenden Bedingungen diesen Winkel aufzustellen. Da stimmen wir durchaus überein. Das ist ja immer noch ein großes Problem. Soll man nun einen Patienten, der im Alter von zehn bis zwanzig Jahren zu uns kommt, der eine Schulterluxation entwickelt, gleich operieren oder nicht? Man scheut sich immer noch etwas, obwohl man die statistischen Zahlen kennt. Wenn man dann vielleicht diese einzelnen Winkel und einzelnen Maße grundsätzlich zu Hilfe nimmt und dann sieht, daß noch eine Tendenz zu einer Reluxation besteht, dann wäre es wahrscheinlich sinnvoll, ihn auch entsprechend zu operieren.

Hertz, Wien: Wie statistisch signifikant sind die Unterschiede, die Sie bei den einzelnen Winkeln herausbekommen haben?

Oestern, Hannover: Die Signifikanzen waren kleiner als 0,01, mit Ausnahme des Gleno-Humoral-Index von Saha.

Muhr, Bochum: Herr Poigenfürst, könnten Sie vielleicht etwas dazu sagen? Sie haben sich ja schon vor längerer Zeit damit beschäftigt.

Poigenfürst, Wien: Ich möchte zur Definition etwas sagen. Sie haben eine ganz gute Übereinstimmung Ihrer Messungen mit der Häufigkeit der Reluxationen, und zwar sicher deshalb, weil Sie wirklich eine große Zahl von habituellen Luxationen in Ihrem Material haben dürften. Zumindest solche Schultern, bei denen die erste Luxation konstitutionell prädisponiert war. Darum stimmt es. Sie haben aber wahrscheinlich nur einen geringen Prozentsatz an echten posttraumatisch rezidivierenden Luxationen? Herr Oestern, haben Sie die Meßgenauigkeit bestimmt? Ist die Fehlerbreite bei der Messung dieser Röntgenbilder bekannt?

Oestern, Hannover: Die Meßgenauigkeit bei diesen Röntgenaufnahmen ist sicher sehr gut gegeben, da sie unter ganz exakten standardisierten Bedingungen gemacht wurden. Das kann man sicher nur machen, wenn man es praktisch als Serie macht und immer in einem Abstand von einem gewissen Zeitraum zum Unfall. Die Meßgenauigkeit ergibt sich zum großen Teil aus den Standardabweichungen, die zum Teil ja doch recht hoch waren. Inso-

Hefte zur Unfallheilkunde, Heft 186
Verletzungen des Schultergelenks
Zusammengestellt von U. P. Schreinlechner
Springer-Verlag Berlin Heidelberg 1987

fern hat man doch eine entsprechende Varianz in seinen Werten. Deshalb habe ich auch die einzelnen Werte dargestellt, um zu zeigen, daß man nicht nur auf die Mittelwerte eingehen und die Mittelwerte sehen kann, sondern man muß praktisch das gesamte Patientenkollektiv sehen und sieht dann eben, daß immer doch einige Patienten, oder auch zum Teil eine ganz erhebliche Zahl, von diesen Werten abweichen kann. Es ist also nicht so, daß hier exakte Meßwerte angegeben werden und es heißt auch nicht bei diesem Wert würde es mit Sicherheit zu einer Reluxation kommen, sondern es sind Anhaltszahlen, die eine Varianz aufweisen.

Poigenfürst, Wien: Es muß ja bei jedem Winkel eine normale Verteilung geben, und was aus der normalen Verteilung herausspringt, ist dann vielleicht als pathologisch zu werten.

Oestern, Hannover: Deshalb habe ich diese Werte gezeigt.

Poigenfürst, Wien: Sie haben natürlich zwei Fehlerquellen. Sie haben einerseits die Röntgenaufnahmen, die zwar standardisiert sind, aber sicher nicht exakt, und zweitens haben Sie die Messung am Röntgenbild. Es wäre ganz interessant, ein Röntgenbild, mehrfach kopiert, von verschiedenen Leuten auswerten zu lassen. Dann würde man sehen, welche verschiedenen Meßwerte man bekommt.

Beck, Innsbruck: Mir ist bei Ihrem Alpha-3-Winkel aufgefallen, daß Sie bei einem Winkel unter 90 Grad 31% Luxationen haben, um 100 Grad etwa 10% und dann ansteigend immer mehr Luxationen. Waren diese 31% immer vordere Luxationen oder waren auch hintere Luxationen dabei, denn man müßte ja annehmen, daß bei der Antetorsion hintere Luxationen entstehen?

Oestern, Hannover: Das waren nur vordere Luxationen.

Habermeyer, München: Ich habe eine Frage zum Alpha-1-Winkel, also zur Anteversion. Haben Sie in ihrem Kollektiv Männer und Frauen zusammengetan?

Oestern, Hannover: Ja.

Habermeyer, München: Wir haben dieselben Untersuchungen mit Hilfe des Computers gemacht und gesehen, daß er ungefähr 4 Grad zwischen Männern und Frauen differiert. Man sollte dieses Kollektiv trennen, denn dann gibt es vielleicht noch exaktere Daten.
Eine Frage zur Retrotorsion. Dieses axiale Bild, das Sie gezeigt haben, auf dem Sie den Winkel ausmessen. Definiert ist die Retrotorsion als Winkel zwischen der Epicondylenachse und der Achse, die zwischen Kopf und Tuberculum majus läuft. Ich glaube, wenn man da durch die Achse einfach einen Strich macht, daß man da statistisch nicht richtig liegt. Es geht besser, wenn Sie es mit der Computertomographie machen.

Korisek, Graz: Ich bedaure, daß Herr Beck zur Frage der Nomenklatur nicht Stellung genommen hat, denn er hat das in seiner Monographie sehr schön getan. Ich sehe, daß noch immer gewisse Verwirrung besteht. Auch aus der Wortmeldung von Herrn Hertz. Die habituelle Luxation ist nicht zwangsläufig eine, die im Kindesalter auftritt. Es ist ein anatomisch faßbares Substrat hier, das eben prädisponiert. Gekennzeichnet ist die habituelle

Schulterluxation dadurch, daß Sie anläßlich eines Gelegenheits- oder Bagatelltraumas erstmalig auftritt. Bei der rezidivierenden Luxation müßten wir jetzt eigentlich korrekterweise auch noch unterscheiden zwischen einem echten Rezidiv nach einmal ausgeheilter Luxation und einer habituell rezidivierenden Luxation, wenn man so will, wo durch das erste adäquate Trauma eine prädisponierende Komponente einer Schulterlaxität erst geschaffen wurde.

Wechselbeziehung zwischen Behandlung und Rezidivhäufigkeit nach erstmalig traumatischer Schulterluxation

H. Vogt, P. Matter und P. Holzach

Chirurgische Abteilung, Spital Davos, CH-7270 Davos

1. Einleitung

In unserer Klinik gelangen jährlich, vor allem im Zusammenhang mit dem Wintersport, etwa 60 erstmalige traumatische Schulterluxationen zur Behandlung. Der Grad der Verletzung muß wegen der relativen Häufigkeit der Entwicklung einer habituellen Schulterluxation als schwer bezeichnet werden, auch wenn die Primärbehandlung ambulant und ohne besonderen Aufwand möglich ist.

Die Therapie wird in der Literatur sehr unterschiedlich angegeben und es besteht keine einheitliche Doktrin. Wir untersuchten bereits früher retrospektiv 99 Patienten nach erstmaliger Luxation [6, 8]. 1–6 Jahre nach ihrer ersten Luxation hatten 9 Patienten eine Reluxation — alle unter 40 Jahren. Es fiel auf, daß 6 Reluxationen nach kurzer, weniger als dreiwöchiger Immobilisationsdauer auftraten und nur 3 nach konsequenter dreiwöchiger Ruhigstellung im Velpeauverband, was 6% entspricht (Abb. 1).

Die Reluxationshäufigkeit schien also umso größer zu sein, je kürzer die Ruhigstellung durchgeführt wurde. Zur weiteren Erhärtung dieser Feststellung begannen wir ab Dezember 1980 mit 10 Kliniken eine prospektive Studie mit Nachkontrollen nach 1 und 5 Jahren.

2. Erfaßte Patienten

Mitte September 1985 können wir folgende Angaben machen:

Erfaßt wurden 479 erstmalige traumatische Schulterluxationen.

Wir sahen in Davos etwa 100 Patienten mit einer Rezidivluxation, die aus der Studie ausgeschlossen wurden.

322 (67,2%) Männer stehen 157 (32,8%) Frauen gegenüber. Der rechte Arm war 270mal (56,4%), der linke Arm 209mal (43,6%) betroffen.

Verletzungen durch Wintersportarten stehen im Vordergrund. Am häufigsten finden wir eine Luxation nach vorne, unser Wert korreliert mit den Literaturangaben [7] (Tabelle 1).

Hefte zur Unfallheilkunde, Heft 186
Verletzungen des Schultergelenks
Zusammengestellt von U. P. Schreinlechner
Springer-Verlag Berlin Heidelberg 1987

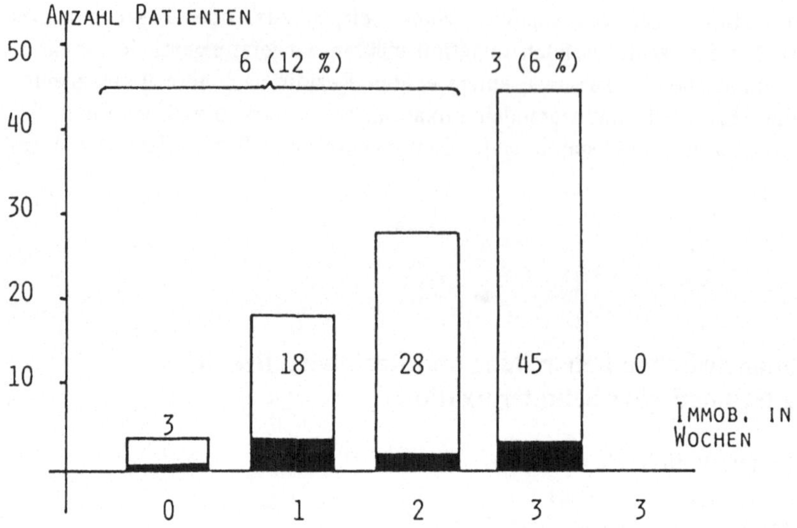

Abb. 1. Reluxationshäufigkeit abhängig von der Ruhigstellung (99 Patienten, 1980)

Tabelle 1. Luxationsart (479)

Vordere	432	90,3%
Hintere	25	5,2%
Obere	1	0,2%
Erecta	16	3,3%
Unklar	5	1,0%

Tabelle 2. Verordnete Immobilisationsdauer (263)

Dauer	(263)	Alter $<$ 40 Jahre	Alter $\geqslant$ 40 Jahre
Keine	3,8%	3,5%	3,9%
1 Woche	33,1%	32,9%	33,1%
2 Wochen	18,3%	16,5%	19,1%
3 Wochen	44,5%	45,9%	43,9%
4 Wochen	0,3%	1,2%	—

In 43,5% fand man eine Begleitverletzung, am häufigsten einen Abriß des Tuberculum majus, 9,8% mit Hill-Sachsscher Impression und 4,6% mit einer Nervenläsion, vereinzelt mit vollständiger Plexuslähmung, mit aber an sich guter Prognose. Wir hatten keine Gefäßverletzungen zu beklagen.

Zur Reposition wird in erstaunlich vielen Fällen eine Vollnarkose angewendet. In Davos gelingt es — vielleicht aufgrund kurzer Zeitintervalle zwischen Unfall und Reposition — mit

Dormicum, früher Valium, in Kombination mit einem Schmerzmittel (Dolantin) die Reposition durchzuführen. Die Reposition erfolgt bei uns meistens nach Hippokrates oder Kocher, je nach Erfahrung des Chirurgen.

Zur Immobilisation kommen Velpeau-, Desault- oder Gilchrist-Verband zur Anwendung. Bei uns wird seit 1984 der Verband nach Dr. Berrehail angewendet, was die häufigen Verbandswechsel und Unannehmlichkeiten des Velpeau-Verbandes dahinfallen läßt.

Die verordnete Immobilisationsdauer schwankt zwischen 0 und 3 Wochen, wobei das Alter der Patienten kein Entscheidungskriterium zu sein scheint (Tabelle 2).

Immerhin ist in 83% eine Remobilisation unter Physiotherapie vorgesehen.

3. Nachkontrollen und Resultate

Bis zum 5. 8. 1985 verfügen wir über die Resultate von 286 1-Jahres-Kontrollen. Davon haben 176 Patienten Arztfragebogen und persönlichen Fragebogen ausgefüllt, weitere 110 haben uns bis jetzt nur den persönlichen Fragebogen zurückgeschickt. Leider waren die Angaben nicht immer vollständig, weshalb die in der Folge präsentierten Resultate auf einer kleineren Gruppe basieren (meistens 263). Eine Aussagekraft der vorliegenden Resultate ist sicher möglich, da auch in der Literatur die meisten Reluxationen im ersten Jahr beschrieben werden [1, 5].

Mit den 5-Jahres-Kontrollen beginnen wir ab Dezember 1985.

36 von 263 Patienten haben sich innerhalb eines Jahres erneut eine Schulterluxation zugezogen (13,7%), bei den meisten handelt es sich um eine ursprünglich vordere Luxation. 14 dieser 36 Patienten beklagten mehr als ein Rezidiv (5,4%). 13 dieser 36 Patienten wurden in der Folge operiert (4,9%).

Interessant ist nun der Vergleich zwischen empfohlener und durchgeführter Ruhigstellung, respektiv empfohlener Physiotherapie und durchgeführter (Tabelle 3).

Nur gerade 20% haben den Verband 3 Wochen getragen, rund 65% weniger als 3 Wochen. Das hängt unter anderem sicher mit der relativ baldigen Beschwerdefreiheit zusammen, was auch aus den Nachuntersuchungen hervorgeht. Zudem ist das Tragen und Wechseln eines Velpeau-Verbandes doch sehr belastend. Schon hier sieht man praktisch keinen Unterschied in der Rezidivhäufigkeit.

107 (37%) haben keine Restbeschwerden, 152 (53%) nur gelegentlich, 23 (8%) ständig. Rund die Hälfte der Patienten mit Restbeschwerden klagt über Bewegungsschmerzen.

Tabelle 3. Verordnete/durchgeführte Immobilisationszeit und Rezidivhäufigkeit (263)

Dauer	Verordnet	Durchgeführt		Rezidive
Keine	3,8%	6,8%		
1 Woche	33,1%	35,3%	65,7%	13,9%
2 Wochen	18,3%	23,6%		
3 Wochen	*44,5%*	*19,8%*		
4 Wochen	0,3%	9,9%	34,3%	13,3%
> 4 Wochen	–	4,6%		

Die Reluxationshäufigkeit in Abhängigkeit vom Alter zeigt eine deutlich höhere Frequenz bei den weniger als 40jährigen (Tabelle 4). Das mag unter anderem auch dadurch bedingt sein, daß sich die jungen Patienten nach dem Unfall weniger schonen und den Arm eher wieder voll belasten (Arbeit, Sport, etc.).

Interessanterweise und für uns doch überraschend besteht kein großer Unterschied für die Reluxationshäufigkeit in Abhängigkeit von der Immobilisationsdauer. Wohl sind die Resultate der mindestens 3 Wochen ruhiggestellten Schultern etwas besser, doch erhofften wir uns mehr. Es ist aber zu berücksichtigen, daß die Zielgruppe erst 90 Personen umfaßt, vielleicht ändern sich die Resultate noch mit einem größeren Kollektiv.

4. Diskussion

Unsere bisherigen Resultate bestätigen somit noch nicht die bereits 1980 gemachte Feststellung, daß eine konsequente Ruhigstellung über drei Wochen eine niedrigere Rezidivrate zur Folge hat.

Bezüglich Beschwerden und Funktion erreichen wir aber mit der dreiwöchigen Ruhigstellung doch die insgesamt besseren Resultate (Tabelle 5).

Das Alter der Patienten scheint aber keine wesentliche Rolle zu spielen bezüglich späterer Restbeschwerden, die dreiwöchige Immobilisation bringt bei den über 40jährigen nicht die schlechteren Resultate.

Tabelle 4. Reluxationshäufigkeit in Abhängigkeit vom Alter bei
263 Patienten 1 Jahr nach erstmaliger traumatischer Schulterluxation

Alter Jahre	Reluxation	
	Patientenzahl	%
< 40	29/85	34,1
≥ 40	7/178	3,9

Tabelle 5. Restbeschwerden abhängig von der Immobilisationsdauer (263)

Geschilderte Beschwerden	Immobilisationsdauer	
	≤ 2 Wochen	≥ 3 Wochen
Keine	30,6%	35,6%
Bewegungsschmerz	27,2%	33,3%
Bewegungseinschränkung	13,3%	6,7%
Kraftlosigkeit	8,1%	3,3%
Schwierigkeiten beim Lasten heben	9,8%	8,9%
Andere	7,5%	10,0%
Unklare Angaben	3,5%	2,2%

Tabelle 6a. Alltagsbeeinträchtigung

	Immobilisationsdauer	
	$\leqslant 2$ Wochen	$\geqslant 3$ Wochen
Nein	84,4%	85,6%
Ja	15,6%	14,4%

Tabelle 6b. Sportbeeinträchtigung (263)

	Immobilisationsdauer	
	$\leqslant 2$ Wochen	$\geqslant 3$ Wochen
Nein	59,5%	58,9%
Gelegentlich	20,2%	27,8%
Immer	2,3%	11,1%
Kein Sport	16,8%	2,2%
Unklar	1,2%	—

Betrachtet man Bewegungseinschränkung und Bewegungsschmerz abhängig von Alter und Immobilisationsdauer, so zeigt die dreiwöchige Ruhigstellung die deutlich besseren Resultate bezüglich Bewegungseinschränkung (3,0–8,8% gegenüber 13,2–13,5%), bezüglich Bewegungsschmerz sind die Resultate etwas schlechter (33,3% gegenüber 26,4–28,8%).

Lag eine Begleitverletzung bei der Erstluxation vor, so findet man sogar mit 9% gegenüber 15,4% eine niedrigere Rezidivrate. Mit der dreiwöchigen Ruhigstellung erreichen wir wiederum bezüglich Beschwerdefreiheit die besseren Resultate, auf der anderen Seite mußte man nach dreiwöchiger Immobilisation aber eine höhere Rezidivrate feststellen, bei insgesamt aber niedrigerer Rezidivfrequenz.

Die Alltags- und Sportbeeinträchtigung wird durch die dreiwöchige Ruhigstellung nicht beeinflußt (Tabelle 6).

Neuerdings versuchen wir mit der tangentialen Röntgentechnik (tangentiale Aufnahme 20°/20°) die Hill-Sachssche Impression besser und früher zu erkennen. Ob auch hier eine Wechelbeziehung mit erhöhter Rezidivrate vorliegt, kann noch nicht gesagt werden [2, 3].

In Davos sehen wir auch jedes Jahr etwa 20 Patienten, die bereits mit einer Rezidivluxation das erste Mal bei uns erscheinen. Definitionsgemäß fallen diese Patienten aus der Studie. Wir sammelten aber trotzdem einige Daten retrospektiv und stellten in den meisten Fällen fest, daß keine oder nur eine kurzfristige Ruhigstellung im Anschluß an die Reposition der ersten Luxation stattgefunden hat.

5. Schlußbemerkungen

Im jetzigen Zeitpunkt können wir sagen, daß die festgestellte totale Reluxationshäufigkeit mit 13,7% im ersten Jahr etwa im unteren Bereich der vergleichbaren Literatur liegt [1].

Die Reluxationen treten praktisch nur nach vorderen Luxationen auf und die unter 40jährigen sind wesentlich häufiger betroffen, ebenfalls eine altbekannte Tatsache [4, 9].

Die von uns postulierte dreiwöchige Ruhigstellung zeigte bis jetzt eine leicht verminderte Rezidivhäufigkeit, aber nicht in dem Ausmaß wie von uns erwartet.

Lagen Begleitverletzungen bei der Erstluxation vor, so zeigt sich keine höhere Rezidivrate. Der Einfluß der dreiwöchigen Ruhigstellung ist auf die diversen Parameter uneinheitlich.

Aufgrund der guten Erfahrung mit den eigenen Fällen mit der dreiwöchigen Immobilisationsdauer, werden wir an dieser Therapie für jüngere und sportliche Patienten sicher festhalten, nicht zuletzt auch daher, weil die „Genauigkeit" unserer Studie durch die Multizentrität unter Umständen doch etwas gelitten hat. Wir glauben nach wie vor, daß eine dreiwöchige Ruhigstellung, die Anglikaner stellen sogar 3–6 Wochen ruhig [10], der Gelenkkapsel die Chance der Refixation gibt und damit die Rezidivhäufigkeit doch entscheidend sinkt (analog zu den Bänderzerrungen anderer Gelenke).

Welche Faktoren nun wirklich für die Rezidive verantwortlich sind bleiben unseres Erachtens nach wie vor offen und werden weiterhin mit Aufmerksamkeit zu verfolgen sein.

Es konnte bis jetzt aber klar gezeigt werden, daß eine dreiwöchige Ruhigstellung keine spätere Schulterversteifung zur Folge hat oder vermehrt zu Restsymptomen führt.

Literatur

1. Dingels WR, Mueller KH (1984) Luxation des Schultergelenkes. Z Unfallchir Versicherungsmed Berufskr 77:59–77
2. Johner R, Burch HB, Staeubli HU, Noesberger B (1982) Radiologisches Vorgehen bei der Schulterluxation. Z Unfallchir Versicherungsmed Berufskr 77:79–84
3. Johner RT, Joz-Roland P, Burch HB (1982) Luxation antérieure de l'épaule: Noveaux aspects diagnostiques et thérapeutiques. Rev Méd Suisse Romande 102:1143–1150
4. Johnson JR, Bayley JIL (1982) The early complication of anterior dislocation in the middle aged and elderly patient. In: Bailey J, Kessel L (eds) Shoulder surgery. Springer, Berlin Heidelberg New York, pp 79–83
5. Kiviluoto O, Pasila M, Jaroma H, Sundholm A (1980) Immobilisation after primary dislocation of the shoulder. Acta Orthop Scand 51:915–919
6. Matter P, Senn E (1982) Rezidivhäufigkeit nach traumatischer Schulterluxation: Therapieabhängigkeit? Schweiz Z Sportmed 30:40–41
7. Matter P, Stromsoe K, Senn E (1979) Die traumatische Schulterluxation. Unfallheilkunde 82:407–412
8. Stromsoe K, Senn E, Simmen B, Matter P (1980) Rezidivhäufigkeit nach erstmaliger traumatischer Schulterluxation. Helv Chir Acta 47:85–88
9. Vogel A (1978) Nachuntersuchung über Behandlung und Alter der Patienten bei der ersten Schulterluxation im Zusammenhang mit der Entstehung einer rezidivierenden Luxation. Orthopädie 7:145
10. Welsh RP (1981) A long term follow-up of primary shoulder dislocation. A paraitre dans "Shoulder Surgery", Proceedings of the International Conference, Sept 25/26, 1980. Springer, Berlin Heidelberg New York

Der Einfluß der Fixationsdauer auf die Rezidivhäufigkeit von Schulterverrenkungen

W. Buchinger und H. Matuschka

Unfallkrankenhaus Meidling (Ärztlicher Leiter: Prim. Dr. H. Kuderna), Kundratstraße 37, A-1120 Wien

Vor 10 Jahren haben wir anläßlich der deutsch-österreichisch-schweizerischen Unfalltagung in Berlin die Rezidivrate bei Schulterluxationen untersucht und dabei feststellen können, daß eine längerdauernde Ruhigstellung im Desault-verband nicht geeignet ist, die Entstehung rezidivierender Luxationen zu verringern.

Wir hatten damals bei einer dreiwöchigen Ruhigstellung eine Rezidivrate von 16,8%, bei einer Ruhigstellung von 7 bis 10 Tagen eine Rezidivrate von 14,4% (Tabelle 1).

Ab dem Jahre 1976 haben wir daher im Anschluß an eine erstmalige Schulterluxation nach Reposition nur mehr einen Desault- oder Gilchrist-verband für 10 Tage angelegt.

Von 763 frischen primären Schulterluxationen aus den Jahren 1976–1983 konnten 322 Patienten nachunersucht werden.

Die Reposition erfolgte bei 300 Patienten nach Arlt. 22mal wurde nach Hippokrates eingerichtet, davon in der Hälfte der Fälle in Narkose.

Bei Ruhigstellung im Desault-verband für 10 Tage kam es bei unseren 322 Patienten in der Folge in 40 Fällen zu rezidivierenden Luxationen, das sind 12,4% (Tabelle 2).

Betrachtet man die altersmäßige Verteilung unserer Patienten und die Rezidivhäufigkeit in den einzelnen Altergruppen, sieht man, daß eine auf die Gesamtzahl aller Patienten bezogene Rezidivrate wenig aussagekräftig ist.

Die große Anzahl der Schulterluxationen im sechsten und siebenten Dezenium mit nur 3% und 8,7% Rezidiven überdeckt in der Statistik eine Rezidivrate von 41% im ersten und 37% im zweiten Dezenium (Abb. 1).

Tabelle 1. Rezidivhäufigkeit nach Schulterluxationen. Ergebnisse 1975

132 Erstluxationen	113 Erstluxationen
Kurzzeitig ruhiggestellt	*3 Wochen ruhiggestellt*
Daraus entstanden:	Daraus entstanden:
19 rezidivierende Luxationen	19 rezidivierende Luxationen
14,4%	*16,8%*

Tabelle 2. Rezidivhäufigkeit nach Schulterluxationen (1976–1983)

Ruhigstellung: 10 Tage	
Nachuntersuchte Patienten	322
Davon rezidivierende Luxationen	40 = *12,4%*

Hefte zur Unfallheilkunde, Heft 186
Verletzungen des Schultergelenks
Zusammengestellt von U. P. Schreinlechner
Springer-Verlag Berlin Heidelberg 1987

134

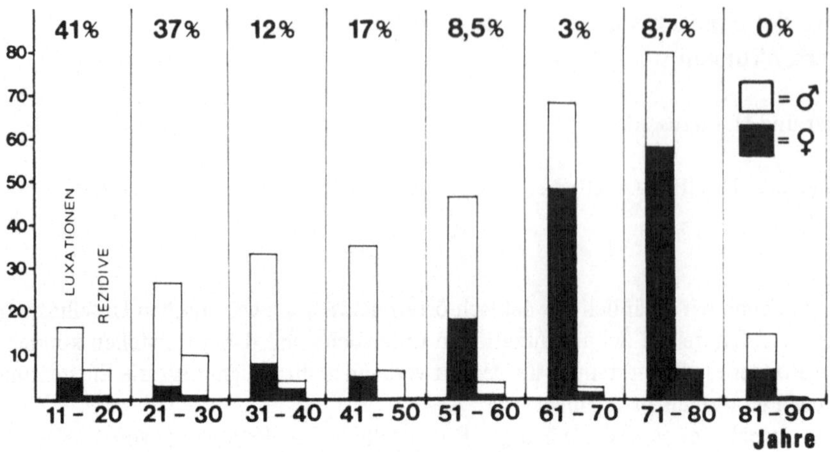

Abb. 1. Rezidivhäufigkeit nach Schulterluxationen (1976–1983), n = 322. Geschlechts-
und Altersverteilung

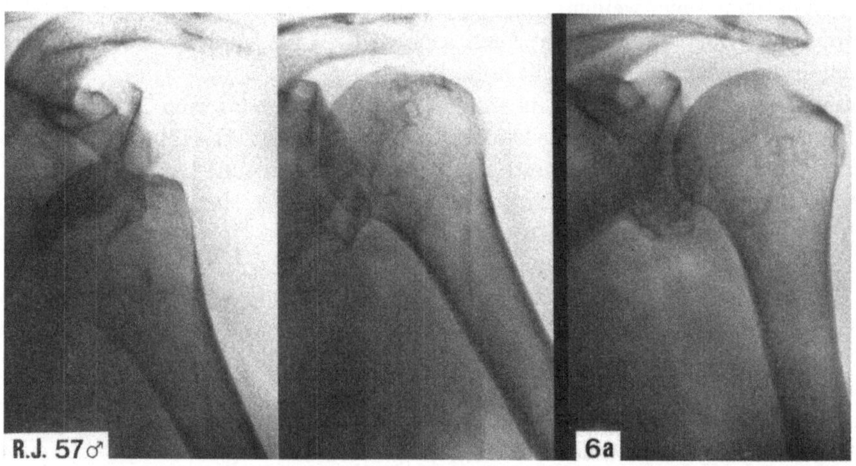

Abb. 2

Die altersmäßig unterschiedliche Zusammensetzung der Patientenkollektive ist sicher
der Hauptgrund für Schwankungen der Rezidivrate in der Literatur von 90% bis 8%.

Innerhalb der einzelnen Altersgruppen konnten wir im Vergleich mit anderen Autoren
bei kurzzeitiger Ruhigstellung keinen Anstieg der Rezidivhäufigkeit feststellen.

An knöchernen Begleitverletzungen, die als relevant für die Entstehung rezidivierender
Luxationen angesehen werden, fanden wir bei 60% aller Erstluxationen typische Humeruskopfdefekte. Es ließ sich jedoch kein Zusammenhang mit einer gesteigerten Rezidivneigung
herstellen.

Knöcherne Abrisse des Pfannenrandes fanden wir bei 25 Patienten. Während bei 23
Fällen ohne Dislokation keine weiteren Schulterverrenkungen mehr auftraten (Abb. 2), kam

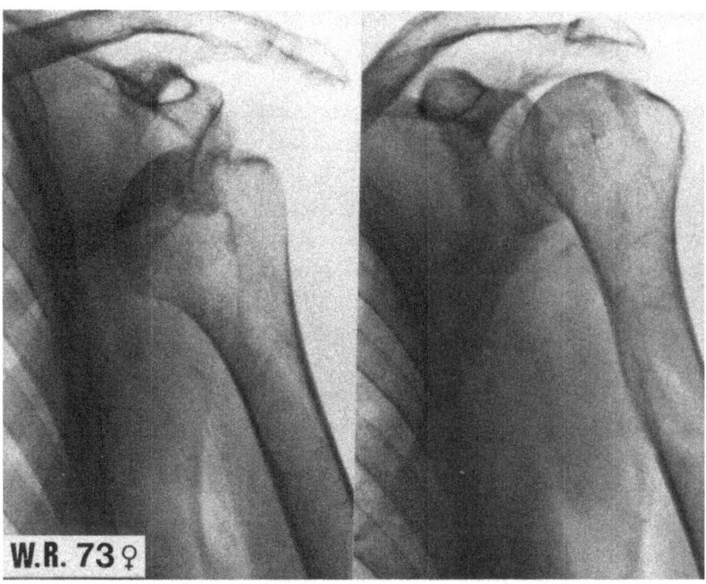

Abb. 3

es bei 2 Patienten mit beträchtlich disloziertem kleinen Pfannenrandfragment zu rezidivierenden Luxationen (Abb. 3).

Zusammenfassend kann festgestellt werden, daß die Rezidivrate von Schulterluxationen durch die Dauer der Ruhigstellung im Desault-verband nicht beeinflußt werden kann.

Knöcherne Pfannenrandbrüche haben, wenn sie disloziert waren, zu Rezidiven geführt.

Die hohe Anzahl der rezidivierenden Schulterluxationen im zweiten und dritten Dezenium von 41% bzw. 37%, die weder durch eine längerdauernde Ruhigstellung gesenkt, noch in ihrer Ursache mit bisherigen Untersuchungsmethoden erkannt werden konnte, rechtfertigen unserer Meinung nach eine weiterführende Diagnostik nach Erstluxation wie Arthrographie oder Arthroskopie.

Primäre Rekonstruktion des Limbus glenoidalis nach erstmaliger traumatischer Luxation

H. Hertz

1. Univ.-Klinik für Unfallchirurgie, Alser Straße 4, A-1090 Wien

Der Limbus glenoidalis stellt einen wichtigen Faktor für die Stabilität des Schultergelenks dar. Dies wurde schon in einigen vorangegangenen Vorträgen hervorgehoben. Wie aus der Literatur und eigenen Untersuchungen hervorgeht ist der Limbusabriß in vielen Fällen die Ursache für die rezidivierende Schulterluxation. Speziell bei jungen Patienten im Alter

Hefte zur Unfallheilkunde, Heft 186
Verletzungen des Schultergelenks
Zusammengestellt von U. P. Schreinlechner
Springer-Verlag Berlin Heidelberg 1987

zwischen 16 und 40 Jahren, kommt es in 40% bis 80% der Fälle nach der erstmaligen Schulterluxation ohne knöcherne Verletzung zum Rezidiv. Aus diesen Gründen entschlossen wir uns Patienten nach erstmaliger Schulterluxation zu arthroskopieren und bei positivem Befund, also bei Limbusabriß, die Limbusrefixation durchzuführen.

Die Arthroskopie erfolgte in Seitenlage des Patienten, wir verwenden den hinteren Zugang und die 5-mm-30°-Winkeloptik. Da die Arthroskopie im flüssigen Medium durchgeführt wird, tritt verletzungsbedingt diese Flüssigkeit in die umgebenden Schulterweichteile aus, sodaß es zu einem Anschwellen derselben kommt. Aus diesen Gründen führen wir die Limbusrefixation erst nach Abklingen dieser Schwellung durch, da bei sofort nach der Arthroskopie vorgenommener Operation die Patienten oft über starkes Spannungsgefühl und Schmerzen klagen. Neben Kapselzerreissungen lassen sich auch Limbusverletzungen arthroskopisch sehr gut darstellen.

Zur Refixation eines abgerissenen oder losgelösten Limbus glenoidalis verwenden wir den ventralen Zugang, wie er auch sonst zur Versorgung einer rezidivierenden Schulterluxation vorgenommen wird. In typischer Weise wird bis zur Kapsel zugegangen. Die Kapsel wird derart eröffnet, daß die bereits vorzufindenden Kapselrupturen verlängert werden, so daß die Einsicht auf das Gelenk gut möglich ist. Wir konnten zwei Typen von Limbusverletzungen in unserem Krankengut beobachten. Bei der einen Form handelt es sich um eine Ablösung des Limbus vom Knochen, wobei die Kontinuität des Limbusringes erhalten war. Der Limbus spannt sich sehnenartig über die Gelenkfläche. Die zweite Art der Limbusverletzung, die wesentlich häufiger vorlag, war der Limbusabriß im ventro-caudalen Bereich.

Die Limbusrefixation erfolgt mit Hilfe zweier dafür entwickelter Instrumente. Zum einen handelt es sich um eine speziell geformte Ahle, mit der die Löcher in der Scapula vorgebohrt werden. Das andere Instrument ist eine Zange, die das Loch in der Scapula vervollständigt. Man sieht, daß die Branchen troikarartig geformt sind und übereinander greifen, sodaß ein sicheres Loch entsteht, welches nicht zum Ausreißen neigt. Die Fadenführung erfolgt derart, daß der Knoten an der Außenseite des Limbus glenoidalis bzw. der Facies glenoidalis der Scapula zu liegen kommt. Der weitere Verschluß der Wunde erfolgt in etwas abgeänderter Form wie z. B. bei der Bankartschen Operation. Es wird die Kapsel nicht gerafft, sondern die Rupturstelle lediglich vernäht. Auch wird darauf geachtet, den M. subscapularis nicht zu verkürzen. Der M. coracobrachialis, der kurze Kopf des Biceps werden transonär reinseriert. Die postoperative Ruhigstellung beträgt 4 Wochen im Gilchrist-Verband.

An der I. Univ.-Klinik für Unfallchirurgie in Wien wurden in den Jahren 1982 bis 1985 28 Schulterarthroskopien durchgeführt. Dabei konnten 21 Limbusabrisse aufgedeckt werden. Diese Patienten wurden konsekutiv der Limbusrefixation unterzogen. Es waren 18 Männer und 3 Frauen mit einem Durchschnittsalter von 29 Jahren. Der jüngste war 17, der älteste 44 Jahre. Der Nachuntersuchungszeitraum war 14 Monate (3 bis 24 Monate). Bei der Nachuntersuchung konnten 19 Patienten erfaßt werden. Lediglich ein Patient hatte eine Außenrotationseinschränkung von 10° im Vergleich zur gesunden Seite. Alle anderen hatten weniger als 5° Außenrotationseinschränkung. Kein Patient mußte seine sportliche Aktivität einschränken oder ändern. Ein Rezidiv der Schulterluxation trat in keinem Fall auf. Auch berichtete kein Patient über Subluxationen vor allem bei Arbeiten über Kopf oder sportlicher Betätigung, wie z. B. Tennisspielen. Aufgrund dieser Ergebnisse glauben wir sagen zu können, daß der anatomischen Rekonstruktion der verletzten Strukturen eine entscheidende Bedeutung im Hinblick auf das Spätergebnis zukommt.

Die Technik der arthroskopischen Limbusrefixation

K. P. Benedetto[1], W. Glötzer[1], K. H. Künzel[2] und O. Gaber[2]

[1] Univ.-Klinik für Unfallchirurgie (Vorstand: Prof. Dr. E. Beck), Anichstraße 35,
A-6020 Innsbruck
[2] Anatomisches Institut der Universität Innsbruck (Vorstand: Prof. Dr. W. Platzer),
Anichstraße 35, A-6020 Innsbruck

Die Angaben über die Rezidivhäufigkeit nach primär traumatischer Schulterluxation schwanken in der Literatur zwischen 19% und 90% [2, 5]. Neueren Untersuchungen zu Folge wurde nach traumatischer Erstluxation versucht, arthrographisch das beim Verletzungsmechanismus entstandene pathologische Substrat genauer abzuklären und durch Nachuntersuchung der Patienten prognostische Rückschlüsse zu ziehen. So fanden Kurijama et al. [3] 1984 bei Erstluxationen arthrographisch 67% Bankart-Läsionen und 33% Kapselrisse, bei Rezidivluxationen 90% Bankart-Läsionen und nur 10% Kapselzerreißungen. Beck (1985, persönliche Mitteilung) gibt die Quote der Bankart-Läsion bei Erstluxation mit 30% und die der Kapselzerreißungen mit 70% an.

In den letzten Jahren wurde die klinische Diagnostik durch das Einführen spezifischer Untersuchungsmethoden [1] als auch durch arthroskopische Abklärung und dabei bessere Interpretation primär unklarer Symptome [6], erweitert. Insbesondere der Limbuspathologie wurde vermehrtes Augenmerk geschenkt, was in der Einteilung nach Pappas et al. [4] in der Differenzierung zwischen funktioneller und anatomischer Instabilität seinen Niederschlag fand.

Bei letzterer wird zwischen der reinen Subluxation und der kompletten Luxation unterschieden und entsprechend eine differenzierte Therapie mit Limbusrefixation bzw. Kapselraffung postuliert.

Um den Eingriff bei der Labrumrefixation möglichst klein zu halten, wurden verschiedene arthroskopische Refixationstechniken entwickelt (Jakob 1984, persönliche Mitteilung; Johnson 1983, persönliche Mitteilung), wobei in den meisten Fällen Staples verwendet wurden, die sich großteils jedoch wieder aus dem corticalen Knochenrand des Glenoids lösten. Aus diesem Grund haben wir eine Nahttechnik modifiziert, die zum besseren Verständnis der Technik, am Leichenmodell demonstriert werden soll.

Indikation

Die Indikation zur arthroskopischen Limbusrefixation sehen wir beim isolierten partiellen oder totalen Limbusriß nach primär traumatischer Schulterluxation, sowie bei rezidivierender Subluxation, bei isolierter Limbuspathologie. Eine Kontraindikation zur arthroskopischen Limbusrefixation findet sich unserer Meinung nach bei rezidivierenden posttraumatischen kompletten Schulterluxationen, bei Schulterluxationen mit ausgeprägter Hill-Sachs-Delle, bei vorliegender Pfannendysplasie und bei knöchernen ventralen Pfannenrandabsprengungen.

Hefte zur Unfallheilkunde, Heft 186
Verletzungen des Schultergelenks
Zusammengestellt von U. P. Schreinlechner
Springer-Verlag Berlin Heidelberg 1987

Lagerung

Der Patient wird seitlich gelagert. Der Unterarm der betroffenen Seite ist mit einer Ledermanschette umschlossen. Ein daran fixiertes Seil, welches mit anhängendem Extensionsgewicht über die Rolle eines Infusionsständers läuft, gewährt einen konstanten leichten Zug.

Der Arm ist innenrotiert und 30 bis 40 Grad abduziert. Bei weiterer Abduktion ist nämlich eine Verletzung des Nervenplexus, insbesondere des Nervus musculocutaneus bei blindem Einstechen der Kanülen insbesondere im caudalen Pfannenanteil leicht möglich.

Zugang

Nach Punktion des Schultergelenkes von dorsal mit einer Spinalnadel und Insufflation von 30 ml Ringerlösung wird das Arthroskop mit dem stumpfen Troikar eingeführt. Die Arthroskopie wird in flüssigem Milieu durchgeführt. Der Outflow erfolgt über eine Cushing-Kanüle, welche von mdeial des Acromions in das Gelenk eingebracht wird. Das Häkchen zur Palpation des Limbus wird von ventral und lateral des Proc. coracoideus eingebracht.

Naht

Nach Identifizierung des abgerissenen Limbusrandes wird dieser im cranialen Anteil durch zwei geschliffene Kanülen im Abstand von 3 bis 4 mm aufgefädelt. Dasselbe Vorgehen wird für den mittleren und falls erforderlich, auch für den distalen Anteil wiederholt. Nun wird mit den scharfen Kanülen, der Limbus randnahe bereits aufgefädelt, der Cortex des Glenoids ebenfalls randnahe aufgerauht und die Kanülen anschließend mit dem Hammer etwas eingeschlagen. Zwei Bankart-Stifte werden mit dem AO-Bohrer durch die Kanülen nahe am Rand der Cavitas Glenoidalis so weit eingebohrt, bis sie am Rücken heraustreten.

An einem Bankart-Stift wird ein PDS-Faden durch das Ör eingezogen und damit ein Ende des Fadens am Rücken herausgeführt, während das zweite Ende ventral bleibt.

Die Scharfe Kanüle wird nun über den Faden gegen eine stumpfe gewechselt, um ein Abschneiden des Fadnes zu vermeiden. Jetzt wird der zweite Stift bis zum ventralen Rand der Cavitas eingebohrt, das dort freiliegende Ende des Stiftes mit der stumpfen Kanüle, in der sich bereits der PDS-Faden befindet, durchgefädelt und mit der Maschine retrograd herausgebohrt. Das ventrale Fadenende wird nun in das Ör des zweiten Bankart-Stiftes eingezogen und dieser wiederum zur Rückseite hinausgebohrt, sodaß die U-Naht auf der ventralen Kapsel bzw. dem Limbus aufliegt.

Dieses Vorgehen wird nun für eine zweite oder auch dritte Naht, je nach Länge der Ablösung des Limbus, wiederholt.

Anschließend werden die dorsal freiliegenden Fäden bei Adduktion und Innenrotation des Armes paarweise subcutan geknüpft.

Nachbehandlung

Die Hospitalisationsdauer beträgt durchschnittlich 3 bis 4 Tage. Unmittelbar postoperativ erfolgt die Ruhigstellung im Desault- oder Gilchrist-Verband für 4 Wochen. Im Anschluß daran wird mit physikotherapeutischen Übungen begonnen, wobei die Abduktion bis 90 Grad erlaubt, die Außenrotation jedoch noch vermieden werden soll. Ab dem Ende der sechsten Woche ist die Vollmobilisation des Schultergelenkes möglich.

Material

Bisher wurden an unserer Klinik sechs Patienten, alle männlich, mit der beschriebenen Operationstechnik wegen einer rezidivierenden Subluxation des Schultergelenkes bei vorliegendem Limbusabriß operativ versorgt.

Der Operationszeitpunkt lag zwischen zwei und fünf Monaten nach dem erinnerlichen Ersttrauma. Eine weitere Subluxation oder Luxation ist bisher postoperativ nicht aufgetreten. Alle Patienten erreichten eine seitengleiche Beweglichkeit des Schultergelenkes.

Die Nachuntersuchungsergebnisse sind auf Grund der kurzen Beobachtungszeit (6 bis 14 Monate) jedoch nur bedingt bewertbar. Der Vorteil dieses operativen Verfahrens liegt in der geringen Traumatisierung des Schultergelenkes, sowie in der kurzen Hospitalisationsdauer.

Intraoperative Probleme können sich jedoch durch die periarticuläre Schwellung, entstanden durch das Extravasat ergeben, welches mit der Zeitdauer des operativen Eingriffes zunimmt. Vermehrte Schwierigkeiten ergeben sich insbesondere bei adipösen Patienten bei denen es durch die zunehmende Schwellung zu Schwierigkeiten bei der Palpation der Orientierungspunkte — Proc. coracoideus — kommt.

Literatur

1. Gerber Ch, Ganz R (1984) Zur Diagnostik der multidirektionalen Schulterinstabilität. In: Chapchal G (Hrsg) Verletzungen und Erkrankungen der Schulterregion. Thieme, Stuttgart New York, S 150—153
2. Hermodson J (1984) Röntgenologische Studien über die traumatischen und habituellen Schultergelenksverrenkungen nach vorn und unten. Acta Radiol [Suppl] (Stockh) 20
3. Kuriyama S, Fujimaki E, Katagiri T, Uemara S (1984) Autor dislocation of the shoulder joint sustained through skiing. Arthrografic findings and prognosis. Am J Sports Med 2:339—346
4. Pappas AM, Goss Th, Kleinmann PK (1983) Symptomatic shoulder instability due to lesions of the glenoid labrum. Am J Sports Med 5:279—288
5. Vecsei V, Poigenfürst J, Zöch G (1984) Ergebnisse der Bankartschen Operation bei rezidivierender Schulterluxation. Unfallchirurgie 8:200—204
6. Wiley AM (1982) Arthroscopic examination of the shoulder. In: Bayly J, Kessel L (eds) Shoulder surgery. Springer, Berlin Heidelberg New York, p 113—118

Zur Prognose der primären traumatischen Schulterverrenkung

R. Jaskulka, G. Ittner und R. Schedl

II. Univ.-Klinik für Unfallchirurgie Wien (Vorstand: Univ. Prof. Dr. H. Spängler), Spital-gasse 23, A-1090 Wien

Einleitung

Die Schulterluxation ist eine häufige Verletzung. Allerdings bestehen stark divergierende Angaben bezüglich der Prognose einer traumatischen Erstluxation, vor allem im Hinblick auf die Dauer der Ruhigstellung und die Art der Reposition [4, 5, 6, 11, 13]. Auch über den prozentualen Anteil der zu einer gewohnheitsmäßigen Schulterverrenkung führenden Luxationen existiteren unterschiedliche Angaben [5, 9, 11, 12]. Dies war Anlaß, unser Krankengut aus den Jahren 1977 bis 1983 retrospektiv hinsichtlich der Primärbehandlung und der Spätresultate zu analysieren.

Krankengut und Behandlungsplan

Im Zeitraum von 1977 bis 1983 kamen an der II. Univ.-Klinik für Unfallchirurgie Wien 354 Patienten mit insgesamt 356 erstmals aufgetretenen Luxationen des Humeroscapular-gelenkes zur Behandlung. Das Verhältnis Männer zu Frauen war mit 177 Männern und 177 Frauen genau ausgeglichen. 207mal war die rechte, 149mal die linke Seite und zweimal waren beide Schultern betroffen. Das Durchschnittsalter aller Verletzten betrug 57,7 Jahre. In Übereinstimmung mit der Literatur [3, 6] ergeben sich bei der Altersverteilung auch in unserem Krankengut zwei Häufigkeitsgipfel (Abb. 1), wobei der erste dem männlichen

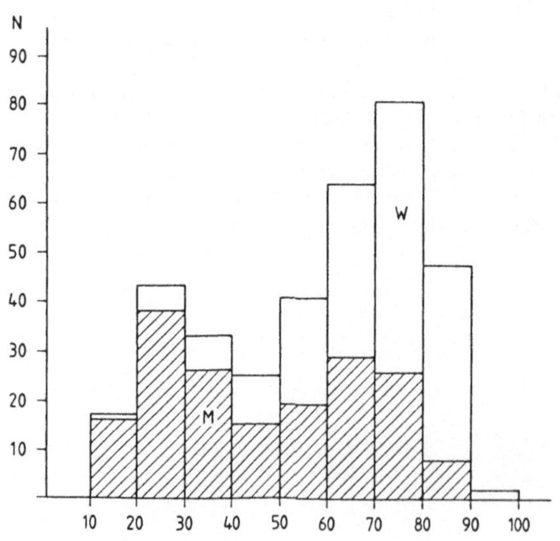

Abb. 1. Altersverteilung nach Ge-schlechtern geteilt

Hefte zur Unfallheilkunde, Heft 186
Verletzungen des Schultergelenks
Zusammengestellt von U. P. Schreinlechner
Springer-Verlag Berlin Heidelberg 1987

Tabelle 1. Begleitverletzungen

Abriß des Tuberculum majus	67
Rotatorenmanschettenruptur	1
Nervenläsionen	38
N. axillaris	18
Plexus brachialis	11
N. medianus	3
N. radialis	3
N. ulnaris	3

(Durchschnittsalter 47 Jahre) und der zweite dem weiblichen Geschlecht (Durchschnittsalter 68 Jahre) zugeordnet werden kann.

Bei den Unfallursachen stehen der Weg- und der häusliche Unfall mit je 34% an erste Stelle. Es folgen Sportverletzungen (16%), Sturz von einem höher gelegenen Ort (8%) und der Verkehrsunfall. Arbeitsunfall und Raufhandel blieben in unserem Krankengut mit je 2% im Hintergrund.

An Luxationsformen fanden wir 343mal eine vordere Verrenkung, was einem Anteil von 96% entspricht. 7mal (2%) lag eine hintere Luxation und 6mal eine sogenannte Luxatio erecta, d. h. eine rein infraglenoidale Dislokation des Humeruskopfes vor.

Als Begleitverletzung (Tabelle 1) fand sich in 67 Fällen eine Abrißfraktur des Tuberculum majus, bei einer Luxation kam es zu einer arthrographisch gesicherten Rotatorenmanschettenruptur. 38mal lagen zusätzlich Nervenlösionen vor, wobei 18mal der N. axillaris, 11mal der gesamte Plexus brachialis und je 3mal der N. medianus, der N. ulnaris und der N. radialis betroffen war.

Unser Behandlungsziel ist — nach röntgenologischer Abklärung — die möglichst rasche und schonende Reposition. In 258 Fällen (72,5%) gelang sie ohne Anästhesie nach Arlt [1], bei 44 Luxationen wurde primär in Allgemeinnarkose nach Hippokrates reponiert. In 18 Fällen versagte die Methode nach Arlt [1], sodaß sekundär in Anästhesie nach Hippokrates vorgegangen werden mußte. Bei diesen Fällen, wie auch bei den primär nach Hippokrates reponierten Luxationen handelte es sich fast ausschließlich um nicht frische Verletzungen. Die Methode nach Kocher ist unseres Erachtens weniger schonend und wird nur ausnahmsweise angewendet. 36 Repositionen waren bereits auswärts durchgeführt worden. Diese Patienten wurden nur dann in dieser Studie berücksichtigt, wenn die gesamt restliche Behandlung an unserer Klinik durchgeführt wurde und wir im Besitz der Unfallröntgenbilder oder eines entsprechendes Befundes waren.

Eine offene Reposition mußte in keinem Fall durchgeführt werden. In 3 Fällen führten allerdings die konservativen Repositionsversuche nicht zum Ziel. 2mal bestand die Luxation vor dem Einreckungsversuch über 2 Wochen, 1mal bereits über 4 Wochen. Bei allen 3 Patienten bestand aufgrund des hohen Lebensalters und gleichzeitig bestehender internistischer Erkrankungen eine Kontraindikation zum operativen Vorgehen, sodaß die Luxation belassen werden mußte. Nach der radiologischen Bestätigung des Repositionsergebnisses erfolgte bei erstmals aufgetretenen Luxationen immer eine Ruhigstellung (Tabelle 2). Bei 276 Patienten (77,5%) mit einem Durchschnittsalter von 55 Jahren wurde ein Desault-Verband für im Schnitt 13 Tage angelegt, wobei die Ruhigstellungsdauer bis zum 50. Lebensjahr zum überwiegenden Teil 3 Wochen betrug. 36 Luxationen wurden mit einem

142

Tabelle 2

	Desault	Gilchrist	Mitella
Anzahl	276 Lux.	36 Lux.	44 Lux.
Dauer der Ruhigstellung	13 Tage	12 Tage	7 Tage
Patientenalter im Durchschnitt	55 Jahre	71 Jahre	76 Jahre

Tabelle 3. Ergebnisse nach dem Neerschen Schema (n = 113)

Punkte	Luxationen
90−100 (excellent)	95
80− 89 (satisfactory)	6
70− 79 (unsatisfactory)	5
unter 70 (failure)	7

Gilchrist-Verband für durchschnittlich 12 Tage versorgt. Das Durchschnittsalter betrug hier 71 Jahre. Bei 44 Patienten mit einem Durschnittsalter von 76 Jahren wurde wegen der großen Gefahr einer posstraumatischen Schultersteife lediglich eine Mitella für bis zu 7 Tage angelegt. Nach Abnahme des Verbandes folgte in der Regel eine ambulante heilgymnatische Übungsbehandlung.

Ergebnisse

Langzeitergebnisse konnten an 111 Patienten mit insgesamt 113 betroffenen Gelenken 2−8 Jahre nach der Verrenkung (im Schnitt 5 Jahre) erhoben werden. Dabei erfolgte neben der Erfassung allfälliger subjektiver Beschwerden sowie der Erhebung einer Zwischennanmnese − vor allem in Bezug auf etwaige Reluxationen − die genaue Inspektion und Funktionsprüfung des betroffenen Gelenkes. Anschließend wurden Röntgenaufnahmen in zwei Ebenen angefertigt und mit dem Röntgenerstbefund verglichen. Die Auswertung der funktionellen Ergebnisse erfolgte nach dem von Neer 1970 für Oberarmhalsbrüche angegebenen Schema [10]. Es handelt sich dabei um ein Punkteschema, welches Schmerz, Funktion und Bewegungsfreiheit des Gelenkes, gemessen nach der Neutral-Null-Methode, sowie eine allfälligen pathologischen Röntgenbefund umfaßt (Tabelle 3). Die Maximalpunkteanzahl von 100 Punkten wurde in unserem Nachuntersuchungskollektiv von 52 Patienten erreicht. Bei 43 untersuchten Gelenken konnten 90 bis 99 Punkte vergeben werden. Bei 22 zu dieser Gruppe gehörenden Patienten fand sich eine geringe Bewegungseinschränkung vor allem bei der Innenrotation. Die restlichen Punkte mußten wegen geringer Unstimmigkeiten im Röntgenbild oder wegen fallweise auftretender geringer und nicht als störend empfundener Schmerzen abgezogen werden. 80 bis 89 Punkte erreichten 6 Patienten, zwischen 70 und 79 Punkten lagen 5 Patienten. Hier lag meist eine Kombination zwischen mehr oder weniger ausgeprägter Bewegungseinschränkung und einem von der Norm abweichenden Röntgen-

Tabelle 4. Rezidive nach traumatischer Erstluxation

Gesamtzahl – Luxationen	21
Gesamtzahl – Patienten	20
Männer	14
Frauen	6
Altersdurchschnitt – Männer	32 Jahre
Altersdurchschnitt – Frauen	63 Jahre
Dauer bis zur 1. Reluxation im Durchschnitt	6 Monate
Minimum	1 Monat
Maximum	18 Monate

Tabelle 5. Primäre Ruhigstellung bei posttraumatisch rezidivierenden Luxationen

Desault	5 Luxationen	21 Tage
	6 Luxationen	14 Tage
	6 Luxationen	10 Tage
Gilchrist	3 Luxationen	10 Tage
Mitella	1 Luxation	9 Tage
Insgesamt	21 Luxationen = 18,6%	

befund zugrunde. Nur 3 Patienten klagten über stärkere Belastungsschmerzen im ehemals luxierten Schultergelenk, welche sie zu einer Einschränkung ihrer Aktivität zwingen. Ein Mißerfolg vor allem in funktioneller Hinsicht mit unter 70 Punkten mußte bei 7 Patienten verzeichnet werden. Bei allen 7 Patienten dieses Kollektives handelt es sich um Frauen, die zum Zeitpunkt des Unfalls das 80. Lebensjahr bereits überschritten hatten. Auch hier wurde nur in 3 Fällen der Schmerz als störend angegeben. Der Grund für die Einstufung in diese Gruppe lag überwiegend in einer ausgeprägten Bewegungseinschränkung im betroffenen Gelenk. Zu diesen unbefriedigenden Fällen zählen auch die drei eingangs erwähnten Patienten, bei denen eine primäre Reposition nicht möglich war.

Röntgenologisch fanden sich im gesamten Nachuntersuchungskollektiv 22mal geringgradige Kapselverkalkungen vor allem im cranialen Anteil. In 7 Fällen lagen gegenüber der gesunden Seite mäßige und in 2 Fällen deutliche Arthrosezeichen vor.

Zum Auftreten neuerlicher Luxationen kam es bei 24 Patienten. In 4 Fällen trat nur eine einzige neuerliche Verrenkung auf. Zwar handelte es sich in allen 4 Fällen um ein nur geringfügiges Trauma, doch sind die Patienten seit Jahren völlig beschwerdefrei und in jeder Beziehung sportfähig, so daß es sich unseres Erachtens jeweils um eine Zweitluxation handelte. Bei den übrigen 20 Patienten kam es zur Entwicklung einer rezidivierenden Schulterluxation, bei einem Patienten an beiden Gelenken (Tabelle 4). Betroffen waren 14 Männer mit einem Durchschnittsalter von 32 Jahren und 6 Frauen mit durchschnittlich 63 Jahren. In 15 Fällen (71%) kam es innerhalb eines Jahres zum Auftreten der ersten Reluxation, bei den übrigen bis spätestens 18 Monate nach der Primärverrenkung.

Die primäre Ruhigstellung erfolgte 17mal im Desault-Verband (5mal für 3 Wochen, 6mal für 2 Wochen und 6mal für 10 Tage), 3mal im Gilchrist-Verband (je 10 Tage) und in einem Fall wurde für 9 Tage eine Mitella angelegt (Tabelle 5).

Erwähnenswert erscheint auch, daß bei allen 21 rezidivierenden Luxationen keine Abrißfraktur des Tuberculum maius bestanden hatte.

Diskussion

Die Prognose der primär traumatischen Schulterluxation wird vor allem durch die Möglichkeit der Entwicklung einer rezidivierenden Verrenkung und durch das Auftreten von Funktionsstörungen des Schultergelenkes bestimmt. Daraus ergibt sich die Frage nach der optimalen Ruhigstellungsdauer. Die Mitteilungen in der Literatur diesbezüglich sind geteilt. Buchinger [4], Ehrgartner [5], Witt [13] und Wissing [12] sehen keinen Einfluß der Ruhigstellungsdauer auf die Reluxationsneigung und immobiliserien entsprechend kurz für maximal 8 bis 10 Tage. Dageben fordern Rowe [11], Müller u. Dingels [9] sowie Matter et al. [8] und Heisel u. Kopp [6] eine konsequente mindestens dreiwöchige Ruhigstellung bis zu einem Alter von 50 Jahren.

In unserem Krankengut wurde bei der überwiegenden Anzahl der Patienten eine dreiwöchige Ruhigstellung im Desault-Verband durchgeführt. Es fanden sich in diesem Kollektiv 5 Patienten, bei denen es zur Entwicklung einer rezidivierenden Luxation kam. Demgegenüber standen 16 rezidivierende Verrenkungen bei einer Immobilisationsdauer von 9 bis 14 Tagen. Die Gesamtrezidivrate beträgt 18,6%, damit liegen wir unter den in der Literatur angegebenen durchschnittlichen Quoten [3, 5, 9, 11, 13].

Bei einer erstmaligen traumtischen Schulterluxation empfehlen wir daher bei Patienten unter 45 Jahren den Desault-Verband konsequent für 3 Wochen zu belassen und beginnen dann mit der Mobilisation der Schulter unter physiotherapeutischer Aufsicht. Mit zunehmendem Patientenalter verkürzen wir die Immobilisationsdauer, da die Gefahr einer Funktionseinschränkung im Sinne einer posttraumatischen Schultersteife ab dem 50. Lebensjahr zunimmt [3, 6, 9]. Dafür spricht auch das funktionelle Ergebnis unserer Nachuntersuchung. Alle Patienten der Gruppe zwischen 70 und 80 Punkten (unbefriedigend) als auch in der Gruppe unter 70 Punkten (Mißerfolg) hatten zum Zeitpunkt des Traumas das 70. Lebensjahr überschritten. Wir legen im vorgerückten Lebensalter nur eine Mitella bis zum Abklingen der Schmerzen an und beginnen danach mit der heilgymnastischen Betreuung.

Die Beobachtung, daß bei Schulterluxationen mit Abrißfrakturen des Tuberculum maius keine Reluxationen auftragen — ein Faktum, das auch andere Autoren erwähnen [2, 7, 9, 11] — könnte darauf hindeuten, daß bei dieser Begleitverletzung eine simultane Läsion der Gelenkspfanne des Schulterblattes mit konsekutiver Instabilität unwahrscheinlich ist.

Zusammenfassung

Von 356 erstmals im Zeitraum zwischen 1977 und 1983 aufgetretenen Schulterluxationen konnten nach einem Zeitraum von 2 bis 8 Jahren (im Schnitt 5 Jahre) 113 Fälle einer klinischen und radiologischen Nachuntersuchung unterzogen werden. Das Hauptaugenmerk wurde dabei auf die Gelenksfunktion und auf anamnestische Angaben über allfällige neuerliche Luxationen gelegt. Die Gelenksfunktion, Gelenksfreiheit sowie subjektive Angaben über Schmerzen wurden nach dem von Neer 1970 für Oberarmhalsbrüche angegebenen Schema gewertet. In 95 Fällen (84%) wurde eine Punkteanzahl zwischen 89 und 100 erreicht (ausgezeichnet), in 6 Fällen war das Ergebnis mit 80 bis 89 Punkten zufriedenstellend. 5 Ergebnisse waren unbefriedigend und 7mal mußte ein Mißerfolg verzeichnet werden. Die Punkteabzüge erfolgten in allen Gruppen fast ausschließlich wegen Einschränkungen der Gelenksmotilität, insbesonders der Rotationsbewegungen und hier wieder der Innenrotation. Schmerzen wurden bei keinem dieser Kollektive als störend oder dominierend empfunden.

Posttraumatische rezidivierende Schulterluxationen traten 21mal auf (18,5%). Dabei betrug die posttraumatische Ruhigstellungsdauer 5mal 3 Wochen und 16mal 9 bis 14 Tage. Es erscheint also die Reluxationstendenz umso größer, je kürzer die Immobilisierungszeit gehalten wird. Unseres Erachtens sollte daher bei jüngeren Patienten eine Ruhigstellungszeit von 3 Wochen konsequent eingehalten werden.

Literatur

1. Arlt B (1941) Erfahrungen bei Einrichtung der Schulterverrenkungen. Chirurg 13:416
2. Beck E (1984) Die Schulterluxation. Hefte Unfallheilkd 163:185
3. Brückner H (1966) Auswertung von 216 primären und 50 habituellen Schultergelenksluxationen. Monatsschr Unfallheilkd 69:324
4. Buchinger W (1975) Wann und wie häufig wird aus einer frischen Schulterverrenkung eine habituelle (rezidivierende) Schulterverrenkung. Hefte Unfallheilkd 126:126
5. Ehgartner K (1977) Hat die Dauer der Gipsfixation nach Schulterluxation einen Einfluß auf die Häufigkeit der habituellen Schulterluxation? Arch Orthop Unfallchir 89:187
6. Heisel J, Kopp K (1982) Behandlungsergebnisse nach frischer traumatischer Schulterluxation. Aktuel Traumatol 12:195
7. Hovelius L, Erikson K, Fredin H et al (1983) Recurrences after initial dislocation of the shoulder. J Bone Joint Surg [Am] 65:343
8. Matter P, Strömsöe K, Senn E (1979) Die traumatische Schulterluxation. Unfallheilkunde 82:407
9. Müller K, Dingels W (1984) Die Entwicklung zur habituellen Schulterluxation. Aktuel Traumatol 14:121
10. Neer C (1970) Displaced proximal humeral fractures. J Bone Joint Surg [Am] 52:1090
11. Rowe CR (1965) Prognosis in dislocations of the shoulder. J Bone Joint Surg [Am] 38:957
12. Wissing H (1980) Frische und habituelle Luxationen des Schultergelenkes. Unfallchirurgie 6:233
13. Witt AN (1975) Therapie bei frischen und veralteten Schulterluxationen (einschließlich der Schulterluxationsfrakturen). Hefte Unfallheilkunde 126:66

146

Die Prognose der traumatischen Schulterluxation

R. Kadletz und H. Resch

Univ.-Klinik für Unfallchirurgie (Vorstand: Univ. Prof. Dr. E. Beck), Anichstraße 35,
A-6020 Innsbruck

Die Aussage verschiedener Autoren [1, 2, 3, 4, 5, 6] über die Prognose der Schulterluxation
ist vielfältig, die Vorschläge der Behandlung über Art und Dauer widersprüchlich. Weitgehende Einigkeit besteht jedoch bezüglich der Prädisposition des Alters zum Zeitpunkt
der Erstluxation [1, 3, 4], nicht aber über die Art des Verbandes und ihrer Fixationsdauer
[1, 2, 4, 5, 6].

Aufgrund dieser verschiedenen Standpunkte haben wir durch Aussendung eines Fragebogens eine Untersuchung an unserem Patientengut angestellt, die für unsere zukünftige
Behandlung der Schulterluxation richtungsweisend sein sollte.

An der Universitätsklinik für Unfallchirurgie in Innsbruck wurde ein Fragebogen zur
Erfassung von Schulterluxationen im Zeitraum 1978 bis 1980 ausgearbeitet, der folgende
Schwerpunkte beinhaltete: Geschlecht des Patienten, Alter bei der Erstluxation, Unfall-
mechanismus, Art des Verbandes und Dauer der Fixation sowie etwaige Reluxationen und
Zeitraum zwischen Erstluxation und Folgeluxationen. Dieser Fragebogen wurde insgesamt
200 Patienten zugesandt. Davon erhielten wir 163 beantwortete Rücksendungen. Unser
Patientengut bestand aus 121 Männer (74,3%) und 42 Frauen (25,7%) [1, 3]. Bei 7 Patienten (4,3%) trat die Luxation beidseitig auf.

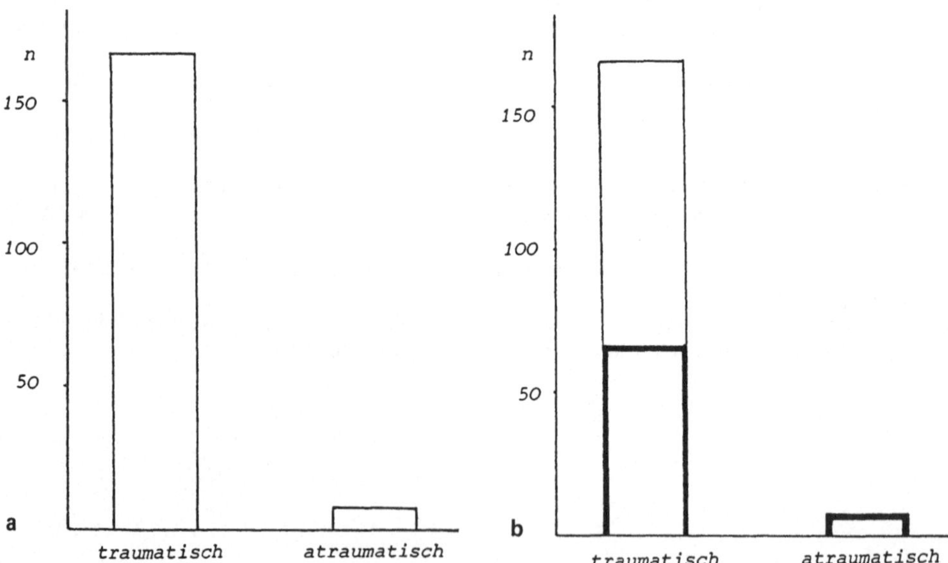

Abb. 1. a Vergleich zwischen primär traumatischer und primär atraumatischer Luxation
(n = 163). **b** Rezidivhäufigkeit (——) bei primär traumatischer und primär atraumatischer
Luxation (n = 163)

Hefte zur Unfallheilkunde, Heft 186
Verletzungen des Schultergelenks
Zusammengestellt von U. P. Schreinlechner
Springer-Verlag Berlin Heidelberg 1987

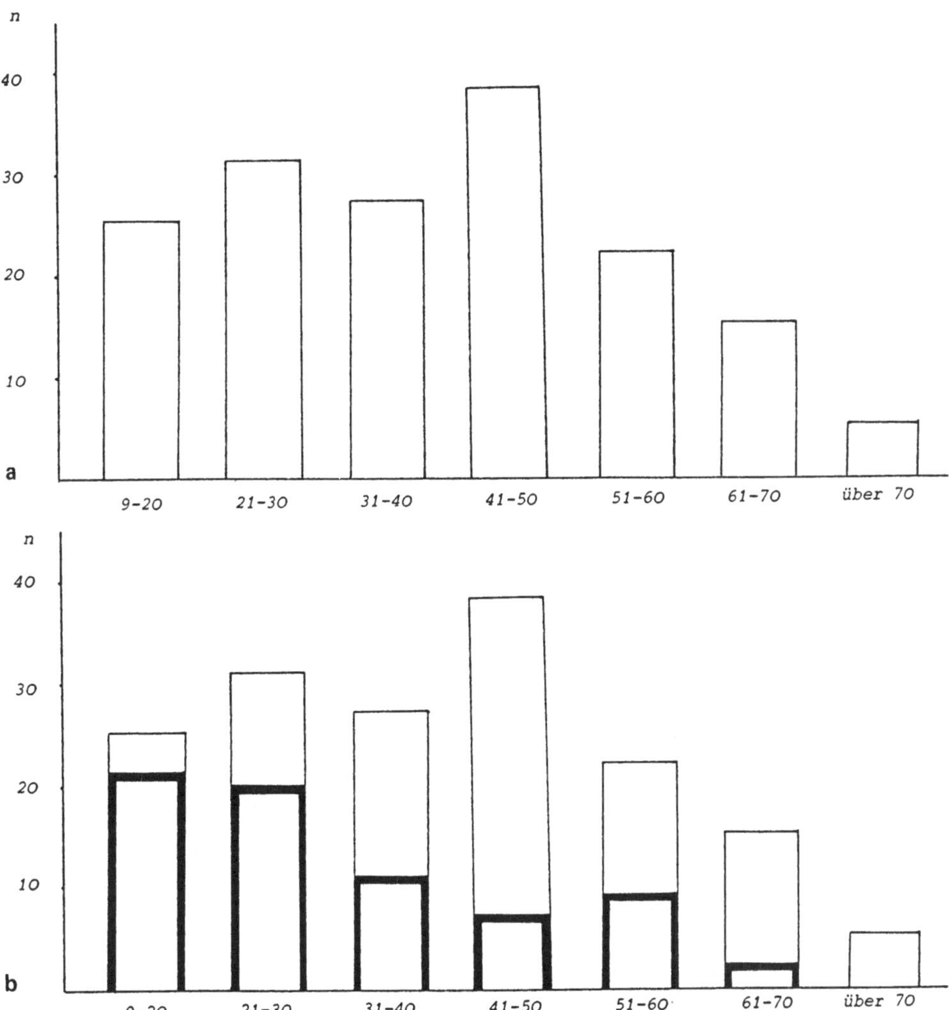

Abb. 2. **a** Alter bei Erstluxation (n = 163). **b** Alter bei Erstluxation und Rezidivhäufigkeit
(——) (n = 163)

Gemäß dem Unfallhergang teilten wir in zwei Gruppen ein: die traumatische und die atraumatische Schulterluxation.

Eine traumatische Genese trat bei 157 Patienten (95,8%) auf, gegenüber 6 Patienten (4,2%) mit atraumatischer. (Abb. 1a).

Da in dieser Gruppe jene Patienten mit erhöhter Bandelastizität und Bindegewebsschwäche im weitesten Sinn enthalten sind, ergibt sich eine Rezidivhäufigkeit von 100% im Gegensatz zu den 40,7% (64 Patienten) aus der Gruppe der traumatischen (Abb. 1b).

Die Gesamtzahl der Reluxation betrug 43%.

Zu einer Zweitluxation kam es bei 49 Patienten (70%) innerhalb von zwei Jahren [3, 4], wobei bereits bei 60% ein atraumatischer Unfallhergang angegeben wurde, bei der Drittluxation 96,4%.

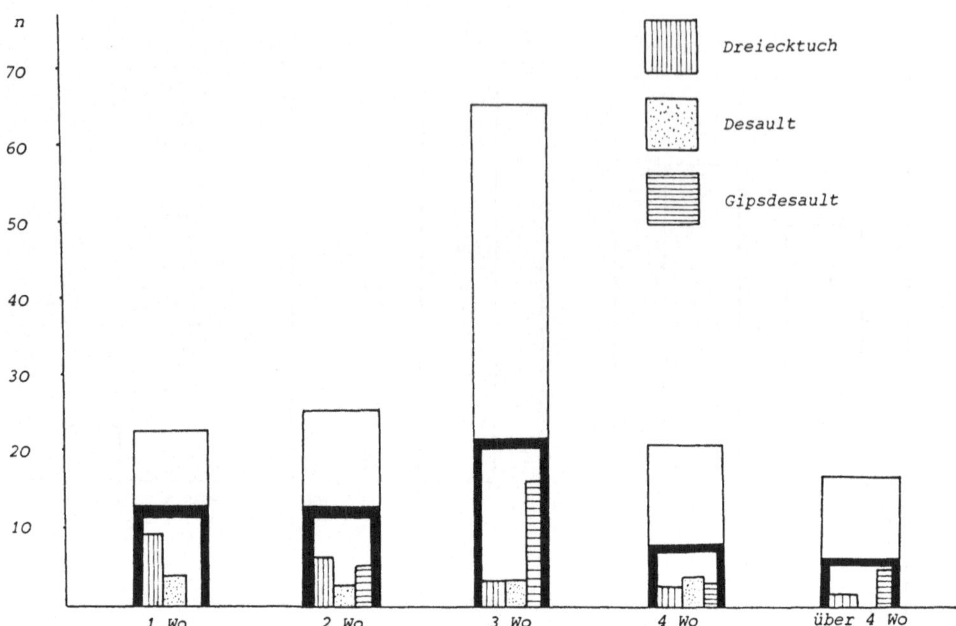

Abb. 3. Rezidivhäufigkeit (——) in Abhängigkeit von Fixationsdauer und Art des Verbandes (n = 163)

Im Diagramm der Altersverteilung, bei Erstluxation (Abb. 2a) ist ersichtlich, daß die Schulterluxation vorwiegend eine Verletzung des jungen Patienten ist, trotzdem wird der Gipfel in der Altersgruppe der 41- bis 50jährigen erreicht. Klammert man nun die 41- und 50jährigen aus, so erlitten von den Patienten unter 40 Jahren 83 (66,4%), von denen über 50 Jahren 42 (33,6%) eine Schulterluxation.

Welche Rolle das Alter zum Zeitpunkt der Erstluxation für die Prädisposition eines Rezidivs darstellt [1, 3, 4], läßt sich am nächsten Diagramm (Abb. 2b) deutlich ersehen. Von den 25 Schulterluxationen der 9- bis 20jährigen rezidivierten 21 (84%), bei den 21- bis 30jährigen 20 (64,5%). Zum Unterschied — die Altersgruppe der 61- bis 70jährigen, wo nur mehr 2 Patienten von 15 oder 13,3% eine Reluxation aufwiesen. Bei den über 70jährigen war kein Rezidiv nachweisbar.

Entgegen anderer Untersuchungen [1, 2] hat unsere Studie ergeben, daß Art und Dauer der Fixation sehr wohl Einfluß auf die Rezidivrate haben (Abb. 3).

Die prozentuell besten Ergebnisse erbrachte eine Fixationsdauer von 3 bis 4 Wochen (33,5% bei 3 Wochen, 33,5% bei 4 Wochen, 31% bei über 4 Wochen) [5]. Im Gegensatz zu einer Rezidivquote von 57% bei einwöchiger und 52% bei zweiwöchiger Fixationsdauer.

Von der Art des Verbandes läßt sich sagen, daß ein Gips-Desault oder desaultähnliche weiche Tauchverbände, welche hier unter Desault zusammengefaßt sind, keine nennenswerten Unterschiede in der Rezidivhäufigkeit aufweisen. Ohne Fixation nach Erstluxation wurden 13 Patienten belassen, was bei 10 Patienten (76,9%) zu einer Reluxation führte. Auch die Fixation mittels Dreiecktuch ergab ähnliche Werte (77,7%).

Zusammenfassend kann man sagen, daß entgegen der Meinung anderer Autoren [1, 2] das Lebensalter, die Art und insbesondere die Dauer der Behandlung von Wichtigkeit ist [4, 5, 6]. Es geht aus den Ergebnissen deutlich hervor, daß die dreiwöchige Behandlung mit Gips-Desault oder Desault-Verband zu den niedrigsten Rezidivraten führt [5].

Eine verfeinerte Aussage der Prognose wird erst möglich sein, wenn bereits bei der Erstluxation die „typisch sekundären" Läsionen der Schulterluxation erfaßt werden können und dadurch deren Einfluß auf die Rezidivhäufigkeit beurteilbar ist.

Literatur

1. Buchinger W (1976) Wann und wie häufig wird aus einer frischen Schulterverrenkung eine habituelle (rezidivierende) Schulterverrenkung? Hefte Unfallheilkd 126:125–128
2. Ehgartner K (1977) Hat die Dauer der Gipsfixation nach Schulterluxation einen Einfluß auf die Häufigkeit der habituellen Schulterluxationen? Arch Orthop Unfallchir 89:187–190
3. Hovelius L, Eriksson K, Fredin H, Hagberg G, Weckström J, Thorling J (1982) Incidence and prognosis of shoulder dislocation. In: Kessel L (eds) Shoulder surgery. Springer, Berlin Heidelberg New York
4. Kazar B, Belovszky E (1969) Prognosis of primary dislocation of the shoulder. Arch Orthop Scand 40:216–224
5. Matter P (1982) Luxationen des Schultergelenks. Hefte Unfallheilkd 160:239–247
6. Rowe CR (1958) Prognosis in dislocations of the shoulder. J Bone Joint Surg [Am] 38:957–977

Über die Rezidivquote nach traumatischer vorderer Schulterluxation

W. Scharf, H. Hertz und R. Weinstabl

I. Univ.-Klinik für Unfallchirurgie (Vorstand: Prof. Dr. E. Trojan), Alser Straße 4, A-1097 Wien

Trotz zahlreicher Publikationen zum Thema Schulterluxation können keine einheitlichen therapeutischen Richtlinien für die primäre Behandlung abgeleitet werden. Es gilt vor allem jene Verletzungsformen herauszufinden, die mit großer Wahrscheinlichkeit zu einer wiederkehrenden Verrenkung führen.

Die Schwere des Traumas, die Luxationsrichtung und das Alter des Verletzten führen zum Auftreten verschiedenartiger Läsionen. Diese können abhängig von Art und Lokalisation Anlaß zur wiederkehrenden Verrenkung geben. Aufgrund des ersten Nativröntgenbildes kann die Frage, ob eine rezidivierende Luxation entstehen wird, nicht beantwortet werden.

In einer retrospektiven Studie sollte geklärt werden, ob es eine Patientengruppe gibt, bei der nach einer erstmaligen Schulterluxation häufiger Rezidive auftraten als bei anderen. Deshalb wurden alle Patienten, die in den Jahren 1973 bis 1980 wegen einer erstmaligen Schulterverrenkung an unserer Klinik in Behandlung waren, befragt, ob nach dem ersten

Hefte zur Unfallheilkunde, Heft 186
Verletzungen des Schultergelenks
Zusammengestellt von U. P. Schreinlechner
Springer-Verlag Berlin Heidelberg 1987

Tabelle 1. Patienten im Alter bis zu 50 Jahren

Kollektiv 1		n = 108	Rezidiv
Ohne Knochenverletzung		n = 64	n = 27 (42%)
Mit Knochenverletzung		n = 44	n = 6 (13%)
Knöcherner Limbusabriß	n = 4		
Fraktur des Tub. majus	n = 23		
Impression n. Hill-Sachs	n = 19		

Tabelle 2. Patienten im Alter von 50–94 Jahren

Kollektiv 2		n = 204	Rezidiv
Ohne Knochenverletzung		n = 121	n = 6 (5%)
Mit Knochenverletzung		n = 83	n = 4 (5%)
Knöcherner Limbusabriß	n = 7		
Fraktur des Tub. majus	n = 46		
Impression n. Hill-Sachs	n = 37		

Unfall weitere Verrenkungen entstanden sind. Der Zeitpunkt der Befragung lag im Durchschnitt 5 Jahre nach der ersten Luxation.

312 Verletzte konnten persönlich nachuntersucht werden oder beantworteten unseren Fragebogen. Darunter fanden sich 188 Frauen und 124 Männer mit einem Durchschnittsalter von 53 Jahren; der jüngste Patient war 17, der älterste 94 Jahre alt.

Folgende Verteilung der Luxationsrichtungen konnte festgestellt werden:

Vordere Luxationen in 278 und rein axialläre Verrenkungen in 34 Fällen.

Außerdem konnten folgende knöcherne Begleitverletzungen beobachtet werden: Knöcherner Limbusabriß in 11 Fällen, 69mal eine Fraktur oder Abrißfraktur des Tub. majus und eine Oberarmkopfimpression nach Hill-Sachs in 56 Fällen.

Die Einrichtung der Luxation erfolgte innerhalb der ersten 24 h nach dem Unfall mit der Methode nach Arlt. Nur in Ausnahmefällen wurde — bei Mißlingen dieser Repositionsmethode — in Kurznarkose nach Hippokrates reponiert. Zur Ruhigstellung des Schultergelenkes wurde in 164 Fällen eine Mitella und bei 148 Patienten ein Desault- oder Gilchrist-Verband angelegt. Die durchschnittliche Fixationsdauer betrug 16 Tage (3 bis 30 Tage).

Aufgrund der unterschiedlich hohen Anzahl von Rezidiven bei jungen und älteren Patienten wurden zwei Kollektive gebildet. Kollektiv 1 umfaßt 108 Patienten mit einer Altersgrenze bis 50 Jahre, (Tabelle 1), Kollektiv 2 204 Patienten im Alter zwischen 51 und 94 Jahren (Tabelle 2). In beiden Kollektiven traten bei Luxationen mit begleitender Fraktur nur in 6 bzw. 4 Fällen Reluxationen auf; bei diesen Patienten betrug die Ruhigstellungsdauer allerdings weniger als 10 Tage.

Bei Patienten ohne begleitende Frakturen war die Reluxationshäufigkeit im Kollektiv 1 wesentlich höher als im Kollektiv 2. Hier fanden sich 27 Patienten mit rezidivierender Schulterverrenkung. Bei einer Gesamtzahl von 64 entspricht das einem Prozentsatz von

42%. Bei den Patienten aus dem Kollektiv 2 konnte nur bei sechs Patienten eine rezidivierende Schulterluxation nachgewiesen werden. Das entspricht bei einer Gesamtzahl von 121 Patienten einem Prozentsatz von 5%.

Daraus kann der Schluß gezogen werden, daß altersabhängig verschiedene Arten der Läsion auftreten. Während bei jüngeren Patienten ein Limbusabriß ohne Knochenverletzung wohl für die Reluxation verantwortlich zu sein scheint, dürfte bei den älteren Patienten die insuffiziente Heilung einer ausgedehnten Kapselverletzung zum Rezidiv führen.

Auch zwischen Luxationsrichtung und Rezidivhäufigkeit konnten interessante Beobchtungen gemacht werden:

Bei Patienten des Kollektivs 1 führten nur vordere Verrenkungen zum Rezidiv, während bei den Patienten des Kollektivs 2 die Luxationsrichtung im Hinblick auf die Entstehung einer wiederkehrenden Verrenkung belanglos war.

Junge Patienten mit Schulterluxationen ohne knöcherne Begleitverletzung sollten daher einer erweiterten primären Diagnostik zugeführt werden. Hier kommt der Arthrographie, Arthrotomographie und Arthroskopie entscheidende Bedeutung zu.

Vor allem kann mittels Arthroskopie des Schultergelenkes unmittelbar nach Reposition oder kurze Zeit später ein nicht knöcherner Limbusabriß sofort aufgedeckt und die therapeutische Konsequenz gezogen werden. Diese besteht in der Arthrotomie und Refixation des Limbus glenoidalis am knöchernen Pfannenrand. Der Vorteil der Refixation des Limbus glenoidalis im Akutstadium liegt darin, daß die originären anatomischen Verhältnisse im Schultergelenk wiederhergestellt werden können; die verschiedenen Methoden zur Behebung rezidivierender Schulterluxationen weisen den Nachteil auf, daß die Biomechanik des Schultergelenks zwangsläufig verändert wird. Außerdem muß man eine weitgehende Schädigung des Gelenkes, vor allem der Knorpelflächen und des Labrum glenoidale in Kauf nehmen, wenn Reluxationen abgewartet werden.

Literatur

1. Bankart ASB (1923) Recurrent or habitual dislocation of the shoulder joint. Br Med J II:1132
2. Bankart ASB (1938) The pathology and treatment of recurrent dislocation of the shoulder-joint. Br J Surg 26:23
3. Buchinger W (1972) Warum und wie häufig wird aus einer frischen Schulterverrenkung eine habituelle? Hefte Unfallheilkd 75:126
4. Dustmann HO, Godolias G (1980) Hill-Sachs-Läsion und Bankart-Läsion bei frischer traumatischer Schulterluxation, Konsequenz für die operative Behandlung. Z Orthop 118:554
5. Gallie WE, le Mesurier AB (1948) Recurring dislocation of the shoulder. J Bone Joint Surg [Br] 30:9
6. Hertz H, Poigenfürst J, Scharf W, Schabus R (1983) Arthroskopische Befunde der frischen traumatischen Schulterluxationen und Konsequenzen für die Therapie. (4. Deutsch-Österr.-Schweizerische Unfalltagung, Lausanne 1983). Hefte Unfallheilkd 165:167
7. Inman VT, Saunders JB de CM, Abott LC (1944) Observations on the function of the shoulder joint. J Bone Joint Surg 26:1
8. Kinnett JG, Warren RF, Jacobs B (1980) Recurrent dislocation of the shoulder after age fifty. Clin Orthop 149:164

9. McLaughlin HL, Cavallaro WU (1950) Primary anterior dislocation of the shoulder. Am J Surg 15:615
10. Palma AF De, Cooke AJ, Prabhakar M (1967) The role of the subscapularis in recurrent anterior dislocations of the shoulder. Clin Orthop 54:37
11. Pappas AM, Goss TP, Kleinmann PK (1983) Symptomatic shoulder instability due to lesions of the glenoid labrum. Am J Sports Med 11:279
12. Rowe CR, Sakellarides HT (1961) Factors related to recurrences of anterior dislocations of the shoulder. Clin Orthop 20:40

Prognose und Verlauf erstmaliger Schultergelenksluxationen – eine katamnestische Untersuchung

H. Köhler, G. B. Köveker, W. Sattel und P. Stanković

Klinik und Poliklinik für Allgemeinchirurgie der Universität Göttingen, Robert-Koch-Straße 40, D-3400 Göttingen

Unter den Verrenkungen großer Körpergelenke steht das Schultergelenk mit einer Häufigkeit von ca. 50% an erster Stelle. Dies erklärt sich durch seinen anatomischen Aufbau, der es für Luxationen besonders anfällig macht [6, 9]. Wohl bei keinem anderen Körpergelenk kommt es auch so häufig zur Reluxation und zur Entstehung einer gewohnheitsmäßigen Verrenkung.

Noch immer herrscht im Schrifttum Uneinigkeit darüber, wie hoch der Anteil primärer Schulterverrenkungen ist, in deren weiteren Verlauf es zu rezidivierenden Luxationen kommt.

Um eine Antwort auf diese Frage zu finden, haben wir das Krankengut der Chirurgischen Universitätsklinik Göttingen katamnestisch für einen Zeitraum von 21 Jahren erfaßt.

In den Jahren 1960–1981 kamen 237 Patienten wegen einer erstmaligen Schulterluxation in unsere Klinik.

Abbildung 1 zeigt die Verteilung der Luxation auf die einzelnen Altersgruppen und die Geschlechtsverteilung.

Davon entfallen 111 = 47% auf den linken und 125 = 53% auf den rechten Arm.

146 männlichen Patienten = 62%, stehen 91 Frauen = 38% gegenüber.

19% unserer Schulterpatienten waren polytraumtisiert.

Die Auswertung ergab in fast allen Fällen eine Luxation nach vorn unten, nur 6mal konnten wir eine Verrenkung nach hinten und bei 3 Verletzten eine Luxatio erecta diagnostizieren.

20% unserer Patienten erlitten bei ihrer Verrenkung ossäre Begleitverletzungen im Schultergelenk (Abb. 2).

15% Abriß des Tub. majus, je 2,5% subcapitale Humerusfrakturen und Pfannenrandabsprengungen sowie Kopfimpressionen nach Hill-Sachs [4]. Mitschädigungen des N. axillaris sahen wir bei 6 Patienten.

Hefte zur Unfallheilkunde, Heft 186
Verletzungen des Schultergelenks
Zusammengestellt von U. P. Schreinlechner
Springer-Verlag Berlin Heidelberg 1987

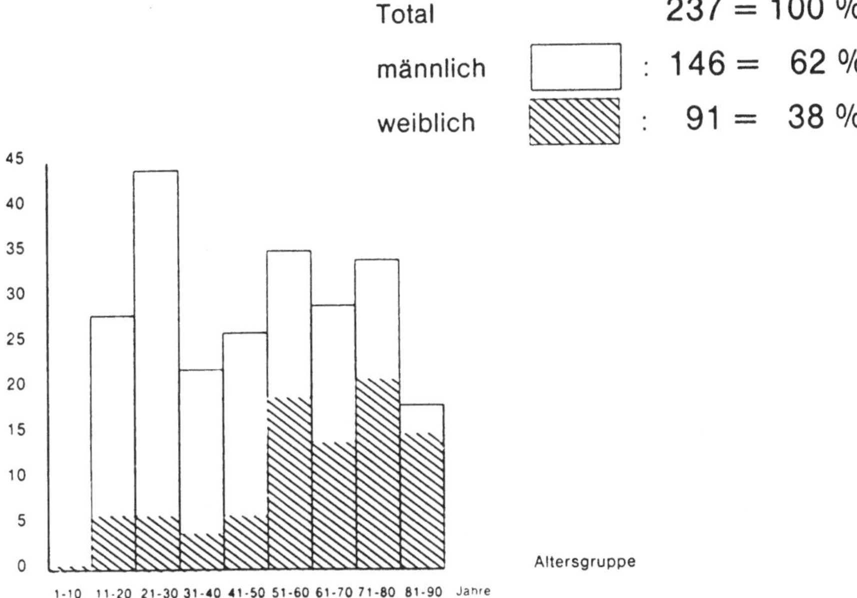

Abb. 1. Alters- und Geschlechtsverteilung bei 237 Patienten mit erstmaliger Schulterluxation

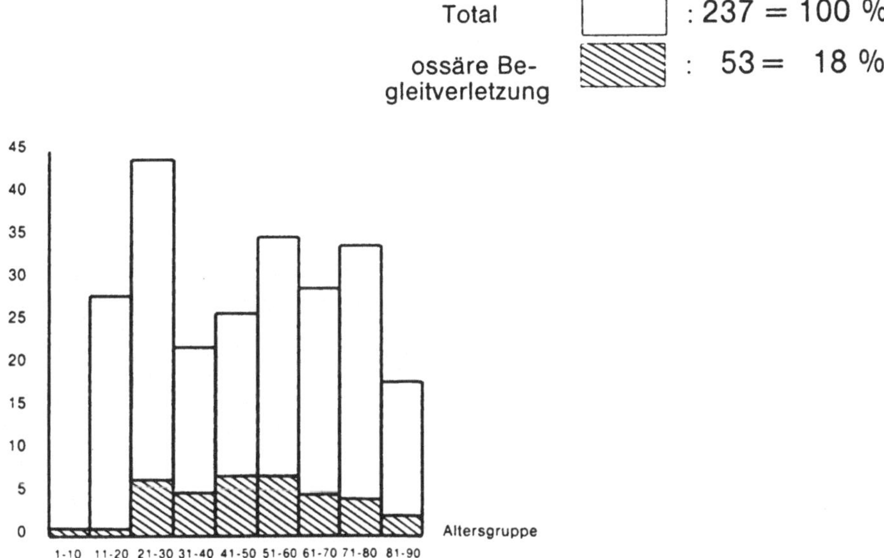

Abb. 2. Ossäre Begleitverletzungen im Schultergelenk bei 237 Patienten mit erstmaliger Schulterluxation

154

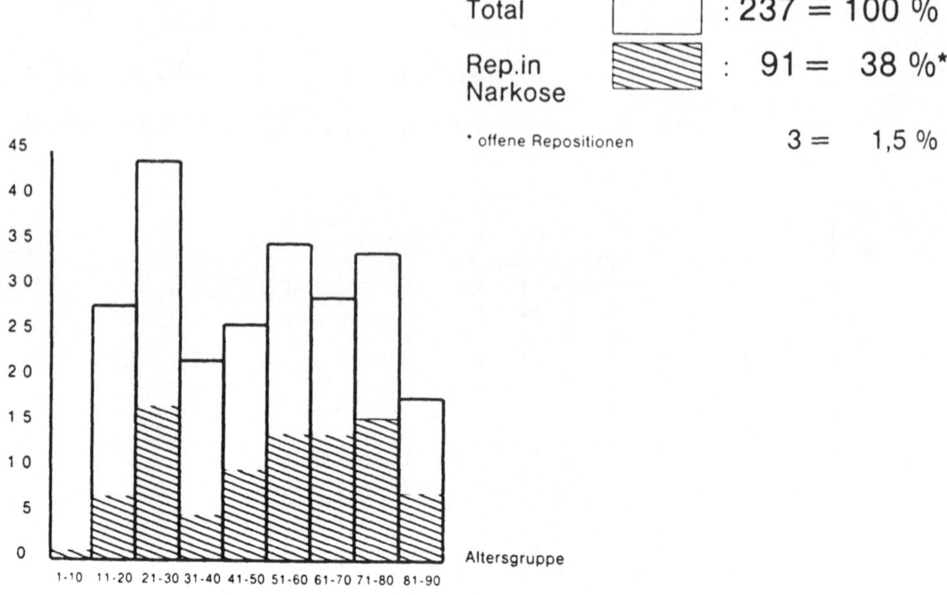

Abb. 3. Erstbehandlung bei 237 Patienten mit erstmaliger Schulterluxation

Die Reposition erfolgte umgehend nach Klinikeinweisung, in den meisten Fällen, ca. 60% nach Arlt [1], ansonsten nach Hippokrates, wobei jedoch die Faust als Hypomomochlion benutzt wurde.

Bei 38% = 91 Patienten wurde in Narkose reponiert (Abb. 3).

Die Ruhigstellung erfolgte im Desault-Verband (vereinzelt im Abduktionsgips).

Bei 41% (= 97 der Patienten) bis zu 5 Tagen.

Bei 59% der Fälle bis 10 Tage, anschließend begannen wir mit krankengymnastischer Nachbehandlung.

Bei Abschluß der Behandlung bestand bei 60 unserer 237 Patienten = 25% noch eine Bewegungseinschränkung im Schultergelenk (Abb. 4).

Alle 237 Patienten und deren Hausärzte wurden mittels eines Fragebogens angeschrieben. (Die Bögen waren so abgefaßt, daß wir uns auch ein Bild von der derzeitigen Funktion der verletzten Schulter machen konnten.)

Ergebnisse

Von den 134 befragten Patienten kam es bei 8 = 13,5% zu einer erneuten Luxation im ehemals verletzten Schultergelenk (14 Männer und 4 Frauen), 86,5% = 116 berichteten über keine weiteren Verrenkung (Tabelle 1).

13 der 18 Patienten waren unter 50 Jahre alt.

Unter diesen 18 Patienten ließ sich bei 12 ein adäquates Trauma nachweisen. Lediglich bei *6 Patienten* (= 4,5% von 134 Patienten) (5 Männer und 1 Frau) traten in der Folgezeit erneute Schulterverrenkungen ohne entsprechendes Unfallereignis auf, d. h. bei Verrich-

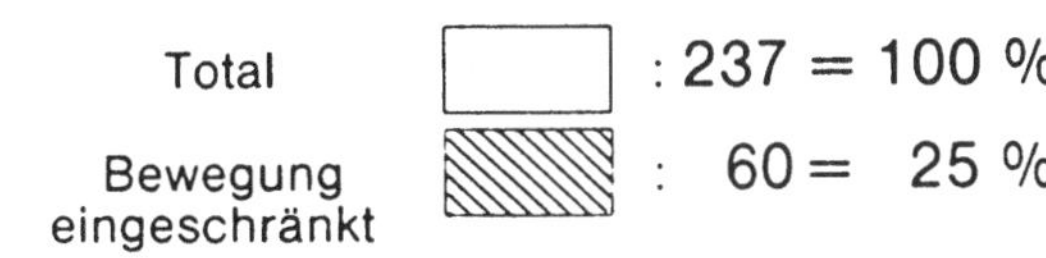

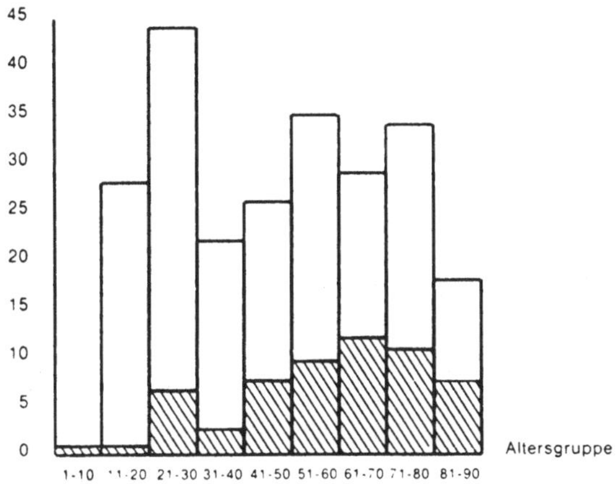

Abb. 4. Funktionelles Ergebnis nach erstmaliger Schulterluxation bei 237 Patienten

Tabelle 1. Nachuntersuchungsergebnis bei 134 Patienten nach erstmaliger Schulterluxation

— keine Reluxation	116 Patienten = 86,5%	
— Reluxation	18 Patienten = 13,5%*	

Nachuntersuchungsergebnis bei 134 Patienten

* 18 Reluxationen (von 134 Patienten)

— adequates Trauma	12	2 x Reluxation
		2 x Reluxation
		4 x Reluxation
— Bagatelltrauma	6	4 x Reluxation
		6 x Reluxation
		20 x Reluxation

tungen des täglichen Lebens. Die Häufigkeit der erneuten Verrenkungen lag bei diesen Patienten zwischen 2 und 20mal. Das Durchschnittsalter dieser Kranken betrug 29 Jahre (unter den 12 o. g. Patienten ließ sich bei einem eine zweimalige Luxation mit entsprechendem Verletzungsmechanismus nachweisen). Allen 18 Patienten war eine vordere Verrenkung, und zwar eine Luxatio subcoracoidea als Erstverletzung vorausgegangen.

Bei Durchsicht der Röntgenaufnahmen des Erstunfalles konnten wir in dieser Patientengruppe 3mal eine Bankart-Läsion [2] und 3mal eine dorso-laterale Kopfimpression (= Hill-Sachs-Lösion) [4] nachweisen. In einem Fall war es damals zu einem Abriß des Tub. majus als Begleitverletzung gekommen. Reponiert wurden die Luxationen 10mal nach Arlt [1] und 8mal nach Hippokrates.

156

8 der 18 Patienten trugen ihren Desault 5 Tage (ältere Patienten), 10 wurden bis 10 Tage ruhiggestellt.

Von den 18 Patienten unterzogen sich 5 einer Operation. (1mal wurde eine Drehosteotomie nach Weber [8] und 4mal die Methode nach Eden-Hybinette [3, 5] angewandt.)

Schwere berufliche Behinderungen resultierten bei 4 Patienten. Die Schulterbeschwerden haben die Berufswahl in 2 Fällen beeinflußt.

Zufriedenheit in der Funktion ihrer ehemals verletzten Schulter äußerten 83%. 17% berichteten über Beschwerden in Form von Schmerzen und eingeschränkter Beweglichkeit.

Zusammenfassend läßt sich folgendes sagen:

Der Anteil der Reluxationen liegt mit 13,5% an der unteren Grenze der Literaturangaben [6, 7, 9]. Die Dauer der Fixation und die Art der Reposition scheinen keinen Einfluß auf die Reluxationsrate zu haben, wohl aber die knöchernen Begleitverletzungen. Nur 1/3 unserer Reluxationen ging tatsächlich in eine rezidivierende Luxation über. Besondere Beachtung muß dabei die männliche Patientengruppe bis zu 40 Jahren verdienen.

Zu denken gibt insbesondere auch der relativ hohe Prozentsatz (von 17%) an Bewegungseinschränkungen, die auch nach unkomplizierter Schulterluxation zurückbleiben. Daher messen wir einer intensiven physiotherapeutischen Nachbehandlung große Bedeutung bei [7]. Zunehmend sind wir in den letzten beiden Jahren auch dazu übergegangen, den jungen Patienten mit nachgewiesenen Hill-Sachs- oder Bankartschäden eine frühzeitige Operation vorzuschlagen.

Literatur

1. Arlt J (1941) Schulterluxation. Chirurg 13:416
2. Bankart ASB (1923) Recurrent or habitual dislocation of the shoulder-joint. Brit Med J 2:1132
3. Eden R (1920) Zur operativen Behandlung der habituellen Schulterluxation. Zentralbl Chir 47:1002
4. Hill HA, Sachs MD (1940) The grooved defect of the humeral head. A frequently unrecognized complication of dislocation of the shoulder joint. Radiology 35:690
5. Hybinette S (1935) Luxation de l'epaule, impossibilitè de maintais la reduction: guérson aprés greffe opérative d'un transplant osseux. Rev Orthop 22:255
6. Matter P, Strömsöl K, Senn E (1979) Die traumatische Schulterluxation. Unfallheilkunde 82:407
7. Plane P (1981) Die frische Schultergelenksverrenkung und ihre Anwendung. In: Bericht über die Unfallmedizinische Tagung in Baden-Baden 17/18 Oktober 1981. Schriftreihe: Unfallmedizinische Tagungen der Landesverbände der gewerblichen Berufsgenossenschaften, Heft 46
8. Weber BG (1969) Operative treatment for recurrent dislocation of the shoulder. Injury I:107
9. Wissing H (1980) Frische und habituelle Luxation des Schultergelenkes. Unfallchirurgie 6:233

Schulterluxation — Behandlung und Ergebnisse

H. Türscherl, H. Werner, M. Helmreich und R. Scharizer

Unfallabt. des Allgem. öffentl. Krankenhauses, Kremser Landstraße 36, A-3100 St. Pölten

Wir berichten über 426 frische geschlossene Schulterluxationen, die wir in 8 Jahren an unserer Abteilung behandelt haben. Die Männer überwogen bei uns etwas; das Durchschnittsalter war mit 51,6 Jahren relativ hoch.

In der Mehrzahl handelte es sich um vordere untere Luxationen.

Als Unfallmechanismus stand der Sturz auf die Schulter bei weitem im Vordergrund (knapp 80%). Die Diagnose stellten wir vor allem klinisch, untermauerten diesen Verdacht aber in jedem Fall durch ein Röntgen im ap-Strahlengang. Das primäre axiale Bild haben wir dem Patienten fast immer ersparen können.

Unser therapeutisches Vorgehen war folgendes: Repositionsversuch nach Arlt (natürlich ohne Narkose!). Dieser war in 90% der Fälle erfolgreich.

Wenn damit keine Reposition erreicht werden konnte, meist bei muskelstarken Patienten, die dann auch noch aus Angst vor der Manipulation verspannt waren, reponierten wir nach *Hippokrates* und das dann auch immer in Allgemeinnarkose.

Damit gelang es, alle übrigen Schulterverrenkungen einzurichten. Eine offene Reposition war bei uns bis jetzt nie notwendig.

Nach erfolgter Einrichtung stellten wir im Gilchricht-Verband ruhig, und zwar von wenigen Tagen bis 3 Wochen, je nach Alter des Patienten.

Nur bei echter habitueller Luxation gaben wir keine Fixation.

Von 426 Fällen sahen wir insgesamt 73 Reluxationen, davon 44 Mehrfachluxationen, also etwa 10%. Bei den ein- und zweimaligen Reluxationen handelte es sich praktisch im-

Tabelle 1. Schulterluxationen 1976—1983

Gesamt 426

Männer = 247 = 58%	Frauen = 179 = 42%
Durchschnittsalter = 51,6 Jahre	

Tabelle 2. Schulterluxationen 1976—1983 (n = 426)

Reposition

1) Arlt	387 = 90,8%
2) Hippokrates	35 = 8,3%
3) spontan	4 = 0,9%

Hefte zur Unfallheilkunde, Heft 186
Verletzungen des Schultergelenks
Zusammengestellt von U. P. Schreinlechner
Springer-Verlag Berlin Heidelberg 1987

Tabelle 3. Schulterluxationen 1976–1983 (n = 110)

Ergebnis			
Schmerz	85	23	2
	77,3%	20,9%	1,8%
Kraft	98	11	1
	89,0%	10,0%	1,0%
Beweglichkeit	100	9	1
	90,9%	8,1%	1,0%

mer um ein frisches entsprechendes Trauma. Von den 44 Mehrfachluxationen haben wir 17 bereits als solche nach auswärtiger Behandlung übernommen.

Bei Durchsicht unserer primären Röntgenbilder haben wir keinen signifikanten Zusammenhang zwischen Hill-Sachs-Delle und folgenden Reluxationen feststellen können.

Bei den von uns gesehenen Mehrfachluxationen hatte nur ein Patient eine Hill-Sachs-Delle.

Insgesamt fanden wir in unserem Krankengut 6 solche. Es muß aber dazu gesagt werden, daß wir nicht speziell nach dieser Impression gefahndet haben und nur ap und axiale Bilder angefertigt haben. Drehaufnahmen haben wir nicht gemacht.

Von den 44 Patienten mit Mehrfachluxation sind bei uns 14 mit recht gutem Ergebnis nach Bankart operiert worden.

Jetzt zu den Nachuntersuchungsergebnissen, wobei der erlittene Unfall höchstens 10, mindestens aber 2 Jahre zurückliegt.

Insgesamt konnten wir 110 Patienten nachuntersuchen. Wir konzentrierten uns dabei auf die für den Patienten maßgebenden Parameter,
Schmerz
Kraft
Beweglichkeit

In der Tabelle 3 bezeichnet die erste Reihe diejenige Anzahl von Patienten, die sowohl beschwerdefrei waren als auch keine Kraftminderung erlitten und zugleich die freie Beweglichkeit erhalten haben.

In der zweiten Reihe sind die Patienten dokumentiert, die geringe Einschränkungen davongetragen haben und die nächste Reihe weist jene auf, die ein sowohl subjektiv als auch objektiv unzufriedenstellendes Ergebnis brachten.

Literatur

1. Arlt J (1941) Chirurg 13:416
2. Bankart ASB (1938) Br J Surg 26:23
3. Baumgartl F (1976) Spezielle Chirurgie für die Praxis, Bd 311. Thieme, Stuttgart
4. Böhler L (1953) Die Technik der Knochenbruchbehandlung, Bd 1, 12.–13. Aufl. Maudrich, Wien
5. Heisel J, Kopp K (1982) Behandlungsergebnisse nach frischer traumatischer Schulterluxation. Aktuel Traumatol 12:195–197

6. Müller KH, Dingels WR (1984) Die Entwicklung zur habituellen Schulterluxation. Aktuel Traumatol 14:121—128
7. Vécsei V, Poigenfürst J, Zöch H (1982) Ergebnisse der Bankart'schen Operationen bei rezidivierenden Schulterluxationen. Unfallchirurgie 8:200—204
8. Wissing H (1980) Frische und habituelle Luxationen des Schultergelenkes. Unfallchirurgie 6:233—238

Diskussion

Muhr, Bochum: Sie haben gesehen, daß es zwei Vorträge gegeben hat, nämlich den von Vogt aus Davos und den von Kadletz aus Innsbruck, bei denen ein Unterschied in der Rezidivrate und in der Ruhigstellungsdauer gegeben war. Die anderen Referenten, sofern sie konservatives Vorgehen beschrieben haben, hatten keine wesentlichen Unterschiede.

Darf ich zunächst eine Frage an Herrn Vogt stellen. Sie haben in Ihrer großen Zahl von über 260 Patienten nahezu identische Reluxationsraten gesehen, haben trotzdem aber Ihren Eindruck fixiert, daß die Ruhigstellungszeit von drei Wochen besser sei. Was bringt Sie zu dieser Annahme?

Vogt, Davos: Die absoluten Zahlen sind in etwa identsich, das stimmt. Ich glaube 0.6% ist die Rezidivrate bei den immobilisierten Patienten. Das ist sicher nicht signifikant. Wir meinen aber bezüglich Restbeschwerden, Einschränkung in der Beweglichkeit, Kraftlosigkeit mit der Verordnung von drei Wochen Immobilisation bessere Resultate zu erreichen. Da wir diese Studie nun einmal laufen hatten, wollten wir sie bis zum nächsten Jahr durchziehen und unser Vorgehen nicht ändern.

Muhr, Bochum: Vielen Dank für diese Antwort. Sind aus dieser Gruppe Patienten mit frischen Luxationen ausgeschieden worden? Beispielsweise weil sie knöcherne Verletzungen hatten, die dann operiert worden sind. Oder sind alle Luxationen, mit und ohne Begleitverletzung in dieser Studie enthalten?

Vogt, Davos: Die Patienten, die zu einem späteren Zeitpunkt nach einer Reluxation operiert wurden, haben wir dann ausgeschlossen.

Poigenfürst, Wien: Wenn Sie die später operierten Patienten ausgeschlossen haben, dann haben Sie eine gewisse Zahl von Reluxationen gar nicht in Ihrer Studie. Da hätten Sie ja eigentlich mehr Reluxationen als Sie gefunden haben.

Vogt, Davos: Die Patienten, die im Anschluß an eine zweite Reluxation operiert wurden, haben wir ausgeschlossen und nicht mehr weiter verfolgt. Wenn die nach ihrer Operation wieder eine Luxation erlitten haben, wurden sie nicht berücksichtigt.

Poigenfürst, Wien: Ich wollte aber eigentlich etwas anderes fragen. Diese Idee mit der dreiwöchigen Ruhigstellung stammt meines Wissens von Watson-Jones. Der hat in der ersten Auflage seines Buches geschrieben, daß er nach einer dreiwöchigen Ruhigstellung keine

Hefte zur Unfallheilkunde, Heft 186
Verletzungen des Schultergelenks
Zusammengestellt von U. P. Schreinlechner
Springer-Verlag Berlin Heidelberg 1987

Reluxation gesehen hätte. Das haben dann alle übernommen. Aber bereits in der zweiten Auflage seines Buches hat der neue Herausgeber, ich glaube, es war Wilson, geschrieben, daß diese Behauptung nicht aufrechtzuhalten ist. Das haben auch alle Vorträge gezeigt, auch Ihrer. Ich habe aus Ihren Zahlen eigentlich nur herauslesen können, daß bei zusätzlichen Knochenverletzungen, und damit ist wahrscheinlich das Tuberculum in erster Linie zu verstehen, eine dreiwöchige Ruhigstellung die Schmerzhaftigkeit vermindert. Sonst habe ich aus Ihren Zahlen keinen Vorteil für eine dreiwöchige Ruhigstellung herauslesen können.

Etwas möchte ich noch sagen. Es ist ein Unterschied ob jemand einen Tuberculumabscherungsbruch hat, der sich nach der Reposition wieder anlegt, oder eine knöcherne Limbusverletzung oder Pfannenverletzung.

Muhr, Bochum: Wenn Sie gestatten, werde ich ganz kurz den Advocatus diaboli spielen. Wir haben alle gesehen, daß bei den Zwanzigjährigen oder unter Vierzigjährigen, zu denen ich leider jetzt nicht mehr gehöre, die Reluxationsrate hoch ist. Wir haben aber von Herrn Benedetto gehört, daß er, nachdem er den Limbus reinserierte, der ja vascularisiert ist, wie Herr Hertz so schön nachgewiesen hat, postoperativ für vier Wochen ruhiggestellt und erst nach sieben Wochen mit der vollen Moblilisation beginnt. Daraus könnte man eigentlich folgern, wenn ich länger ruhigstelle, über vier bis sechs Wochen — auf einem Schulterkurs der Orhopädischen Klinik in Hamburg wird die Ruhigstellung beim jungen Patienten für sechs Wochen gefordert, mit dem Argument, auch am Knie- und am Sprunggelenk sei es so —, dann der Limbus ja wieder anheilt.

Herr Hertz, wie lange stellen Sie ruhig?

Hertz, Wien: Der Schluß, daß, wenn man eine erstmalige traumatische Schulterluxation drei oder sechs Wochen ruhigstellt, es zu einer Heilung des Limbus führen könnte, ist falsch. Wie Sie auf meinen Bildern gesehen haben, hängt der Limbus weg, er ist nicht mehr an der Stelle wo er hingehört und kann auch durch die Synovia, die sich im Gelenk befindet, nicht anheilen. Ich glaube, das ist der Schlüssel dafür.

Muhr, Bochum: Wie lange stellen Sie ruhig?

Hertz, Wien: Postoperativ vier Wochen mit Gilchrist-Verband.

Benedetto, Innsbruck: Die Fälle, die wir operierten, waren nicht akut, sondern meistens einige Wochen alt. Es schien uns an sich nicht sinnvoll, den Limbus einfach anzunähen und den Patienten dann abduziert zu lassen, damit er die Fäden nicht wieder abreißt. Wir haben mit den spitzen Kanülen den Knochen angefrischt und gehofft, daß sich dieses Gewebe dann vascularisiert und aus diesem Grund immobilisiert und vor allem innenrotiert.

Muhr, Bochum: Sie sehen, daß man schon versucht, vor allem bei den Patienten in jüngerem Alter, mit der hohen Rezidivquote, möglichst frühzeitig, also postprimär, herauszufinden, was das pathomorphologische Substrat ist, das dann zur Reluxation führen könnte. Das ist, von der Wiener Klinik besonders hervorgestellt und das bestätigt sich ja auch, die Limbusläsion. Knöchern ist sie ja zu sehen und wird angeschraubt, aber cartilaginär? Es ist ja kein Knorpel, sondern ein Fasergewebe, und man muß erst durch Arthrographie oder Arthroskopie danach suchen. Daher erscheint es beim jungen, sportlichen Patienten gerechtfertigt, mit aggressiveren Diagnostikmethoden vorzugehen, um die Reluxationsrate zu senken. Es ist ja auch nicht verständlich, wie beispielsweise ein abgerissener, flottierender Limbus, gleich einem Meniscuskorbhenkelriß, oder eine tiefe Kopfimpression unter einer drei- oder vierwöchigen Ruhigstellung sich wesentlich verändern sollte, im Gegensatz zu einer ein- oder zweiwöchigen Ruhigstellung.

Schedl, Wien: Ich meine, daß man mit der zunehmenden Arthroskopie zu einer Typifizierung oder zu einer pathomorphologischen Typifizierung der Limbusverletzung kommen wird und daß man dann auch Limbusverletzungen finden wird, die man konservativ im Sinne einer Ruhigstellung behandeln wird. Das wird aber erst die Zukunft zeigen.

Buch, Wien: Zu Herrn Hertz hätte ich noch eine Frage. Sie haben erwähnt, daß sie bei 28 Arthroskopien 21 Limbusrisse gesehen haben. Habe ich Sie da richtig verstanden? Das wären 75%. Die Mehrzahl der Redner, die hier ihre Ergebnisse gezeigt haben, sprechen von einer Rezidiv- beziehungsweise Reluxationsquote von 40%. Das heißt, es werden durch die Diagnostik, wenn man dann operativ vorgeht, doch wesentlich mehr Patienten operiert als es notwendig wäre.

Muhr, Bochum: Wir haben schon gesehen, daß zum Beispiel bei den unter 20jährigen die Rezidivquote in der Literatur bis 90% hoch geht. Es hängt einfach von der Alterszusammensetzung der Hertzschen Patienten ab, wie hoch diese Zahl der Limbusläsionen ist.

Hertz, Wien: Die Patienten unter dreißig waren mit Ausnahme von einem alle mit abgerissenem Limbus, bei den Patienten zwischen 30 und 40 waren sieben Patienten, die ihn nicht abgerissen hatten. So ist das zu erklären.

Muhr, Bochum: Das hängt schon auch vom Alter ab. Die kräftige Muskulatur, die doch die Führung des Schultergürtels verbessert, ist unter Umständen eine der Ursachen, daß der Limbus abgeschert wird. Beim alten Patienten, wo die Muskulatur nicht mehr so exzessiv ist, wird einfach die Kapsel eingerissen oder gedehnt, aber der Limbus bleibt erhalten.

Korisek, Graz: Herr Hertz hat mir einen Teil meiner Frage schon vorwegnehmend beantwortet. Ich wollte eigentlich auf Herrn Scharf eingehen. Sicherlich waren die Bilder von Herrn Hertz beeindruckend, aber ich frage, was bedeutet das für den Alltag an der Unfallabteilung. Herr Scharf unterscheidet zwei Gruppen von Verletzten, die über und unter 50jährigen und will alle unter fünfzig Jahren, ohne ossäre Verletzung arthroskopieren. Das ist eine ganz beachtliche Belastung des täglichen Betriebes an einer Unfallabteilung. Zudem möchte ich fragen, wie weit hier die Compliance der Patienten ist. Ich bezweifle sehr wohl, daß sich ein großer Prozentsatz zur Arthroskopie entschließen wird, wenn die Schulterluxation behoben ist und er schmerzfrei ist. Sie gehören ja noch zu den unter 50jährigen. Bei einer Luxation ohne ossäre Verletzung, würden Sie sich wahrscheinlich arthroskopieren lassen? Das ist wissenschaftlich hoch hinteressant, aber wie schaut das in der Praxis aus?

Hertz, Wien: Dazu kann ich aus eigener Erfahrung berichten. Ich hatte eine Schulterluxation und wurde zu diesem Zeitpunkt, das war vor vier Jahren, nicht arthroskopiert. Das Rezidiv ist gefolgt, der Bankart ist gefolgt, die Außenrotationseinschränkung ebenso. Ich glaube, es ist nur eine Frage des Arztes, wie er mit dem Patienten spricht, ob er ihm die Maßnahme erklärt. Ähnlich wie bei den Kniebandverletzungen.

162

Korisek, Graz: Ich habe ja gesagt, daß Sie mir die Frage eigentlich schon ein bißchen vorweg beantworteten. Bei der Grenze mit dreißig Jahren, sehe ich das noch eher ein. Die Grenze mit fünzig war mir doch für den praktischen Alltag ein bißchen zu hoch angesetzt.

Benedetto, Innsbruck: Es ist sicher so, daß die Arthroskopie jedes Schultergelenkes nach einer Luxation den ganzen Betrieb etwas aufhält und verzögert. Als Alternative wäre es sicher denkbar primäre Schulterluxationen, so wie es auch Beck gemacht hat, zuerst zu arthrographieren und jene Fälle, die einen Limbusabriß haben, kann man dann selektieren und arthroskopieren. Da fällt schon ein gewisser Prozentsatz weg.

Scharf, Wien: Die Altersgrenze mit fünzig Jahren wurde deshalb angenommen, weil Patienten bis zum fünfzigsten Lebensjahr mit Limbusabrissen vorhanden waren. Es ist sicher eine Grenze, die willkürlich gezogen wurde. Es ist sicher so, daß jüngere Patienten im Vordergrund stehen. Die Zukunft wird zeigen, bei welchen Patienten man diese Untersuchungen durchführen wird. Die Altersgrenze mit fünfzig Jahren ist sicher nicht bindend.

Muhr, Bochum: Herr Korisek, wie am Kniegelenk, ist es sicherlich notwendig, daß an gewissen Zentren die Indikation zunächst einmal sehr weit gestellt werden muß, um Erkenntnisse zu gewinnen. Heute ist es üblich, einen blutigen Kniegelenkserguß nach einer Sportverletzung eindeutig arthroskopisch abzuklären, wenn sie auf andere Art und Weise die Diagnose nicht stellen können. So ähnlich wird es wahrscheinlich bei der Schulter sein.
Ich habe aber jetzt doch noch eine Frage an Herrn Kadletz. Wie erklären Sie sich, daß jetzt doch die längerzeitige Ruhigstellung bessere Ergebnisse hinsichtlich der Reluxationsrate erbracht hat?

Kadletz, Innsbruck: In unserem Patientengut sind vorwiegend blande Schulterluxationen und damit steht praktisch die Weichteil-Bandverletzung im Vordergrund. Es ist ähnlich wie bei jeder anderen Weichteil- oder Bandverletzung, daß die Ruhigstellung doch eine gewisse funktionelle Erholungsphase bietet.

Muhr, Bochum: Hat das in Ihrer Therapie Konsequenzen?

Benedetto, Innsbruck: Ja, daß wir primäre Schulterluxationen ruhigstellen.

Povacz, Wels: Ich möchte noch zu der Kontroverse Scharf–Korisek Stellung nehmen. Auch etwas provokant. Es ist umgekehrt doch auch so, daß die Operation einer rezidivierenden Schulterluxation im Prinzip nicht mehr Schwierigkeiten macht als die primäre Operation. Wenn man eine rezidivierende Schulterluxation sekundär operiert, dann ist die Ruhigstellungsdauer nicht länger, eventuell sogar kürzer. Die Patienten kommen in der Regel zu einem sehr guten Ergebnis.
Von der praktischen Seite her, die angesprochen wurde, ist es sehr schwierig, eine größere Anzahl von Leuten primär zu arthroskopieren. Ich kann mir das für meinen Betrieb nicht vorstellen. Wir haben im Jahr zirka achtzig Luxationen. Ein Teil müßte dann arthroskopiert werden. Nicht alle Patienten werden das einsehen. Wenn er reponiert ist, schmerzfrei ist, möchte er nach Hause gehen und dann soll er noch arthroskopiert werden.

Muhr, Bochum: Was Sie vorbrachten ist sicherlich ein wesentliches Argument. Auf der anderen Seite muß man schon sagen, daß der Patient dann nicht nach der ersten Reluxation kommt, sondern in der Regel sind es ja Mehrfachrezidive. Das zieht sich über einen längeren Zeitraum, auch über Jahre hinweg. Die Morbidität ist wesentlich höher und unter Umständen, man müßte diese Patienten später einmal, nach Jahren untersuchen, besteht auch ein Unterschied in der Arthroserate.

Poigenfürst, Wien: Wir sollten uns jetzt nicht an einer bestimmten Untersuchungsmethode verbeißen. Eindeutig ist, daß wir jetzt eine Verletzungstype und eine Altersgruppe von Patienten kennen, die besonders rezidivgefährdet ist. Die Ursache dieser Rezidivgefährdung muß man rechtzeitig diagnostizieren, ob durch Arthroskopie, durch Arthrographie oder durch CT. Wir wissen noch nicht, welche Methode besser ist und welche bessere Aussagen ergibt, ob das CT in Verbindung mit Pneumoarthrographie vielleicht eine Aussage ergibt, als weniger eingreifende Methode. Man muß abwarten, wie die Ergebnisse der Limbusrefixation sind. Die Patienten nach der Bankart-Operation haben zu einem großen Teil eine Außenrotationssperre. Wenn diese Außenrotationssperre nach der Limbusrefixation nicht eintritt, dann wäre diese primäre Rekonstruktion zu befürworten.

Muhr, Bochum: Vielleicht kann ich Sie informieren. Wir haben es mit Computertomogramm und Pneumoarthrocomputertomogramm versucht. Die Weichteildarstellung ist im CT nicht gut und retrospektiv muß man sagen, was man im Röntgen sieht, sieht man auch im CT. Limbus nicht.

Beck, Innsbruck: Das stimmt, solange man nicht gleichzeitig etwas Kontrastmittel dazufügt. Wenn man eine Pneumocomputertomographie macht und etwas Kontrastmittel dazu gibt, dann sieht man ihn wieder sehr schön.

Spängler, Wien: Ich glaube, es wäre wichtig zu wissen, nach welcher Zeit es noch sinnvoll ist, eine Limbusrekonstruktion zu machen. Wieviel Zeit verstreichen darf, damit der korbhenkelartig abgerissene Limbus noch rekonstruktionsfähig ist. Ob da zwei oder drei Wochen nicht schon zu spät sind, wenn man dann erst die Arthroskopie macht. Das wäre wichtig, so wie bei den Bändern, wenn wir mit dem Kniegelenk vergleichen. Nach drei bis vier Wochen ist oft eine frische Bandnaht beziehungsweise eine einfache Rekonstruktion fast nicht mehr möglich.

Benedetto, Innsbruck: Unser ältester Patient war knapp drei Monate posttraumatisch. Er ist primär in die Ambulanz gekommen und es wurde eine Schulterkontusion diagnostiziert. Er hatte dann beim Fußballspielen als Tormann rezidivierende Beschwerden im Sinne einer leichten Instabilität gehabt und hat eine Subluxation gehabt. Diesen Limbus haben wir nach kanpp drei Monaten arthroskopisch refixiert, einfach den Glenoidrand mit den spitzen Kanülen angefrischt. Er ist jetzt elf Monate postoperativ und seither beschwerdefrei. Wenn man den Limbusrand anfrischt, dann geht es auch noch nach einigen Monaten.

Hertz, Wien: Das längste Zeitintervall zwischen Luxation und Limbusrefixation war in meinem Krankengut drei Wochen. Ich glaube, Herr Prof. Spängler hat recht, daß je länger die Zeit verstreicht, desto schwieriger es wird, die anatomischen Verhältnisse wieder herzustellen.

Resch, Innsbruck: Wir führen seit einiger Zeit die Pneumarthrocomputertomographie serienmäßig durch. Sie haben vorhin gemeint, daß man mit der Luftfüllung die Weichteile nicht sehr gut beurteilen kann. Dem kann ich nicht zustimmen. Ganz im Gegenteil. Man kann subperiostale Kapselablösungen besonders gut feststellen. Die Ablösungen scheinen mir besonders wichtig zu sein, denn eine Limbusrefixation allein am Limbusrand scheint mir zu wenig, vor allem dann, wenn eine Hill-Sachs-Läsion vorliegt. Denn dann ist es immer noch möglich, das die Hill-Sachs-Läsion am Limbus einhängt und zur Reluxation führt. Deshalb scheint mir die Fixation der Kapsel am Limbusrand zusätzlich besonders wichtig. Darauf beruht ja auch das Bankart-System und die niedrige Rezidivrate der Bankartoperation.

Muhr, Bochum: Die Limbusrefixation ist aber doch wichtig. Sie haben gesehen, in welch hohem Prozentsatz, im Gegensatz zu den anderen Zahlen der Hill-Sachs-Delle, der Limbus zerstört war.

Eine letzte Frage ins Auditorium: Bei tiefen Hill-Sachs-Impressionen am Humeruskopf, würde da jemand operativ vorgehen, beim jungen Patienten heben oder belassen?

Hertz, Wien: Die Hill-Sachs-Impression in Verbindung mit der Limbusdestruktion gewinnt an Bedeutung. Sie kennen alle das berühmte Bild von Weber mit dem Zahlradphänomen, daß die Hill-Sachsche Läsion im unteren Scapularand einhängt und dadurch die Luxation verursacht. Wenn der Limbus rekonstruiert ist, und natürlich wird die Kapsel auch mitgenäht – man kann nicht nur den Limbus nähen und die Kapsel offen lassen –, kommt der Humeruskopf gar nicht so weit, daß die Hill-Sachs-Läsion in den Scapularand einhängen kann.

Muhr, Bochum: Bei der vorderen Luxation stimmt das zum Großteil. Bei der hinteren Luxation ist es sicherlich günstiger, bei tiefer Impression, diese primär zu heben.

Gestatten Sie mir, die Diskussion so zusammenzufassen: der Zeitunterschied der Ruhigstellung ist unwesentlich. Wichtig ist, daß früh mit der Funktion begonnen wird. Weiters ist beim jungen Patienten, der sich sportlich betätigen möchte und kräftig ist wichtig, daß man auch unter Umständen mit aggressiven Diagnostikverfahren versucht, die Pathomechanik der Verletzung abzuklären und möglichst frühzeitig zu behandeln, um die Rezidivluxation zu vermeiden.

Verrenkungsbrüche des Oberarmkopfes

Bruchformen, Technik der operativen Behandlung und Ergebnisse bei Verrenkungsbrüchen des Oberarmkopfes

R. Szyszkowitz, P. Schleifer und E. Lottersberger

Department für Unfallchirurgie, I. Chirurg. Univ.-Klinik, Auenbruggerplatz, A-8036 Graz

Nur eine exakte Einteilung der Bruchformen ermöglicht den Vergleich der Ergebnisse verschiedener Behandlungsmethoden. Daraus ergibt sich, welche Frakturen eher konservativ, bzw. operativ — und wenn, mit welcher Technik — zu versorgen sind. So hat sich am Oberarmkopf international die Einteilung von Neer [5] durchgesetzt, und im angloamerikanischen Raum auch die Schlußfolgerung daraus, daß zum Beispiel 4-Segmentbrüche, besonders bei zusätzlicher Verrenkung, am besten mit einer Endoprothese zu versorgen sind.

Die Neersche Klassifikation basiert auf dem Ausmaß der Verschiebung und der Zahl der Fragmente (2-, 3- und 4-Segmentbrüche). Wegen der unterbrochenen Gefäßversorgung ist jedoch die Prognose eines relativ einfachen Bruches im Collum anatomicum (nach Neer nur 2/II) ungünstiger, als eines Verrenkungsbruches im Collum chirurgicum (nach Neer VI/2). Poigenfürst [6] betont, daß bei den Frakturen im anatomischen Oberarmhals fast immer, auch bei eingestauchten Brüchen, eine Nekrose des Oberarmkopffragmentes zu erwarten ist.

Bei 43 operierten Zwei- und Dreisegmentbrüchen fanden Siebler u. Kuner [7] nur eine Kopfnekrose. Deshalb stellt für sie bei den Zwei- und Dreisegmentbrüchen die übungsstabile Osteosynthese mit einer lateral plazierten T-Platte die Behandlungsmethode der Wahl dar. 4 Kopfnekrosen traten jedoch nach 25 operierten Viersegment- und Luxationsfrakturen auf. Bei welchen dieser Frakturen müßte mit einer Kopfnekrose gerechnet werden? Leider fehlt auch bei Neer die Unterteilung der verschiedenen Viersegmentbrüche, die mehr als 25% der operierten proximalen Oberarmbrüche ausmacht [5].

Basierend auf der Auswertung von 730 operierten und in Bern dokumentierten proximalen Oberarmbrüchen bei Erwachsenen, veröffentlichten Jakob et al. [3] deshalb eine verbesserte, der Neerschen Einteilung angeglichene Klassifikation mit Berücksichtigung der so wichtigen vasculären Prognose in die

A) Extracapsulären Brüche, 2 Segmente sind betroffen, praktisch ohne Nekroserisiko.
B) Partiell intracapsulären Brüche, 3 Segmente sind betroffen, fakultatives Nekroserisiko.
C) Die vollständig intracapsulären, im anatomischen Hals liegenden Brüche mit sehr hohem Nekroserisiko.

Dieses ABC-Einteilungsschema hat sich auch für andere Frakturen an allen Extremitäten schon jahrelang bewährt [4].

Dieser Jakobschen Klassifikation entsprechend haben wir in den letzten Jahren an der Grazer Klinik 74 Osteosynthesen durchgeführt. In 13 Fällen mit Kirschner-Drähten, 61

Hefte zur Unfallheilkunde, Heft 186
Verletzungen des Schultergelenks
Zusammengestellt von U. P. Schreinlechner
Springer-Verlag Berlin Heidelberg 1987

mit Platten und − oder − Schrauben, sowie mit resorbierbaren, transossären Nähten für die Tubercula. In 50,9% operierten wir Frakturen und Luxationsfrakturen der Gruppe A, in 26,5% der Gruppe B und in 22,6% der Gruppe C. Hier sollen nur die Verrenkungsbrüche besprochen werden.

Zuerst zu den Luxationsfrakturen A3-2 im chirurgischen Hals: Lorenz Böhler [1] empfahl, gedeckt zu reponieren, was auch uns mehrmals gut gelang. Anschließend behandelten wir konservativ weiter. Böhlers Repositionsmanöver setzt sich zusammen aus einem Längszug im Schraubenzugapparat, Zug am Handtuch über die Schulter, Fersendruck gegen die Achselhöhle und, falls notwendig, Reposition mittels eines, durch die Haut eingeführten Nagels. Sollte danach eine Instabilität vorliegen, so ist das Anlegen einer Abduktionsschiene mit Heftpflasterzug, bei Irreponibilität und besonders bei Nekrosegefahr und Nervenläsion die Kopfextraktion angezeigt. Von der Abduktionsschiene mit Heftpflasterzug ist L. Böhler [1] später wieder abgekommen.

Jahna u. Wittich [2] schrieben heuer, daß Verrenkungsbrüche des Oberarmkopfes schwer oder überhaupt nicht zu reponieren sind und sie empfahlen, in Allgemeinnarkose einen Flaschenzug zu verwenden, jedoch nur *einen* kurzen Versuch mit maximal 10 kg, und bei Erfolglosigkeit die offene Reposition, bzw. bei Instabilität eine Verspickung und Ruhigstellung für insgesamt 4−6 Wochen vorzunehmen.

Bei den A3-3 Frakturen versuchen wir, wie bei allen Verrenkungsbrüchen, entsprechend den Empfehlungen von Jahna u. Wittich [2] zu reponieren. Bei allen Luxationsfrakturen mit dislocierten Tubercula jedoch müssen diese auch möglichst anatomisch reponiert und reteniert werden. Wir behandelten dann konservativ weiter, wenn die Tubercula bei Patienten unter 50 Jahren nicht weiter als 3 mm verschoben waren. Bei älteren Patienten akzeptieren wir Verschiebungen bis zu 1 cm. In unserem Krankengut konnte bei allen Verrenkungsbrüchen in 16% die konservative Behandlung durchgeführt werden.

Das Ausmaß der Dislokation von Tubercula wird in der Standardröntgenkontrolle nach der geschlossenen Reposition oft nicht diagnostiziert. Im Zweifelsfalle sollten spezielle Röntgenaufnahmen (Abb. 1) durchgeführt werden, oder ein Computertomogramm (Abb. 1). Müssen Tubercula offen reteniert werden, so verwenden wir dafür transossäre, resorbierbare Nähte (Abb. 1).

Bei den B-Verrenkungsbrüchen gehen wir prinzipiell gleich vor. Sollte eine operative Behandlung indiziert sein, versuchen wir eine so stabile Fixation durchzuführen, daß eine frühfunktionelle Nachbehandlung ermöglicht wird. So verwendeten wir bei einer B3-2-Luxationsfraktur mit Schaftbeteilugung eine 10-Loch-T-Platte mit Zugschrauben, Cerclagen und einer Zuggurtungs-8-Schlinge für das Tuberculum majus und erzielten trotzdem eine Restitutio ad integrum. Bei einer B3-3-Luxationsfraktur fanden wir ab 21 Wochen eine partielle Kopfnekrose, die jedoch entsprechend der frühen aktiven Bewegungstherapie eine weitgehende funktionelle Wiederherstellung nicht verhinderte. Auf Grund unserer Nachuntersuchungsergebnisse verstärkte sich die Vermutung, daß partielle Kopfnekrosen nach ihrem Umbau weniger oder nicht mehr schmerzhaft sind. Blieb während dieses oft jahrelangen Umbaues die Beweglichkeit entsprechend der stabilen Osteosynthese und frühfunktionellen Nachbehandlung weitgehend erhalten, so ist ein gutes Ergebnis zu erwarten. Bei den C-Verrenkungsbrüchen muß zwar mit einer Kopfnekrose gerechnet werden, es gibt jedoch Ausnahmen (Abb. 2), so daß nicht von vornherein eine Endoprothese eingesetzt werden soll. Diese sollte jedoch präoperativ am Röntgen des gesunden kontralateralen Schultergelenkes ausgemessen, bereitliegen. Können die Hauptfragmente mit einer Weichteilbrücke − dies bedeutet eine, wenn auch geringe Gefäßversorgung − erhalten bleiben

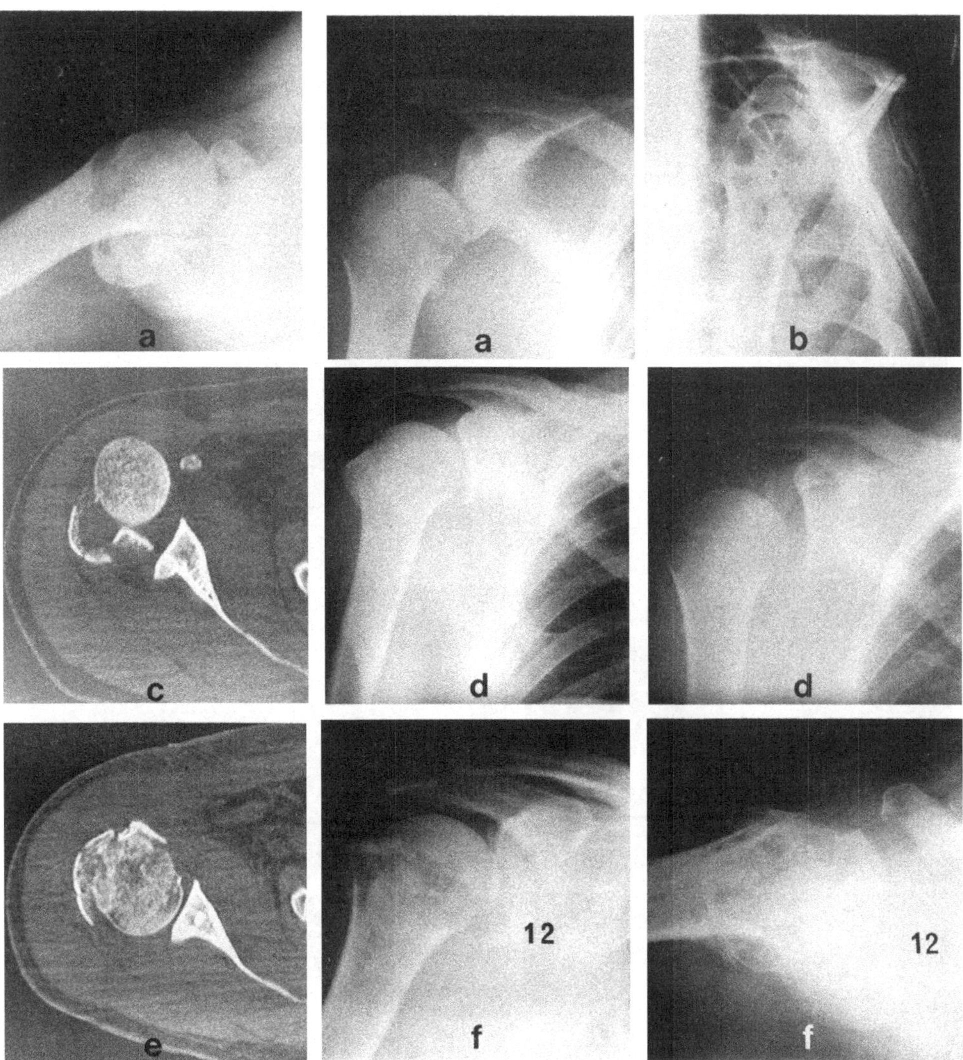

Abb. 1a–f. 45jähriger Mann, Luxationsfraktur Typ A3-3. **a** Aufnahme ap und axial, **b** tangentiale Aufnahme zur Dokumentation der Distanz zwischen Kopf- und Pfannenmittelpunkt, **c** primäres CT, **d** postoperative Röntgenkontrolle, **e** postoperatives CT, **f** Röntgenkontrolle nach 12 Wochen

und gelingt ein akzeptabler Wiederaufbau des Oberarmkopfes, so entfernen wir die Hauptfragmente nicht. Wir streben jedoch bei eingestauchten 4-Fragmentbrüchen auf Kosten der Fragmenternährung keine anatomische Reposition an und führten keine unterfütternde Spongiosaplastik durch.

Gelingt die Reposition des Kopfkalottenfragmentes nicht, so wählen wir den Zugang zwischen den Tubercula, um das Gelenk weiter zu eröffnen und trennen den Musculus subscapularis nach Möglichkeit nicht ab. Da die Gefäßversorgung hauptsächlich von mediodorsal und medioventral kommt, kann lateral eine Platte angelegt werden, ohne eine we-

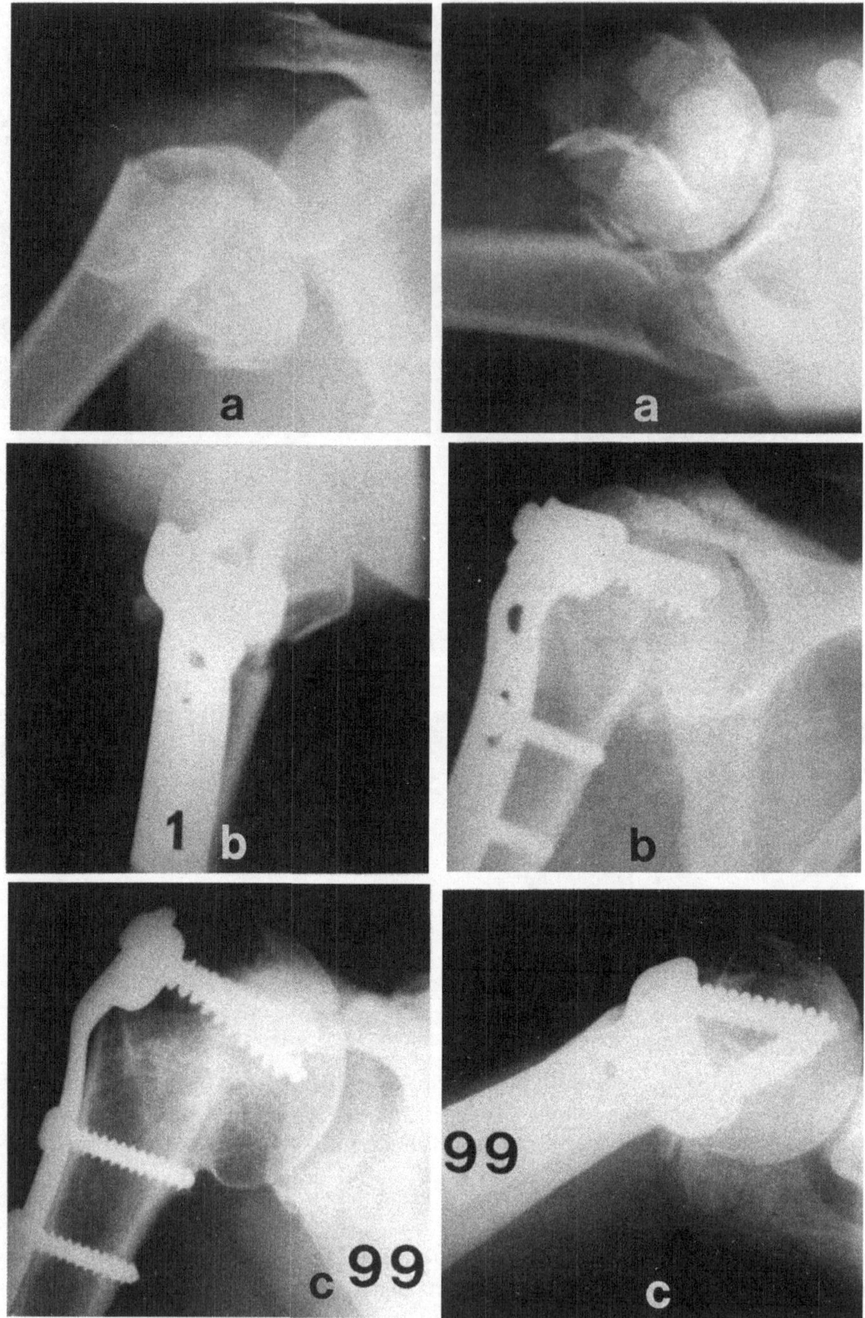

Abb. 2a–c. 43jährige Frau, Luxationsfraktur Typ C3-2. **a** Aufnahme ap und axial, **b** postoperative Röntgenkontrolle, **c** Röntgenkontrolle nach 99 Wochen

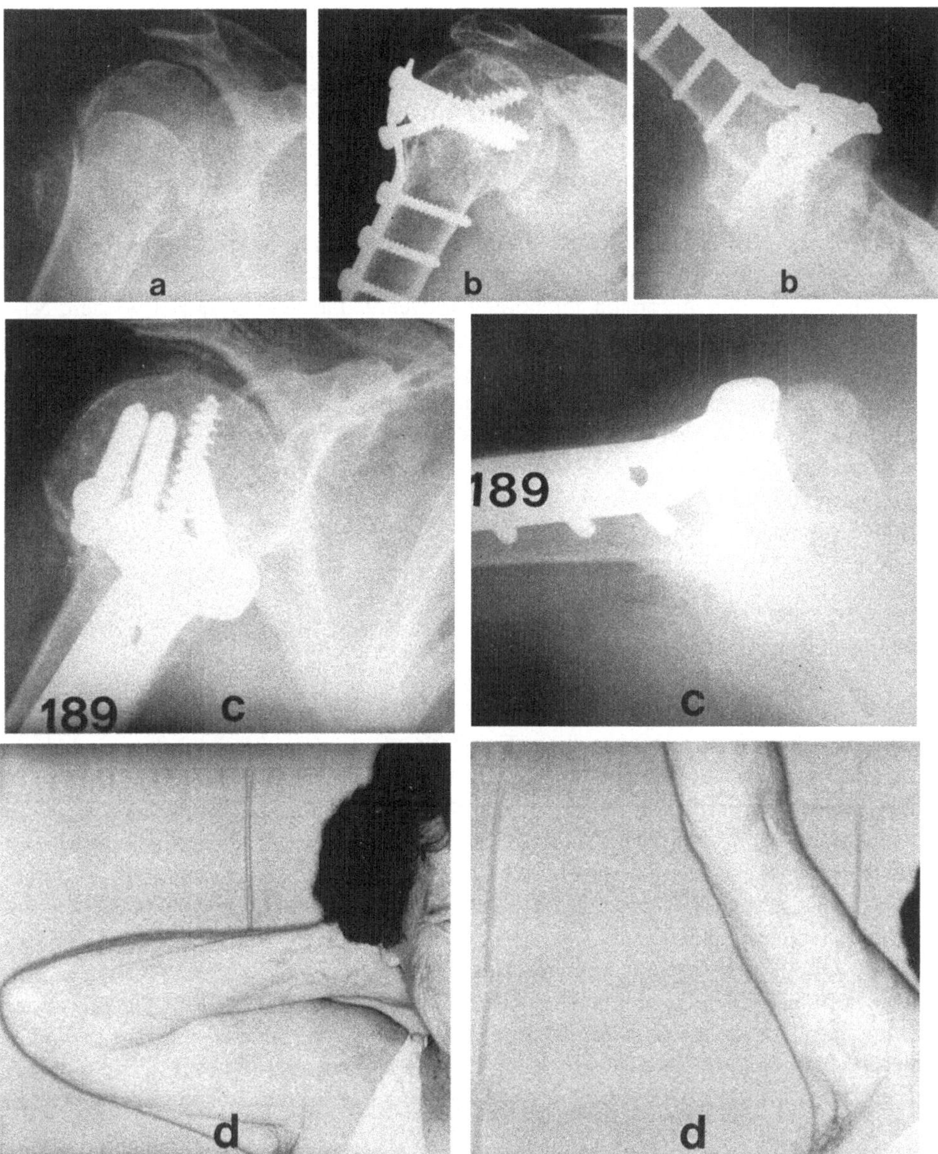

Abb. 3a–d. 71jährige Frau, Luxationsfraktur Typ C3-3. **a** Aufnahme ap, **b** Röntgenkontrolle nach 20 Wochen, **c** Röntgenkontrolle nach 189 Wochen, **d** Funktion nach 189 Wochen

sentliche weitere Verminderung der Blutversorgung zu verursachen, jedoch mit dem Vorteil einer besseren Stabilisierung der Frakturen und früheren funktionellen Nachbehandlung. Auf den Ramus arcuatus muß geachtet werden. Statt der früher verwendeten T-Platte, wählten wir nun öfters Kleeblattplatten, die je nach Bedarf abgezwickt werden können und das Kleinfragmentinstrumentarium. Wäre durch eine Plattenversorgung eine Fragmentnekrose zu erwarten, so ziehen wir eine Minimalosteosynthese mit Bohrdrähten,

Drahtcerclagen und transossären, resorbierbaren Nähten vor. Der Sulcus intertubercularis wird möglichst nicht überbrückt, sondern das Tuberculum minus für sich fixiert. Bankartsche Läsionen versorgen wir, wenn möglich mit Schrauben und Nähten. Obwohl das wahre Ausmaß der Mehrfragmentfrakturen oft erst intraoperativ zu sehen ist, können auch bei Patients über 65 Jahren mit Kopfkalottenfrakturen sehr zufriedenstellende Endergebnisse erreicht werden (Abb. 3). Wieder ist der intraoperativ zu erhebende Befund ausschlaggebend. Gelegentlich kann zum besseren Halt von Schrauben weicher Knochenzement in die Schraubenkanäle eingebracht werden. Kurz vor dem endgültigen Aushärten des Zementes werden die Schrauben noch etwas angezogen. Der Ansatz des Musculus deltoideus muß gelegentlich auch vom Acromion temporär abgetrennt und angeschlungen werden. Nach exakter Naht sahen wir nur selten eine Atrophie des vorderen Anteiles des Musculus deltoideus. Verkalkungen dürften am ehesten mit Muskelnekrosen einhergehen und treten häufiger bei Sekundäroperationen auf. Die Nachuntersuchungsergebnisse bei 14 Luxationsfrakturen zeigten nach Neer [5] folgende Aufteilung:

4 sehr gut (durchschnittlich 92,5 Punkte)

4 befriedigend (durchschnittlich 83 Punkte),

1 unbefriedigend (74 Punkte),

5 schlecht (durchschnittlich 47 Punkte).

Zusammenfassung

1. Eine akzeptable Reposition und Retention der Verrenkungsbrüche gelingt nur in ungefähr 16%. Zeigen sich abgebrochene Tubercula nicht weiter als 3 mm verschoben, so behandeln wir auch bei Patienten unter 50 a konservativ weiter.

2. Falls eine Osteosynthese durchgeführt wird, sollte diese bewegungsstabil und nicht nur betrachtungsstabil sein. Dazu können sogar resorbierbare, transossäre Zuggurtungsnähte verwendet werden. Oft sind jedoch T- und Kleeblattplatten notwendig. Die frühfunktionelle, aktive Bewegungstherapie gewährleistet sogar bei auftretender Kopfnekrose ein akzeptables Endergebnis.

3. Die Erhaltung der Vitalität der Fragmente, besonders des Haupt-Kopfkalotten-Fragmentes ist jedoch noch wichtiger, als die erwünschte Stabilität! Deswegen sind unter Umständen gerade die Kirschner-Drähte als schonenderer Eingriff den Platten vorzuziehen. Eine Methode, welche wir in 13 Fällen verwendeten. Mit zunehmender operativer Erfahrung gelingt es jedoch immer häufiger, sowohl das Ziel der zu erhaltenden Vitalität, als auch der so günstigen Stabilität zu erreichen.

4. Die Implantation von Endoprothesen, oder die Kopfextraktion erschien uns bei den letzten 74 nicht pathologischen-proximalen Humerusfrakturen und Luxationsfrakturen als unnotwendig.

5. Die Nachuntersuchungsergebnisse nach offener, bewegungsstabiler Fixierung von 14 Verrenkungsbrüchen waren zufriedenstellend.

Literatur

1. Böhler L (1951) Die Technik der Knochenbruchbehandlung, Bd 1. Maudrich, Wien
2. Jahna H, Wittich H (1985) Konservative Methoden in der Frakturbehandlung. Urban & Schwarzenberg, Wien München Baltimore

3. Jakob RP, Kristiansen T, Mayo K, Ganz R, Müller ME (1984) Classification and aspects of treatment of fractures of the proximal humerus. In: Bateman, Welsh (eds) Surgery of the shoulder. Decker, Philadelphia
4. Müller ME, Engelhardt P (1982) In: Berchtold, Hamelmann, Peiper (Hrsg) Arbeitsbuch Chirurgie, Bd 2. Urban & Schwarzenberg, München Wien Baltimore
5. Neer CS (1970) Displaced proximal humeral fractures. J Bone Joint Surg [Am] 62: 1077–1103
6. Poigenfürst J (1977) Der Oberarmbruch im Collum anatomicum. Unfallheilkunde 80: 537–546
7. Siebler G, Kuner EH (1985) Spätergebnisse nach operativer Behandlung proximaler Humerusfrakturen bei Erwachsenen. Unfallchirurgie 11:119–127

Luxationsfrakturen des proximalen Humerus –
Ergebnisse nach operativer Behandlung –
Eine AO-Studie über 167 Fälle

G. Siebler und E. H. Kuner

Abteilung für Unfallchirurgie (Ärztlicher Direktor: Prof. Dr. E. H. Kuner) im Zentrum Chirurgie der Albert-Ludwigs-Universität, Hugstetter Straße 55, D-7800 Freiburg i. Br.

Einleitung

„Die am häufigsten geübten Methoden der Behandlung von Verrenkungsbrüchen der Schulter sind die Einrichtung in offener Wunde oder das Entfernen des verrenkten Kopfes" [1].

50 Jahre nach dieser Feststellung von Lorenz Böhler aus dem Jahre 1929 haben es sich 9 deutsche AO-Kliniken zur Aufgabe gemacht, die Spätergebnisse nach operativer Behandlung von Luxationsfrakturen des proximalen Humerus zu ermitteln. Hinsichtlich der Fraktureinteilung erschien die von Neer 1970 vorgeschlagene Viersegment-Klassifikation aus funktionell-anatomischen Gesichtspunkten überzeugend [5]. Die prognostische Bedeutung dieser Einteilung, hinsichtlich Ausbildung einer avasculären Kopfnekrose in Abhängigkeit von der Zahl dislocierter Segmente, galt es zu überprüfen.

In die Studie aufgenommen wurden 167 Patienten, 86 Männer und 81 Frauen mit einem Altersdurchschnitt von 44,3 bzw. 57,1 Jahren. Die Altershäufigkeit hatte bei den Männern ihr Maximum im 5., bei den Frauen im 7. Lebensjahrzehnt. Die klinische und radiologische Untersuchung erfolgte im Schnitt 43 Monate nach dem Unfall. Die Ergebnisse wurden bewußt nach rein funktionellen Gesichtspunkten bewertet, wobei ein von Breier und Rahmanzadeh angegebenes Punkteschema zugrunde gelegt wurde [2].

Hefte zur Unfallheilkunde, Heft 186
Verletzungen des Schultergelenks
Zusammengestellt von U. P. Schreinlechner
Springer-Verlag Berlin Heidelberg 1987

Ergebnisse

Bei jeder 5. Luxationsfraktur war eine primäre neurologische Komplikation festzustellen. Häufigkeit und Schwere nahmen mit steigender Zahl dislocierter Segmente zu. Bis zum Zeitpunkt der Nachuntersuchung hatten sie sich bei 61% der Patienten zurückgebildet.

Bei zwei Viersegment-Luxationsfrakturen lag zusätzlich ein traumatischer Verschluß der Arteria axillaris vor.

140mal wurde eine operative Rekonstruktion des proximalen Humerus durch Plattenosteosynthese oder Minimalosteosynthese angestrebt, 27mal wurde der Humeruskopf primär entweder ersatzlos entfernt, oder durch eine Kopfprothese ersetzt.

Der Zusammenhang zwischen funktionellem Ergebnis und Frakturtyp geht aus dem nächsten Bild hervor. Sehr gute und gute Ergebnisse sind in einer gewissen Häufung lediglich bei Zwei- und Dreisegmentfrakturen anzutreffen, während bei steigender Zahl der Segmentdislokation die befriedigenden und schlechten Ergebnisse rasch zunehmen. Insgesamt konnte bei 31% der Patienten ein gutes und sehr gutes Resultat erzielt werden, in 42% der Fälle war das Ergebnis mit schlecht zu bewerten. Auf der grafischen Darstellung erkennen Sie links einen fast exponentiellen Abfall der sehr guten und guten Ergebnisse, rechts einen etwa linearen Anstieg der schlechten Ergebnisse in Abhängigkeit von der Segmentdislokation auf der Basis der Neerschen Einteilung.

Auch das Auftreten aseptischer Kopfnekrosen zeigt die gleiche Abhängigkeit vom Frakturtyp mit einer fast 100%igen Häufigkeit bei den Kalottenfrakturen − wie das letztlich auch theoretisch zu erwarten war, wenn man sich die Gefäßversorgung des proximalen Humerus − vergegenwärtigt.

Die nächste Frage, die sich stellte, war der Zusammenhang zwischen Operationsverfahren und Ergebnis. Sie erkennen zunächst einmal ein außerordentlich schlechtes Abschneiden der Prothesen und ersatzlosen Kopfexstirpationen, die nur in Ausnahmefällen zu einem befriedigenden Ergebnis führten. Die Ergebnisse nach Plattenosteosynthese und Minimalosteosynthese unterscheiden sich auf den ersten Blick zunächst nicht wesentlich, die nächste grafische Darstellung macht jedoch deutlich, daß sehr gute und gute funktionelle Ergebnisse prozentual bei den Minimalosteosynthesen deutlich häufiger anzutreffen sind als nach Plattenosteosynthese. Auch hinsichtlich der Häufigkeit aseptischer Kopfnekrosen schneidet die Minimalosteosynthese etwa um den gleichen Faktor besser ab.

Die Frage nach dem günstigsten Operationszeitpunkt war nicht eindeutig zu beantworten. In der rechten Spalte ist die Häufigkeit guter und sehr guter Ergebnisse in Abhängigkeit vom Operationszeitpunkt aufgeführt. Hier findet sich eine deutliche Abnahme der guten Ergebnisse nach der 1. Woche. Etwas problematisch ist die Bewertung des recht niederen Anteiles guter Ergebnisse bei Primärversorgung. Sie erkennen in der linken Spalte, daß nur 41 von 140 kopferhaltenden Osteosynthesen primär am Unfalltag durchgeführt wurden. Wir interpretieren dies als eine negative Auswahl prognostisch ungünstiger Frakturen mit primären Gefäß- oder Nervenläsionen, während in den anderen Fällen oftmals die Operation durch nicht indizierte oder insuffizient durchgeführte konservative Verfahren verzögert wurde.

Unter den postoperativen Komplikationen ist die Infektrate mit 7,2% tiefer Infektionen beträchtlich. In 10,2% der Fälle waren Sekundäreingriffe notwendig. Bei beiden Komplikationen schneidet die Minimalosteosynthese besser ab, als die aufwendigere Plattenosteosynthese.

Es folgen einige klinische Beispiele:

1. Zweisegmentfraktur mit Abriß des Tuberculum majus bei einer 56jährigen Patientin; 3 Jahre nach Schraubenosteosynthese freie Funktion, keine Indikation zur Metallentfernung.
2. Hier handelt es sich um eine seltene Zweisegment-Luxationsfraktur mit subcapitaler Fraktur und Luxation des Kopfes nach ventral. Die Behandlung bestand in offener Reposition und Plattenosteosynthese. 7,5 Jahre nach Unfall und Operation findet sich ein gutes funktionelles Ergebnis, radiologisch keine Kopfnekrose, mäßige Arthrosezeichen.
3. Das nächste Beispiel: Unsere erste Schulterprothese aus dem Jahre 1973 bei einer Viersegment-Luxationsfraktur einer damals 60jährigen Patientin. Das funktionelle Ergebnis war in den ersten Jahren recht passabel. Sie erkennen jedoch auf dem rechten Bild ein deutliches Höhertreten der Prothese zwischen dem 1. und 9. Jahr nach dem Unfall als Zeichen einer fortgeschrittenen Rotatoreninsuffizienz.
4. Vordere Dreisegment-Luxationsfraktur bei einem 23jährigen Patienten nach Skiunfall. Die primäre blutige Reposition und Schraubenosteosynthese führte zu einer radiologischen und funktionellen Restitutio ad integrum.
5. Vordere Viersegment-Luxationsfraktur bei einem 37jährigen Patienten nach Arbeitsunfall. 46 Monate nach der Plattenosteosynthese sind deutliche Zeichen einer partiellen Kopfnekrose mit sekundärer Arthrose erkennbar.
6. An diesem Beispiel soll die Diskrepanz zwischen funktionellem Ergebnis und radiologischem Befund demonstriert werden. Es handelt sich um einen 19jährigen Patienten, bei dem es im Rahmen eines epileptischen Anfalles zu einer hinteren Schulterluxation mit Abbruch eines ventromedialen Kalottenfragmentes kam. Wir haben offen reponiert und die Subscapularis-Sehne nach einem von McLaughlin angegebenen Verfahren transossär reinseriert. 6 Jahre später sehen Sie die Zeichen einer fortgeschrittenen Arthrose auf dem Boden einer partiellen Kopfnekrose. Der Humeruskopf ist nach wie vor nach dorsocaudal subluxiert. Der Patient hat eine freie Funktion, er ist in einem handwerklichen Beruf voll arbeitsfähig.

Meine Damen und Herren, lassen Sie mich zusammenfassen und unsere Schlußfolgerungen formulieren:

1. Die Luxationsfrakturen des proximalen Humerus sind Problemfrakturen, die häufig mit funktionell unbefriedigendem Ergebnis ausheilen.
2. Die funktionellen Ergebnisse und die Häufigkeit aseptischer Kopfnekrosen sind abhängig vom Frakturtyp.
3. Die Ergebnisse nach Minimalosteosynthese sind günstiger als nach Plattenosteosynthese. Dies gilt insbesondere für die primär nekrosegefährdeten Frakturformen. Unter Minimalosteosynthese soll in Anlehnung an die Literatur [3, 4, 6] verstenden werden
   - eine Wiederherstellung der Rotatorenansätze,
   - eine Schonung der vorhandenen Restdurchblutung,
   - das Belassen einer bestehenden Einstauchung zwischen Schaft und Kopfkalotte, auch unter Inkaufnahme einer leichten Fehlstellung,
   - eine minimale Verwendung von Implantaten.
4. Die Ergebnisse nach primärer Implantation von Kopfprothesen sind unbefriedigend.
5. Die Neersche Klassifikation proximaler Humerusfrakturen ermöglicht eine sinnvolle Therapieplanung und erlaubt eine prognostische Aussage. Sie ist deshalb für den klinischen Alltag praktikabel.

174

Literatur

1. Böhler L (1929) Die Behandlung von Verrenkungsbrüchen der Schulter. Z Chir
2. Breyer HG, Rahmanzadeh R, Brauner HD (1980) Zur Bewertung der Bewegungseinschränkung im Schultergelenk. In: Hefte zur Unfallheilkunde, Heft 148. Springer, Berlin Heidelberg New York, S 871
3. Huggler AH, Rüedi Th Operative Behandlung von Humeruskopffrakturen. In: Chapchal G (Hrsg) Verletzungen und Erkrankungen der Schulterregion. Thieme, Stuttgart New York, S 112–115
4. Jäger M, Wirth CJ (1981) Luxationstrümmerfrakturen des Humeruskopfes – Resektion oder Refixation der Fragmente? Unfallheilkunde 84:26–32
5. Neer CS (1970) Displaced Proximal Humeral Fractures. J Bone Joint Surg 52-A:1077–1089
6. Sturzenegger M, Fornano E, Jakob RP (1982) Results of Surgical Treatment of Multifragmented Fractures of the Humeral Head. Arch Orthop Trauma Surg 100:249–259

Bruchform und Behandlung der Luxationsfraktur des Oberarmes nach dorsal

H. Matuschka, W. Buchinger und E. Kremser

Unfallkrankenhaus Meidling der Allgemeinen Unfallversicherungsanstalt (Ärztlicher Leiter: Prim. Dr. H. Kuderna), Kundratstraße 37, A-1120 Wien

Neben der in der Literatur oft erwähnten Tatsache, daß die hinteren Luxationen und Luxationsfrakturen selten vorkommen und oft übersehen werden, liegt ihnen auch ein eigener Entstehungsmechanismus zugrunde.

So kommt es als Folge direkter oder über den Arm fortgeleiteter Gewalt auf die Schulter während des Luxationsvorganges nach dorsal zu einer Innenrotation des Oberarmkopfes, bedingt durch den Zug des am Tuberculum minus ansetzenden Musculus subscapularis. Eine maximale Innenrotation kann aber auch selbst als Folge unkoordinierter Muskelkontraktionen wie bei Krampfanfällen oder Stromunfällen zur Luxation führen. Diese Rotation wird durch das am hinteren Pfannenrand anstehende Tuberculum minus limi-

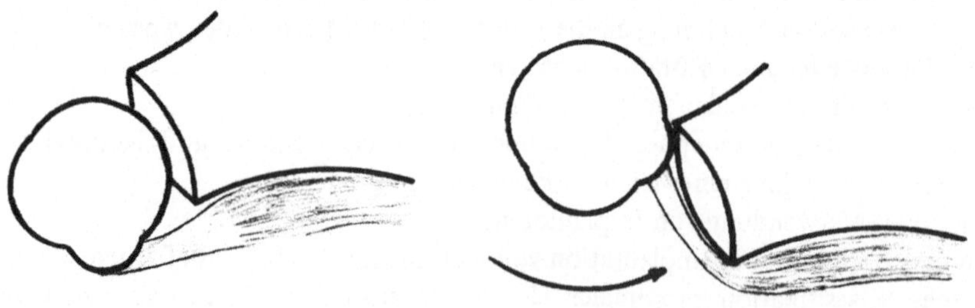

Abb. 1. Innenrotation des Oberarmkopfes durch Zug des Musculus subscapularis

Hefte zur Unfallheilkunde, Heft 186
Verletzungen des Schultergelenks
Zusammengestellt von U. P. Schreinlechner
Springer-Verlag Berlin Heidelberg 1987

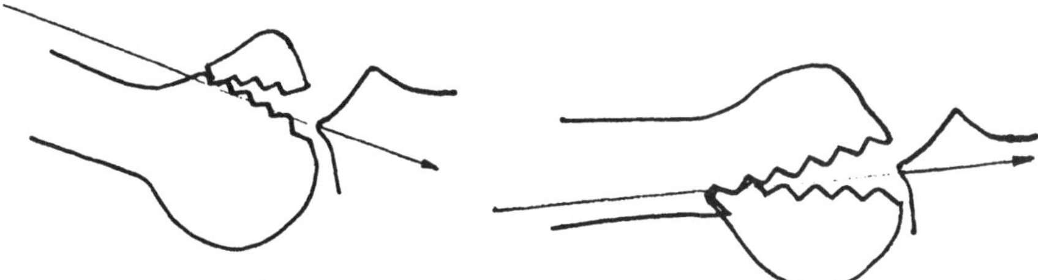

Abb. 2. Die Stoßrichtung entscheidet neben der Gewalt über den Schweregrad der hinteren Schulterluxationsfraktur

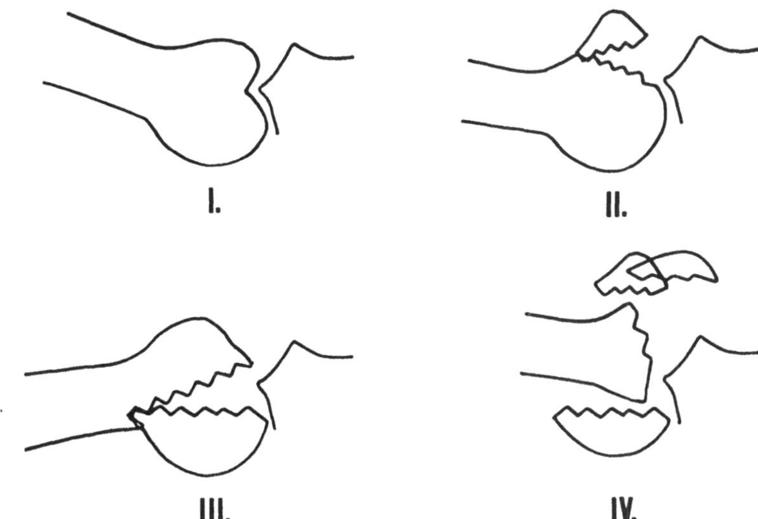

Abb. 3. Schweregrad der hinteren Schulterverrenkungsbrüche

tiert. Ab diesem Zeitpunkt entscheidet die Gewalt und die Stellung des Oberarmes zur Schulterpfanne über das Ausmaß des Schweregrades der hinteren Schulterluxationsfraktur (Abb. 1 2).

Bei Durchsicht unserer Fälle konnten wir diese nach der Einteilung nach Neer in 4 Gruppen und somit in 4 Schweregrade unterteilen (Abb. 3, 4):

Gruppe 1: Hintere Schulterluxation mit Impression hinter dem Tuberculum minus. Diese Gruppe erwähnen wir nur der Vollständigkeit halber.

Gruppe 2: Spaltbruch mit Abspaltung und Impression des Tuberculum minus durch Keilwirkung des hinteren Pfannenrandes bei stärkerer Gewalteinwirkung. Der Oberarmkopf luxiert nach dorsal.

Gruppe 3: Abspaltung des Oberarmkopfes bis in den subcapitalen Schaftbereich bei flacherem Winkel des Oberarmschaftes zum hinteren Pfannenrand. Das abgespaltene Kopffragment ist nach dorsal gekippt und aus dem Gelenk luxiert.

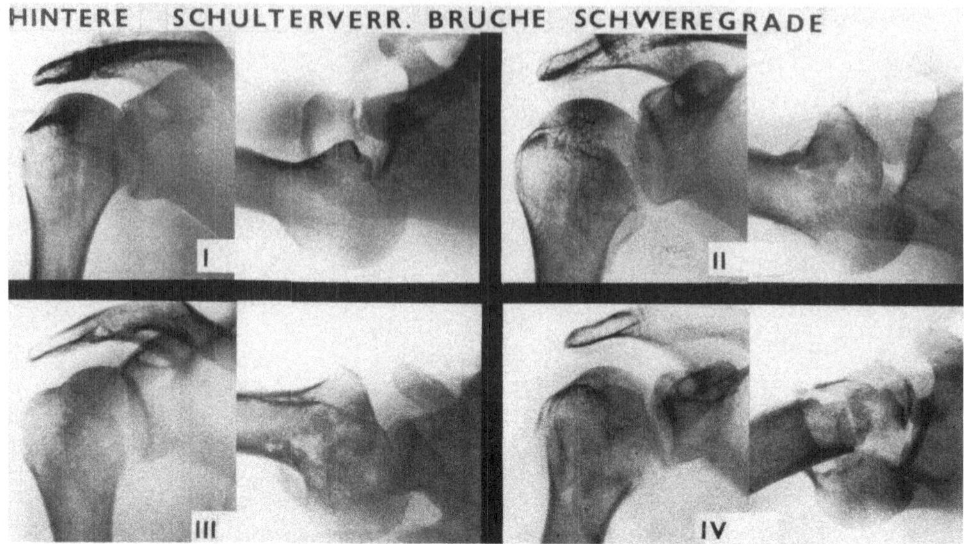

Abb. 4. S. Legende zu Abb. 3

Tabelle 1. Hintere Schulterverrenkungsbrüche, Gruppe 2–4 (n = 23)

Geschlecht:	weiblich:	4
	männlich:	19
Seite:	rechts:	14
	links:	9
Unfallursache:	Sturz in der Ebene:	13
	Stromunfall:	2
	Motorrad, Moped, PKW:	8
	(ausschließlich Gr. 3–4)	

Gruppe 4: Viersegmentbruch des Oberarmkopfes bei stärkster Gewalteinwirkung. Die Kopfkalotte ist nach dorsal aus dem Gelenk luxiert. Der Schaft steht der Pfanne gegenüber.

Ein wesentlicher Faktor für das Erkennen und die Einteilung der hinteren Schulterverrenkungsbrüche ist eine exakte axilläre Röntgenaufnahme des verletzten Schultergelenkes. Glinz bezeichnet den hinteren Schulterverrenkungsbruch als diagnostische Fallgrube, da die Klinik nur sehr selten auf den Schweregrad der Verletzung hinweist.

Am Unfallkrankenhaus Meidling fanden wir in den Jahren 1956–1984 23 hintere Schulterverrenkungsbrüche der Gruppen 2–4 (Tabelle 1).

Bei unseren Patienten fanden wir als Unfallursache 13x den Sturz auf den Arm, 2x lag ein Stromunfall vor und 8x erfolgte die Verletzung bei einem Motorrad-, Moped- oder PKW-Unfall. Hier fanden wir vor allem Luxationsfrakturen der Gruppen 3 und 4 (Tabelle 2).

Tabelle 3. Hintere Schulterverrenkungsbrüche, Gruppe 2 (n = 6)

Kons.	Op.
Reposition: nach Arlt, Hippokrates; zusätzlich 2x Olekranondrahtext.	Reposition: offen (wegen Instabilität: 2 Drahtschlingen)
Fixation: Gipsdesault 4 Wochen	Fixation: Gipsdesault 4 Wochen
5	1
Reluxation: 0	Reluxation: 0

Tabelle 2. Hintere Schulterverrenkungsbrüche, Gruppe 2–4 (n = 23)

Behandlungsbeginn nach Tagen:

Gruppe 2:	durchschnittlich:	4 Tage
Gruppe 3:	durchschnittlich:	7 Tage
Gruppe 4:	durchschnittlich:	3 Tage

Tabelle 4. Hintere Schulterverrenkungsbrüche, Gruppe 2. Nachuntersuchungsergebnisse (n = 2). Beurteilung nach Neer

ausgezeichnet:	1 (kons.)
gut:	1 (kons.)

Die oft fehlgedeutete klinische Symptomatik beweist der sehr oft verspätete Behandlungsbeginn und die damit erfolgte Reposition nach durchschnittlich 4 Tagen in Gruppe 2, 7 Tagen in Gruppe 3 und 3 Tagen in Gruppe 4 (Tabelle 3).

In der Gruppe 2 behandelten wir 6 Patienten. Die Reposition gelang 5x nach Arlt oder Hippokrates, wobei jedoch immer an die Möglichkeit einer zusätzlichen Fraktur gedacht werden muß. Im Zweifelsfalle sollte die Reposition im Laschenzug erfolgen. 1x wurde offen reponiert und stabilisiert. Bei diesem Patienten erfolgte die Reposition verspätet. Die Fixation erfolgte in allen Fällen im Gipsdesault. Reluxation fanden wir keine (Tabelle 4).

Zwei der konservativ behandelten Patienten konnten nachuntersucht werden. Sie ergaben ein ausgezeichnetes und ein gutes Ergebnis. Beide wurden am Unfalltag reponiert (Tabelle 5).

Bei 7 Patienten der Gruppe 3 wurde 3x konservativ entweder nach Arlt oder im Laschenzug am Ellenbogen mit gleichzeitigem Druck von dorsal reponiert. Die Fixation erfolgte jeweils für 4 Wochen im Gips-Desault, auf der Abduktionsschiene oder im Velpeau-Verband. Zur Reluxation kam es einmal und zwar im Velpeau-Verband. Dieser begünstigt durch seine Fixation in Adduktion und eher in Innenrotation die Reluxationstendenz. 1x wurde offen reponiert und die Fraktur verschraubt. 1x wurde gedeckt reponiert und bohr-

Tabelle 5. Hintere Schulterverrenkungsbrüche, Gruppe 3 (n = 7)

Kons.	Op.
Reposition: nach Arlt, Laschenzug mit Druck von dorsal	Reposition: offen: Verschraubung gedeckt: Bohrdrahtfixation
Fixation: Gipsdesault 4 Wochen Abduktionsschiene 4 Wochen	Fixation: Gipsdesault 4 Wochen Abduktionsschiene 4 Wochen
Velpeau 4 Wochen 3	2
Reluxation: 1 (im Velpeauverband)	Reluxation: 0
Keine Reposition: 2	

Tabelle 6. Hintere Schulterverrenkungsbrüche, Gruppe 3. Nachuntersuchungsergebnisse (n = 7). Beurteilung nach Neer

ausgezeichnet:	1 (kons.)
gut:	2 (1x kons., 1x op.)
mäßig:	1 (op.)
schlecht:	3 (2x keine Repos., 1x Relux.)

Tabelle 7. Hintere Schulterverrenkungsbrüche, Gruppe 4 (n = 10)

Kons.	Op.
Reposition: Laschenzug mit Druck von dorsal	Reposition: gedeckt: Bohrdrahtfixation: 2x Plexiglasprothese: 1x
Fixation: Netz-Desault 4 Wochen 1	Fixation: Desault-Gips 4 Wochen Abduktionsschiene 4 Wochen 3
Repositionsversuche	Reluxation: 0
Fixation: Netzdesault 3–4 Wochen 6	

drahtfixiert. Auch hier die Fixation im Gips-Desault und auf der Abduktionsschiene. Es fand sich keine Reluxation. 2x wurde die Fraktur zwar erkannt, die gleichzeitig bestehende Luxation jedoch übersehen (Tabelle 6).

In dieser Gruppe konnten alle 7 Patienten nachuntersucht werden. Es fanden sich ein ausgezeichnetes, 2 gute, 1 mäßiges sowie 3 schlechte Ergebnisse.

In der Gruppe 4 kamen 10 Patienten zur Behandlung. 1x gelang eine gedeckte Reposition mit anschließender Fixation im Netzdesault-Verband für 4 Wochen. 2x wurde ebenfalls gedeckt reponiert und das Ergebnis mit Bohrdrähten fixiert. Die Fixation erfolgte

Tabelle 8. Hintere Schulterverrenkungsbrüche, Gruppe 4.
Nachuntersuchungsergebnisse (n = 5). Beurteilung nach Neer

ausgezeichnet:	0
gut:	1 (op.)
mäßig:	2 (1x kons., 1x op.)
schlecht:	2 (1x op., 1x kons.)

im Gips-Desault und auf der Abduktionsschiene für 4 Wochen. 1x wurde eine Plexiglasprothese implantiert. Eine Reluxation wurde nicht gefunden. 6x blieb es bei alleinigen Repositionsversuchen und Ruhigstellung im Netz-Desault (Tabelle 8).

Zur Nachuntersuchung erschienen 5 Patienten mit einem guten, 2 mäßigen und 2 schlechten Ergebnissen.

Wir ziehen daher den Schluß, daß die hinteren Schulterverrenkungsbrüche der Gruppe 2 und 3 bei sofortiger konservativer Reposition ausgezeichnete und gute Ergebnisse bringen. Bei Instabilität, die vor allem bei verspäteter Reposition auftritt, besteht die Möglichkeit der gedeckten Bohrdrahtfixation oder der offenen Reposition. Bei den Verrenkungsbrüchen der Gruppe 4 kann in einzelnen Fällen die gedeckte Reposition gelingen, wobei versucht werden sollte, dieses Ergebnis durch Bohrdrahtfixation zu stabilisieren. Bei den irreponiblen Frakturen wird im Einzelfall zu entscheiden sein, welche Behandlungsart, nämlich Osteosynthese, Endoprothese, Oberarmkopfexstirpation oder, wegen hohen Alters, Belassen der Luxationsfraktur, zu wählen ist.

Luxationsfraktur der Schulter (multizentrische Studie)

J. Buch[1], K. Eber[1], S. Turek[1], G. Prendinger[2], W. Buchinger[2], H. Matuschka[2], E. Orthner[3], O. Kwasny[3], H. Hertz[3], R. Jaskulka[4] und R. Schedl[4]

[1] Unfallkrankenhaus Lorenz-Böhler, Donauschingenstraße 13, A-1200 Wien
[2] Unfallkrankenhaus Meidling, Kundratstraße 37, A-1120 Wien
[3] I. Univ.-Klinik für Unfallchirurgie, Alser Straße 4, A-1090 Wien
[4] II. Univ.-Klinik für Unfallchirurgie, Spitalgasse 23, A-1090 Wien

Die vorliegende multizentrische Studie befaßt sich mit Schulter-Luxationsfrakturen ohne Berücksichtigung der Luxationen mit isoliertem Tuberculumausriß. Sie umfaßt 158 Patienten, die in den 10 Jahren 1975–1984 an vier Wiener Unfallabteilungen behandelt wurden (UHK Lorenz Böhler 58, UHK Meidling 29, I. Uni-Klinik für Unfallchirurgie 15, II. Uni-Klinik für Unfallchirurgie 16).

Von der Verletzung waren 65 Männer und 93 Frauen mit einem Durchschnittsalter zur Zeit des Unfalles von 65 Jahren (15–95) betroffen. 82 Patienten (54%) waren 70 Jahre oder älter. 86mal war die linke, 72mal die rechte Schulter verletzt.

Hefte zur Unfallheilkunde, Heft 186
Verletzungen des Schultergelenks
Zusammengestellt von U. P. Schreinlechner
Springer-Verlag Berlin Heidelberg 1987

180

Bei 25 Patienten konnte der Unfallhergang nicht eruiert werden, 88 Patienten (66%) stürzten im Niveau, 24 von der Leiter, über Stiegen oder aus der Höhe, 10 verletzten sich bei einem Verkehrsunfall, 9 beim Skifahren. 2 Patienten waren Epileptiker. Bei 10 Patienten kam es zusätzlich zu einer neurologischen Störung, 1 Patient hatte eine Ruptur der A. axillaris, 8 Patienten kamen verspätet (6 Tage bis 3 Monate) zur Behandlung.

Die Luxationsfrakturen wurden nach der AO-Klassifikation Nov. 1979 eingeteilt und in drei Hauptgruppen zusammengefaßt. 12 Luxationen erfolgten nach dorsal.

A   Extraarticulär – Fraktur im Collum chirurgicum 14 Patienten

B2 Intraarticulär mit Abriß eines Tuberculums sowie Fraktur im Collum chirurgicum 48 Patienten

B3 Intraarticulär mit Abriß eines oder beider Tubercula sowie Fraktur im Collum anatomicum 96 Patienten.

Als besondere Frakturform innerhalb dieser Gruppe mit 32 Patienten sahen wir Abrißfrakturen der Tubercula mit mehr (24) oder weniger (8) stark in Valgus impaktierter Fraktur des Collum anatomicum und kompletter Luxation. 2 Frakturen mit zusätzlicher Kalottenfraktur – beide mit schlechtem Ergebnis – wurden wegen der Übersichtlichkeit in dieser Gruppe mitbehandelt.

Therapie

Geschlossene Reposition: Die Technik der geschlossenen Reposition läßt sich in zwei Gruppen gliedern:
a) Bei liegendem Patienten wurde am Oberarm längs oder vertikal gezogen. Die Reposition erfolgte durch direkten Fingerdruck auf den luxierten Kopf.
b) Reponiert wurde durch Manipulation am Oberarm unter Verwendung eines Hypomochlions in der Axilla (Arlt, Hippokrates). Bei dieser Repositionsmethode sahen wir die schwersten Komplikationen: in 14 Fällen (Hippokrates 12, Arlt 1, unbekannt 1) kam es zur Abscherung einer primär nicht sichtbaren, unverschobenen, oder im Valgus impaktierten subkapitalen Fraktur. Dies betraf Patienten mit einem Durschnittsalter von 72 Jahren (59–81) und führte zu einer Verschlechterung der Prognose. In 8 Fällen wurde die Luxation belassen, in 3 Fällen wurde der Kopf reseziert, in 2 Fällen operativ reponiert, in 1 Fall gelang die Reposition bei nur leichter Lösung der Fraktur.

Insgesamt gelang uns die geschlossene Reposition bei 66 Patienten (Vertikalzug 21, Längszug 9, Arlt 8, Hippokrates 21, unbekannt 7). Mißglückt ist die geschlossene Reposition bei 31 Patienten. Von diesen wurde bei 22 keine weitere Reposition durchgeführt, bei 4 wurde der Kopf reseziert, bei 3 operativ reponiert, bei 1 Patienten wurde die subkapitale Fraktur mit Bohrdrähten percutan fixiert und anschließend reponiert, bei 1 Patient wurde eine Prothese eingesetzt.

Zu einer Reluxation innerhalb er ersten 14 Tage kam es bei 4 Patienten.

Keine Reposition: Ohne Reposition wurden 49 Patienten mit einem Durchschnittsalter von 72 Jahren behandelt. Bei 20 Patienten entschlossen wir uns primär zu dieser Maßnahme, bei 22 Patienten nach mißglücktem Repositionsversuch. 4 Patienten kamen mit veralteten Luxationen, bei 2 Patienten haben wir die Luxation primär übersehen. Ein Epileptiker lehnte die Behandlung ab.

Operative Eingriffe: 43 Patienten wurden operativ behandelt, davon 13 rekonstruktive Eingriffe (Platte 6, Schrauben 4, Zuggurtung 3). Diese Eingriffe wurden bei jüngeren Patienten durchgeführt (Durchschnittsalter 44 Jahre). Eine offene Reposition erfolgte ohne weitere Stabilisierung. Bei 7 Patienten wurden nach geschlossener Reposition der Frakturen percutan mit Bohrdrähten fixiert, einmal wurde die Fraktur primär mit Bohrdrähten fixiert und anschließend die Luxation behoben. In 2 Fällen wurde percutan mit dem Steinmann-Nagel reponiert. Bei 11 Patienten wurden Prothesen eingesetzt, bei 8 Patienten der Kopf reseziert.

Nachuntersuchungsergebnisse

Zur Beurteilung wurde das 100 Punkte umfassende Schema nach Ch. S. Neer herangezogen, die Ergebnisse wurden mit sehr gut, befriedigend, mäßig und unter 70 Punkten mit schlecht bewertet.

Zur Nachuntersuchung erschienen 71 (45%) der Patienten, durchschnittlich 56 Monate (8–123) nach der Verletzung.

A * Extraarticuläre Luxationsfrakturen: 6 Patienten: 3 sehr guten und 1 befriedigenden Ergebnis stehen 2 (33%) schlechte gegenüber. Bei Letzteren wurde einmal die Luxation übersehen, einmal kam ein 77 Jahre alter Patient mit einer 2 Tage alten Verletzung.

B2 Intraarticulär mit Collum chirurgicum: 19 Patienten: Neben 7 sehr guten, 2 befriedigenden und 1 mäßigen Resultat hatten wir 9 (47%) schlechte Resultate.

B3 Intraarticulär mit Collum anatomicum: 46 Patienten: 4 sehr gute, 5 befriedigende, 5 mäßige und 32 (70%) schlechte Resultate.

In dieser Gruppe heben sich die oben bereits erwähnten valgusimpaktierten Luxationsfrakturen — wenn die Impaktion nicht bei der Reposition gelöst wurde — mit einem besseren Ergebnis ab. Bei 10 nachuntersuchten Patienten fiel die Beurteilung einmal sehr gut, je dreimal befriedigend und mäßig und dreimal (30%) schlecht aus. Dementsprechend steigen die schlechten Resultate der Restgruppe von 70% auf 80%.

Im Gesamtkollektiv war das Durchschnittsalter der 14 sehr guten 48 Jahre, der 8 befriedigenden 55, der 6 mäßigen 62 und der 43 schlechten 64 Jahre.

Die Ergebnisse in Abhängigkeit vom Therapieverfahren sind aus den Tabellen 1 und 2 ersichtlich. Wegen der zum Teil geringen Fallzahlen ist daraus nur bedingt eine Aussage zu machen. Zudem sind die Patienten, bei denen eine operative Rekonstruktion erfolgte, deutlich jünger als das Gesamtkollektiv. Laut unseren Ergebnissen bringt die Kopfresektion keinerlei Vorteile, es sei denn, sie ist durch neurologische Störungen indiziert.

Tabelle 1. Intraarticuläre Frakturen mit Collum anatomicum, schlechte Ergebnisse in Abhängigkeit zum Therapieverfahren

17	geschlossen	10	59%
4	offen	1	25%
2	pc Bohr D	1	50%
6	Prothese	4	66%
11	keine Rep.	10	91%
6	Resektion	6	100%

182

Tabelle 2. Gesamtkollektiv, schlechte Ergebnisse in Abhängigkeit
zum Therapieverfahren

29	geschlossen	10	34%
7	offen	3	43%
8	pc Bohr D	6	75%
9	Prothese	7	77%
12	keine Rep.	11	92%
6	Resektion	6	100%

Zusammenfassung

Die Schulterluxationsfraktur mit Beteiligung eines der Colla ist eine Verletzung des älteren
Menschen. In zwei Drittel der Fälle ist die Unfallursache ein Sturz im Niveau. Die schonende, geschlossene Reposition ist beim alten Menschen zu befürworten. Repositionsmanöver
die über den Oberarm wirken (Arlt, Hippokrates), sollten weder hier noch bei Luxationen
mit anscheinend isoliertem Tuberculumausriß verwendet werden, da es sonst zu sekundären
Dislokationen primär nicht verschobener Frakturen kommen kann. Die Ergebnisse nach
Kopfresektion sind nicht besser als bei unterlassener Reposition.

Luxationsfrakturen des Oberarmkopfes –
Versorgung mit divergierenden Kirschner-Drähten –
Technik und Ergebnisse

K. Weise und P. J. Meeder

Berufsgenossenschaftliche Unfallklinik (Ärztl. Dir.: Prof. Dr. med. S. Weller), Rosenauer
Weg 95, D-7400 Tübingen

Einleitung

Eine im Jahre 1980 in der Berufsgenossenschaftlichen Unfallklinik Tübingen durchgeführte
Nachkontrolle von 27 operativ behandelten Humeruskopfluxationsfrakturen mit überwiegend mäßigen bis schlechten Behandlungsergebnissen hat uns dazu veranlaßt, die Spickdrahtosteosynthese, insbesondere auch beim älteren Patienten, als möglichst weichteilscho-
nendes aber dennoch übungsstabiles Behandlungsverfahren einzusetzen. In Übereinstimmung mit anderen Autoren hatten wir im Rahmen unserer Untersuchungen festgestellt, daß
die Osteosynthese mit der T-Platte bzw. mittels Schrauben und Zuggurtung trotz korrekter
Reposition und frühzeitiger Bewegungstherapie infolge Kapselschrumpfung und narbigen
Weichteilveränderungen eine erhebliche und dauerhafte Funktionsbeeinträchtigung hinter-
ließ. Anderseits hat es sich bei der Überprüfung der Behandlungsergebnisse gezeigt, daß

Hefte zur Unfallheilkunde, Heft 186
Verletzungen des Schultergelenks
Zusammengestellt von U. P. Schreinlechner
Springer-Verlag Berlin Heidelberg 1987

sowohl subjektive Beschwerdesymptomatik als auch funktionelles Resultat selbst bei in mäßiger bzw. deutlicher Fehlstellung ausgeheilter Fraktur häufig überraschend günstig ausfiel.

Ziel der in den letzten Jahren in zunehmender Häufigkeit durchgeführten offenen bzw. percutanen Spickdrahtosteosynthese ist es, geschlossen zu reponierende, jedoch schwer retinierbare Humeruskopffrakturen derart ausreichend zu stabilisieren, daß eine frühzeitige Übungsbehandlung möglich ist, wodurch die Gefahr einer ausgeprägten Bewegungsbehinderung des Schultergelenkes deutlich herabgesetzt werden kann. Wir fassen diese Stabilisierungsmethode als eine Art Erweiterung der konservativen Behandlung auf, deren besonderer Vorteil in der Vermeidung zusätzlicher Schädigung der ohnehin bereits erheblich kompromittierten Weichteile und Kapselstrukturen mit der Gefahr lang anhaltender oder dauerhafter Schultersteife liegt.

Technik

In Rückenlage des Patienten erfolgt zunächst die vorsichtige und schonende Reposition der Fraktur unter Beseitigung einer evtl. vorliegenden Luxation des Oberarmkopfes bzw. des Hauptfragmentes der Kopfkalotte. Brüske Repositionsmanöver oder zu starker Zug am Arm bei eingestauchten Frakturen sind wegen der Gefahr zusätzlicher Schädigung der ohnehin meist gestörten Durchblutungsverhältnisse zu unterlassen. Adduktionsbrüche können meist durch Abduktion, Außenrotation und zusätzlichen manuellen Druck im Bereich der Fraktur ausreichend reponiert werden; bei Abduktionsbrüchen ist vorsichtiger Druck in die Axilla bei entsprechender Führung des Armes durch einen Assistenten angezeigt. Dislokationen in der Sagittalebene müssen ebenfalls ausreichend berücksichtigt und durch Anheben bzw. Absenken des Armes ausgeglichen werden. Selbst Luxationsfrakturen des Humeruskopfes nach ventral bzw. dorsal können oft durch direkte Repositionsmanöver bei dosiertem Zug am Arm eingerichtet werden, sodaß ein offenes Vorgehen zu umgehen ist. Letzteres bleibt den infolge eines Repositionshindernisses (z. B. Supraspinatussehne usw.) bzw. den nicht behebbaren Luxationen mit Verlagerung des Kopffragmentes durch einen Schlitz der Rotatorenmanschette vorbehalten.

Günstig bei der Reposition und percutanen Spickdrahtosteosynthese ist die Mitwirkung zweier Assistenten, von denen der eine den Arm führt bzw. bei gebeugtem Ellenbogengelenk leichten Zug ausübt, während der zweite die direkten Repositionsmanöver an der Fraktur bzw. Luxation vornimmt. Auf diese Weise kann die erreichte Reposition temporär gehalten werden, während der Operateur die Stabilisierung durch 3–4 Kirscher-Drähte von mindestens 2 mm Stärke vornimmt. Unter Bildverstärker-Kontrolle werden letztere von ventro- bzw. dorsolateral derart im Kopf aufgespreizt, daß die Eintrittsstelle außerhalb des Ansatzes der Rotatorenmanschette liegt und die Drahtenden in beiden Ebenen divergierend eben bis zur Begrenzung der Kopfkalotte reichen. Gerade das Aufspreizen der Drähte im Oberarmkopf und die dadruch zu erreichende Übungsstabilität sind als unabdingbare Voraussetzung für die frühfunktionelle Behandlung und damit als entscheidender Vorteil gegenüber der konservativen Behandlung instabiler bzw. schlecht retinierbarer Oberarmkopfbrüche anzusehen.

Eine abschließende Kontrolle des Repositionsergebnisses im Bildverstärker zur Überprüfung der Kirschner-Drähte im Hinblick auf deren Positionierung bzw. Länge in verschiedenen Gelenkeinstellungen, möglichst unter Ausführung maximaler Bewegungsausschläge, sowie das „Mitgehen" der Kopfkalotte bei diesem Test ist unbedingt erforderlich. Die Kirschner-Drahtenden werden nach Anlegen kleiner Entlastungschnitte unter Hautniveau möglichst nahe am Knochen umgebogen und versenkt. Anschließend wird nach Durchführung einer Röntgenkontrolle in 2 Ebenen ein Dèsault-Verband angelegt und bereits wenige Tage postoperativ mit einer aktiven krankengymnastischen Begleitbehandlung begonnen. Wegen der möglichen Reizung mit dadurch verbundener Beschwerdesymptomatik durch die Kirschner-Drähte werden diese in der Regel 3–5 Wochen postoperativ durch kleine Hautincisionen entfernt. Die Krankengymnastik erstreckt sich in der Mehrzahl der Fälle über maximal 4–8 Wochen.

Krankengut und Ergebnisse

Wegen ihrer besonderen Problematik haben wir uns in dieser Untersuchung auf Mehrfragmentfrakturen des Humeruskopfes mit oder ohne Luxation der Stadien IV bis VI in der Einteilung nach Neer [12] beschränkt. Diese Klassifikation wurde deswegen zugrundegelegt, weil nach Meinung zahlreicher Autoren und in Übereinstimmung mit unseren Erfahrungen den spezifischen Belangen insbesondere der dislocierten bzw. luxierten Fraktur am ehesten Rechnung getragen wird. Des weiteren war uns in unserer Untersuchung daran gelegen, die subjektiven und objektiven Behandlungsresultate mit denen der bereits genannten, ebenfalls nach dem Neer-Schema unterteilten restrospektiven Studie aus dem Jahre 1980 im Hinblick auf die Wertigkeit der einzelnen Osteosyntheseverfahren zu vergleichen. Bewußt ausgeklammert wurden in dieser Untersuchung die mit Kirschner-Drähten versorgten, jedoch vergleichsweise unproblematischen Frakturen der Gruppen I und III sowie Zweifragmentfrakturen der Gruppen IV und VI, wobei letztere der Spickdrahtosteosynthese nur teilweise zugänglich sind. Gruppe-II-Frakturen durch den anatomischen Halt sind in unserem Krankengut derart selten, daß sie ebenfalls keine Berücksichtigung fanden, zumal auch sie für eine Spickdrahtosteosynthese eher ungeeignet scheinen.

In der Berufsgenossenschaftlichen Unfallklinik Tübingen sind von Januar 1981 bis Juni 1985 28 Patienten mit 3- bzw. 4-Fragmentfrakturen der Gruppen IV bis VI nach Neer [12] mittels offener bzw. percutaner Spickdrahtosteosynthese operativ behandelt worden. Die Aufschlüsselung des Krankengutes zeigt ein Überwiegen des weiblichen Geschlechtes mit 19 Patienten bei einem Durchschnittsalter von 69,7 Jahren; die älteste Patientin war 95, die jüngste 56 Jahre alt. 9 Verletzte männlichen Geschlechtes waren im Mittel mit 47,7 Jahren deutlich jünger; von diesen war der älteste Patient zum Zeitpunkt des Unfalles 75, der jüngste 24 Jahre alt. Die Verteilung der Fälle auf die einzelnen Jahrgänge weist auf eine stetige Zunahme der Spickdrahtosteosynthese hin, was unseren insgesamt guten Erfahrungen mit diesem Verfahren insbesondere beim alten Menschen zuzuschreiben ist. In Tabelle 1 sind die einzelnen Verletzungsformen nach der Neerschen Klassifikation unterteilt; 3- und 4-Fragmentfrakturen waren jeweils in 14 Fällen zu beobachten; Luxationsfrakturen mit drei oder mehr Fragmenten lagen bei 13 Patienten vor. 9 Verletzte waren mehrfachverletzt oder politraumatisiert. 4 Patienten wiesen eine Beteiligung des Plexus bzw. des Nervus axillaris auf, eine Gefäßverletzung konnte in keinem Fall festgestellt werden.

Die Versorgung der Patienten erfolgte in 19 Fällen primär; bei 9 Patienten wurde sie durchschnittlich nach 4,5 Tagen vorgenommen, nachdem meist konservative Behandlungsversuche gescheitert waren. Die geschlossene Reposition mit nachfolgender percutaner Spickdrahtosteosynthese gelang in 22 Fällen; 6mal war die offene Versorgung wegen ge-

Tabelle 1. Aufteilung des Krankengutes nach der Neerschen Klassifikation

	Klassifikation		
	2 Segm.	3 Segm.	4 Segm.
I			
II			
III			
IV		10	4
V		1	—
VI ant		1	5
VI post		2	5

Tabelle 2. Verteilung der nachuntersuchten Patienten auf die einzelnen Fallgruppen (n = 24), durchschnittl. nach 14 Monaten

IV 3	=	8	IV 4	=	4
V 3	=	1	V 4	=	0
VI 3a	=	0	VI 4a	=	5
VI 3p	=	1	VI 4p	=	5

Tabelle 3. Auswertung der Behandlungsergebnisse nach dem Neerschen Punkteschema

	ausgezeichnet	zufriedenstellend	unbefriedigend	schlecht
IV 3	4	3	0	1
IV 4		1	1	2
V 3				1
VI 3a				
VI 4a				5
VI 3p	1			
VI 4p		1	1	3

Tabelle 4. Aufschlüsselung der Behandlungsresultate nach Frakturtypen unter Berücksichtigung des subjektiven Ergebnisses

	3-Fragment-fraktur	4-Fragment-fraktur	Luxationsfraktur
Ausgezeichnet	5	—	1
Zufriedenstellend	3	2	1
Unbefriedigend	0	2	1
Schlecht	2	10	8

Subjektiv: Sehr zufrieden 2, zufrieden 8, schlecht 4

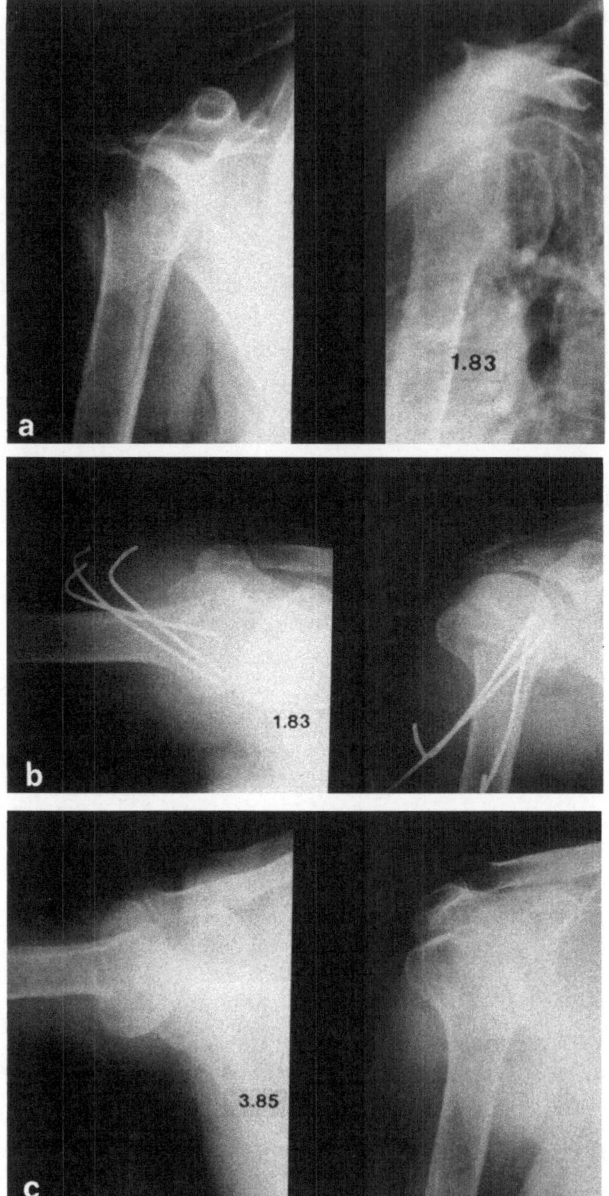

Abb. 1. a 3-Fragmentfraktur Gruppe IV, b Reposition und percutane Kirschner-Drahtspickung, c Ausheilungsbild nach gut 2 Jahren

schlossenen nicht behebbarer Luxationen (4mal) bzw. verspäteter irreponibler Fälle (2mal) erforderlich. Bei 19 Patienten wurden 4, in 9 Fällen 3 Kirschner-Drähte verwendet. Die Auswertung der postoperativen Röntgenaufnahmen im Hinblick auf das primäre Repositionsergebnis bzw. die Lage der Kirschner-Drähte ergab, daß in 20 Fällen noch eine Restdislokation der Fragmente von bis zu 1 cm bestand, wohingegen bei 7 Patienten eine Verschiebung meist des Tuberculum-majus-Fragmentes von mehr als 1 cm zu verzeichnen war. Fehl-

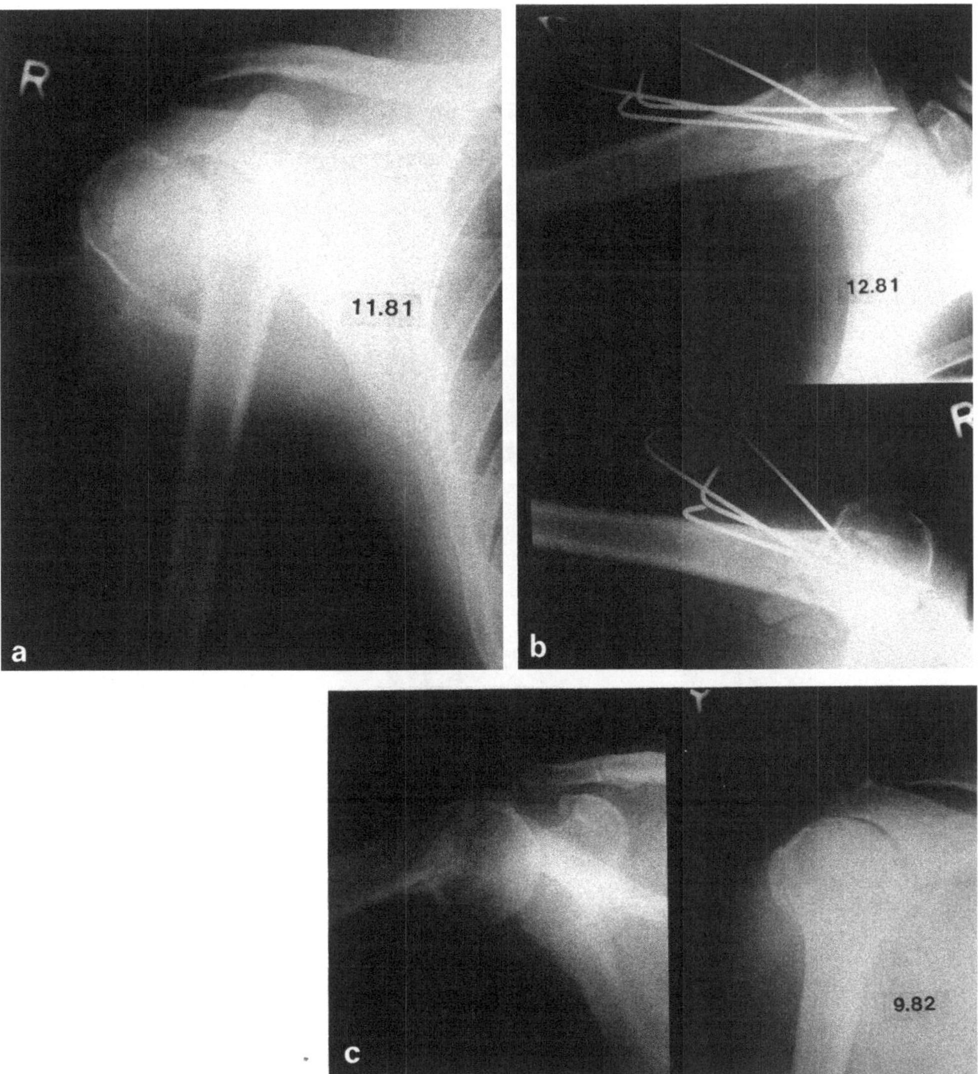

Abb. 2. a 4-Fragmentfraktur Gruppe **IV**, **b** Reposition und percutane Kirschner-Draht-spickung, **c** Ausheilungsergebnisse nach 10 Monaten bei mäßiger Fehlstellung und fast freier Funktion

stellungen bis maximal 40 Grad lagen in 26 Fällen vor, wobei sich die Achsenabweichung vorwiegend im tolerablen Bereich zwischen 10 und 20 Grad bewegte. Ein divergentes Plazieren der Kirschner-Drähte, für die Stabilität der Osteosynthese von besonderer Bedeutung, gelang in 15 Fällen. Technische Fehler waren 6mal zu beobachten; ins Gewicht fällt dabei vor allem das zu kurze Plazieren der Kirschner-Drahtspitzen in das Kopffragment mit der Gefahr sekundären Abrutschens (Fallbeispiele Abb. 1–5a–c).

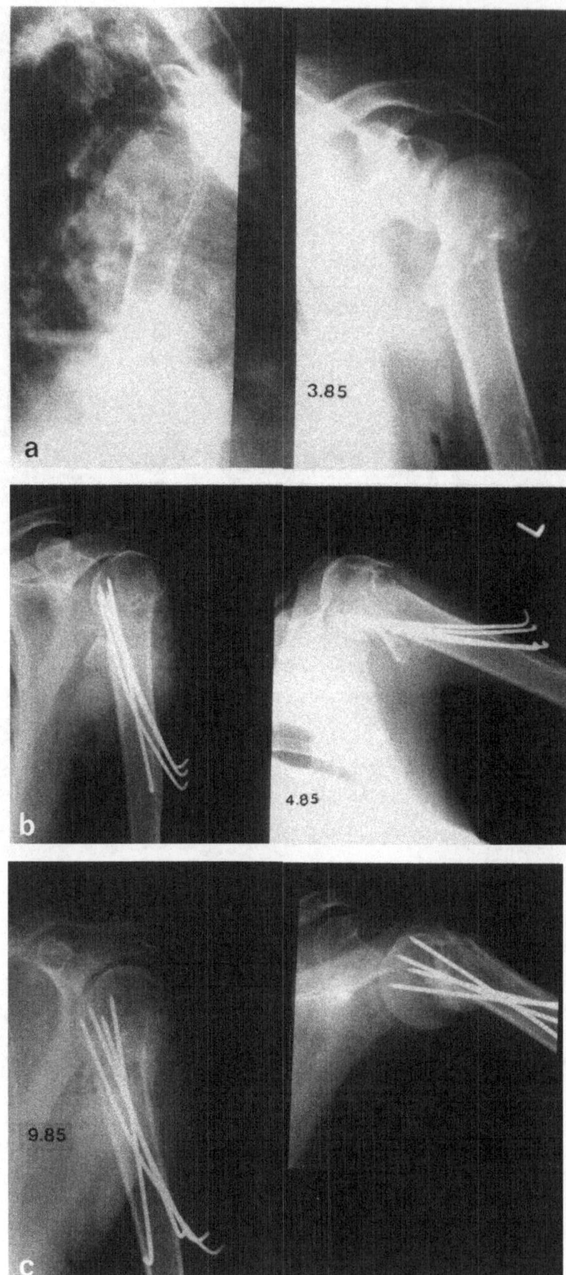

Abb. 3. a 3-Fragmentfraktur Gruppe V, b Percutane Kir-schner-Drahtspickung nach Re-position, c Ausheilung nach ca. 1/2 Jahren mit leichter Fehl-stellung und mäßiger Funk-tionsbehinderung

24 Patienten konnten durchschnittlich nach 14,2 Monaten kontrolliert werden, wobei sich die Intervalle zwischen Operation und Nachuntersuchung zwischen 2 und 46 Monaten bewegten. 3 Patienten waren verstorben, 1 Patient nicht erreichbar. Die insgesamt kurzen Beobachtungszeiträume erklären sich aus der Tatsache, daß in unserer Klinik die Spick-

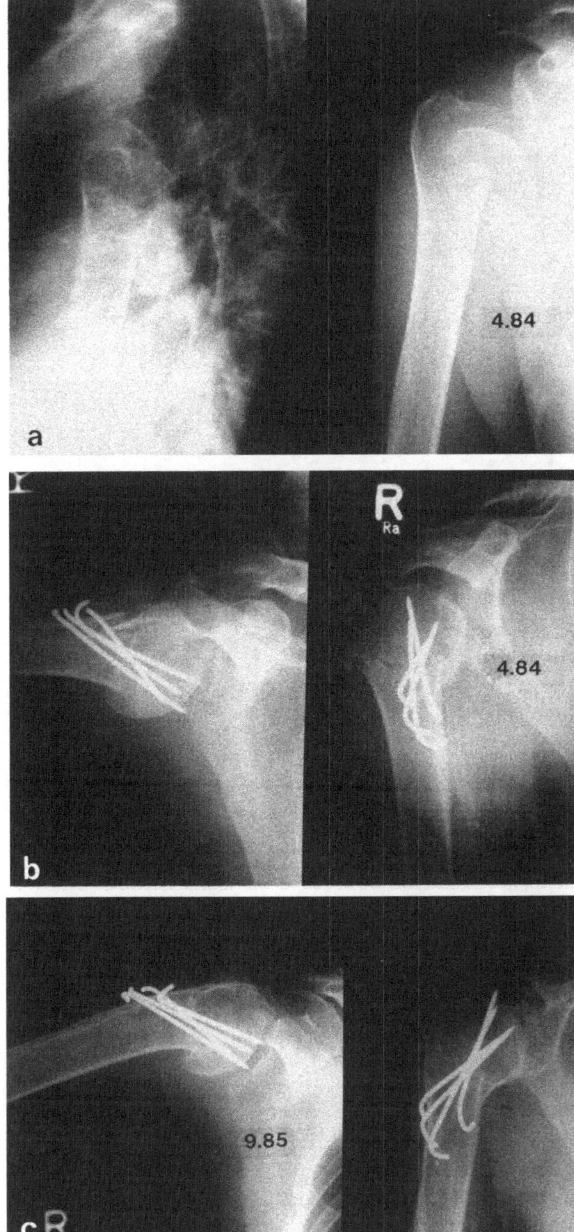

Abb. 4. a Gruppe-IV-Vierfragmentfraktur mit vorderer Luxation, **b** Offene Reposition und Stabilisierung mit Kirschner-Drähten, **c** Ausheilungsbild nach 17 Monaten bei noch liegenden Kirschner-Drähten (stark reduzierter AZ. der Patientin) und deutlicher Fehlstellung sowie konzentrischer Bewegungseinschränkung

drahtosteosynthese in den letzten Jahren, insbesondere bei älteren Patienten, zunehmend häufiger durchgeführt wurde.

Der Nachuntersuchung zugrundegelegt wurde das Auswertungsschema von Neer [12], welches jedoch nach unserem Dafürhalten mit einigen gravierenden Mängeln behaftet ist.

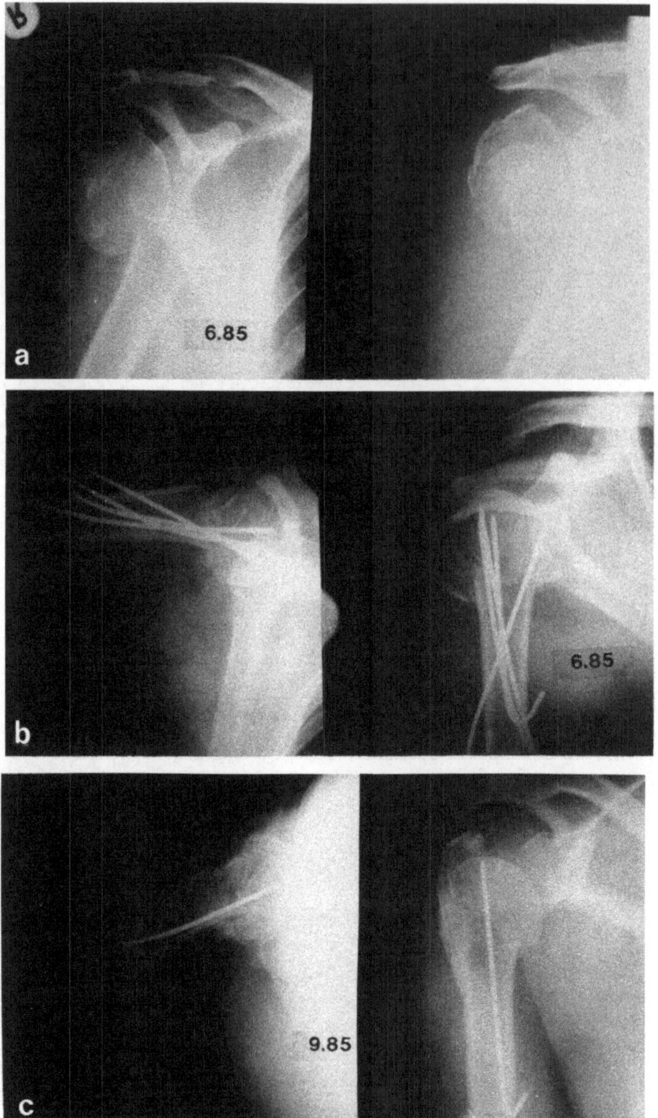

Abb. 5. a Gruppe-VI-Vierfragmentfraktur mit hinterer Luxation, **b** Geschlossene Reposition und percutane Kirschner-Drahtspickung, **c** Ausheilungsergebnis nach 3 Monaten mit erheblicher Fehlstellung bei mäßiger Bewegungseinschränkung und subjektiver Beschwerdearmut

Bei endgradiger konzentrischer Bewegungseinschränkung des Schultergelenkes, leichter Kraftminderung und mäßiger Fehlstellung sowie gelegentlichen subjektiven Beschwerden ist bereits eine zufriedenstellende oder ausgezeichnete Bewertung im Rahmen dieses Punkteschemas nicht mehr möglich. Geht man jedoch davon aus, daß eine Gruppe-IV- oder VI-4-Fragmentfraktur einem älteren Patienten unter den obengenannten Bedingungen ausgeheilt ist, so muß auch unter Zugrundelegung des meist güngstigen subjektiven Beschwerdebildes von einem akzeptablen Behandlungsergebnis ausgegangen werden. Unter Umständen vorbestehende Bewegungsbehinderung des Schultergelenkes der gesunden Seite alleine durch das Alter der Patienten finden ebenfalls keine Berücksichtigung.

Die Verteilung der nachuntersuchten Patienten auf die Verletzungsgruppen kann Tabelle 2 entnommen werden. Nach Erhebung der einzelnen klinischen und röntgenologischen Parameter wurden die Behandlungsresultate in Tabelle 3 auf die jeweiligen Frakturtypen bezogen und nachgewiesen, daß bei 3-Fragment-Frakturen mit oder ohne Luxation mittels percutaner, selten offener Spickdrahtosteosynthese in der Regel ein zufriedenstellendes bis ausgezeichnetes Ergebnis erzielt wurde. 4-Fragment-Frakturen schnitten bereits deutlich schlechter ab, nicht zuletzt durch das Auftreten von insgesamt 5 Kopfnekrosen bei derartigen Verletzungen. Eine zusätzliche Verschlechterung der Resultate ist dann zu erwarten, wenn der 4-Fragment-Typ noch mit einer Luxation des Oberarmkopfes vergesellschaftet ist. Bei 2 Patienten muß das subjektiv und objektiv schlechte Ergebnis auf den Eintritt einer Infektion nach offener Reposition mit nachfolgender Durchblutungsstörung der Kopfkalotte zurückgeführt werden. Bemerkenswert ist nach unserer Meinung, daß von den insgesamt 14 Patienten mit unbefriedigender bzw. schlechter Ausheilung nach dem Neer-Schema immerhin 10 zufrieden oder sehr zufrieden waren, wobei es sich hier durchwegs um ältere Frauen zwischen 65 und 80 Jahren handelte (Tabelle 4).

Diskussion

Unsere Erfahrungen mit der percutanen oder offenen Spickdrahtosteosynthese aus den letzten 4—5 Jahren zeigen, daß es sich hierbei um ein Verfahren handelt, welches in der Hand des Geübten durchaus akzeptable bis gute funktionelle Resultate liefern kann. Naturgemäß sind 3- und 4-Fragment-Frakturen der Gruppen IV beim älteren Menschen für eine derartige Stabilisierung besonders geeignet; auch geschlossen zu reponierende Frakturen der Gruppe 6 sind auf diese Weise mit ordentlichem Ergebnis zu behandeln. Als Vorteil dieser Methode muß angeführt werden, daß sie vergleichsweise wenig aufwendig und trotz postoperativer verbleibender mäßiger Achsenfehlstellung und Dislokation durchaus imstande ist, mit der offenen Reposition und nachfolgenden Platten- oder Schraubenosteosynthese zu konkurieren. Unsere Nachuntersuchung hat gezeigt, daß auch bei unbefriedigenden oder schlechten Ergebnissen bezüglich der Neerschen Punkteverteilung subjektive Beschwerdearmut bei nur geringgradig eingeschränkter Gebrauchsfähigkeit des Armes festzustellen war. Die wirklich schlechten Ergebnisse beruhen auf der Entstehung einer Kopfnekrose mit oder ohne Infekt oder waren auf fehlerhafte Osteosynthesetechnik mit sekundärem Abkippen der Kopfkalotte zurückzuführen. Daher sollen die wichtigsten Grundregeln der Spickdrahtosteosynthese nochmals zusammengefaßt werden:

1) Eingehen am peripheren Fragment außerhalb des Ansatzes der Rotatorenmanschette.
2) Einbringen von 3—4 Kirschner-Drähten mit mindestens 2 mm Stärke, die in der Kopfkalotte divergieren sollen.
3) Einführen der Drahtspitzen bis in den Knorpel der Kopfkalotte (zu kurz: Abrutschgefahr!)
4) Versenkung der Kirschner-Drahtenden unter Hautniveau mit Umbiegen derselben möglichst nahe am Knochen.

5) Kontrolle von Reposition und Fixation im Bildverstärker unter Einbeziehen sämtlicher Bewegungsrichtungen.
6) Kurzfristige Ruhigstellung, frühzeitige Bewegungstherapie, Entfernung der Kirschner-Drähte nach 3–5 Wochen.

Trotz der zunächst dürftig erscheinenden funktionellen Resultate nach Spickdrahtosteosynthese von Humeruskopffrakturen mit oder ohne Luxation glauben wir, dieses Verfahren insbesondere bei älteren Patienten wegen seiner vergleichsweise einfachen Durchführbarkeit empfehlen zu können. Wir sind nicht der Meinung, daß diese Osteosyntheseform alle Probleme bei der Oberarmkopffraktur zu lösen imstande ist, glauben jedoch, bei geeigneter Indikationsstellung damit eine ausreichende Stabilisierung mit der Möglichkeit frühfunktioneller Behandlung erreichen zu können. Dabei ist nicht an eine Konkurrenz zu den anderen, insbesondere bei jüngeren Patienten geeigneten Verfahren gedacht, sondern vielmehr an eine Ergänzung in der Palette möglicher Stabilisierungsformen.

Zusammenfassung

Die Krischner-Draht-Osteosynthese bietet bei 3- und 4-Fragment-Frakturen der Gruppen IV–VI nach Neer [12] ausreichende Stabilität, um mittels frühfunktioneller Begleittherapie der drohenden Schultersteife vorzubeugen. Die Reposition und Fixation sollte nach Möglichkeit percutan erfolgen, wobei eine divergente Plazierung der Drahtenden in der Kopfkalotte bei ausreichendem Fassen derselben anzustreben ist.

In den Jahren 1981 bis 1985 wurden in der Berufsgenossenschaftlichen Unfallklinik Tübingen 28 Patienten mit den obengenannten Frakturtypen auf diese Weise behandelt, von denen 24 klinisch und röntgenologisch nachuntersucht und die Behandlungsergebnisse nach dem Neer-Schema ausgewertet wurden. Dabei hat sich gezeigt, daß insbesondere bei 3-Fragmentfrakturen ohne Luxation zufriedenstellende bis ausgezeichnete Resultate erzielt werden konnten. Bei 4-Fragmentfrakturen mit oder ohne Luxation war trotz eingeschränkter Funktion und verbleibender Fehlstellung meist ein zufriedenstellendes subjektives Ergebnis zu erreichen. Insbesondere beim älteren Patienten kann die Spickdrahtosteosynthese als vergleichsweise einfaches und schonendes Stabilisierungsverfahren empfohlen werden.

Summary

By Osteosynthesis with Kirschner wires in three- and four-part-fractures group IV to VI according to the Neer classification sufficient stability for early functional treatment can be achieved. Whenever possible closed reduction should be performed followed by stabilization with K-wires in divergent directions.

From January 1981 to Juli 1985, 28 patients were treated with poximal humeral fractures of the above-mentioned groups. 24 cases were evaluated by radiographic and clinical examination (Neer-rating scale). Satisfactory and excellent results were obtained in 3-part-fractures without dislocation. In 4-part-fractures with or without dislocation the subjective outcome was satisfactory in most cases in spite of unsatisfactory functional or radiographic results. Especially in elderly patients percutaneous stabilization of displaced proximal humeral fractures by means of K-wires can be recommended as a simple and careful procedure.

Literatur

1. Bandi W (1976) Zur operativen Therapie der Humeruskopf- und Halsfrakturen. In: Probst J, Jonasch E, Baur E (Hrsg) 2. Deutsch-Österreichisch-Schweizerische Unfalltagung in Berlin. Springer, Berlin Heidelberg New York (Hefte zur Unfallheilkunde, Heft 126)
2. Clifford PC Fractures of the neck of the humerus: A review of the late results. Injury 12:91–95
3. Glinz W (1976) Luxationsfrakturen des Humerus. In: Probst J, Jonasch E, Baur E (Hrsg) 2. Deutsch-Österreichisch-Schweizerische Unfalltagung in Berlin. Springer, Berlin Heidelberg New York (Hefte zur Unfallheilkunde, Heft 126)
4. Jakob RP, Ganz R (1981) Proximale Humerusfrakturen. Helv Chir Acta 48:595–610
5. Keene JS, Nurenga RE, Engber WS, Rogers SC et al (1983) Proximal humeral fractures. Orthopedics 6/2
6. Knight RA, Mayne JA (1957) Comminuted fractures and fracture-dislocations involving the articular surface of the humeral head. J Bone Joint Surg [Am] 39/6:1343
7. Lusser GM, Müller J, Dobry E (1976) Spätresultate von operativ und konservativ behandelten Humeruskopf- und subcapitalen Humerusfrakturen. Unfallmed Berufskr 1:24–69
8. Meeder PJ, Weise K, Wentzensen A (1980) Technik und Ergebnisse einer operativen Therapie der Humeruskopfluxationsfraktur des Erwachsenen. Aktuel Traumatol 10:201–207
9. Mockwitz J, Schellmann W-D (1978) Operative oder konservative Behandlung der Oberarmkopf(trümmer)brüche. Aktuel Traumatol 8:149–153
10. Müller HA, Koudsi F (1978) Osteosynthesen von Humeruskopf- und -halsfrakturen und ihre Ergebnisse. Aktuel Traumatol 8:143–148
11. Müller HA, Walde HJ (1980) Möglichkeiten der operativen Behandlung proximaler Humerusfrakturen und ihre Ergebnisse. Chir Prax 27:257–270
12. Neer CS (1970) Displaced proximal humeral fractures. J Bone Joint Surg [Am] 52/6: 1077, 1090
13. Poigenfürst J (1977) Der Oberarmbruch am Collum anatomicum. Unfallheilkunde 80: 537–546
14. Ritter G (1981) Die operative Behandlung der Brüche und Verrenkungsbrüche am körpernahen Oberarmende. Schriftenreihe: Unfallmed. Tagung der Landesverbände der gewerblichen Berufsgenossenschaften, Heft 43
15. Schweikert CH, Kirschner P, Müller HA (1979) Oberarmhals- und -kopffrakturen. Therapiewoche 29:2893–2896
16. Schwieger G, Ludolph E (1980) Fraktur des Schultergelenkes. Unfallchirurgie 6/4: 225–232
17. Siebler G, Kuner EH (1985) Spätergebnisse nach operativer Behandlung proximaler Humerusfrakturen bei Erwachsenen. Unfallchirurgie 2/3:119–127
18. Weigand H, Müller HA, Gutjahr G, Ritter G et al (1984) Einteilung der Frakturen des proximalen Humerusendes nach prognostischen und therapeutischen Gesichtspunkten. Unfallchirurgie 10/5:221–236
19. Wörsdörfer O, Magerl F (1982) Operative Behandlung der proximalen Humerusfrakturen. In: Burri C, Rüter A (Hrsg) Verletzungen des Schultergürtels. Springer, Berlin Heidelberg New York (Hefte zur Unfallheilkunde, Heft 160)

Operative Behandlung der Oberarmluxationsbrüche mit der Kleeblatt-Platte

M. Barac und M. Hlavka

Klinik für Traumatologie (Direktor: Doc. Dr. Boris Hranilović), Draskovicera 19,
YU-41000 Zagreb

Die Behandlung der Luxationsbrüche der Schulter ist deswegen interessant, weil es sich einerseits um eine schwere Verletzung handelt und weil es andererseits sowohl bei der konservativen als auch bei der operativen Behandlung Schwierigkeiten gibt. Es kommt öfters zu einer dauernden Invalidität, weil diese Verletzung das gesamte Gelenk, also auch Muskeln, Sehnen sowie Knochen betrifft.

Die Verletzung entsteht zweizeitig. Zuerst kommt es zum Bruch und danach zur Luxation. Das ist der Grund, warum es bei den Luxationsbrüchen weniger Nervenverletzungen gibt, als bei einer reinen Luxation. Obwohl sich in unmittelbarer Nachbarschaft des Gelenkes das Nervengeflecht sowie die Blutgefäße befinden, kommt es nicht zu deren Verletzung durch direkte Kompression, vielmehr handelt es sich um eine Dehnung. Darum ist es klar, daß bei der reinen Luxation die Verletzung von Nerven öfters vorkommt.

Die Luxationsbrüche des Schultergelenkes können wir in 3 Grundgruppen einteilen:

A. Am häufigsten kommt es zum Bruch des großen Tuberculums mit Luxation des Kopfes.
B. Luxationsbrüche des Kopfes kommen in verschiedenen Formen vor und zwar als: Bruch des anatomischen Halses, des chirurgischen Halses, schräger Bruch und mit mehreren Fragmenten.

Laut Neer geben 4 Fragmente ein charakteristisches Bild:

1. Luxationsbruch, der extracapsulär liegt und sehr oft um mehr als 180° rotiert ist.
2. Das Tuberculum majus ist von den Außenrotatoren nach hinten gezogen.
3. Das Tuberculum minus ist von den Sehnen des Musculus subscapularis in die Mitte gezogen.
4. Humersdiaphyse.
C. Dieser Typ ist gekennzeichnet durch die Luxation des Kopfes mit dem Bruch des Facies articularis scapulae.

Die Diagnose wird durch Röntgenaufnahmen gestellt. Sie ist bei den hinteren Luxationsbrüchen etwas schwierig. Auf der ap-Aufnahme scheint es, als ob der Kopf richtig artikuliert, die axiale Aufnahme ist wegen starker Schmerzen nur schwer zu machen. Auch eine klinische Untersuchung ist wegen des großen Hämatoms schwierig. Wir helfen uns mit schrägen Aufnahmen, mit welchen man die Lage des Kopfes feststellen kann. Für jede Bruchart sollte ein Behandlungsplan erstellt werden. Am wichtigsten ist die Beurteilung des luxierten Kopfes. Mitbestimmend für die optimale Behandlungsart ist der Allgemeinzustand des Verletzten.

Eine Art der Luxationsfrakturen kann konservativ behandelt werden. Das sind die Brüche des großen Tuberculums, der subcapitale Bruch, welcher mit der Diaphyse verbunden ist.

Hefte zur Unfallheilkunde, Heft 186
Verletzungen des Schultergelenks
Zusammengestellt von U. P. Schreinlechner
Springer-Verlag Berlin Heidelberg 1987

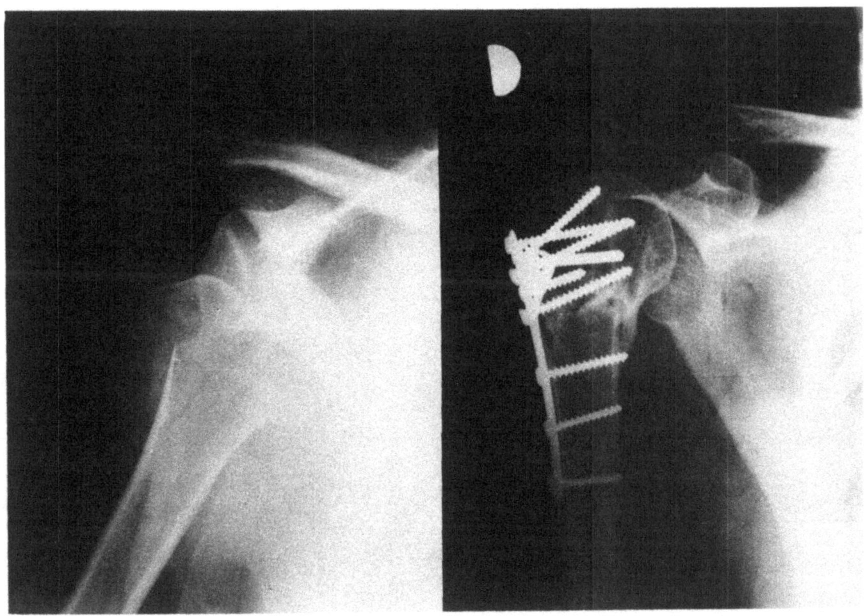

Abb. 1

Dislocierte Brüche können in manchen Fällen reponiert und retiniert werden. Subcapitale Brüche, welche sich zwar reponieren aber nicht retinieren lassen, müssen operativ behandelt werden.

Operationsindikationen:

1. Eine absolute Indikation besteht dort, wo die Reposition nicht gelingt oder keine Stabilität des Bruches gewährleistet ist und später eine schlechte Funktion bedingt, wie z. B. die Dislokation des Tuberculum majus unter das Acromion mit Abduktionsbehinderung.
2. Wenn die Reposition auch in Narkose nicht gelingt.
3. Bei Verletzung von Blutgefäßen oder Nerven.

Der operative Zugang erfolgt über den Sulcus deltoideopectoralis. Die Vena cephalica wird geschont. Der Schnitt beginnt am Acromion und geht in den Sulcus bicipitalis über. Sollte es notwendig sein, wird das Acromion reseziert, um die Reposition zu erleichtern. Nach der Stabilisierung des Kopfes wird der Processus coracoideus mit einer Malleolarschraube befestigt. Die Technik der Osteosynthese erfolgt nach biomechanischen Grundlagen. Bei Halsfrakturen wird eine Schraubenosteosynthese oder eine Plattenosteosynthese durchgeführt. Bei schrägen und Trümmerbrüchen benutzen wir die T-Platte, mit welcher der Sulcus intertubercularis überbrückt wird. Ein Trümmerbruch mit Fragmentdislokation kann gut mit der Heim-Platte stabilisiert werden (Abb. 1, 2). Ihre Form ermöglicht eine gute Retention. Die Kleeblatt-Platte kann in einzelnen Teilen abgeschnitten werden. Trümmerbrüche mit Dislokation von größeren Fragmenten werden mit der Y-Platte, welche die Adaptation der Fragmente erlaubt, stabilisiert. Durch die Biegsamkeit der Platte ist eine genaue Adaptation der Fragmente möglich. Bei Mehrfragmentfrakturen mit einer größeren

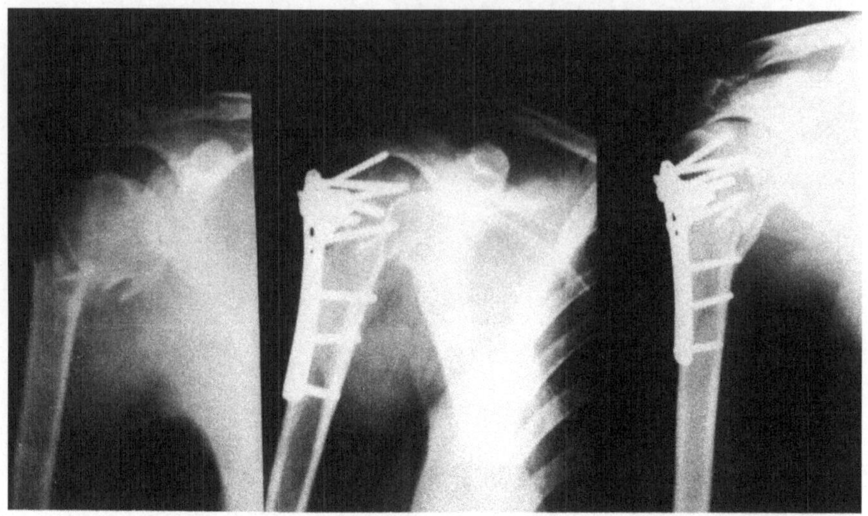

Abb. 2

Impression und Verlust der spongiösen Substanz ist eine Spongiosaplastik notwendig. Wenn die Rekonstruktion des Kopfes nicht möglich erscheint, ist die Exstirpation des Kopfes und der Ersatz mittels einer Endoprothese angezeigt.

Postoperativer Verlauf

Nach der Operation, Lagerung der Extremität auf einer Abduktionsschiene für 4 Tage. Schon am ersten postoperativen Tag soll mit Übungen begonnen werden. Diese Übungen müssen jedoch unter Aufsicht durchgeführt werden, damit es zu keiner Dislocierung der Fragmente kommt. Das Osteosynthesematerial wird nach klinischer und röntgenologischer Heilung entfernt.

Von 1977 bis 1981 wurden im Unfallkrankenhaus in Zagreb 65 Luxationsbrüche des Oberarmes behandelt. Davon wurden 34 operativ und 29 konservativ behandelt und in 3 Fällen mußte der Kopf exstirpiert werden. Bei der operativen Behandlung hatten wir 3 aseptische Nekrosen und einen Infekt.

Unsere Behandlungsergebnisse sind folgende:
Von 45 Verletzten hatten 2 Patienten ein sehr gutes, 22 ein genügendes, 17 ein ungenügendes und 4 ein mangelhaftes Ergebnis.

Die Ergebnisse sind bei der operativen Behandlung etwas besser als bei der konservativen. Wenn man berücksichtigt, daß es sich bei den operierten Fällen ausnahmslos um Mehrfragmentfrakturen handelte, sind die Ergebnisse zufriedenstellend.

Abschließend kann man sagen, daß die Behandlung der Luxationsbrüche schwierig ist. Unter Berücksichtigung des Allgemeinzustandes der Verletzten können jedoch zufriedenstellende Ergebnisse erreicht werden. Eine gezielte physikalische Therapie verbessert das Funktionsergebnis.

Literatur

1. De Mourgues, Fischer G (1976) Les fractures-luxations postérieures de l'extrémité supériéure de l'humérus
2. Müller ME, Willenegger H, Allgöwer M (1969) Manual der Osteosynthese. Springer, Berlin Heidelberg New York
3. Witt AN (1975) Therapie der frischen und veralteten Luxationsfrakturen. Unfallheilkunde 126:66

Operative Behandlung der proximalen Humerusfraktur mit der Winkelplatte

B. Koršec, I. Jošt und B. Skerget

Universitätsklinik für Unfallchirurgie (Direktor: Prof. Dr. med. B. Skerget), Zaloska 7, YU-61000 Ljublijana

Einleitung

Die Winkelplatte hat im spongiosaarmen Oberarmkopf einen recht stabilen Halt. Animiert wurden wir zur Winkelplatte im Jahre 1972 von B. G. Weber (St. Gallen). Mit der Winkelplatte, einer entsprechenden Operationstechnik, einem Röntgen-Bildverstärkergerät und der nötigen Erfahrung ist es uns gelungen, dislocierte Frakturen der Typen A_1, A_2 und B_2 nach der Fraktureneinteilung der AO und Verrenkungsbrüche im Collum-chirurgicum-Bereich, auch bei älteren Patienten mit Osteoporose, übungsstabil zu versorgen. Diese Platte wenden wir auch erfolgreich im Rahmen einer Verbundosteosynthese bei pathologischen Brüchen und Pseudarthrosen am proximalen Oberarmende an.

Der vorliegende Vortrag enthält die Ergebnisse dieser Operationsmethode aus den Jahren 1974–1983. Durchschnittlich 5% der 560 jährlich anfallenden proximalen Humerusfrakturen, das sind im Durchschnitt 28 Frakturen pro Jahr, mußten wir operieren. 25% davon waren männlichen, 75% weiblichen Geschlechtes. Das Durchschnittsalter betrug 68 Jahre (18–82). Folgende Frakturformen nach der AO-Einteilung wurden operiert: Typ A (A_1, A_2) 24%, Typ B (B_2) 68%, Verrenkungsbrüche des Collum chirugicum 8%.

Indikation zur Winkelplattenosteosynthese

Nur wenn das Kopfkalottenfragment groß genug ist, können wir eine Winkelplattenosteosynthese durchführen. Bei einem zertrümmerten Kopf, bei den Typen B_3 und C nach der AO, bevorzugen wir eine minimale Osteosynthese und eine konservative Behandlung.

Hefte zur Unfallheilkunde, Heft 186
Verletzungen des Schultergelenks
Zusammengestellt von U. P. Schreinlechner
Springer-Verlag Berlin Heidelberg 1987

Operationstechnik

Unsere Operationstechnik hat eine Ähnlichkeit mit den halboffenen Osteosyntheseverfahren bei Schenkelhalsbrüchen. Die Reposition der Fragmente erfolgt halboffen, gewebeschonend unter Bildwandlerkontrolle. Eine offene Reposition wird nach Möglichkeit vermieden. Nach der Reposition wird das Hauptfragment meistens temporär unter Bildwandlerkontrolle mit Kirschner-Drähten an der Facies glenoidalis des Scapula fixiert. Die Drähte verhindern beim Einstoßen der Plattenklinge dessen Verschiebung. Iatrogene Weichteilschäden können so weitgehend vermieden werden. Wir benützen fast immer den anterolateralen Zugang. Eine Beschädigung des Nervus axillaris wird dadurch verhindert, daß der Nerv unter dem Plattenbogen zwischen der ersten und der zweiten oberen Schraube zu liegen kommt.

Diese Operationstechnik mag dem Unerfahrenen schwer fallen. Für den in der Osteosynthese von Gelenksbrüchen Geübten, ist das hier erwähnte Verfahren nicht allzu schwierig.

Das Problem der Durchleuchtung der Schulter haben wir mittels einer röntgenstrahlendurchlässigen Operationsplatte für Schulter und Oberarm gelöst. Nach Reposition der Fragmente wird die Plattenklinge unter Bildwandlerkontrolle in den Oberarmkopf eingeführt.

Nötigenfalls wird die Winkelplattenosteosynthese mittels Zugschrauben oder Zuggurtungsosteosynthese ergänzt. Das Osteosynthesematerial wird durchschnittlich 6 Monate nach erfolgter Operation entfernt (in 90% der Fälle). Nach der Osteosynthesematerialentfernung wird die Beweglichkeit der Schulter noch um ca. 20% besser.

Ergebnisse

Sowohl die subjektiven als auch die objektiven Endergebnisse sind wegen der guten Übungsstabilität und der intraoperativen Schonung des Nervus axillaris sowie einer entsprechenden Gymnastik wesentlich besser als unsere Ergebnisse mit gerader Platte oder T-Platte oder mit verschiedenen konservativen Methoden. In 235 Fällen konnten wir das Endergebnis festhalten. Die Beurteilung der Ergebnisse wurde auf Grund des Schemas von Neer [5] durchgeführt. Die Nachuntersuchung erfolgte 1–2 Jahre nach dem Unfall bzw. nach der Entfernung der Implantate und brachte folgendes Ergebnis: 37% sehr gut, 49% gut, 11% mäßig, 3% schlecht.

Postoperative Infekte bzw. Plattenausrisse wurden nicht festgestellt. Eine partielle Kopfnekrose fand sich in 3% bei teilweise mäßigem bis schlechtem funtionellen Ergebnis. Die Ursache dieser Nekrosen liegt meistens in der primären traumatischen Devitalisierung der Oberarmkopffragmente, besonders häufig bei Mehrfragment-Luxationsbrüchen.

Zusammenfassung

Im Gegensatz zur Osteosynthese mit der geraden Platte und T-Platte bietet die innere Fixierung mit der Winkelplatte auch bei älteren Verletzten mit Osteoporose und mit wenig Spongiosa im Humeruskopf eine genügende Übungsstabilität. Die Osteosynthese mit der Winkelplatte hat sich gegenüber den sonstigen Osteosyntheseverfahren auf Grund der günstigeren funktionellen Behandlungsergebnisse bewährt.

Wir werden unsere Methode wegen des guten Gesamterfolges noch weiter anwenden und nach Möglichkeit vervollkommnen.

Literatur

1. Bandi W (1976) Zur operativen Therapie der Humeruskopf- und Halsfrakturen. Hefte Unfallheilkd 126:38
2. Burri C (1982) Frakturen des proximalen Oberarmes. Diskussionsbemerkungen. Hefte Unfallheilkd 160:184
3. Magerl F (1974) Osteosynthesen im Bereich der Schulter: Pertuberkuläre Humerus-Frakturen, Scapulahalsfrakturen. Helv Chir Acta 41:225
4. Müller HA, Koudsi F (1978) Osteosynthesen von Humeruskopf- und Halsfrakturen und ihre Ergebnisse. Aktuel Traumatol 8:143
5. Neer CS (1970) Displaced proximal humeral fractures. J Bone Joint Surg [Am] 52:1077
6. Tscherne H, Muhr G, Blomer J (1978) Die Frakturen im Schulterbereich. Aktuel Traumatol 8:131
7. Wörsdörfer O (1982) Klassifizierung der proximalen Humerusfrakturen. Hefte Unfallheilkd 160:117
8. Wörsdörfer O, Magerl F (1982) Operative Behandlung der proximalen Humerusfrakturen. Hefte Unfallheilkd 160:136

Luxationsfrakturen des Schulterschultergelenkes

A. Meißner, A. Reitenspieß und H.-G. Breyer

Abteilung für Unfall- und Wiederherstellungschirurgie im Klinikum Steglitz der Freien Universität Berlin (Leiter: Prof. Dr. R. Rahmanzadeh), Hindenburgdamm 30, D-1000 Berlin 45

In der Abteilung für Unfall- und Wiederherstellungschirurgie im Klinikum Steglitz der FU Berlin wurden im Zeitraum von 1975 bis 1984 insgesamt 23 Patienten mit 24 Luxationsfrakturen des proximalen Humerus operiert. Dabei überwogen deutlich die Frauen im Rentenalter.

Die Schulterluxationen erfolgten vorwiegend in axillärer Richtung, weniger häufig subcoracoidal und selten posterior.

Die Klassifikation der Frakturen wurde nach der AO-Einteilung vorgenommen. Dabei überwogen deutlich die Frakturen im Collum chirurgicum mit Absprengung des Tuberculum majus bzw. zusätzlich des Tuberculum minus. In vier Fällen lag eine begleitende Plexuszerrung vor.

Die operative Versorgung erfolgte in neun Fällen primär und in elf Fällen spätprimär. Bei der Osteosyntheseart dominierten die Adaptationsosteosynthesen mit Spickdrähten und die T-Platte vor der Verschraubung. In einem Fall wurde primär eine Humeruskopfprothese implantiert.

Hefte zur Unfallheilkunde, Heft 186
Verletzungen des Schultergelenks
Zusammengestellt von U. P. Schreinlechner
Springer-Verlag Berlin Heidelberg 1987

Bis auf drei Fälle mit Thorax-Abduktionsschiene wurde rein funktionell nachbehandelt. In einem Fall kam es postoperativ zu einer verzögerten Heilung, einmal zu einer Reluxation und fünfmal wurde eine Reoperation nötig. Dabei wurde einmal nach Lockerung erfolgreich eine längere T-Platte gewählt, zweimal mußte nach T-Platte und einmal nach Spickdraht-osteosynthese ein Humeruskopfersatz durch Prothese vorgenommen werden. In einem Fall führte eine erneute Spickdrahtosteosynthese zum Erfolg.

Bei dem hohen Alter der Patienten von durchschnittlich 70 Jahren konnten — wie zu erwarten — nur wenige Nachuntersuchungen erfolgen. Die Ergebnisse der acht Patienten wurden nach dem Schema von de Neer [4] eingeteilt. Dabei wurden zwei ausgezeichnete, drei ausreichende, ein ungenügendes und zwei schlechte Ergebnisse festgestellt. Probleme hatten die Patienten in erster Linie damit, den eigenen Scheitel bzw. den BH-Verschluß zu erreichen. Bei den Bewegungen waren vorwiegend die Flexion und Abduktion über 100° sowie die Außenrotation eingeschränkt. Schmerzangaben und Röntgenveränderungen waren nicht so gewichtig.

Zusammenfassend ist festzustellen, daß die Luxationsfrakturen des proximalen Humerus fast ausnahmslos eine Operationsindikation darstellen. Als Osteosynthesematerial kommen bei uns in erster Linie die T-Platte und Spickdrähte zur Anwendung. Letztere werden bevorzugt, wenn durch sie entweder bereits eine stabile Osteosynthese zu erzielen ist oder falls eine derart ausgeprägte Osteoporose oder Trümmerung vorliegt, daß mit der T-Platte keine Stabilität erreicht werden kann bzw. stattdessen sogar durch Bohrungen etc. mehr Instabilität erzeugt würde. Die Ergebnisse werden mit zunehmendem Alter der Patienten schlechter.

Literatur

1. Bandi W (1976) Zur operativen Therapie der Humeruskopf- und -halsfrakturen. Hefte Unfallheilkd 126:38—45
2. Jäger M, Wirth CJ (1981) Luxationstrümmerfrakturen des Humeruskopfes — Resektion oder Refixation der Kopffragmente? Unfallheilkunde 84:26—32
3. Müller HA, Walde H-J (1980) Möglichkeiten der operativen Behandlung proximaler Humerusfrakturen und ihre Ergebnisse. Chir Prax 27:257—270
4. De Neer CS (1970) Displaced proximal humeral fractures. J Bone Joint Surg [Am] 52/16:1077—1089
5. Sarvestani M, Rahmanzadeh R, Stahlschmidt M, Enes-Gatao F (1976) Die operative Versorgung der subcapitalen Humerusfraktur im hohen Lebensalter als Ausnahmeindikation. Hefte Unfallheilkd 126:56—58

Unsere Erfahrungen in der Behandlung proximaler Humerusfrakturen

P. Zelniček

Forschungsinstitut für Traumatologie (Direktor Doz. MUDr. J. Michek, CSc.), Ponavka 6, CSSR-Brno

Verletzungen des proximalen Humerus machen in der Literatur und auch nach unseren Erfahrungen 3 bis 4% aller Brüche aus. Am häufigsten sind Patienten im 6. und 7. Dezenium betroffen. Wir treffen sie aber auch bei jüngeren Patienten und sogar im Kindesalter an.

In der älteren Literatur sind die Brüche nach dem Unfallmechanismus eingeteilt, das heißt in Adduktions- und Abduktionsbrüche. Seit 1970 verwenden die meisten Autoren nach einem Vorschlag von Neer die Einteilung nach Anzahl der Fragmente und ihrer Dislokation. Neer [9] teilt sie in 6 Gruppen ein. Die Gruppe I bis III enthalten Zweifragmentbrüche in Höhe des anatomischen oder chirurgischen Halses, die Gruppe IV und V Drei- und Vierfragmentbrüche und die Gruppe VI Mehrfragment-Dislokationsbrüche. Für Zweifragmentbrüche wird übereinstimmend die konservative Therapie vorgeschlagen. Für Dreifragmentbrüche fordert die Mehrheit der Autoren die operative Reposition und Osteosynthese, für die instabilen Vierfragmentbrüche wird die endoprothetische Versorgung als optimale Lösung angesehen. Mills (1975) führt dagegen an, daß die geschlossene Frakturbehandlung den operativ versorgten Brüchen vergleichbare Ergebnisse bringt. Leyson [6] schließt seine Studie mit der Empfehlung, die Dreifragmentbrüche konservativ, die Vier-

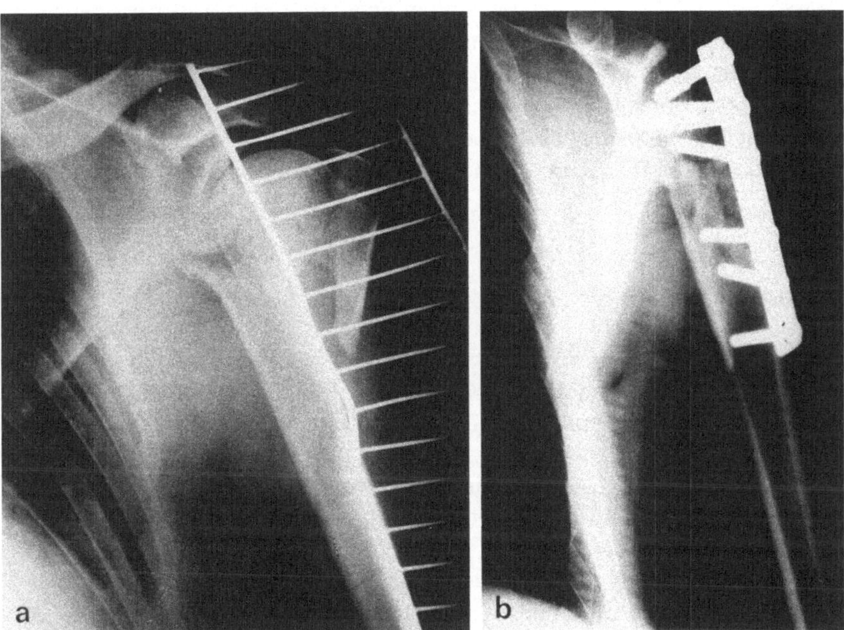

Abb. 1. a 4-Fragmente-Humerusfraktur, **b** Nach Operation AO-Platte

Hefte zur Unfallheilkunde, Heft 186
Verletzungen des Schultergelenks
Zusammengestellt von U. P. Schreinlechner
Springer-Verlag Berlin Heidelberg 1987

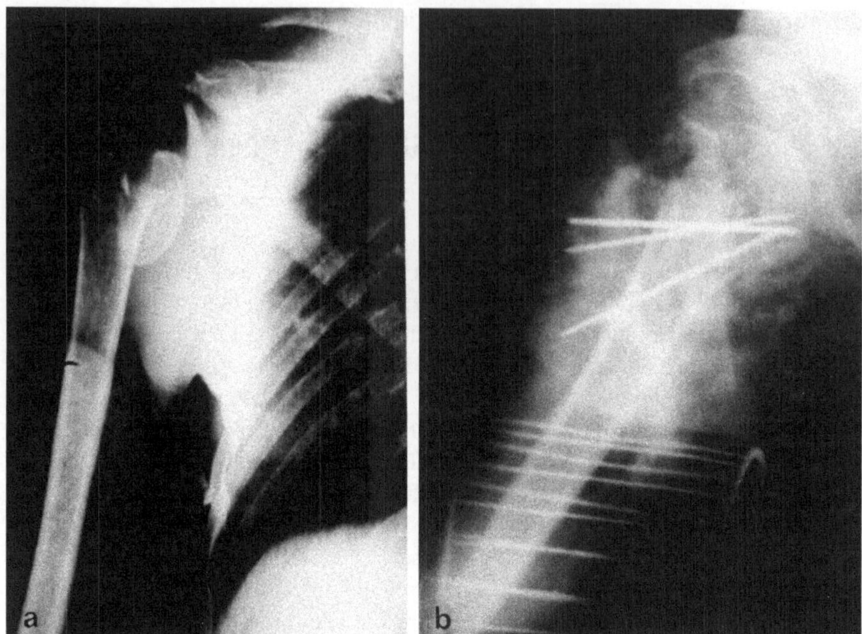

Abb. 2. a Humerushalsluxationsfraktur, **b** Nach Reposition und transkutaner Fixation mit K-Drähten

fragmentbrüche operativ, und auch durch Endoprothese zu versorgen, wobei im letzteren Falle schlechte Ergebnisse in der konservativen Behandlung ausschlaggebend waren.

In unserer Retrospektivstudie wurden 72 Verletzte untersucht, die an unserer Abteilung in den Jahren 1983 bis 1984 sowohl konservativ als auch operativ versorgt wurden. Mit der Bewertung und Einteilung der Ergebnisse hinsichtlich der Behandlungsmethode versuchen wir, Rückschlüsse zu ziehen, ob die konservative oder operative Vorgangsweise indiziert ist.

Material und Methode

Die retrospektive Studie erfaßt sowohl ambulant wie auch stationär behandelte Patienten unserer Einrichtung. Dokumentationserfassung, Röntgenbewertung vor und nach Behandlung und Ergebnisauswertung werden nach den Empfehlungen nach Neer durchgeführt. Entsprechend der Struktur unseres Patientengutes befinden sich unter den Ausgewerteten 22 Polytraumatisierte, bei denen die Oberarmverletzung nicht die Hauptdiagnose war. Von 72 Patienten mit einem Durchschnittsalter von 62 Jahren waren 32 Männer und 40 Frauen. Der jüngste Patient war 26 Jahre alt, der älteste 84. Zehn Patienten waren jünger als 50 Jahre, 26 waren im 6. Dezenium, 25 im siebenten und 11 Patienten waren älter als 70 Jahre (Tabelle 1 und 2). 58 unserer Patienten (23 Männer und 35 Frauen), das heißt 80% aller, hatten Zweifragment-, 20%, d. h. 14 Patienten (8 Männer und 6 Frauen) Drei- und Vierfragmentbrüche (Tabelle 3).

Tabelle 1. Patienten (n = 72)

Männer	32
Frauen	40

Tabelle 2. Alter

Patienten (n = 72)

jünger als 50	50–59	60–69	älter als 70
10	26	25	11
durchschnittliches Alter		62 Jahre	62–84 Jahre

Tabelle 3. Frakturtypen

2-Fragmentfraktur	n = 58	81%
3–4-Fragmentfraktur	n = 14	19%

Tabelle 4. Therapie

	2-Fragmentfraktur	3–4-Fragmentfraktur
konservativ	58	6
operativ	–	8

Tabelle 5. Operationsmethode (n = 8)

AO-Platte	5
Transcut. „Spickung"	2
Humeruskopfexstirpation	1

Die Behandlung der Zweifragmentbrüche erfolgte konservativ, das heißt im Desault-Verband, „hanging cast", ausnahmsweise auch mittels Abduktionsschiene. Bei Drei- und Vierfragmentbrüchen wurden 6 Patienten konservativ (40%) und 8 operativ (60%) behandelt (Tabelle 4). Als Operationsmethode wählten wir die AO-Platte kombiniert mit Schrauben (5) und die transcutane Kirschner-Draht-Fixation (2). Einmal wurde der Humeruskopf entfernt. Mit der Implantation von Endoprothesen haben wir keine Erfahrung (Tabelle 5).

Tabelle 6. Ergebnisse (n = 70)

	gut	mäßig	schlecht
2-Fragmentfraktur	16	36	4
3–4-Fragmentfraktur	2	9	3
zusammen	18	45	7

Tabelle 7. Ergebnisse in Prozent

	gut	mäßig	schlecht
2-Fragmentfraktur	29	64	7
3–4-Fragmentfraktur	14	65	21
zusammen	25	65	10

Tabelle 8. Ergebnisse 3–4-Fragmentfraktur (n = 14)

	n	gut	mäßig	schlecht
operativ	8	2	4	2
konservativ	6	–	5	1
zusammen	14	2	9	3

Ergebnisse

Die Nachuntersuchungen wurden durchschnittlich nach 3 Monaten bis 1 Jahr vorgenommen. Die durchschnittliche Behandlungsdauer aller Patienten einschließlich Rehabilitation dauerte 12 Wochen. 18 Patienten (25%) hatten sehr gute, 45 Patienten (65%) mäßige und 7 Patienten (10%) schlechte Ergebnisse (Tabelle 6).

Die Zweifragmentbrüche heilten nach konservativer Behandlung in 29% (16 Patienten) mit sehr gutem, in 64% (36 Patienten) mit mäßigem und in 7% (4 Patienten) mit schlechtem Ergebnis (Tabelle 7).

Drei- und Vierfragmentbrüche hatten in 14% (2 Patienten) sehr gute, in 65% (9 Patienten) mäßige und in 21% (3 Patienten) schlechte Ergebnisse (Tabelle 8). Die Operation brachte bei dieser Gruppe in 25% (2 Patienten) sehr gute, in 50% (4 Patienten) mäßige und in 25% (2 Patienten) schlechte Ergebnisse. Die konservative Behandlung dagegen in 0% (0 Patienten) sehr gute, in 84% (5 Patienten) mäßige und in 16% (1 Patient) schlechte Ergebnisse (Tabelle 9).

Tabelle 9. Ergebnisse in Prozent

	gut	mäßig	schlecht
operativ	25	50	25
konservativ	–	84	16
zusammen	14	65	21

Luxationsfrakturen sind relativ selten und betragen in unserem Krankengut nur 1,5% aller proximalen Oberarmbrüche. In unserem Material finden sich in den letzten 10 Jahren nur 11 Patienten mit diesem Frakturtyp: 3mal Zweifragmentbrüche und 8mal Drei- beziehungsweise Vierfragmentbrüche.

Konservativ, das heißt durch Reposition und Fixation, wurden 2 Patienten mit einem Durchschnittsalter von 50 Jahren behandelt, operativ 9, davon

– 4 durch Osteosynthese mit einer AO-Platte (Durchschnittsalter 40 Jahre, 1 Todesfall durch thrombembolische Komplikation);
– einmal wurde transcutan eine Kirschner-Drahtfixation durchgeführt (Alter 45 Jahre);
– viermal wurde der Humerskopf exstirpiert (Durschnittsalter 75 Jahre).

Die Behandlungsergebnisse nach Operation wurden bei 3 Patienten als gut, bei 2 Patienten als mäßig und bei 5 Patienten als schlecht beurteilt. Einmal trat der Tod durch thrombembolische Komplikation ein.

Diskussion

Die Behandlungsergebnisse der Zweifragmentbrüche entsprechen denen der Literaturangaben. Die hohe Prozentzahl schlechter Ergebnisse ist auf das hohe Alter der Patienten zurückzuführen.

Die Ergebnisse der Drei- und Vierfragmentbrüche sind nach konservativer und operativer Behandlung gleich, beide Gruppen haben vergleichbar schlechte Ergebnisse (40–50%). Dennoch scheinen nach Operation die Ergebnisse besser zu sein. Es ist allerdings zu berücksichtigen, daß die Operationsindikation meist bei jüngeren Patienten gestellt wird. Das Durchschnittsalter der Patienten mit mäßigem und schlechtem Ergebnis beträgt 69 Jahre.

Bei sehr alten Patienten mit Luxationsfrakturen führen wir meistens die Humeruskopfentfernung durch. Bei jüngeren entsprechen die Ergebnisse jenen der Frakturbehandlung ohne Luxation.

Zusammenfassung

Die Indikation zur operativen Behandlung der Brüche des proximalen Humerusendes bleibt für die Gruppe komplizierter Drei- und Vierfragmentbrüche und wir glauben, daß die Indikation zur Operation in Hinblick auf Alter und Gesamtzustand des Patienten nur schwer einheitlich definiert werden kann. So bleibt auch weiterhin – auch für die Mehrfragment-

206

brüche – besonders bei alten und sehr alten Patienten die konservative Behandlung die Methode der Wahl. Bessere Ergebnisse werden vielleicht von der endoprothetischen Versorgung zu erwarten sein.

Literatur

1. Bandi W (1976) Zur operativen Therapie der Humeruskopf- und Halsfrakturen. Hefte Unfallheilkd 126:38–45
2. Böhler J (1976) Konservative Therapie der Humeruskopf- und Halsfrakturen. Hefte Unfallheilkd 126:21–25
3. De Palma AF (1973) Surgery of the shoulder. Lippincott, Philadelphia
4. Giebel G, Suren EG (1983) Verletzungen der proximalen Humerusepiphyse. Chirurg 54:406–410
5. Lee CK, Hansen HT, Weiss AB (1980) Surgical treatment of the difficult humeral neck fracture. J Trauma 20:67–70
6. Leyshon RL (1984) Closed treatment of fractures of the proximal humerus. Acta Orthop Scand 55:48–51
7. Mockwitz J, Schellmann WD (1978) Operative oder konservative Behandlung der Oberarmkopf(trümmer)brüche. Aktuel Traumatol 8:149–153
8. Müller HA, Koudsi K (1978) Osteosynthesen von Humeruskopf- und Halsfrakturen und ihre Ergebnisse. Aktuel Traumatol 8:143–148
9. Neer CS (1970) Displaced proximal humeral fractures, part 1–2. J Bone Joint Surg [Am] 52/6:1077–1103
10. Poigenfürst J (1977) Der Oberarmbruch im Collum anatomicum. Unfallheilkunde 80:537–546
11. Poigenfürst J, Reiler T (1982) Konservative Therapie und Behandlungsergebnisse der proximalen Humerusfrakturen. Hefte Unfallheilkd 160:123–135
12. Wörsdörfer O (1982) Klassifizierung der proximalen Humerusfrakturen. Hefte Unfallheilkd 160:117–122
13. Wörsdörfer O, Magerl F (1982) Operative Behandlung der proximalen Humerusfrakturen. Hefte Unfallheilkd 160:136–154

Die Oberarmkopfnekrose – eine seltene Komplikation nach Frakturen und Luxationen am Schultergelenk

A. Lies, K. Neumann und A. Ekkernkamp

Chirurg. Univ.-Klinik, Berufsgenossenschaftliche Krankenanstalten „Bergmannsheil", D-4630 Bochum 1

Die Kenntnis der Gefäßversorgung des Humeruskopfes stellt die Grundlage zum Verständnis der Entstehung einer Kopfnekrose nach proximalen Humerusfrakturen bzw. Luxationen dar.

Insgesamt besitzt der Oberarmkopf eine üppige arterielle Versorgung. Er wird im wesentlichen durch die Arteria arcuata, einen Zweigast der A. circumflexa humeri anterior, die

Hefte zur Unfallheilkunde, Heft 186
Verletzungen des Schultergelenks
Zusammengestellt von U. P. Schreinlechner
Springer-Verlag Berlin Heidelberg 1987

am Sulcus intertubercularis den Oberarm betritt, ernährt. Zusätzlich ist die Kopfversorgung noch durch die Schaftarterie und deren Anastomosierung miteinander gesichert.

Frakturen im Bereich des proximalen Humerus haben daher größtenteils eine günstige Heilungsprognose. Lediglich ca. 15% dieser Brüche bieten bezüglich der Reposition und Fixation Probleme und sind mit dem Risiko der Kopfnekrose behaftet. In Abhängigkeit von Bruchhöhe, Verrenkungsgrad, Frakturausmaß und operativ zusätzlich gesetzten Läsionen kommt es zur Mangeldurchblutung und somit zur Nekrose. Die Beurteilung dieser Frakturen wird durch die Klassifizierung nach Neer erleichtert, wobei der Grad der Verschiebung der vier Hauptfragmente den entscheidenden Faktor darstellt. Es muß daher bei bestimmten Frakturformen von vornherein die sonst selten auftretende avasculäre Nekrose zurecht gefürchtet werden:
1. bei der verschobenen Fraktur am collum anatomicum,
2. der Viersegmentfraktur,
3. der Luxationsfraktur.

Die Resultate nach Neer sind bei den Viersegment- und Luxationsfrakturen dermaßen ungünstig, daß er den primären prothetischen Ersatz der Osteosynthese oder der Kopfexcision vorzieht.

Wie auch wir erfahren haben, sind die technischen Schwierigkeiten der Reposition und Fixation sowie das Risiko zusätzlicher iatrogener Schädigungen der Durchblutung beachtlich.

Wir haben in den letzten 10 Jahren in den Krankenanstalten „Bergmannsheil Bochum" 21 Nekrosen des Oberarmkopfes beobachtet. Hierbei handelte es sich um 11 Totalnekrosen und 9 Teilnekrosen.

Folgende Frakturformen lagen diesen Nekrosen zugrunde:
10 Collum anatomicum Frakturen,
 6 Collum chirurgicum Frakturen,
 5 Luxationsfrakturen.

Mit 50 Jahren lag das durchschnittliche Alter der Patienten deutlich unter dem sonstigen Altersdurchschnitt der proximalen Oberarmfrakturen.

16 von den 21 Frakturen traten erst bei vorliegender Komplikation in unserer Klinik, insofern entspricht auch das primäre therapeutische Vorgehen oft nicht unseren Vorstellungen. Es wurden 9 Patienten primär konservativ behandelt und 12 operiert. 4mal kam die offene Bohrdrahtfixation, 6mal die Plattenosteosynthese und 2mal eine Schraubenosteosynthese zur Anwendung. Im Durchschnitt betrug der Zeitraum für die Entstehung von Totalnekrosen 18 Monate und für die Teilnekrosen 2–3 Jahre.

Insgesamt konnten 17 Patienten nachuntersucht werden mit folgendem Ergebnis: 10x wurden Belastungsschmerzen und 3x Ruheschmerzen beklagt. Es fühlten sich 12 Patienten in den alltäglichen Anforderungen behindert. Bei den Teilnekrosen weniger als bei den Totalnekrosen.

Bei 11 Patienten mußte die Funktion des Schultergelenkes als schlecht bezeichnet werden, 5 Patienten wiesen eine Funktionseinschränkung bis 50% auf, ein Schultergelenk war steif. Auch hier war das Ergebnis bei den Teilnekrosen etwas besser als bei den Totalnekrosen.

Das nicht zufriedenstellende Resultat drückt sich auch in der Rentenbemessung aus. Die MdE lag zwischen 30 und 40%.

Zur Behandlung der eingetretenen Nekrose beschränken wir uns zunächst auf physikalische Maßnahmen, da es sich beim Schultergelenk um ein statisch unbelastetes Gelenk handelt. Arthrotische Deformierungen entstehen selten und spät. Auch fand von unseren Patienten niemand seinen Zustand derart unerträglich, daß beispielsweise eine Arthrodese gerechtfertigt gewesen wäre. Die Implantation der Schulterkopfprothese als Spätmaßnahme nach eingetretener Kopfnekrose ergibt unbefriedigende Funktionsergebnisse und insofern konnten wir uns in keinem Fall dazu entschließen.

Aufgrund unserer Erfahrungen läßt sich feststellen:

Obwohl insgesamt gesehen selten, tritt die Oberarmkopfnekrose bei bestimmten Bruchformen, wie der Fraktur am Collum anatomicum, den Vierfragmentbrüchen sowie den Luxationsfrakturen in Verbindung mit zusätzlichem Operationstrauma so gut wie sicher auf. Es führen die Collum anatomicum-Frakturen.

Die Schlußfolgerung in der Erstbehandlung heißt daher:

So schonend und so konservativ wie möglich, denn die Operationstechnik und die Wahl der Osteosyntheseverfahren beeinflussen die Häufigkeit der Kopfnekrose. Die Minimalosteosynthese sollte, wenn immer es geht, vorgezogen werden.

Der einmal aus der Durchblutung ausgesperrte Oberarmkopf ist dann nicht mehr zu sanieren.

In diesen Fällen ist bei alten Menschen sicher der Einbau der Oberarmkopfprothese gerechtfertigt. Die Indikation zum Protheseneinbau bei jüngeren Patienten wird individuell gestellt.

Über Spätergebnisse verfügen wir noch nicht. Die Frühergebnisse sind jedoch ermutigend!

Szintigraphische Nachuntersuchungsergebnisse nach konservativ versorgten Oberarmkopffrakturen

R. Reschauer, W. Seggl und G. F. Fueger

Department für Unfallchirurgie, Chirurgische Univ.-Klinik, Auenbruggerplatz, A-8036 Graz

Einleitung

Die Knochenszintigraphie ist eine der empfindlichsten, wenn auch wenig spezifischen nuklear medizinischen Untersuchungsmethoden. Diverse Noxen veranlassen das Knochengewebe zur Osteoblastenreaktion, welche mit lokalisiert erhöhter Indikatorraffung einhergeht. Die szintigraphischen Befunde bei Frakturen und Frakturheilungsstörungen sowie bei Arthrosen, bei Osteomyelitiden und anderen Skelettaffektionen sind gut bekannt. Die Aussagekraft der Knochenszintigraphie wird erheblich gesteigert, wenn sie mit der gleichzeitigen Röntgenuntersuchung kombiniert wird und umgekehrt. Die vorliegende Arbeit beschäftigt sich mit szintigraphischen, röntgenologischen und klinischen Nachuntersuchungen von 123 Patienten, welche wegen Oberarmfraktur in den Jahren 1980 bis 1983 konservativ versorgt worden waren.

Hefte zur Unfallheilkunde, Heft 186
Verletzungen des Schultergelenks
Zusammengestellt von U. P. Schreinlechner
Springer-Verlag Berlin Heidelberg 1987

Methodik

Die Knochenszintigraphie wurde in konventioneller Weise durchgeführt. Wir verwendeten 99mTechnetium-Methyldiphosphonat (MDP) und verabreichten Dosen von 10 Millicurie. Es wurde die sogenannte 3-Phasen-Technik angewandt: Unmittelbar mit der Injektion wurde eine Sequenzszintigraphie des initialen Indikatortransits durch die affizierte Schulter aufgenommen, und zwar mit 16 Bildern zu 4 s. Das letzte Bild wurde als Darstellung der sogenannten Blutpoolphase beurteilt. Die Spätszintigraphie erfolgte zwischen 2 und 3 h nach der Indikatorinjektion. In der Regel wurde der ventrale Aspekt der affizierten Schulter szintigraphiert. Die quantitative Beurteilung der Speicherintensität wurde mittels Computer unterstützt und so die semiquantitative Auswertung der Szintigramme durchgeführt. In der Szintimetrie wurden longitudinale Profile über das Schultergelenk und den angrenzenden Oberarmschaft beider Schultern gelegt. Der computerunterstützte Seitenvergleich derartiger Profile ergibt die relative Speicherintensivität der affizierten Region, im Vergleich zur gesunden Seite. Die angewandte Profiltechnik stellt eine Serie von Teilflächen (ROIs) dar.

Aus unseren Erfahrungen, vor allem mit Frakturen des Schenkelhalses, des Talus und auch Unterschenkels war zu erwarten, daß die Knochenszintigraphie mit hoher Verläßlichkeit Frakturheilungsstörungen, wie verzögerte Heilung, Pseudarthrose, Infekt oder Kopfnekrosen sowie posttraumatische Arthrose aufdecken würde.

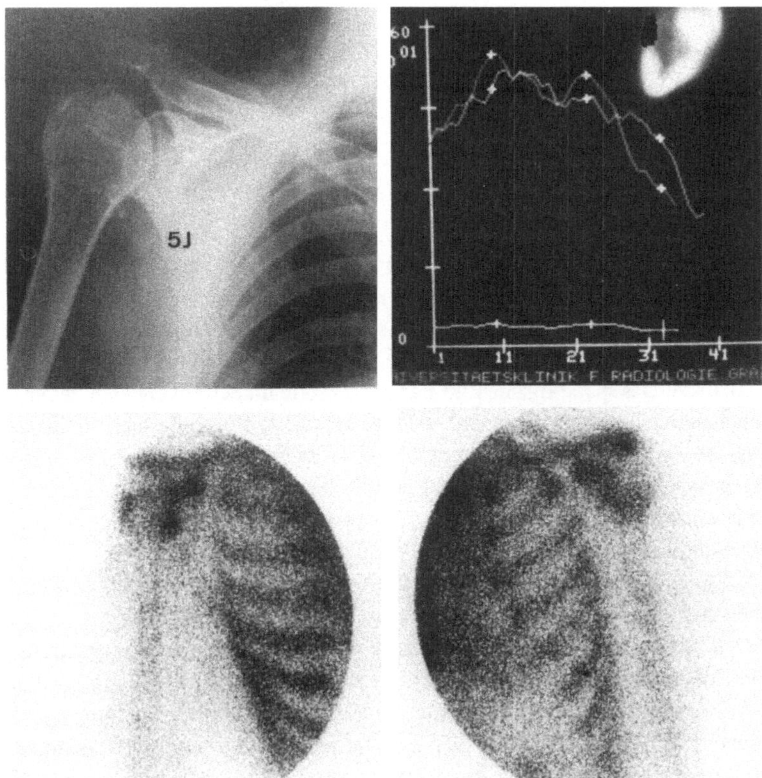

Abb. 1

210

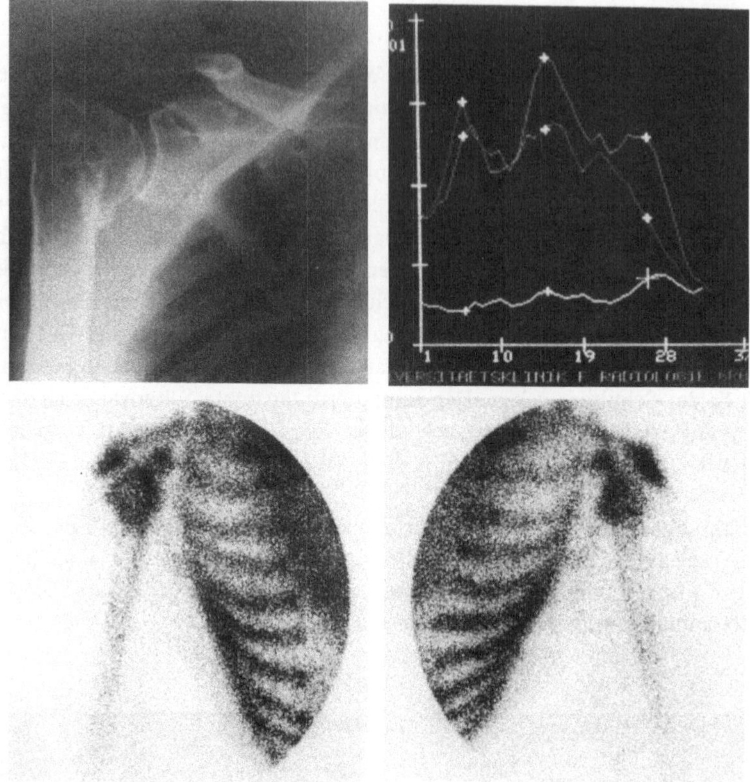

Abb. 2

Kasuistik

An einem 60jährigem Patienten (Abb. 1). mit subcapitaler Luxationsfraktur zeigte sich anläßlich der 5-Jahres-Kontrolle die Fraktur im Röntgen konsolidiert. Die Radionuklidangiographie (RNA) ließ neben der Arteria brachialis und A. circumflexa humeri die Thoraxwand
zur Darstellung kommen und zeigte im Bereich des Oberarmkopfes normale Perfusionsver-
hältnisse. Das spätstatische Bild nach 3 h zeigte im Seitenvergleich neben Calvicula, Acromioclaviculargelenk und Coracoid sowohl im rechten Kopfbereich medial als auch im Bereich
des Tuberculum majus eine herdförmig vermehrte Aktivität als Zeichen einer Arthrose bzw.
eines persistierenden, geringgradig gesteigerten Umbaus. Die Seitenunterschiede waren gering,
wie die Profile zur Bestimmung des relativen Speicherfaktors demonstrierten. Der relative
Speicherfaktor war mit einem Wert von 1,1 geringgradig erhöht.

Ein 53jähriger Patient (Abb. 2) mit röntgenologisch konsolidiertem Dreifragmentbruch
ließ bei der 3-Jahres-Kontrolle mäßige Zeichen einer Arthrose im Röntgen erkennen. Die
RNA ergab normale initiale Perfusion mit Darstellung der Arteria circumflexa humeri ohne
pathologische fokale Hyperperfusion. Die spätstatische Szintigraphie zeigte in beiden Ober-
armköpfen geringgradig pathologisch vermehrte Indikatorraffung (auf der vormals frakturierten Seite mehr als auf der kontralateralen „gesunden") als Ausdruck beiderseitiger
Arthrose bei klinisch funktionell gutem Ergebnis.

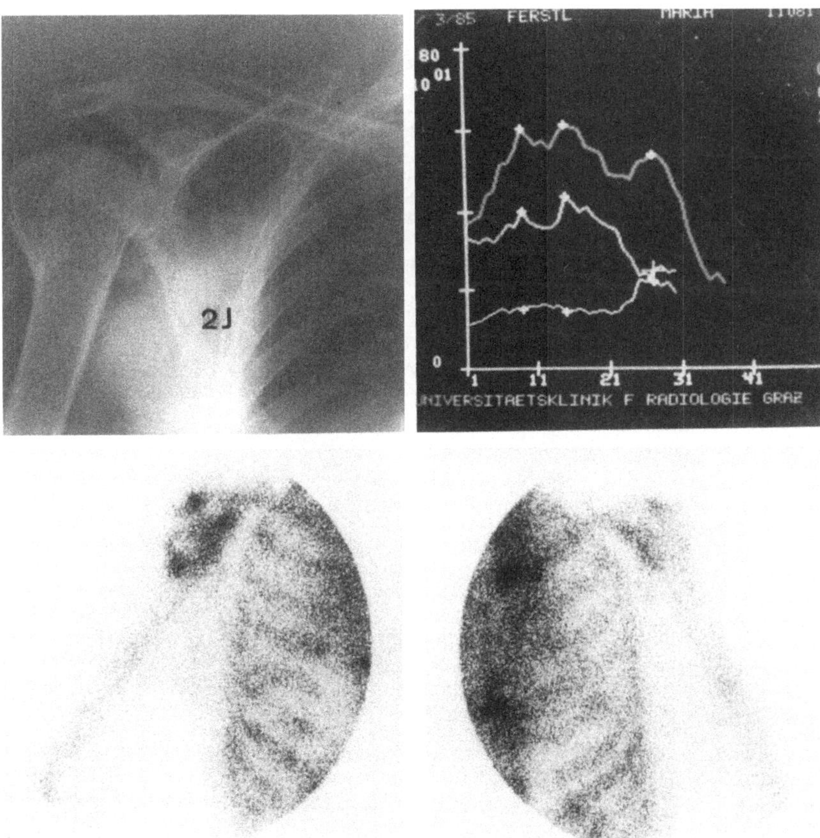

Abb. 3

Im Gegensatz dazu bot eine 70jährige Patientin (Abb. 3) mit Dreifragmentbruch ein klinisch funktionell schlechtes Ergebnis. Röntgenologisch fanden sich nach 2 Jahren lediglich geringgradige Zeichen einer Arthrose. Die RNA ergab im Frakturbereich deutlich ausgeprägte fokale Hyperperfusion, entsprechend manschettenförmig gesteigerter Vascularisation, vor allem im Bereich der äußeren Weichteile. Die spätstatische Szintigraphie zeigte zirkuläre pathologisch gespeicherte Knochenumbaureaktionen entlang der Peripherie des Oberarmkopfs und eine herdförmige Mehrspeicherung an der Basis desselben, entsprechend einer pathologischen Knochenumbaureaktion des Frakturbereiches, übergreifend auf die Kalotte. Innerhalb derselben fand sich relativ geringe Aktivität. Der relative Speicherfaktor betrug im Bereich des Kopfes 1,4, im Frakturbereich 2,5. Diese Befunde sprachen für eine posttraumatische Arthrose, eine manschettenförmige Weichteilreaktion und protrahierte Umbauvorgänge.

Die operative Versorgung mittels Osteosynthese einer subkapitalen Luxationsfraktur (Abb. 4) führte am rechten Oberarm eines 42jährigen Mannes im Szintigramm zu völlig anderen Knochenumbaureaktionen als die konservative Behandlung. Es fand sich nämlich anläßlich der 4-Jahres-Kontrolle in der RNA eine deutlich ausgeprägte fokale Hyperperfusion der periarticulären Weichteile; diese war assoziiert mit hochgradiger Indikatorraffung

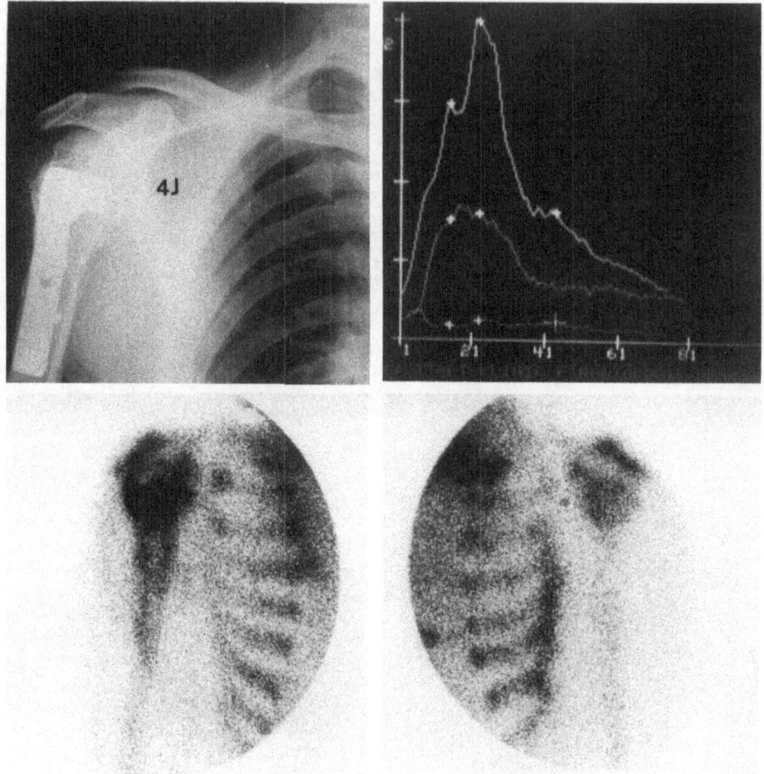

Abb. 4

Zusammenfassung

Die Szintigraphie zeigte auch an diesem Kollektiv von Patienten nach subcapitalen Oberarmfrakturen sehr deutlich die Umbau- und Vascularisationsverhältnisse im Bereich des Knochens und der umgebenden Weichteile. Wesentlich ist erstens die Durchführung der initialen Radionuklidangiographie zur Darstellung fokaler pathologischer Hyperperfusion der periarticulären Weichteile. Die Blutpoolszintigramme hatten lediglich unterstützenden Informationsgehalt. Von wesentlicher Bedeutung waren ferner die spätstatischen Szintigramme, welche aufgrund der verschiedenen Aktivitätsmuster verschiedenartig intensive reaktive Umbauvorgänge des Knochens bzw. pathologische Indikatorraffung im Bereich der periarticulären Weichteile erkennen ließen. Im Rahmen unserer Untersuchung fanden sich sämtliche Frakturen konsolidiert. Ein pathologischer Umbau mit Mehrspeicherung war deshalb nicht unbedingt frakturbedingt, sondern oft Folge eines Schadens, wie zum Beispiel einer Arthrose oder einer periarticulären Weichteilreaktion. Einen herdförmigen Aktivitätsdefekt, wie er sich bei frischen Kopfnekrosen oder einen Speicherherd, wie er sich infolge von schleichendem Umbau bei veralteten Kopfnekrosen findet, konnten wir in keinem Fall nachweisen.
im Bereich des Plattenlagers und insbesondere in dem Schaft nahegelegenen Abschnitten des Oberarmkopfes.

Diskussion

Beck, Innsbruck: Ich möchte zunächst den Vortrag von Herrn Szyszkowitz zur Diskussion stellen und ihm vielleicht gleich eine Frage stellen. Wir haben während dieses Nachmittags im Prinzip zwei Einteilungen der Luxationsfrakturen gesehen, nämlich einerseits die von der AO und andererseits die Neersche Einteilung. Was ist der Vorteil der AO-Einteilung gegenüber der Neerschen Einteilung?

Szyszkowitz, Graz: Ich habe das ganz klar in drei Punkten gesagt. Das erste war, daß nicht die Fragmentdislokation so wichtig ist wie die Frakturform. Wenn es im Collum anatomicum gebrochen ist, dann ist die Nekrosegefahr viel größer, als wenn es zum Beispiel eine Luxationsfraktur im Collum chirurgicum ist. Das heißt, die Frakturen im Collum anatomicum, vollständig intracapsulär, gehören in die schlechteste Gruppe und das wäre die C-Gruppe.

Das Zweite wäre, daß viele Untergruppen der Luxationsfrakturen und 4-Fragment-Frakturen im Neerschen Schema nicht vorhanden sind. Wir haben 9% und 11% der C2- und C3-Frakturen, die kommen bei Neer nicht vor. Ich glaube, das ist ein Manko, weil die doch relativ häufig sind, fast 20% aller Frakturen.

Wir haben drittens den Vorteil des A, B, C-Schemas ja auch am distalen Tibia- oder am proximalen Oberschenkelende oder wo immer, das heißt, dieselben Prinzipien sind sozusagen am ganzen Körper angewandt. Man merkt es sich dann mit der Zeit doch leichter, wenn man sich damit beschäftigt. Ich bin ziemlich sicher, daß sich das durchsetzen wird.

Beck, Innsbruck: Das ist auch der Grund, weshalb ich diese Frage gestellt habe. Ich glaube, es wäre sehr gut, wenn man zu einem einheitlichen Schema finden könnte, damit dann später auch Nachuntersuchungen vergleichbar sind.

Szyszkowitz, Graz: Es war ja so, daß nicht alles hier mit den Luxationsfrakturen abgehandelt worden sind. Neer hat das sehr gut gemacht. Keiner, der den Artikel gelesen hat, kann sagen, daß das nicht eine ausgezeichnete Arbeit ist, aber was ihm vielleicht gefehlt hat, war die Erfahrung der Osteosynthesen. Er hat sie zuerst versucht, hat es mit diesen Schlingen und anderen Methoden versucht und hat dann relativ bald gesagt, daß sich das nicht lohnt. Von der Deutschen und Schweizer AO ist doch ein wesentliches Erfahrungsmaterial nach Osteosynthesen vorhanden und daher ergeben sich jetzt diese neuen Untergruppen und Möglichkeiten. Ich glaube deshalb sollte man die AO-Klassifikation weiter verfolgen, denn das fehlt in der Neerschen Einteilung.

Ich habe mir einige Fragen zum zweiten Vortrag aufgeschrieben, Siebler-Kuner, die deutsche Sammelstatistik der AO. Hier kommt doch deutlich zum Ausdruck, daß die Plattenosteosynthesen zum Beispiel 33% Nekrosen haben, die Spickdrahtosteosynthesen nur 23% und daß auch die Plattenosteosynthesen etwas schlechter abschneiden als die Spickdrahtosteosynthesen. Worauf ist das zurückzuführen? Auf die Denudierung oder auf etwas anderes?

Siebler, Freiburg: Die Denudierung ist sicherlich ein Grund. Wenn wir eine Plattenosteosynthese anstreben, dann haben wir alle gelernt, daß vor dieser Osteosynthese die anatomische Reposition steht. Das steht so im Manual. Ich meine, man muß bestimmte Frak-

Hefte zur Unfallheilkunde, Heft 186
Verletzungen des Schultergelenks
Zusammengestellt von U. P. Schreinlechner
Springer-Verlag Berlin Heidelberg 1987

turen am proximalen Humerus anders angehen. Es gibt da andere Prioritäten. Es ist wichtig, die Rotatorenansätze wiederherzustellen, aber es ist zum Beispiel verboten irgendwelche Unterfütterungen vorzunehmen, wie wir das vom Tibiakopf her kennen. Wenn man mit der Intension herangeht, eine Plattenosteosynthese zu machen, dann ist man eher geneigt einen solchen Fehler zu machen. Das wäre meine Erklärung dafür.

Szyszkowitz, Graz: Die Unterfütterung haben wir auch nie durchgeführt. Da ist doch ein Unterschied in diesem Bereich, weil eben die Kopfnekrose doch viel häufiger ist als vielleicht am Tibiakopf. Worauf ich hinaus wollte — wir haben gerade beim Österreichschen AO-Kurs einen Unterschied zwischen der AO-Sammelstatistik gesehen, die Tscherne bei den supra- und diacondylären, intraarticulären Frakturen gebracht hat, und dann den Vergleich aus seiner eigenen Klinik. Da hat sich dann doch gezeigt, daß bei so einer Sammelstatistik viele Operateure, viele Kliniken, verschiedene größere Fehlerquellen noch hineinkommen. Ich glaube, das ist auch aus der Tscherneschen Statistik hervorgegangen. Wenn sich eine Klinik, wie das Tscherne bei supra- und diacondylären Frakturen gezeigt hat, darauf konzentriert und besser wird mit ihren operativen Erfahrungen, dann kann man bessere Ergebnisse erwarten.

Siebler, Freiburg: Wir haben natürlich schon während der 70er Jahre zum Teil die Fehler erkannt, die wir gemacht haben und entsprechend korrigiert. Nur war es eben die Aufgabe, die Ergebnisse von 1970 bis 1980 mit einer minimalen Nachuntersuchungszeit von 24 Monaten zu kontrollieren.

Szyszkowitz, Graz: Das ist selbstverständlich richtig. Worauf ich hinauswollte ist das, daß auch bei uns die Ergebnisse mit der Plattenosteosynthese am Anfang einfach schlechter waren. Es ist noch immer die Spickdrahtosteosynthese viel sicherer. Ich würde jeden, der zu operieren beginnt, raten, zuerst die Spickdrahtosteosynthese zu machen. Aber es hat doch die Plattenosteosynthese Vorteile, allerdings erst, wenn man vielleicht zehn oder zwanzig operiert hat. Wie sehen Sie das?

Siebler, Freiburg: Wir sind große Anhänger der Plattenosteosynthese, wenn es sich um subcapitale Frakturen handelt. Sobald es weiter nach proximal geht, halten wir die Spickdrähte und insbesondere die Zuggurtung für die Methode der Wahl.

Szyszkowitz, Graz: Wir können uns darauf einigen, daß die Vitalität das wichtigste ist. Kann man unter Erhaltung vitaler Fragmente diese stabil zusammenbringen, hat es einen Vorteil, müßte man sie zur stabilen Fixation denudieren, dann soll man das lieber lassen.

Siebler, Freiburg: Herr Meeder aus Tübingen hat ja die Konsequenzen zum Teil schon gezogen, aber die percutane Spickung kann natürlich nur das Problem im Bereich des Halses lösen. Die Rotatorenansätze bekommt man nur fixiert durch eine offene Reposition.

Jungbluth, Hamburg: Ich glaube doch, daß da ein prinzipieller Unterschied besteht. Sie müssen ja die Platte immer anlegen, von vorne her, unter den Deltoideus, und Sie werden dabei immer die vorderen Kapselgefäße, die aus der Axillaris kommen, beeinflussen müssen. Da ist die Gefahr bei der Platte sehr viel größer als bei der Spickdrahtosteosynthese, hier restliche Durchblutung zu zerstören. Ich glaube schon, daß natürlich mit steigender

Erfahrung die Ergebnisse besser werden. Auch die Möglichkeiten, die Durchblutung zu schonen. Aber die Gefahr ist bei der Plattenanlagerung in jedem Fall um vieles höher.

Szyszkowitz, Graz: Ich möchte das ganz unterstützen, selbstverständlich. Wir sehen ganz klar, wenn wir Platten entfernen, und auch die experimentellen Untersuchungen von den Plattenbetten in Davos haben gezeigt, was früher einmal Umbau war, daß das eindeutig Nekrose im Plattenbett ist. Aber wenn man das freigelegt hat, dann sieht man auch wo die Platte hinkommt. Man sieht, daß man eventuell Weichteile durch den Plattendruck, oder ein Gefäß, das zu den Tubercula oder vielleicht in den Kopf führt, gefährdet, dann darf man keine Platte anlegen. Sieht man, und das ist ja der Fall, daß die Gefäße doch von den beiden Seiten zu den Tubercula kommen, dann habe ich die Erfahrung gemacht, daß ich hier eine Platte sehrwohl anlegen kann und nicht die Kopfnekrose bekomme.

Zelnicek, Brno: Haben Sie eine Übersicht, wieveile Luxationsfrakturen Sie in Ihrer Sammlung haben, in Prozenten bezüglich Brüchen des proximalen Humerus zu den übrigen Brüchen?

Siebler, Freiburg: Ich kann dazu nur die Zahlen aus Freiburg angeben. Wir haben in zehn Jahren etwa 120 Frakturen des proximalen Humerus operiert, von insgesamt 700 Frakturen in diesem Bereich. Davon waren 36 Luxationsfrakturen.

Seggl, Graz: Ich möchte das Ergebnis nur bestätigen. Wir haben 333 Fälle kontrolliert und haben ebenfalls 36% Luxationsfrakturen gehabt.

Korosec, Ljubljana: Ich möchte noch auf die Frage der Platte zurückkommen und die Nekrose des Kopfes. Wir haben gesehen, daß je breiter die Platte ist, umso mehr Nekrosen haben wir. Zum Beispiel waren bei der Kleeblatt-Platte die meisten Nekrosen, bei der T-Platte mehr Nekrosen als bei der geraden Platte, weil da werden mehrere Gefäße vernichtet, besonders im Bereich der A. axillaris. Daher sind wir zur Winkelplatte übergegangen. Die Winkelplattenosteosynthese konnten wir ohne Beschädigung der A. axillaris durchführen. Da hatten wir keine Nekrosen des Humeruskopfes mehr.

Beck, Innsbruck: Jetzt verstehe ich, auch weshalb Sie den Schlauch unterlegen. Es geht also um die arteria circumflexa anterior und nicht um den Nervus axillaris.

Korosec, Ljubljana: Es geht um beides.

Beck, Innsbruck: Aber der Nervus axillaris ist ja auf der anderen Seite?

Korosec, Ljubljana: Er geht von lateral nach medial.

Beck, Innsbruck: Aber er tritt am hinteren Rand in den Deltoideus ein und Sie haben ihn ja dann auf der Platte.

Korosec, Ljublajana: Wir gehen von vorne, antero-lateraler Zugang.

Beck, Innsbruck: Er kommt aus dem hinteren Faszikel, geht hinter dem Oberarm und kommt lateral in den Deltoideus hinein und wenn Sie eine Platte montieren, liegt letztendlich dann der Axillaris auf der Platte darauf, aber nie unter der Platte. Aber zur Schonung der arteria circumflexa ist diese Methode sicher gut.

Szyszkowitz, Graz: Den Nervus axillaris klammern wir jetzt einmal aus. Das führt sonst zu weit. Zu Ihrer Platte kommen wir dann noch. Ich stimme mit Ihnen insofern überein, je größer die Platte oder die Auflagefläche der Platte ist, desto mehr Nekrosen gibt es. Das stimmt. Darum soll man auch möglichst zarte Platten nehmen und auch die Kleeblatt-Platten abzwicken.

Ich habe noch eine Frage an den Herrn Siebler bezüglich der Diskrepanz zwischen funktionellem und radiologischem Befund, die Sie erwähnt haben, während Herr Lies ziemlich klar gezeigt hat, daß die Nekrose mit dem klinischen Befund korreliert. 17 von denen hatten Beschwerden und die Hälfte dann ungefähr auch noch bei Anstrengung. Da besteht doch eine Korrelation. Da wollte ich jetzt noch einmal nachfragen. Sie haben gesagt, es ist oft keine Korrelation. Bezieht sich das wirklich auf die Nekrose? Haben Sie oft Patienten mit Kopfnekrosen ohne Schmerzen?

Siebler, Freiburg: Wir haben uns bei der Nachuntersuchung auf die Funktion beschränkt, aber haben natürlich auch die Patienten gefragt. Es ist sicherlich so, daß ein schlechtes funktionelles Ergebnis und eine partielle oder totale Kopfnekrose eben auch Beschwerden machen. Aber es gibt durchaus Fälle von Kopfnekrose und Arthrose, die relativ beschwerdefrei sind und dann, das ist jetzt allerdings mehr ein Eindruck als ein statistischer Nachweis, bis zur Ausbildung einer Nekrose eine gute Funktion erlangen. Dann behält der Patient diese Funktion in der Regel und ist auch weitgehend beschwerdefrei.

Szyszkowitz, Graz: Wir haben da noch einen Eindruck dazubekommen. Wenn sich die Nekrose abbaut, also umbaut, und wir röntgenologisch keine Nekrose mehr sehen, daß dann die Beschwerden zurückgehen. Das sieht man oft etwa nach zwei, drei oder vier Jahren.

Wir kommen zum Vortrag Buch. Diese Unterformen C-2-3, C-3-3, die waren relativ häufig bei Ihnen. Und dann haben Sie bezüglich der Nekrose gesagt, die sollten nach der AO-Klassifikation eine Nekrose bekommen, haben aber nicht immer eine bekommen. Stimmt das oder habe ich mich da verhört?

Buch, Wien: Ich kann jetzt die Prozentangaben nicht genau geben, aber wir haben relativ wenig Nekrosen gehabt.

Szyszkowitz, Graz: Das heißt rückschließend, die sind eher günstig. Da könnte man dann, wenn es zu keinen Nekrosen kommt, auch ein bißchen besser reponieren oder stabilisieren.

Buch, Wien: Ich würde aus unseren Nachuntersuchungsergebnissen in Zusammenhang mit unserem Patientenmaterial, das, doch sehr alt ist, wenn man bedenkt 54% sind über siebzig Jahre alt, trotzdem primär einer geschlossenen, schonenden Reposition das Wort reden, vor allem, wenn man aus unserer Statistik auch sieht, daß die Ergebnisse durch geschlossene Reposition nicht unbedingt schlechter sind.

Szyszkowitz, Graz: Das möchte ich noch einmal zusammenfassend betonen. Wenn es geht, geschlossen zu reponieren, nach ihrer Methode. Wie Jahna und Wittich es beschrieben haben, geht es sicher leichter und schonender, und man soll das immer machen. Das ist ganz klar.

Buch, Wien: Das sollten wir festhalten, denn wir haben bis jetzt nur über Platten gesprochen, damit nicht der Eindruck entsteht, man behandelt schlecht, wenn man nicht operiert.

Szyszkowitz, Graz: Ganz sicher. Ich habe das auch in meinem Referat hoffentlich klar genug gesagt. Wenn man geschlossen reponieren kann, ist das immer das schonendste. Wenn keine wesentliche Verschiebung besteht, soll man auch geschlossen weiterbehandeln. Aber offen nur, wenn eine größere Verschiebung bei jüngeren Patienten besteht. Ausnahmefälle gibt es auch!

Beck, Innsbruck: Darf ich einen kleinen technischen Hinweis für die gedeckte Reposition im Flaschenzug geben. Sie haben vorhin ein Bild gesehen mit einer Fixation am Handgelenk. Das geht aber besser, wenn man das am Ellbogengelenk fixiert und den Unterarm im rechten Winkel beugt. Dann hat man die Möglichkeit sehr schön rotieren zu können. Das ist beim gestreckten Ellbogen schwieriger.

Szyszkowitz, Graz: Ich glaube, da sind wir uns alle einig, daß wir nach Möglichkeit konservativ behandeln sollen.

Poigenfürst, Wien: Man sollte vielleicht noch eines erwähnen. Wenn man diese Frakturen operiert, dann muß man das primär machen. Man hat dann sowieso mit einer gewissen Nekroserate zu rechnen. Wenn man sie aber nicht sofort operiert, sondern erst nach einigen Tagen, dann kann man mit 100%iger Sicherheit mit einer rapiden Kopfnekrose rechnen. Also wenn Operation, dann gleich, aber auf keinen Fall um einige Tage verspätet.

Szyszkowitz, Graz: Es ist sicher günstiger, gleich zu operieren. Wir haben gesehen, daß die sekundäre Operation mehr die Verkalkungen fördert und daß die Nekrose doch ziemlich klar von der Frakturform abhängt und daß das primär/sekundär nicht so deutlich ist. Aber vielleicht kann man das in Zukunft noch genauer prospektiv abklären.
Herr Weise hat gesagt, daß die divergierenden Drähte wegen der Übungsstabilität sehr wichtig sind. Das sollte ich auch noch einmal betonen, daß man natürlich schauen muß, wenn man gedeckt oder halb offen behandelt, eine möglichst gute Stabilität zu bekommen. Haben Sie auch extra Drähte in die Tubercula gebohrt, eventuell auch von oben?

Weise, Tübingen: Nein, das haben wir nicht gemacht. Wir hatten vorwiegend ein älteres Krankengut und haben da eigentlich bewußt auch gewisse Dislokationen des Tuberculum majus in Kauf genommen, wie man das auch in den einzelnen Fällen gesehen hat. Es ist sicher bei einem jüngeren Patienten nicht tolerabel. Deshalb glauben wir auch, nachdem wir jetzt einige Erfahrungen mit dieser Methode gesammelt haben, daß das vorwiegend eine Methode für den älteren Patienten ist.

Szyszkowitz, Graz: Wenn man sie beim jüngeren Patienten anwendet, ich glaube, das hat Jakob beschrieben, dann kann man eine halb offene Methode machen und kann die Tubercula extra mit einer Zuggurtung oder auch mit resorbierbaren oder nicht resorbierbaren Fäden fixieren, denn die muß man nicht mehr herausnehmen und die reiben auch weniger.

Herr Barac, Sie haben uns nur Frühkontrollen gezeigt und keine Kopfnekrosen beziehungsweise C-Frakturen. Ich nehme an, daß Sie deshalb so zufriedenstellende Ergebnisse hatten, weil keine C-Frakturen dabei waren.

Herr Korosec, Luxationsfrakturen, und Sie haben einige andere gezeigt, die keine Luxationsfrakturen waren, haben doch sehr zerbrechliche Köpfe. Wenn man jetzt mit einer Klinge hineingeht, haben Sie da nicht gesehen, oder besteht nicht die Gefahr, daß man sie noch zersprengt, eine Zwei-, Drei- oder gar Vierfach-Fraktur erzeugt?

Korosec, Ljubljana: Nein, das haben wir nie gesehen. Der Kopf zerspringt etwas später, wenn die Nekrose kommt. Die Nekrose kommt nicht gleich nach dem Unfall, die kommt erst nach ein paar Monaten. Dann wird der Kopf erst zerbrechlich. Erst ist er noch elastisch, normal. Aber wir operieren mit der Winkelplatte keine C-Typen, nur B-Typen, wenn ein noch genug großes Kopfkalottenfragment vorhanden ist.

Szyszkowitz, Graz: Darauf wollte ich hinaus. Also nicht die Drei- oder Vierfach-Fragmentfrakturen?

Korosec, Ljubljana: Nein.

Siebler, Freiburg: In einem Punkt möchte ich den Herrn Korosec verteidigen. Wenn diese Frakturen eine Osteosynthese benötigen, dann brauchen sie von der Biomechanik her keine Abstützplatte wie die T-Platte, sondern eher eine Zuggurtung.

Szyszkowitz, Graz: Wir haben die Kinderhüft-Rechtwinkelplatte, die wir für die Osteotomien bei Kindern verwenden, auch am Humeruskopf verwendet. Das ist sehr elegant und ergibt eine gute Stabilisierung. Man kann sogar unter Druck setzen, wesentlich besser als mit einer T-Platte. Aber nur sind die viel zarter. Wir haben auch ausnahmsweise verwendet.

Korosec, Ljubljana: Die haben wir auch verwendet, aber die kleinen Spongiosaschrauben sind sehr zerbrechlich. Sie halten auch nicht so gut. Die Platte ist auch zu kurz, ist eine 4-Schrauben-Platte.

Szyszkowitz, Graz: Für die Luxationsfraktur ist sie meist lang genug. Wenn die Fragmente klein sind, dann braucht man auch kleine Schrauben. Herr Zelnicek hat konservativ-operativ verglichen. Es waren einmal elf und einmal zehn Fälle. Würden Sie heute auch noch einige Kopfextraktionen durchführen oder sind das auch alte Fälle?

Zelnicek, Brno: Wir haben zu wenig klinisches Material. Wir sind ein kleines Krankenhaus und haben pro Jahr einen Fall. In zehn Jahren hatten wir elf Fälle. Das war alles. Ich bin überrascht, welch große Sammlungen hier waren. Wir machen Exstirpationen bei Patienten über 60 oder 70 Jahren, nicht bei jungen.

Szyszkowitz, Graz: Herr Lies, Sie würden also nicht bei einer Kopfnekrose, oder ausnahmsweise doch sekundär eine Prothese einsetzen.

Lies, Bochum: Nein, das machen wir grundsätzlich nicht. Aufgrund unserer eigenen, ganz frühen Erfahrungen, wir hatten zwei oder drei Fälle, die gehen aber an den Anfang der 70er Jahre zurück. Wir hatten so schlechte Ergebnisse, daß es uns sinnlos erschien. Es ist keinerlei Funktionsbesserung zu erwarten, es ist ein zusätzlicher operativer Eingriff, so daß das Spätergebnis letztendlich dann noch schlechter ist, als wenn man auf die Operation verzichtet hätte.

Szyszkowitz, Graz: Eine Indikation für eine Prothese ist doch der Schmerz. Sie haben doch bei allen 17 Patienten einen Ruheschmerz angegeben. Glauben Sie, daß vielleicht eine Totalprothese diesen Ruheschmerz nehmen könnte oder sehen Sie keine Möglichkeit?

Lies, Bochum: Ich glaube nicht, daß lediglich der Einbau einer solchen Prothese den Ruheschmerz beseitigt. Sie sind doch durch die kontrakten, vernarbten Weichteile, teilweise auch Verkalkungen und derartige Veränderungen bedingt. Da hilft die Prothese nicht.

Szyszkowitz, Graz: Wie stark sind denn diese Ruheschmerzen. Ist das so, daß man dann doch vielleicht einmal eine Arthrodese als Folgeoperation diskutieren könnte?

Lies, Bochum: Nein, so stark waren die Ruheschmerzen nicht. Es wurde beschrieben, daß sie da sind, aber nicht sehr hinderlich. Jedenfalls nicht so schlimm, daß dadurch eine Arthrodese bedingt gewesen wäre oder sich empfohlen hätte.

Szyszkowitz, Graz: Es steht dies eindeutig in Diskrepanz zu unserer Erfahrung, daß mit der Zeit, wenn also die Nekrosen resorbiert und umgebaut sind, keine Ruheschmerzen mehr vorhanden sind, auch bei Bewegungen bis 90 Grad. Den einen Patienten, den ich gezeigt habe, das ist ein Professor und ein Psychiater, der sehr vorsichtig mit sich und seinem Körper umgeht, der hatte keine Schmerzen mehr, obwohl er diese massive Kopfnekrose hatte. Nur bei Extrembewegungen, da hat er Schmerzen.

Lies, Bochum: Den Zeitpunkt, da überhaupt keine Schmerzen mehr sind, den haben wir noch nicht erreicht. Aber ich kann das insofern bestätigen, daß wir auch zwei, drei Patienten hatten, die ein Nachlassen der Beschwerden beschrieben.

Szyszkowitz, Graz: Ich glaube, das können wir als gesichert festhalten.

Herr Reschauer, Sie haben gesagt, Sie haben keine Abnahme, wie wir sie bei den Kopfnekrosen sehen müßten, in den szintigraphischen Untersuchungen gesehen. Ist überhaupt eine Nekrose, die man röntgenologisch diagnostiziert hat, szintigraphisch untersucht worden?

Reschauer, Graz: Nein, es sind keine gewesen.

Szyszkowitz, Graz: Dann kann man natürlich auch keine finden. Interessant wäre es halt gewesen, aber das sind so seltene Fälle.

Reschauer, Graz: Man könnte es mit der Nekrose am Hüftkopf vergleichen. Da finden wir den schleichenden Abbau beziehungsweise den Defekt in der Anfangsphase und in der Spätphase. Aber wir haben das beim Oberarm nie gesehen.

Szyszkowitz, Graz: Würden Sie sagen, daß das Szintigramm in einigen Fällen oder in gar keinen Fällen sinnvoll ist?

Reschauer, Graz: Es gibt eine Zusatzinformation, ist aber sicherlich nicht unbedingt erforderlich. Zum Beispiel bei der Periarthritis sehen wir in den Weichteilen die Veränderungen. Wir können sagen, die Veränderungen sind im Kopf lokalisiert bei Arthrose, eventuell bei Nekrosen, die wir nicht gesehen haben und wir haben dadurch vielleicht die Möglichkeit einer zusätzlichen Differenzierung. Als Routinemethode ist es sicherlich nicht notwendig.

Endprothesen nach Schultergelenksverletzungen

Erfahrungen mit der Isoelastischen und Plexiglas-Oberarmkopfprothese

G. Prendinger[1], A. Pachucki[1] und H. Jahna[2]

[1] Unfallkrankenhaus Meidling, Kundrat Straße 37, A-1120 Wien
[2] Gaadner Straße 43, A-2371 Hinterbrühl

Im Unfallkrankenhaus Meidling wurden in den Jahren 1959–1983 insgesamt 23 Patienten nach Oberarmkopftrümmer – bzw. Verrenkungsbrüchen mit einer Oberarmkopfprothese versorgt, davon 12 mit einer Plexiglas und 11 mit einer Isoelastischen Prothese.

Bis zum Jahre 1974 kam eine Plexiglaskopfprothese, eine von Chiari modifizierte Judet-Prothese zur Anwendung, ab 1974 die von Mathy konstruierte Isoelastische Prothese aus Polyacetalharz. Das Durchschnittsalter der Patienten betrug zum Zeitpunkt des Unfalles 53,4 Jahre, wobei der jüngste 32 Jahre und der älteste 69 Jahre alt war. Betroffen waren 13 Männer und 10 Frauen.

In 7 Fällen handelte es sich um Oberarmkopftrümmer- und in 16 Fällen um Oberarmkopfverrenkungsbrüche, die fast alle der Gruppe C3/2 und C3/3 nach Einteilung der AO, zuzuordnen waren.

Die Operation erfolgte durchschnittlich 6,4 Tage nach dem Unfall, in 2 Fällen am Unfalltag. Der späteste Operationstermin war nach 18 Tagen. In allen Fällen kam es zu einer ungestörten Wundheilung. Auffallend war die rasche Schmerzfreiheit nach der Operation. An Komplikationen trat einmal eine Schaftsprengung auf, die jedoch keine weitere operative Versorgung benötigte. In einem Fall kam es postoperativ zu einer kombinierten Axillaris- und Radialisparese, die sich wieder zurückbildete. Die Ruhigstellung erfolgte bis zur Wundheilung in einem Desault-Verband. Danach wurde für 3 Wochen ein Brust-Armgipsverband angelegt. Nach Gipsabnahme wurde eine intensive heilgymnastische Therapie durchgeführt.

Nachuntersuchungsergebnisse

Insgesamt konnten 18 Patienten, 9 Männer und 9 Frauen nach durchschnittlich 9,5 Jahren nachuntersucht werden. Das Durchschnittsalter betrug zum Zeitpunkt der Nachuntersuchung 60,7 Jahre. 11 hatten Oberarmkopfverrenkungs- und 7 Oberarmkopftrümmerbrüche.

8 Patienten waren vollkommen schmerzfrei, 5 hatten nur geringfügige Beschwerden wie Wetterfühligkeit (Tabelle 1).

Die Kraft war bei fast allen nachuntersuchten Personen herabgesetzt (Tabelle 2).

Hefte zur Unfallheilkunde, Heft 186
Verletzungen des Schultergelenks
Zusammengestellt von U. P. Schreinlechner
Springer-Verlag Berlin Heidelberg 1987

222

Tabelle 1. Schmerzen von 18 nachuntersuchten
Patienten mit Oberarmkopfprothesen

Keine	8
Geringfügig	5
Milde	2
Mittelmäßig	3
Ausgeprägt	0
Total behindert	0

Tabelle 2. Kraft von 18 nachuntersuchten
Patienten mit Oberarmkopfprothesen

Normal	1
Gut	6
Ausreichend	5
Gering	2
Spur	4
Null	0

Tabelle 3. Bewegungsausmaß von 18 nachuntersuchten Patienten mit Oberarmkopfprothesen

Vorheben		Seitheben		Rückheben	
180	4	180	4	45	4
170	0	170	0	30	5
130	3	140	0	15	8
100	2	100	3	weniger	1
80	3	80	3		
weniger	6	weniger	8		

Außenrotation		Innenrotation	
60	0	90	1
30	6	70	9
10	3	50	2
weniger	9	30	3
		weniger	3

Tabelle 4. Verkalkungen um die Prothese bei
18 Patienten mit Oberarmkopfprothesen

Keine	4
Leichte	4
Starke	10

Tabelle 5. Zusammenfassende Nachuntersuchungsergebnisse von 18 Patienten mit Oberarmkopfprothesen nach dem Neerschen Schema

	Plexiglas	Isoelastische	Gesamt
Sehr gut	1	2	3
Befriedigend	1	3	4
Mäßig	2	3	5
Schlecht	3	3	6

Bei der Prüfung der Beweglichkeit fiel auf, daß das Seitheben stärker eingeschränkt war, als das Vor- und Rückheben. Die Außenrotation war häufiger behindert, als die Innenrotation.

Die Ursache dieser Bewegungseinschränkung sind vor allem Verkalkungen um die Prothese, die häufig in Form einer hinteren Kalkspange zwischen Schaft und Kopf zu beobachten waren (Tabelle 4).

Von entscheidender Bedeutung war der Zustand der Rotatorenmanschette. Je ausgedehnter die Zerstörung und je schwieriger die Rekonstruktion, desto schlechter war das Ergebnis.

Ob die Zeitspanne zwischen Unfall und Operation das Ergebnis beeinflußt, konnte nicht festgestellt werden. Eine Luxation oder eine Lockerung der Implantate wurde nicht beobachtet. Bei zwei Patienten hatte man den Eindruck, daß bei der Bewegung der Oberarmkopf aus der Pfanne herausgleitet.

Auf Grund der Nachuntersuchungsergebnisse dieser 18 Patienten, die 3 sehr gute und 4 befriedigende Resultate zeigten, glauben wir, daß die Oberarmkopfprothese in der Traumatologie ihre Indikation hat. Vor allen bei jungen Patienten mit schwersten nicht rekonstruierbaren Trümmerbrüchen und Verrenkungsbrüchen ist mit guten Ergebnissen zu rechnen (Tabelle 5).

Schulterendoprothesen bei Frakturen des Humeruskopfes

O. Wörsdörfer und C. Burri

Abteilung für Unfallchirurgie, Hand-, Plastische und Wiederherstellungschirurgie (Ärztlicher Direktor: Prof. Dr. C. Burri), Universität Ulm, Steinhövelstraße 9, D-7900 Ulm

Einleitung

In der Behandlung von Humeruskopffrakturen erreicht man nach Müller u. Walde [13], Bombart et al. [2], Meeder et al. [12] und Geneste et al. [8] in 50% bis 70% der Fälle günstige Ergebnisse. Dabei gelten — mit kleinen Variationen — als Grenzwerte für „gut"

Hefte zur Unfallheilkunde, Heft 186
Verletzungen des Schultergelenks
Zusammengestellt von U. P. Schreinlechner
Springer-Verlag Berlin Heidelberg 1987

eine Elevation und Abduktion von mindestens 90 Grad sowie lediglich gelegentliche Beschwerden bei Belastungen und Wetterwechsel und eine nur geringgradig limitierte Belastungsfunktion. Engt man die Untersuchung auf die eigentlichen Problemfrakturen der Mehrsegment-Luxationsfrakturen in diesem Bereich ein, so scheint keine der kopferhaltenden Behandlungsmethoden bei mehr als 1/3 der Patienten eine gute Gebrauchsfähigkeit des Schultergelenkes zu bringen [2, 9, 12, 16, 21]. Dies bedeutet, daß 2/3 dieser Verletzungen mit unbefriedigendem Ergebnis abgeschlossen werden müssen.

Die Ursachen für diese unbefriedigenden Ergebnisse liegen einerseits in der begleitenden Verletzung der Rotatorenmanschette, andererseits bei der dabei nahezu immer auftretenden posttraumatischen ischämischen Kopfnekrose.

Diese allgemein bekannten Schwierigkeiten lassen daher nach alternativen Behandlungsmöglichkeiten suchen:

Ein Belassen der Verletzungssituation mit frühfunktioneller Nachbehandlung wird für alte Patienten häufig empfohlen, nicht so selten bestehen jedoch begleitende Nervenverletzungen durch Kompression der luxierten Kopfkalotte, so daß eine operative Dekompression erforderlich ist. In diesen Fällen wird heute nach wir vor die Überlegung der kompletten Entfernung der Kopfkalotte mit einbezogen. Die Ergebnisse nach diesen Eingriffen sind jedoch durch stark herabgesetzte Beweglichkeit, durch fibröse Einsteifung belastet. Günstiger scheint die Resektionsinterpositions-Arthroplastik nach Jäger u. Wirth [9] zu sein.

Es wird die Erhaltung der Kopfkalotte empfohlen, auch wenn es zu einer sekundären Kopfnekrose kommt. Das funktionelle Ergebnis ist nach Angaben der Autoren nicht unbefriedigend. Die Schulterarthrodese erlaubt bei richtiger Einstellung des Humerus gegenüber der Scapula erstaunliche und sehr nützliche Bewegungen des Armes gegenüber dem Rumpf. Ihr funktioneller Nachteil liegt nicht zuletzt darin, daß keine Rotationen mehr möglich sind. Generell kommt dieses Vorgehen bei frischen Verletzungen mit über die eigentliche Kalotte hinausgehenden Bruchzonen kaum in Betracht.

Die Rekonstruktionsversuche mit aufwendigem Osteosynthesematerial bei 4-Segment-Luxationsfrakturen führen durch weite Exploration und Einbringen großer Implantate bei instabiler Osteosynthese in allen Fällen zu schlechten Ergebnissen. In einer Sammelstudie der deutschen Sektion der AO-International hat sich herauskristallisiert, daß günstige Ergebnisse noch mit percutaner Kirschner-Drahtosteosynthese oder mit minimalen Zuggurtungsosteosynthesen erzielt werden können.

Aufgrund der insgesamt nicht zufriedenstellenden Ergebnisse lag es uns deshalb nahe, den primären prothetischen Ersatz des Humeruskopfes in unsere Behandlungsabsichten mit einzubeziehen.

Prothesenmodelle

Die Behauptung, daß die Erfolge der Hüftgelenksprothetik auch den Schultergelenkersatz vorangetrieben hätten, stimmt zwar für dessen Entwicklung, nicht aber für seinen Beginn:

Soweit bekannt, wurde die erste Schulterprothese 1891 von Pèan (zitiert nach [10]) in Paris eingesetzt. Es handelt sich hierbei um eine mit Drähten und Schrauben verankerte Hartgummikugel, mit der Pèan die Schulter nach einer tuberkulösen Gelenkzerstörung ersetzte. Die Prothese mußte dann nach 2 Jahren wegen anhaltender Fistelung entfernt werden. Da sie von einem Zahntechniker angefertigt worden war, befindet sie sich heute in einem zahnärztlichen Museum in den Vereinigten Staaten. Die eigentliche Prothesenära

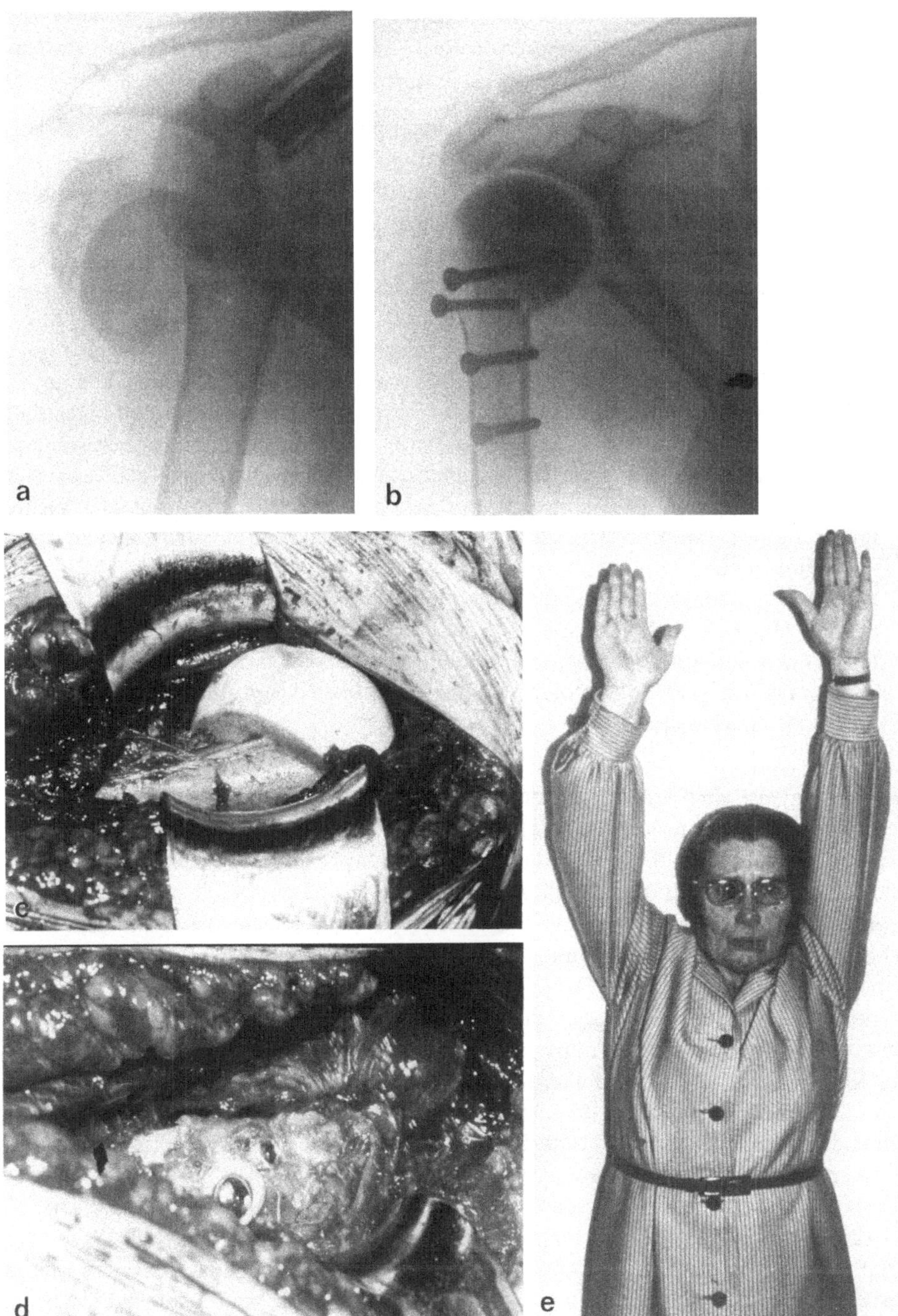

Abb. 1a–e. Polyacetalharzprothese bei Luxationsfraktur des Humeruskopfes. **a** Unfallbild, **b** postoperatives Röntgenbild, **c** intraoperativer Situs mit eingesetzter Prothese zum einfachen Humeruskopfersatz, **d** intraoperativer Situs nach Rekonstruktion und Befestigung der Rotatorenmanschette mit Schrauben in der Kunststoffprothese. Der Restdefekt über der Prothese wird mit der autologen Spongiosa aus dem Humeruskopf aufgefüllt, **e** funktionelles Ergebnis

für die Schulter begann Ende der Fünzfigerjahre mit einem Plexiglasmodell von Richard et al. [19] und der Vitalliumprothese von Neer [14]. Die heute zahlreich auf dem Markt befindlichen Modelle lassen sich in 4 bzw. 5 Gruppen zusammenfassen:

1. Nicht zusammenhängende Prothesen mit inkongruenter Gelenkfläche durch alleinigen Kopfersatz.
2. Nicht zusammenhängende Prothesen, bei denen Kopf und Schulterpfanne ersetzt werden, die Implantate jedoch nicht dieselben Radien haben und daher als inkongruent zu bezeichnen sind.
3. Nich zusammenhängende Prothesen mit kongruentem Pfannen- und Kopfersatz.
4. Zusammenhängende Prothesen.

   Aus der Überlegung, daß in einer Luxationssituation bei diesen zusammenhängenden Modellen der Gelenkersatz aus der Glenoidverankerung gerissen werden könnte, sind ein Teil dieser Prothesen so konsturiert, daß bei hoher Krafteinwirkung im Endanschlag die Prothese in sich doch noch luxieren kann. Um einen möglichst großen Bewegungsausschlag zu erzielen, wurden die Halsdurchmesser zunächst relativ schwach gewählt. So nahm z. B. Zippel [22] 4,5 mm, Post et al. [17] 5,5 mm. Beide beobachteten mehrere Prothesenbrüche am Kopf-Halsübergang und verstärkten daraufhin diese Modelle auf 5,5 mm bzw. 8,0 mm.
5. Prothesen mit umgekehrter Kopf-Halslage: Aus Gründen des Platzangebotes, vor allem aber der Möglichkeit, den Drehpunkt etwas nach caudal zu verlagern, und so das gefürchtete Blockieren des Tuberculum majus unter dem Acromion zu vermeiden, kehrten zuerst Reeves et al. [18] die Anatomie um und verankerten den Prothesenkopf am Glenoid, die Pfanne am Humerus.

Wie bekannt, ist eine der wesentlichen Aufgaben der Rotatorenmanschette die Fixierung des Drehpunktes bei den ersten Graden der Elevation. Ist die Manschette defekt, drängt der Humeruskopf unter dem Zug des Deltoideus bei dieser Initialbewegung nach oben. Dies führt zu einer Subluxation in den nicht kongruenten Prothesen. Durch zusammenhängende Prothesen mit fixiertem Drehpunkt hoffte ein Teil der Autoren, dieses Problem zu umgehen. Als andere Gegenmaßnahme wird z. B. in der St.-Georgs-Prothese versucht, diese Subluxation durch eine Überhöhung des cranialen Pfannenanteils abzufangen.

Auch bei den voll kongruenten und zusammenhängenden Prothesen ist dieses Problem jedoch nicht beseitigt, sondern nur verlagert. Der Kopf drängt hier gegen die oberen Anteile der Kunstpfanne und induziert direkt oder über dem fixierten Drehpunkt eine Kippung. So beoachteten u. a. Cofield [5], Amstutz [1], Brumfield et al. [3] und Neer [15] Aufhellungen und Saumbildungen um die caudalen Pfannenanteile in einem hohen Prozentsatz.

Interessanterweise gingen diese Aufhellungen jedoch auch bei jahrelanger Beobachtung nur in Ausnahmefällen schließlich mit einer klinisch faßbaren Prothesenlockerung einher.

Aufgrund der Probleme des Pfannenersatzes schreiben Engelbrecht et al. [7] in einem Erfahrungsbericht über die Anwendung der Schultergelenkprothesen 1980: „Wegen des Risikos einer Lockerung der glenoidalen Komponente haben wir zunehmend wieder den alleinigen Ersatz des Oberarmkopfes durchgeführt, wenn keine Destruktion der Gelenkpfanne vorlag. Nur bei erheblicher Zerstörung der Pfanne verwenden wir noch einen Oberflächenersatz."

Dies entspricht auch den Indikationen zum Glenoidersatz bei der sogenannten isoelastischen Prothese.

Operationstechnik

Wie zur Osteosynthese des proximalen Oberarms erfolgt der Zugang im Sulcus deltoideopectoralis. Je nach angetroffener Situation muß die Entscheidung Osteosynthese oder Prothese intraoperativ nochmals kritisch überprüft werden. Der Zugang erlaubt beide Maßnahmen.

Beim Entschluß zur Prothese werden die Kopffragmente — aber nur diese — entfernt und danach der Schaft mit Handbohrern oder dem Marknagelinstrumentarium so weit aufgebohrt, bis eine runde Markhöhle resultiert.

Danach wird mit dem konischen Fräser der Raum für den Prothesehals geschaffen und dann die Kalottenprothese eingesetzt.

Die „Isolelastische Prothese" besitzt gegenüber allen anderen Modellen den für uns ausschlaggebenden Vorteil, daß knöcherne Fragmente, die wesentliche Muskel- oder Sehnenansätze tragen — und das betrifft vor allem das Tuberculum majus und minus mit der Rotatorenmanschette —, an anatomische Stelle gebracht und hier direkt auf die Prothese geschraubt werden können.

Verbleiben zwischen diesen Fragmenten, speziell aber zwischen den Fragmenten und dem intakten Schaft irgendwelche Defekte, sind diese mit Spongiosa aufzufüllen. Dieses Material läßt sich in aller Regel ausreichend aus den entfernten Kopffragmenten gewinnen.

Ein weiterer Vorteil dieser Prothese ist, daß sie zementfrei verankert werden kann. Der Vorteil solcher Prothesenschäfte wurde ja experimentell bereits vor Jahren nachgewiesen. Wir selbst konnten diese Befunde an einem Obduktionspräparat nach Tumorprothese wegen Malignommetastase bestätigen. In die Vertiefungen des Prothesenschaftes wächst neugebildeter Knochen vor. Hierbei dienen die Längsrillen der Rotationssicherung, die Querrinnen verhindern eine axiale Verschiebung.

Ergebnisse

Welche Beweglichkeiten können nun mit Schulterprothesen real erwartet werden? Die Angaben der Literatur beziehen sich zum Teil auf ein inhomogenes Krankengut, vorwiegend Rheumatiker mit schlechter Muskulatur. Auch bei den posttraumatischen Arthrosen finden sich jedoch häufig Inaktivitätsatrophien. Diese beiden Patientengruppen erscheinen somit in etwa vergleichbar und die beschriebenen Ergebnisse gesamthaft repräsentativ.

Als Durchschnittswerte aller in der eingesehenen Literatur veröffentlichten Mobilitätsangaben findet sich hierbei eine vordere Elevation von 75 bis 100 Grad. Die seitliche Elevation erreicht etwa dieselben Werte, die Angaben für die Gesamtrotation schwanken stärker, zwischen 45 und 115 Grad. Unsere eigenen Erfahrungen beziehen sich auf die sogenannte Isoelastische Prothese[1]. Dieses Modell wird in verschiedenen Grundformen geliefert, wobei in der Behandlung frischer Verletzungen an sich nur der sogenannte Kalottenersatz in Frage kommt. Die Prothesen werden in unterschiedlichen Kopfgrößen und Stieldicken angeboten, die beliebig kombiniert werden können. Die benötigte Größe läßt sich präoperativ auf dem Röntgenbild der gesunden Seite mit Hilfe einer Schablone bestimmen. Man benötigt nur wenig Zusatzinstrumente: einen Markraumbohrer um die Markhöhle zu eröffnen,

---

[1] Dr. R. Mathys (Bettlach, Schweiz)

eine Stufenfräse für die exakte Paßform am proximalen Schaft und ein Kleinfragmentinstrumentarium zur Sicherung des Stiels durch eine quer eingebrachte Kleinfragment-Corticalisschraube.

In einer Sammelstudie wurden die Ergebnisse und Komplikationen bei isoelastischen Schulterprothesen bei der Versorgung von Frischverletzten und posttraumatischen Zuständen im Jahre 1980 [4] zusammengestellt. Hierbei sind die Verläufe bei 30 Fällen von primären Ersatz erfaßt.

Das Durchschnittsalter dieser Patienten lag bei 63,2 Jahren. Es überwog das weibliche Geschlecht mit 19:11, die rechte Seite mit 21:9.

Im postoperativen Verlauf mußte bei diesem Krankengut als Komplikation ein Infekt in Kauf genommen werden. Weitere Störungen traten im Beobachtungszeitraum nicht auf.

Die postoperativ erreichte Beweglichkeit lag in den oben für diese und andere Prothesenmodelle bereits skizzierten Grenzen von 74 Grad vorderer bzw. 75 Grad seitlicher Elevation und 32 Grad Innen- bzw. 43 Grad Außenrotation.

24 der 30 Verletzten gaben bei der Kontrolle keine oder nur gelegentlich auftretende leichte Beschwerden an.

Insgesamt waren 21 Patienten zufrieden oder sehr zufrieden, 8 bezeichneten das Ergebnis als mäßig, einer als ausgesprochen schlecht.

Im weiteren Verlaufe bis zum Jahre 1985 hat es sich jedoch gezeigt, daß die anfänglich recht guten Ergebnisse sich teilweise durch einen Rückgang der Funktion sowie durch auftretende damit verbundene Beschwerden verschlechtert haben. Austauschoperationen wegen Lockerungen der Endoprothese mußten in keinem Falle vorgenommen werden, jedoch kam es in 2 Fällen zu derartigen Beschwerden im Bereich der Schultergelenkspfanne bei erheblich eingeschränkter Beweglichkeit, daß die Endoprothesen entfernt und eine Interpositionsplastik durchgeführt werden mußte.

Bei der kritischen Würdigung der Verläufe muß davon ausgegangen werden, daß die anfänglich im Vergleich zu den üblichen Behandlungsmethoden erreichten guten Ergebnisse bei den Mehrsegment-Luxationsfrakturen des Humeruskopfes im Laufe der Jahre bei einigen Patienten nicht mehr bestätigt werden können, so daß die Indikation für das primäre Einsetzen einer Schulterendoprothese auf die Alternative zur Humeruskopfresektion eingeschränkt werden sollte. Wann immer eine Rekonstruktion der Kopfkalotte mit minimalen nicht aufwendigen Osteosyntheseverfahren möglich ist, sollte diesen der Vorzug gegeben werden. Somit bleibt in unseren Augen die Schulterendoprothese nur in Ausnahmefällen als Alternative bei nicht mehr rekonstruierbaren Luxationsfrakturen vorbehalten.

Diskussion

Luxationsmehrsegmentfrakturen des Oberarmkopfes führen bei konservativer oder operativer Behandlung in 2/3 der Fälle zu einem Ergebnis, das als nicht gut bezeichnet werden muß. Eine der alternativen Behandlungsmöglichkeiten ist der prothetische Kopfersatz. Vergleicht man kritisch die Ergebnisse nach Schulterendoprothesen in der Traumatologie mit den Angaben der Resektion und Resektionsinterpositionsplastiken von Jäger u. Wirth [9], so finden sich bei den reinen Resektionen bezüglich des Armvorhebens keine Unterschiede von funktioneller Bedeutung. Dagegen war in dieser Gruppe ein Armseitwärtsheben überhaupt nicht möglich.

Nach Interposition eines refixierten Kopffragmentes war ein Seitwärtsheben bis 60 Grad möglich. Bezüglich der Rotation ist die Prothese beiden Verfahren, zumindest in der Frühphase, deutlich überlegen.

Aufgrund neuerer sammelstatistischer Untersuchungen (AO-Sammelstatistik) hat es sich gezeigt, daß mit der Refixation der Kopfkalotte und Rekonstruktion der Rotatorenmanschette mit minimalen Osteosyntheseverfahren (Kirschner-Draht, Zuggurtung) doch die günstigsten Ergebnisse erzielt werden können. Der primäre Ersatz der Kopfkalotte durch eine Schulterendoprothese kommt einer Resektionsinterpositionsplastik mit anfänglich durchaus günstigen Ergebnissen nahe. Die klinischen Verläufe haben jedoch gezeigt, daß bei einem Teil der Patienten recht gute Ergebnisse erreicht werden können, im weiteren Verlauf durch Verlust der Schulterfunktion mit zunehmender Einsteifung und damit verbundenen Beschwerden eine Verschlechterung eintritt. Lockerungen, die einen Austausch der Prothese erforderlich machten, sind nicht aufgetreten.

Aufgrund einiger rückläufiger Ergebnisse im weiteren Verlaufe und der günstigeren Ergebnisse der Rekonstruktion mit minimalen Osteosynthesen sollte, wenn immer möglich, den kopferhaltenden Minimalosteosynthesen der Vorzug gegeben werden. In einzelnen Fällen ist jedoch eine Rekonstruktion der Tubercula und der Kopfkalotte nicht mehr möglich, so daß hier die primäre Endoprothese weiterhin ihre Berechtigung erhält und der reinen Resektion vorgezogen werden sollte. Durch Konstruktionsverbesserung der Prothesenmodelle lassen sich möglicherweise bessere Langzeitergebnisse erzielen, so daß die Alloarthroplastik des Schultergelenkes auch bei der Versorgung der Humeruskopfluxationsfrakturen weiterhin einen Stellenwert und eine nützliche Bereicherung darstellt.

Literatur

1. Amstutz HC (1981) Ucla anatomic total shoulder arthroplasty. Clin Orthop 155:7
2. Bombart M, Moulin A, Danan JP, Alperovitch R (1978) Traitement par embrochage à foyer fermé des fractures le l'extrémité supérieure de l'humérus.
3. Brumfield RH, Schilz J, Boyd WF (1981) Total shoulder replacement arthroplasty. Orthop Trans 5:398
4. Burri C, Rüter A (1980) Isoelastische Prothesen an der Schulter. Orthopädie 9:169
5. Cofield RH (1977) Total shoulder arthroplasty. The current state of the Workshop on Internal Joint Replacement. N. W. Univ. Rehab. Engineering Programme, Chicago, p 33
6. Coughlin MJ, Morris JM, West WF (1979) The semi-constrained total shoulder joint in rheumatoid arthritis. B. O. A. Autumn Meet, Sheffield
7. Engelbrecht E, Siegel A, Röttger J, Heinert K (1980) Erfahrungen mit der Anwendung von Schultergelenksendoprothesen. Chirurg 51:794
8. Geneste R, Durandeau JM, Gauzère Roy J (1980) Traitement des luxationsfractures de l'épaule sans ouverture du foyer de fracture. Rev Chir Orthop 66:383
9. Jäger M, Wirth CJ (1981) Luxationstrümmerfrakturen des Humeruskopfes – Resektion oder Refixation der Kopffragmente. Unfallheilkunde 84:26
10. Kessel L (1979) J R Soc Med 72:748
11. Lettin A (1981) Shoulder replacement in rheumatoid arthritis. Reconstr Surg Traumatol 18:55
12. Meeder RJ, Weise K, Wentzensen A (1980) Technik und Ergebnisse einer operativen Therapie der Humeruskopfluxationsfraktur des Erwachsenen. Aktuel Traumatol 10: 201
13. Müller HA, Walde HJ (1980) Möglichkeiten der operativen Behandlung proximaler Humerusfrakturen und ihre Ergebnisse. Chir Prax 27:257

230

14. Neer CS II (1955) Articular replacement of the humeral head. J Bone Joint Surg [Am] 37:215
15. Neer CS II (1981) Seven year experience in total shoulder replacement. Orthop Trans 5:398
16. Poigenfürst J (1977) Der Oberarmbruch im Cullum anatomicum. Unfallheilkunde 80: 537
17. Post M, Haskel SS, Jablon M (1980) Total shoulder replacement with a constrained prothesis. J Bone Joint Surg [Am] 62:327
18. Reeves B, Jobbins B, Dowson D, Wright W (1971) The development of a total shoulder joint endoprosthesis. Conference on humanlocomotor engineering, Sept., p 108
19. Richard A, Judet R, Rene L (1952) Acrylic prosthetic construction of the upper end of the humerus for fractureluxations. J Chir 68:537
20. Tanner MW (1979) Prosthetic replacement for fractures and fracture dislocations of the proximal humerus. Orthop Trans 5:398
21. Wondràk E (1979) Zur Therapie der Luxationsfrakturen des Humeruskopfes. Zentralbl Chir 104:327
22. Zippel J (1977) Luxationssichere Schulterendoprothese Modell BME. In: Burri C, Rüter A (Hrsg) Prothesen und Alternativen am Arm. Huber, Bern Stuttgart Wien, S 43

Oberarmkopfprothese in der Traumatologie

H. Hackstock

Unfallabteilung, Krankenhaus St. Pölten, A-3100 St. Pölten

Luxationsfrakturen des Oberarmkopfes heilen oft — trotz exakter Operation und sorgfältiger Nachbehandlung — mit erheblichen Dauerfolgen aus: Schmerzen und Bewegungseinschränkung führen zu einer Minderung der Gebrauchsfähigkeit des ganzen Armes.

Nach den guten Ergebnissen von Engelbrecht et al. (1980) und Jäger et al. (1981) haben wir in geeigneten Fällen den alloarthroplastischen Ersatz des Oberarmkopfes durchgeführt.

Eigenes Krankengut, Ergebnisse:
In 9 Jahren (1976 bis 1985) haben wir 23 Oberarmkopfprothesen eingesetzt.

Indikation:

Luxationsfrakturen	15
Trümmerbrüche des Oberarmkopfes	6
Luxation	1
Veraltete Deformität	1

Alter der Patienten:
Der jüngste Patient war 48 Jahre, der älteste 83. Altersdurchschnitt 70 Jahre.

Hefte zur Unfallheilkunde, Heft 186
Verletzungen des Schultergelenks
Zusammengestellt von U. P. Schreinlechner
Springer-Verlag Berlin Heidelberg 1987

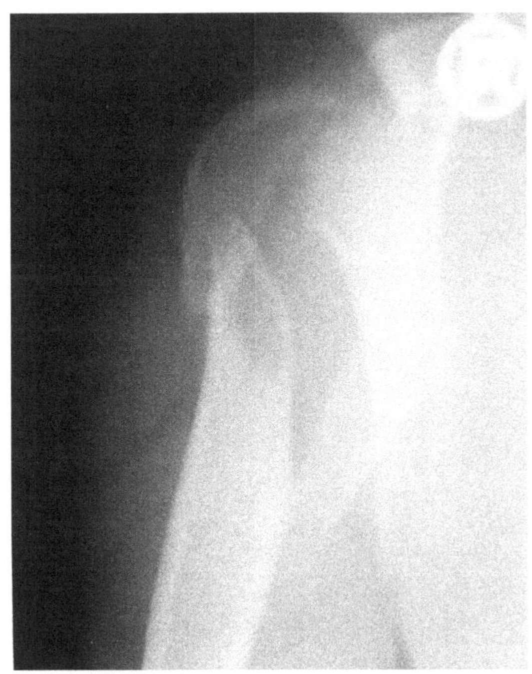

Abb. 1 (Fall 3). 74jähriger Mann,
Sturz vom Baum am 20. 9. 1978.
Operation am 3. 10. 1978. 13 Tage
stationär. Irreparable Luxationsfraktur des Oberarmkopfes

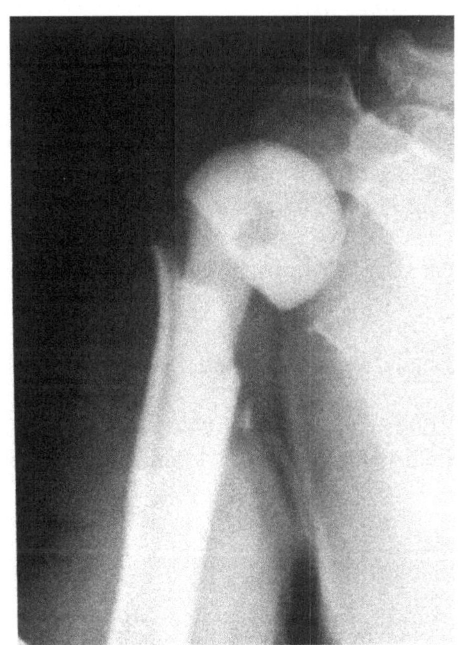

Abb. 2. Operation 3. 10. 1978. Implantation einer Oberarmkopfprothese. Angesichts der ausgedehnten Zertrümmerung
am Collum chirurgicum sitzt der Prothesenkragen am Oberarmschaft nicht richtig auf.
Es besteht hier eine scheinbare Diastase,
obwohl die Prothese fest im Knochen sitzt

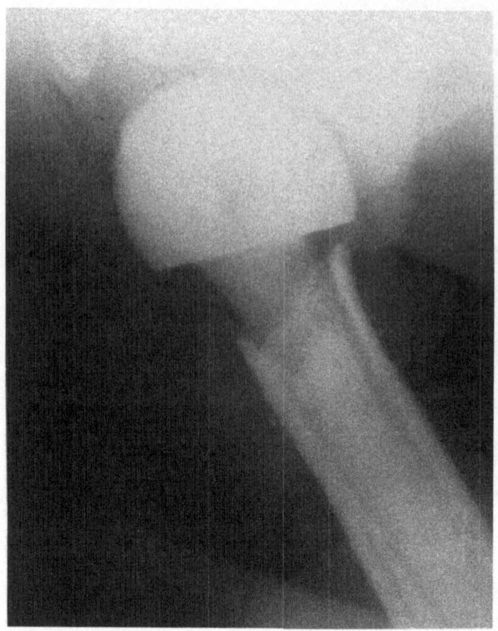

Abb. 3. Legende s. Abb. 2

Operationszugang:
Allgemeinnarkose, Rückenlagerung mit etwas erhöhtem Oberkörper. Typischer Zugang von vorne im Sulcus deltoideopectoralis. Resektion des Oberarmhalses im Niveau des Prothesenkragens, Präparation des Oberarmschaftes mit dem Markraumbohrer. Zementloses Einsetzen der Prothese. Wir verwendeten bisher ausschließlich die isoelastische Prothese der Fa. Synthes.

Auf eine Refixation der Rotatorenplatte haben wir immer verzichtet, das sie bei den ersten Fällen wohl versucht, aber nicht möglich war und sich bei späteren Fällen aufgrund der starken Zerstörung als unmöglich erwies.

Postoperative Behandlung

Anlegen eines Gilchrist-Verbandes bis zur Wundheilung, d. h. etwa 10—14 Tage. Dann Heilgymnastik bis zur Wiederherstellung der angestrebten Funktion.

Ergebnisse

Von 23 Patienten konnten wir 16 persönlich nachuntersuchen. 2 schrieben uns ausführliche, verwertbare Briefe, 3 sind zur Untersuchung nicht erschienen und 2 sind in der Zwischenzeit verstorben (Tabelle 1).

Unsere Ergebnisse decken sich weitgehend mit den in der Literatur angegebenen, nämlich: relativ schlechte objektive Funktion bei Schmerzfreiheit und subjektiv nur gering-

Tabelle 1. Schmerzen und Beweglichkeit

Schmerzen	keine	14 = 77%
	mäßige	3
	starke	1
Beweglichkeit	frei	3
	eingeschränkt	
	(mittelgradig bei erhaltenem Nacken- und	
	Kreuzgriff)	14
	stark eingeschränkt	1

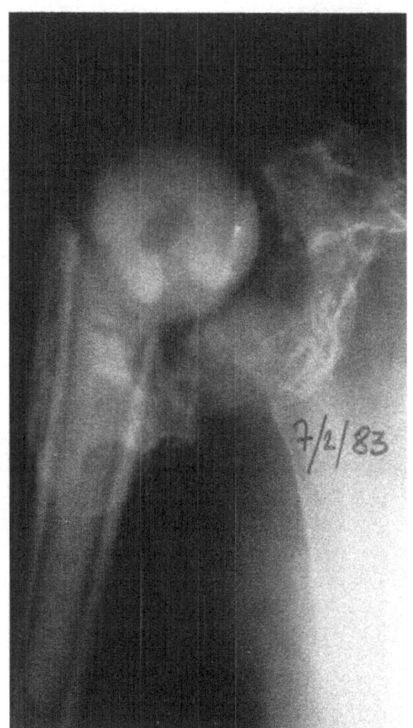

Abb. 4. Bei der Nachuntersuchung im Februar
1983 hat sich am Prothesenkragen eine Art Callus
ausgebildet. Der Kragen sitzt nun bündig am Oberarmschaft. Ausgedehnte periarticuläre Verkalkungen. Dieser Patient hat eine nahezu freie Beweglichkeit und praktisch keine Schmerzen

fügiger Behinderung. So können alle 14 unter „mäßig eingeschränkt" angeführten Patienten ihre gesamte Toilette – vom Frisieren bis zum Reinigen nach dem Stuhlgang – selbst
besorgen.

Komplikationen

1) Infektion: Bei einem Fall, einer 66jährigen Frau, die wir 1982 operierten, kam es
während der Operation zum Bruch des Oberarmschaftes und postoperativ zur Infektion.
Wir mußten 2x revidieren (inkl. Spül-Saugdrainage etc.) die Infektion steht seit 3 Jahren,
der Schaftbruch ist unter konservativer Behandlung ausgeheilt.

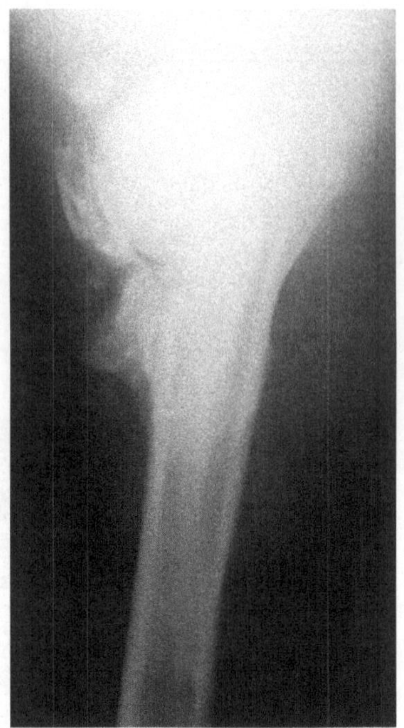

Abb. 5. Legende s. Abb. 4

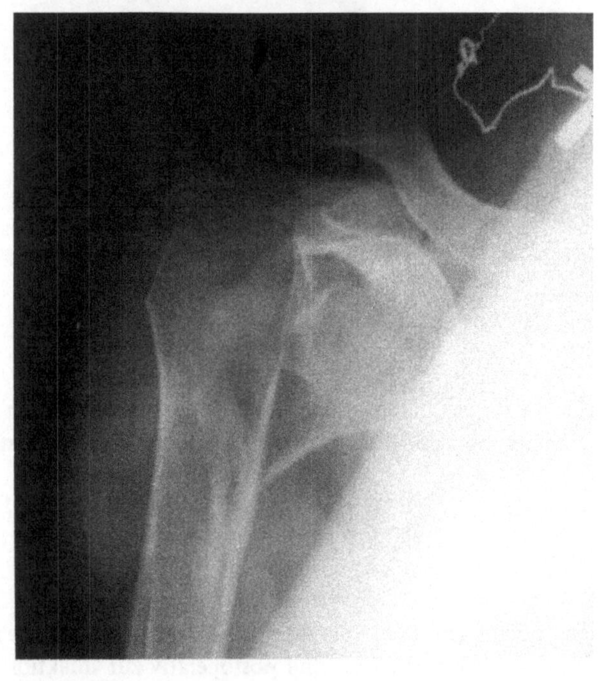

Abb. 6 (Fall 10). Eine 76jäh-
rige Frau mit einer Luxationsfraktur des Oberarmkopfes

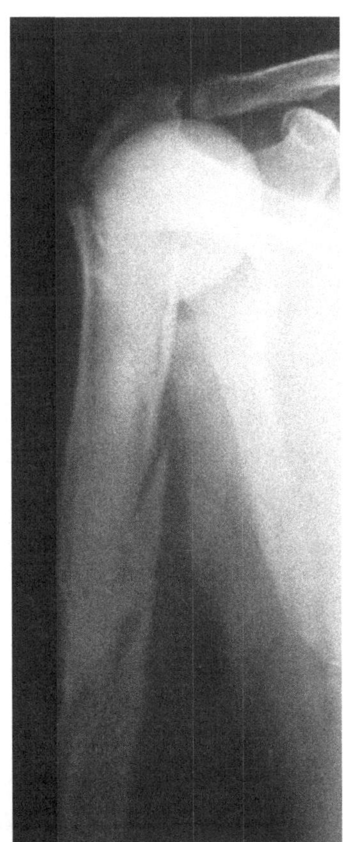

Abb. 7. Nach Implantation der Schulterprothese liegen normale Gelenkverhältnisse vor. Am Bildrand
sieht man eine Komplikation, nämlich die Fraktur des
Oberarmschaftes die wahrscheinlich durch zu wenig
Auspräparieren des Schaftes während der Operation
geschehen ist. Man mußte in diesem Fall einen Gilchristverband für insgesamt 3 Wochen anlegen

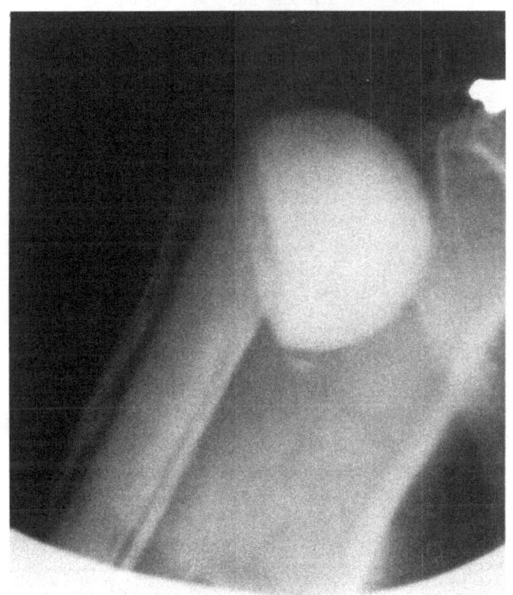

Abb. 8. Legende s. Abb. 7

236

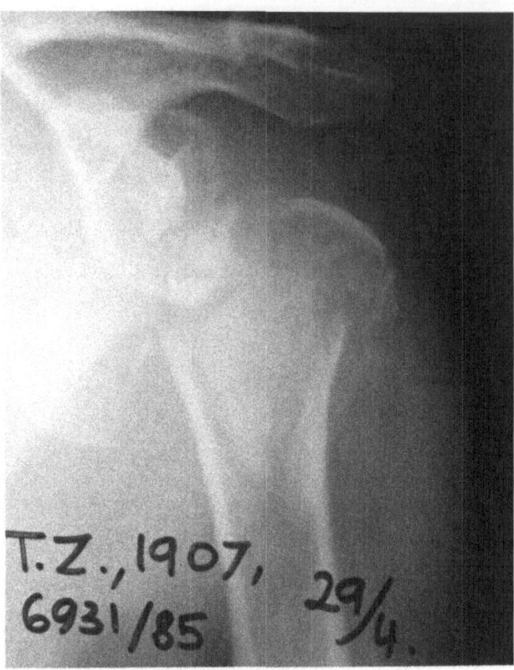

Abb. 9 (Fall 23). 78jähriger Mann mit Luxationsfraktur des Oberarmkopfes. Eine Wiederherstellung erschien uns nicht möglich

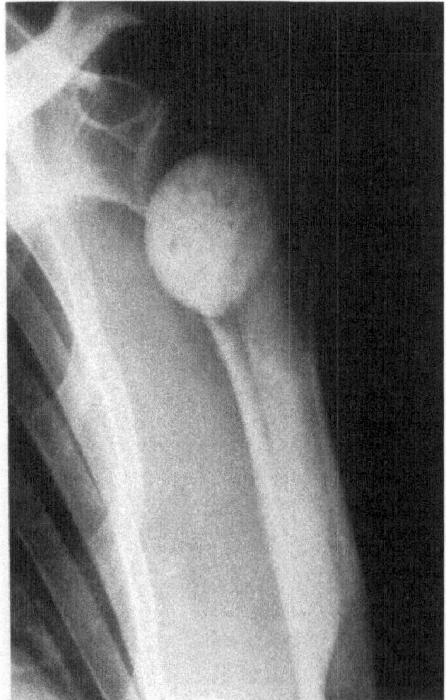

Abb. 10. Nachdem unmittelbar postoperativ das Röntgen normale Verhältnisse gezeigt hatte, besteht 4 Wochen später eine Subluxation des Oberarmkopfes. Der Patient wurde daher angewiesen eifrig Anspannungsübungen des Musculus biceps durchzuführen

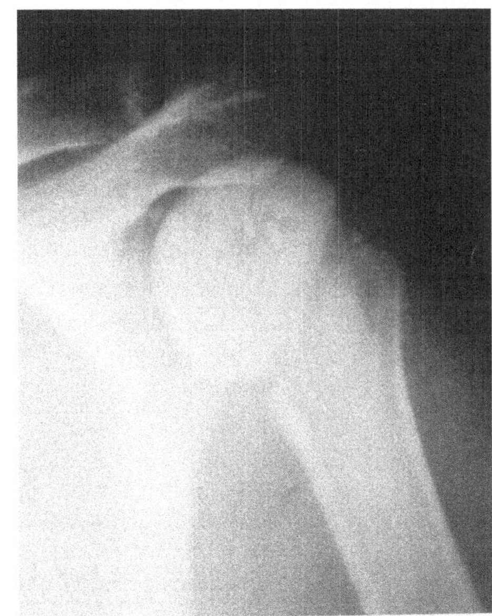

Abb. 11. 3 Wochen später hat sich die Subluxation wieder von selbst behoben. In diesem Fall ist eine abschließende Beurteilung noch nicht möglich, da seit der Operation erst knapp 5 Monate vergangen sind. Bislang ist der Patient in diesem Fall schmerzfrei und auch nahezu frei beweglich

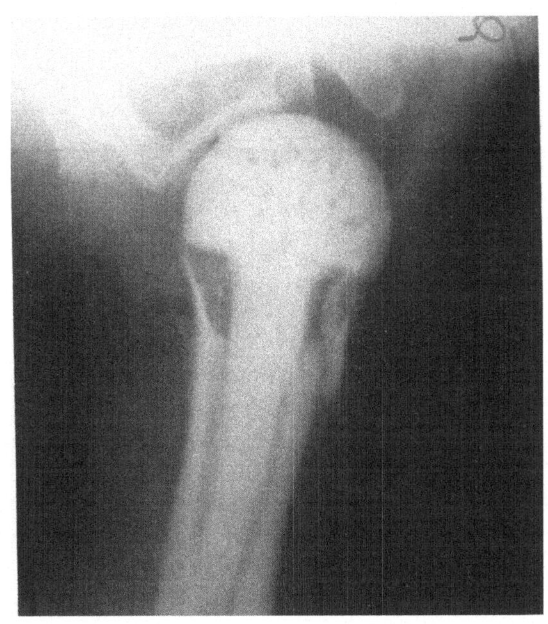

Abb. 12. Legende s. Abb. 11

238

2) Bruch des Oberarmschaftes: Auch bei einem zweiten Fall kam es während der Operation zu einem Oberarmschaftbruch. Der Bruch war kaum disloziert und heilte während der Gilchrist-Fixation, die auf 4 Wochen verlängert wurde, aus.

3) Subluxation bzw. Luxation der Prothese: 2x kam es postoperativ zur Prothesenluxation. Einmal spontan während der Heilgymnastik: Reposition ohne Probleme, Aussetzen der Heilgymnastik für 1 Woche, dann keine weitere Luxation mehr.

Der zweite Fall luxierte schon 3 Wochen nach der Operation, ist seither (1982) immer wieder luxiert bzw. subluxiert. Er hat auch eine schlechte Beweglichkeit und Schmerzen und ist der einzige Mißerfolg unserer ganzen Serie. Eine Reoperation ist bei ihm aber aus internistischen Gründen nicht möglich.

Literatur

Engelbrecht et al (1980) Erfahrungen mit der Anwendung von Schultergelenksprothesen. Chirurg 51:794–800

Jäger et al (1981) Luxationstrümmerfrakturen des Humeruskopfes – Resektion oder Refixation der Kopffragmente? Unfallheilkunde 84:26–32

Hat die Oberarmkopfprothese eine Berechtigung in der Traumatologie?

L. Sükösd und G. Krakovits

János Krankenhaus, Ag u. 3, H-1016 Budapest 1

Während der vergangenen sieben Jahre, von 1978–1985, wurden auf unserer Abteilung drei Patienten mit einer Schulterprothese versorgt.

1978 setzten wir wegen eines Trümmerbruches des rechten Humeruskopfes einem 48jährigen Verletzten primär eine Kopfprothese nach Neer ein. Die vollkommen zerbröckelte Schale des Tuberculums, das heißt den Rotatorenansatz, versuchten wir mit nicht resorbierbaren Fäden zu rekonstruieren. Postoperativ trug der Patient 6 Wochen lang einen Abduktionsverband. Nach schalenförmiger Abnahme des Oberarmgipses in der dritten Woche begannen wir mit Bewegungsübungen. Die aktive Abduktion erreichten wir in der sechsten Woche, und danach folgte die Gipsentfernung. Der Patient stand ein Jahr lang unter krankengymnastischer Kontrolle. Trotzdem kam es nach kurzfristiger Besserung der Beweglichkeit zur langsamen Einengung der Funktion, mit Auftreten von Schmerzen. 7 Jahre nach dem Eingriff: 20° Abduktion, 30° Flexion und 40° Rotation. Bei Belastung und bei Wetterumschwung klagt er über Schmerzen (Abb. 1).

Bei einer 28jährigen Patientin setzten wir vor fünf Jahren, 1980, wegen einer malignen Geschwulst eine St. Georg's Segmentprothese ein. Die Patientin, die wegen einer patholo-

Hefte zur Unfallheilkunde, Heft 186
Verletzungen des Schultergelenks
Zusammengestellt von U. P. Schreinlechner
Springer-Verlag Berlin Heidelberg 1987

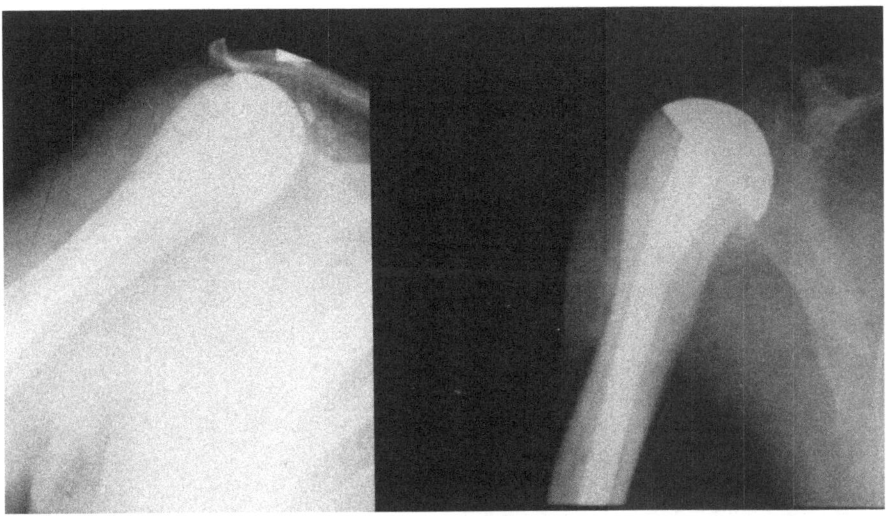

Abb. 1. Nach Trümmerfraktur des Humeruskopfes eingesetzte Neer-Prothese. Man kann die Subluxation nach oben und nach unten gut sehen

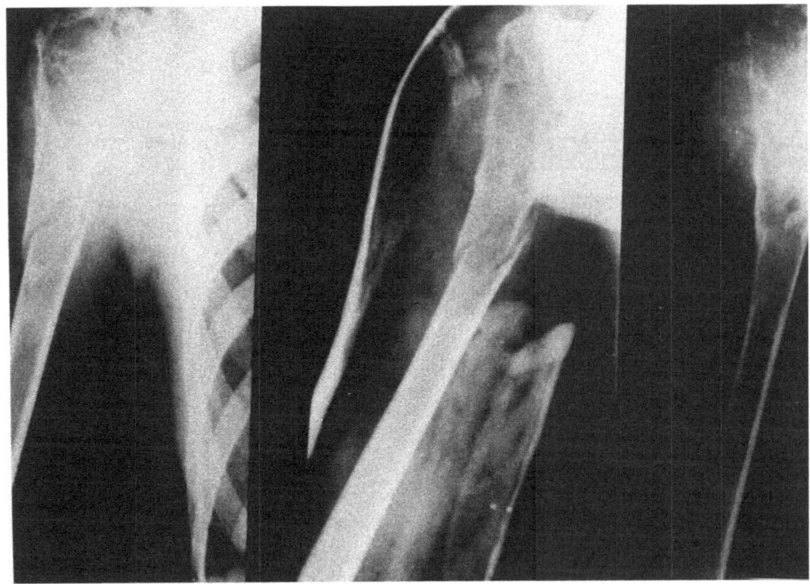

Abb. 2. Pathologische Fraktur im oberen Drittel des Oberarmschaftes. Nach Gipsverband kam es zur Heilung der Fraktur

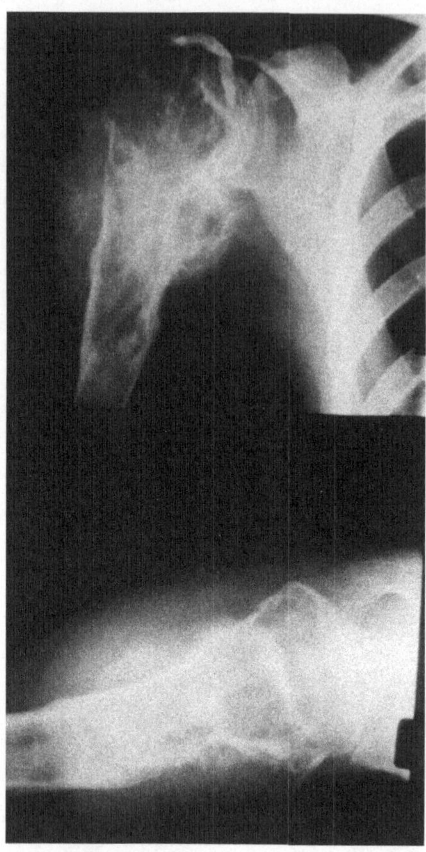

Abb. 3. Der Tumor vor dem Einsetzen der Prothese

gischen Fraktur zu uns kam, beobachteten wir durch drei Jahre. Der histologische Befund des cystischen Tumors war: Dysplasia fibrocystica (Abb. 2, 3). Nach einem Rezidiv bestellten wir wegen der Möglichkeit der malignen Entartung von der Firma Link eine totale Schultersegmentprothese. Nach in toto Entfernung der die Weichteile nicht infiltrierenden Geschwulst, setzten wir die Prothese ein. Die Ansätze der Sehnen verankerten wir in den präformierten, beziehungsweise in mit einem 3,2-mm-Bohrer gebohrten Löchern. Die histologische Untersuchung nach der Resektion ergab leider schon eine maligne Entartung, ein Fibrosarkom. Die postoperative Behandlung bestand bei dieser Patientin auch in 6wöchigem Abduktionsgipsverband, von der dritten Woche an mit unterstützten aktiven Bewegungsübungen (Abb. 4). Ein halbes Jahr nach dem Eingriff war die Schulterfunktion auffallend gut, die Abduktion betrug 60°, die Flexion 80–90°, und die Rotation 60°. Nach diesem Zeitpunkt fing die Patientin wieder zu arbeiten an. Sie kam jährlich zur Kontrolle, wo wir eine langsame Einschränkung der Motilität beobachten konnten. Ein Rezidiv des Tumors, oder eine Metastase, konnten wir bis heute nicht finden. Schmerzen hat die Patientin keine, die Funktion ist aber beträchtlich eingeschränkt, 30° Abduktion, 40° Flexion, 40° Rotation. Die Beweglichkeit und Kraft des Ellbogens und der Hand sind aber voll geblieben, sie arbeitet als Stenotypistin (Abb. 5).

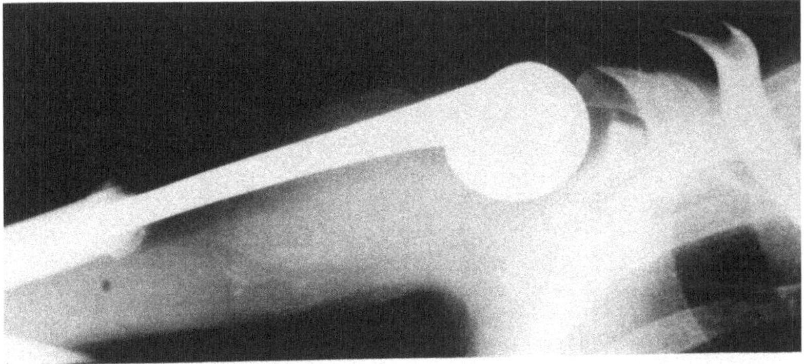

Abb. 4. Die St.-Georg-Segmenttotalendoprothese, nach dem Eingriff, noch im Abduktionsgipsverband

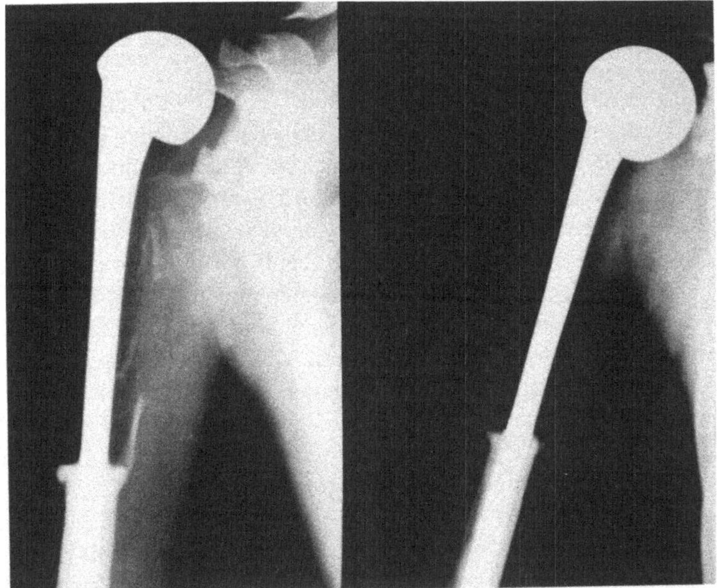

Abb. 5. Die Prothese nach 5 Jahren. Man sieht, daß der Schaft stabil sitzt, aber bei Elevation eine Subluxation nach proximal besteht

Bei unserem dritten Patienten, den wir hier nicht demonstrieren, handelte es sich um eine St.-Georg-Segmentprothese wegen einer Metastase. Nach einem Jahr wegen der ursprünglichen Krankheit Exitus.

Bei der Analyse unserer Ergebnisse mußten wir die Schlußfolgerung ziehen, daß sich die anfänglich gute Beweglichkeit nach dem Einsatz der Prothese verschlechtert. Dies sollte man in den Fällen, wo eine Schulterendoprothese als Alternativlösung in Frage kommt, berücksichtigen. Den Grund dafür kann man in mehreren Veränderungen finden. Die Sehnenansätze können trotz sorgfältiger Wiederherstellung die notwendige Spannung der Muskeln

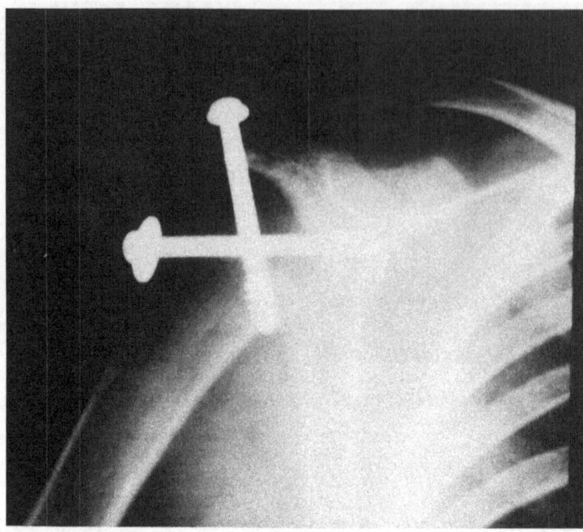

Abb. 6. Schulterarthrodese mit zwei Spongiosaschrauben

nicht sichern, demzufolge kommt es im Gelenk zur Subluxation in proximaler und distaler Richtung, mit Schmerzen und Bewegungseinschränkung. Die periarticuläre, subacromiale Verkalkung hemmt die Bewegung auch wesentlich. — Im allgemeinen können wir behaupten, daß die Schulterfunktion der von uns operierten Patienten nach mehreren Jahren nicht wesentlich besser war, als die der Patienten, bei denen wegen anderer Indikation eine Schulterarthrodese notwendig war. — Und damit möchte ich zu dem Titel unseres Vortrages zurückkehren. Ich glaube, wir sind alle einer Meinung, daß man nach einem Trauma primär keine Prothese einsetzen sollte, da sie zu keinem guten Ergebnis führen wird. Als wir vor sieben Jahren die Prothese wegen einer Trümmerfraktur eingesetzt hatten, taten wir dies in der Annahme, daß mit der Prothese der Ausbildung einer Schulterkontraktur vorgebeugt werden kann. Unserem heutigen Standpunkt nach ist der Form der Fraktur und dem Alter des Patienten entsprechend eine konservative oder operative Behandlung mit nachfolgender, frühzeitiger funktioneller Behandlung die Methode der Wahl. Später, bei schweren, schmerzhaften Kontrakturen darf man nicht außer Acht lassen, daß eine Arthrodese ein viel einfacherer Eingriff ist, und den Patienten weniger belastet, als eine Prothese. — Doch bisher mußten wir bei mehr als tausend Schulterverletzungen noch keine Arthrodese durchführen (Abb. 6). Das Diapositiv zeigt eine wegen Lähmung versteifte Schulter. — In einer Zusammenstellung der Mayo Klinik von 1979 war bei 71 Schulterarthrodesen in 29 Fällen ein posttraumatischer Zustand die Indikation.

Wir sind der Meinung, daß die Schulterendoprothese ihre Berechtigung bei Geschwülsten des Oberarmkopfes hat. Dazu gehören die semimalignen und malignen Tumoren ebenso wie die solitären Metastasen — natürlich den Allgemeinzustand des Patienten berücksichtigend.

Diskussion

Zinnecker, Mödling: Aus unserer Sicht, das ist die Unfallabteilung des Landeskrankenhauses Mödling, hat sich das Problem der endoprothetischen Versorgung von Oberarmkopfbrüchen in zweierlei Hinsicht dargestellt. Einerseits im Rahmen von Primärversorgungen, wo vor allem die Möglichkeit einer Rekonstruktion mit suffzienter Osteosynthese, sowie die eventuell zu erwartende asasculäre Nekrose im Vordergrund stand, andererseits bei den Sekundärversorgungen nach in Fehlstellung verheilten Brüchen, wo vor allem die Schmerzen und die Bewegungseinschränkungen vordergründig waren. Nach der alten Einteilung von Neer betrifft das ja fast ausschließlich 4-Fragment-Frakturen mit Dislokation oder nach der Klassifikation nach Jakob ist es ausschließlich die C-Gruppe, die betroffen ist. Als endoprothetischen Ersatz haben wir die isoelastische Prothese verwendet. Wir haben fünf Patienten nachuntersuchen können, wobei sich die Nachuntersuchungszeit auf einen relativ kurzen Zeitraum erstreckt, nämlich zwischen sechs Jahren und sechs Monaten. Alle fünf Patienten, und ich glaube, das ist das wesentliche dabei gewesen, sind schmerzfrei geworden, haben aber alle erhebliche Bewegungseinschränkungen, insbesondere beim Armvorheben und − seitheben in Kauf genommen. Die Bewegungseinschränkung wurde aber von allen Patienten, bei denen die Operation länger als ein Jahr zurücklag, für die Schmerzfreiheit in Kauf genommen, da offensichtlich auch ein erheblicher Gewöhnungseffekt auftritt. Bei zwei Patienten haben wir postoperativ eine Subluxation der Prothese gesehen, die aber nach drei Monaten praktisch nicht mehr nachweisbar war. Alle fünf Patienten haben aber röntgenologisch erhebliche Verkalkungen gezeigt. Wir können uns also nur der Meinung unserer Vorredner anschließen, daß die prothetische Versorgung von Oberarmbrüchen sicherlich kein Routineverfahren, sondern die Notbremse darstellt.

Vecsei, Wien: Ich darf jetzt kurz zusammenfassen. Wir haben über 86 Prothesen berichtet, von denen rund 70% nachuntersuchbar waren. Die Ergebnisse schneiden in der Hand des Unfallkrankenhauses Meidling etwas besser ab. Wir haben offensichtlich mit der Zeit eine kontinuierliche Verschlechterung der Ergebnisse im Gegensatz zu den posttraumatischen Zuständen sonst. Wir haben zu diskutieren, ob die Indikation primär oder sekundär richtig ist, ob wir technisch irgendwelche Unterschiede zeigen können aufgrund der unterschiedlichen Ergebnisse. Wir müssen feststellen, daß Patienten, mit Prothesen versorgt, fast keine Schmerzen haben. Es steht dann noch im Raum, ob eine Arthrodese wirklich einer Alternative zur prothetischen Versorgung ist.

Rüter, Augsburg: In der Indikation ist das ja überall herausgekommen. Die Diskussion geht allenfalls um die Luxationsfrakturen, also in dem Neer-Schema 6-3, 6-4. Hat irgend jemand eine andere Ansicht über mögliche Indikationen? Offensichtlich nein. Wir müssen natürlich sofort im Hintergrund diskutieren, was ist mit anderen Methoden zu erreichen? Es ist bei den gestrigen Vorträgen herausgekommen, daß wir bei diesen Frakturen einfach immer noch nicht mit 70, 75, 80% unbefriedigenden Ergebnissen rechnen müssen, und das ist natürlich eine Situation, die den Ruf nach der Prothese zunächst einmal verständlich gemacht hat. Bei den Prothesen ist herausgekommen, daß die Beweglichkeit auf Dauer schlecht ist, die Schmerzen scheinen auf Dauer relativ gut tolerabel oder nur gering aufzutreten. Es ist eben bei den Bewertungen der anderen Operationen nach Neer die Frage, ob das nicht ein bißchen durcheinander geht. Man weiß nichts von den Ergebnissen im ein-

Hefte zur Unfallheilkunde, Heft 186
Verletzungen des Schultergelenks
Zusammengestellt von U. P. Schreinlechner
Springer-Verlag Berlin Heidelberg 1987

zelnen. Was, von den Zahlen die wir gesehen haben, die Schmerzkomponente und was die Bewegungskomponente ist. Wie sind Ihre Erfahrungen bezüglich der Schmerzhaftigkeit der nicht prothetisch versorgten 6er-Frakturen auf Dauer?

Pühringer, Mödling: Die Frage der Schmerzhaftigkeit war ja eigentlich für uns die primäre Indikation, nicht die primäre Versorgung der schweren Trümmerfrakturen, Neer-6-3 oder Jakob-C. Von diesen acht Prothesen, die wir gemacht haben, haben wir vier sekundär, nach einer geraumen Zeit gemacht, weil die Leute gesagt haben — ich halte es einfach nicht mehr aus, ich habe so rasende Schmerzen. Nach der prothetischen Versorgung ist sicherlich die Beweglichkeit nicht wesentlich besser geworden, aber die Leute fahren wieder mit dem Auto und sind glücklich, weil es nicht mehr weh tut. Ich glaube, der Schmerz ist schon ein erheblicher Grund zur Indikation.

Vecsei, Wien: Wie lange war diese Schmerzphase? Das ist doch entscheidend.

Pühringer, Mödling: Ich übersehe vier Patienten, wobei ein Patient neun Monate nach dem Unfall zu uns gekommen ist. Ein 54jähriger Mann, der auswärts, in einem anderen Krankenhaus, mit einer Minimalosteosynthese versorgt wurde, die nicht gelungen ist. Er hatte starke Schmerzen und zusätzlich eine leichte Plexusschädigung durch den Druck eines Fragmentes. Nach der prothetischen Versorgung ist diese Nervenschädigung vollständig vergangen und die Schmerzen waren auch weg. Ich glaube doch, wie Zinnecker und auch die anderen Vortragenden gesagt haben, daß herausgekommen ist, daß eben die prothetische Versorgung wirklich eine Notbremse sein soll. Man soll vielleicht bei allen eine Osteosynthese, zumindest eine Minimalosteosynthese versuchen. Aber man soll doch im letzten Moment daran denken, daß die prothetische Versorgung, für den Patienten zumindest, befriedigende Resultate bringt. Die Frage bezüglich des Schmerzes. Das Neer-Schema sagt 79, 80, 85 Punkte. Was ist davon Beweglichkeit, was ist davon der Schmerz? Das kommt dabei nicht zum Ausdruck. Die andere Frage, die auch heute angeschnitten wurde, war, ob die Arthrodese die leichtere Operation ist. Nein! Die prothetische Versorgung ist operativ sicherlich das einfachere Verfahren.

Prendinger, Wien: Ich möchte noch einmal betonen, daß wir die Indikation sehr streng gestellt haben. Wir haben seit Bestehen des Hauses über 5000 proximale Oberarmfrakturen. Nur, um auf diese Bemerkung zurückzukommen, eine Prothese sekundär einzusetzen. Ich meine, daß man nur dann mit einem guten funktionellen Ergebnis zu rechnen hat, wenn man die Prothese primär einsetzt, weil dann noch die Chance einer ordentlichen Fixation der Rotatorenmanschette besteht. Das ist das Hauptübel. Wenn ich die Prothese von Herrn Hackstock gesehen habe, so frage ich mich, wie er die Rotatorenmanschette fixiert hat. Es war weder ein Loch in der Prothese, noch eine Schraube.

Jahna, Wien: Wir sind auch der Meinung, daß wir bei unseren Fällen zu weit in der Indikation gingen, ohne Zweifel. Bei unseren Fällen hat sich aber gezeigt, daß, wenn man sie auf die wirklich schwersten Trümmer-Verrenkungsbrüche oder auf die schweren Trümmerbrüche des Oberarmkopfes, wie Herr Wörsdörfer einen Fall gezeigt hat, beschränkt, und wenn man nicht zu alte Patienten nimmt, dann wird man sowohl funktionell als auch was die Schmerzen betrifft, ein gutes Ergebnis erhoffen können. Man kann schon während der Operation sagen, ob es gut oder schlecht wird. Wenn sich an dem Prothesenmodell mit der Schlinge — ich darf da vielleicht noch einmal vorgreifen — an dem wir die Biceps-schlinge durchziehen und die Rotatorenmanschette möglichst spannungsfrei darauflegen und die Prothese komplett von Muskulatur bedeckt ist, dann wird das Ergebnis gut. Man muß sich davor hüten, zu große Köpfe zu nehmen. Wenn man die Prothese eher etwas kleiner nimmt, eine Nummer kleiner als man sie ausmißt, dann habe ich den Eindruck, wird das Ergebnis besser.

Gleich eine Frage an Herrn Wörsdörfer. Wie oft verwendeten Sie das Modell mit den Löchern, wo man die Bicepssehne reinserieren kann? Wir haben immer die Prothese mit dem Loch genommen, die Plexiprothesen außer am Anfang, aber von den isoelatischen haben wir nur die genommen.

Vecsei, Wien: Herr Jahna, man muß Ihnen ja widersprechen. Sie können keine falsche Indikation gestellt haben, wenn die Ergebnisse so gut sind.

Jahna, Wien: Aber die sind doch gar nicht so gut. Wenn von 18 nachuntersuchten Patien-ten 6 schlechte sind, ist das für mich kein herrliches Ergebnis. Man muß das schon global sehen. Daß man einige sehr schöne spektakuläre Fälle hat, ist sehr erfreulich, das hat uns auch gefreut. Wir haben aber auch sehr schlechte gehabt. Und wenn von 18 Fällen immer-hin nach dem Neerschen Schema 6 schlecht sind, so sind das keine hervorragenden Ergeb-nisse. Wenn man da die Indikation noch mehr einschränkt, dann werden die Ergebnisse auch besser werden.

Wörsdörfer, Ulm: Wir sehen das auch so. Wir haben beobachtet, daß gerade bei großen Köpfen oder wenn zuviel Spannung darauf ist, bei den Patienten auch Schmerzen ent-stehen. Das scheint das zu sein, was die Amerikaner als „rotatory cuff arthropathy" be-zeichnen. Wenn zu viel Spannung ist, gibt es Abrieb in der Rotatorenmanschette, die Ro-tatorenmanschette walkt sich durch, sie wird insuffizient, sie reißt schließlich. Wir mußten aus diesem Grunde eine Prothese ausbauen und haben dann diese schwere Arthrographie durch den Abrieb der Rotatorenmanschette gesehen. Ich glaube, daß man bei ganz stren-ger Indikation und mit den Tricks, die Sie auch gesagt haben — ein nicht zu großer Kopf, keine Spannung auf der Rotatorenmanschette —, zumindest in diesen hoffnungslosen Fällen eine brauchbare Lösung in der Hand hat.

Kuderna, Wien: Das hat Herr Jahna jetzt schon vorweggenommen. Ich glaube, daß man die Operationstechnik und die Indikation nicht allzu getrennt sehen darf. Es muß ja letzten Endes doch an der Operationstechnik liegen, daß diese Fälle so gut sind. Ich möchte ihm auch noch einmal widersprechen. Die Fälle sollten eigentlich als nicht so gute Ergebnisse dargestellt werden. Wir haben selbst nur Erfahrungen mit der Neer-Prothese, und die sind wesentlich schlechter, und die Indikation für Neer-Prothesen ist im Unfallkrankenhaus Lorenz Böhler überhaupt nicht mehr gestellt worden. Wenn man aber die Fälle persönlich gesehen hat, die Prendinger vorgestellt hat, dann hat man halt doch Zweifel, ob es nicht Indikationen für die Prothese gibt. Ein ganz springender Punkt ist, daß das frühzeitig ge-macht wird, der Meinung kann ich mich nur anschließen.

Vecsei, Wien: Ich glaube, daß wir nur dann diese Ergebnisse richtig bewerten, wenn wir sie gegen die Exstirpation messen und nicht wie eine wunderbare Osteosynthese mit nahezu 90%igem Ergebnis im Vergleich zum Gesunden. Wie schauen denn die Ergebnisse sonst aus?

Hackstock, St. Pölten: Wir haben da zwei ganz verschiedene Gruppen. Die Gruppe Jahna hat von Patienten mit einem Durchschnittsalter von 52 Jahren berichtet. Meine Gruppe hat ein Durchschnittsalter von 70 Jahren. Wir gehen quasi an eine andere Sache heran. Bei uns sind das sicher, wie Herr Wörsdörfer gesagt hat, die aussichtslosen und nicht rekonstruierbaren Oberarmköpfe des alten Menschen, und deshalb erreichen sie quasi in unserer Nachuntersuchung auch nicht diesen Spätzustand, wo die Schmerzen wiederkommen und die Bewegung schlechter wird. Ich habe berichtet, daß zwei Patienten verstorben sind. In der Zwischenzeit, ich habe die Nachuntersuchung im Jänner begonnen, sind weitere drei meiner dreiundzwanzig Patienten verstorben. Also die erleben das nicht mehr. Deshalb versuchen wir auch den minimalsten Eingriff zu machen. Da kann ich Herrn Pühringer nur zustimmen. Die Arthroplastik ist ein leichter und ein schneller Eingriff, und alle Patienten waren bei schlechtestem Allgemeinzustand. Deshalb auch nur die Implantation der Prothese. Also die paar Knochentrümmer weg, ein bißchen vorpräparieren, hineinstecken, zunähen. Keine Refixation der Rotatorenplatte, das heißt also: ein von vornherein in Kauf nehmen einer Bewegungseinschränkung, aber mit dem Ziel, eine Funktion für den Alltag zu erreichen. Ich habe absichtlich nicht das Neersche Schema genommen. Nach dem Neerschen Schema sind alle unsere Ergebnisse schlecht. Sie sind alle unter 70 Punkte.

Wagner, Wien: Wenn ich noch bei der Indiktion bleiben darf. Ich frage Herrn Jahna, ob er uns aus seinem Krankengut über gleichgeartete Fälle berichten kann, die konservativ behandelt worden sind. Da sind ja, glaube ich, die Ergebnisse auch sehr schlecht. Und man sollte in diesem Licht dann die Ergebnisse der Prothesen sehen, vor allem wenn man frühzeitig operiert.

Jahna, Wien: Prendinger hat sie nachuntersucht. Die sind schlecht, das muß man sagen. Deswegen sind wir ja zur Prothese gekommen.

Vecsei, Wien: Mit Schmerzen?

Prendinger, Wien: Wir haben parallel unsere konservativen beziehungsweise mit einer Osteosynthese behandelten Oberarmkopfverrenkungsbrüche nachuntersucht und haben bei 29 Patienten 19 mit einem schlechtem Ergebnis nach dem Neerschen Schema, wobei ich jetzt nicht exakt die Frakturen vergleichen kann. Ich habe das noch nicht so genau ausgewertet, aber diese Zahl zeigt doch deutlich, daß die Ergebnisse wesentlich schlechter sind.

Vecsei, Wien: Mit Schmerzen?

Pendinger, Wien: Mit Schmerzen, mit Kraftverlust, mit einer starken Bewegungseinschränkung.

Vecsei, Wien: Also die Ergebnisse sind doch gut?

Prendinger, Wien: Von den Schmerzen her ist die Prothese sicher deutlich besser.

Jahna, Wien: Es ist jetzt in der Diskussion gefragt worden, ob man zuerst versuchen soll zu rekonstruieren und erst wenn es nicht geht, die Prothese einzusetzen. Ich würde das nicht empfehlen. Ich glaube, man soll sich schon nach dem Röntgenbild und nach dem Status entscheiden. Denn sonst, vor allem wenn man die Prothese mit dem Loch verwendet, bei der man die Bicepssehne durchzieht, ist der Eingriff nicht mehr so klein. Wenn man da zuerst rekonstruiert und hat dann Bohrdrähte, Schrauben oder eine Platte drinnen, dann soll man alles wieder entfernen und doch die Prothese machen? Ich meine, dazu wird sich kaum ein Operateur entschließen. Ich würde es nicht über's Herz bringen.

Rüter, Augsburg: Wir gehen jetzt zu den Modellen und zu den Operationstechniken über. Es ist ja erstaunlich, daß sich fast alle Statistiken auf die isoelastische Prothese bezogen haben, die zwei Vorteile hat. Der eine ist die zementfreie Verankerung und der zweite ist die Möglichkeit, die Trümmer der Tuberkula auf die Prothese zu bringen. Nun, wenn man die Ergebnisse sieht, kommt als nächstes die Frage, ob sich die Rekonstruktion der Rotatorenmanschette lohnt, denn drehen oder rotieren können die Patienten nachher alle nicht mehr. Sie lohnt sich für mich operationstechnisch immer, weil man dadurch der Luxation nach oben vorbeugt, und das ist ja eine wichtige Aufgabe der Rotatorenmanschette. Ich sage ja da nichts Neues, da sie eben beim Seitanheben zunächst einmal den Oberarm in der Pfanne zentriert. Sind dazu Bemerkungen der Operateure und Nachuntersucher? Herr Jahna, Sie sagen auf alle Fälle den Rotatorencuff rekonstruieren.

Jahna, Wien: Ja, schon rein vom intraoperativen Aspekt her. Wenn eine Prothese nackt in der Muskulatur liegt, so schaut das so aus, daß man fragt, ob das wirklich gut gehen kann. Wenn man die Rotatorenmanschette rekonstruieren kann, ist vermutlich das Weichteil- und Muskeltrauma doch geringer gewesen. Wenn die Rotatorenmanschette wie bei alten Leuten ganz zerquetscht ist und das nicht geht, dann ist halt auch zumindest die Funktion schlechter.

Prendinger, Wien: Ich glaube, diese Dikussion erübrigt sich, nachdem ja hier eine Reihe von Vorträgen über die Rotatorenmanschette gehalten wird. Wenn man bei jeder kleinsten Lücke operiert, so finde ich, besteht auch bei einer Prothese die Notwendigkeit, daß man die Manschette ordentlich verschließt. Wir arthroskopieren, arthrographieren und machen sonstige Untersuchungen. Und ich finde man kann das durchaus vergleichen, diese Glatze am Prothesenkopf oder am Oberarmkopf.

Rüter, Augsburg: Ich glaube, man kann das nicht so sagen. Bei dem Aufwand, den wir sonst bei der Manschette treiben, hoffen wir auch auf eine restitutio ad integrum. Bei der Prothese wissen wir, daß sie eher ein bißchen wackelt, aber nicht richtig rotiert.

Prendinger, Wien: Wir haben gesehen, daß eine gute Funktion nur dann erreicht werden kann, wenn die Manschette auch rekonstruiert werden kann.

Rüter, Augsburg: Ich habe doch noch eine Frage zu den Ergebnissen. Herr Wörsdörfer, dieser Vergleich 80 und 83. Wie lang lag denn die Operation 80 zurück? Sind das Dinge, die ganz spät kommen, achtes oder neuntes Jahr, oder kommt dieser Rückschritt im zweiten oder dritten Jahr? Wie ist die Relation dort?

Wörsdörfer, Ulm: Es waren 80 und 85. Wir haben sie jetzt nachuntersucht. 1980 waren mittlere Untersuchungszeiten von zweieinhalb Jahren etwa. Diese schlechten Ergebnisse, die wir gesehen haben, sind nicht schlechte Ergebnisse in bezug auf Beweglichkeit, sondern im Gegensatz zu den Vorrednern, haben wir auch eine ganze Reihe mit Schmerzen gesehen nach acht, neun, zehn Jahren. Da vermuten wir eben aufgrund der Erfahrungen, nachdem wir die Prothesen ausgebaut haben, daß es hier zu einem kontinuierlichen Abrieb und Durchscheuern der Supraspinatussehne, der ganzen Rotatorenmanschette kommt und das ein Grund für diese Arthropathie und die Beschwerden ist.

Rüter, Augsburg: Sind zur Operattionstechnik noch Anregungen oder Fragen?

Das heißt jetzt, ein nicht zu großer Kopf und der Versuch, die Rotatoren zu rekonstruieren. Wenn man den Kopf etwas kleiner nimmt, kann man ja häufig auch einmal das Tuberculum majus und minus unanatomisch aufeinandersetzen, ohne den Sulcus dort für die Sehne zu halten. Das gibt eine ganz gute Führung für den Kopf.

Wörsdörfer, Ulm: Wenn man den Kopf in etwa 20, 25 Grad Retrotorsion einsetzt, dann hat man die Chance, daß man eine etwas bessere Außenrotationsmöglichkeit hat. Das ist ja der hauptlimitierende Faktor bei der Prothese.

Rüter, Augsburg: Kommen wir noch einmal zu den Modellen. Herr Jahna, Sie empfehlen die Prothese mit den Löchern. Das hat ja die Voraussetzung, daß man den ganzen Kopf wegnimmt, während es sich bei den Frakturen ja gelegentlich doch anbietet, diese reine Kalottenprothese zu nehmen, weil das Schaftfragment so schräg und so hoch ist, daß man fast nachresezieren muß, um den Rundkopf einzusetzen. Und man hat die Möglichkeit die Tuberculua mit Kleinfragmentschrauben mit den gezahnten Unterlagescheiben auf den Schaft oder auf den Kopf zu schrauben. Ich sehe an sich keinen rechten Sinn in der Prothese mit den Löchern, wo man die Bicepssehne durchschlingt, wie es Herr Burri und wir damals bei den Tumoren immer gemacht haben.

Jahna, Wien: Ich habe mit dieser isoelastischen Prothese keine Erfahrung. Wir haben immer die genommen und ich gebe Ihnen gerne zu, daß man hier natürlich fast immer den Schaft etwas resezieren muß, denn sonst stößt die Prothese oben an und hat keinen Platz.

Pühringer, Mödling: Ich glaube, man darf das nicht so apodiktisch sagen: ich darf nur diese oder jene Prothese nehmen. Das hängt eben von der Bruchform ab. Wenn die Möglichkeit besteht, die Prothese mit dem kleinen Kopf zu nehmen und man kann dann die Tubercula anschrauben oder fixieren, ist es natürlich die bessere Methode. Aber manchmal geht der Bruch und die Trümmerzone so weit in den Schaft oder zum Schaft hin, daß nur die Möglichkeit besteht, die Prothese mit dem größeren Kopf zu nehmen und dann die Bicepssehne durchzuziehen und die Rotatoren zu fixieren.

Rüter, Augsburg: Meine wenigen Erfahrungen waren, daß fast immer die Kalottenprothese geht. Aber eine Frage an das Auditorium. Die „Isoelastiker" diskutieren da miteinander. Sie wissen wovon wir sprechen. Es gibt die beiden Prothesen: diese kalottenähnlichen, mit im collum anatomicum aufgesetzten Kopf, und den anderen, im collum chirurgicum aufgesetzten Rundkopf, der auf dem Schaft sitzt. Um diese beiden Modelle geht es. Die mit dem Rundkopf hat Löcher im Kopf, durch die man die Bicepssehne durchschlingen und die Rotatoren aufbringen soll. Das nur zum technischen Hintergrund, damit wir hier nicht chinesisch reden. Für mich interessant war, daß überhaupt nicht über einen Glenoidersatz diskutiert wurde. Sind die Erfahrungen so, daß es Abriebprobleme an der Schulterpfanne auf Dauer wie beim Schenkelhals, ein Durchreiben, zentrale Zerstörungen des Glenoids auch bei längerer Beobachtung, nicht gibt? Nie gesehen? Wir auch nie.

Jahna, Wien: Weil man nicht auf den Händen geht. Das ist die einfache Erklärung dazu. Weil ja doch die Belastung des Schulterknorpels viel geringer ist als an der Hüfte.

Rüter, Ausgburg: Bei allen Einstimmigkeit, daß man am Glenoid nichts machen muß?

Jahna, Wien: Ja.

Vecsei, Wien: Für mich ist operationstechnisch doch sehr entscheidend, ob es gelingt, das Tuberculum majus und minus am Schaft zu fixieren, wegen der Durchblutung. Ich glaube, wenn die notdürftig direkt an der Prothese fixiert werden, daß sie automatisch in eine Binekrose hineinfallen müssen, und das erklärt ja auch, warum diese Ergebnisse dann später schlechter werden. Es muß doch einen Grund haben, daß sich mit der Zeit die Ergebnisse verschlechtern. Man soll nicht nur die Prothese hineinsetzen, denn die luxiert sonst nach vorne. Man muß sie irgendwie fesseln.

Es war noch die Frage: primär oder sekundär? Herr Pühringer war, offensichtlich notgedrungen, in einigen Situationen gezwungen es sekundär zu machen, weil die Patienten später kamen. Sie sagten, neun Monate später hatten die Patienten noch immer Schmerzen. Gestern haben wir von Herrn Orthner gehört, daß die Schmerzen ein oder eineinhalb Jahre angedauert haben, dann spontan verschwunden sind. Wir hören aus Meidling, daß Patienten nach zehn und mehr Jahren noch immer mehr Schmerzen hatten, als jene, die mit einer Prothese versorgt wurden. Können Sie da eine Richtlinie geben?

Pühringer, Mödling: Wenn ich die Ergebnisse vergleiche, die wir gestern gehört haben, von der gut operativ versorgten Gruppe 6-3 oder den schweren Verrenkungsbrüchen, die zu 80% schlecht waren, die Leute sehr lange Zeit über Schmerzen geklagt haben und die Beweglichkeit auch schlecht war, dann sind unsere wenigen Fälle, die wir übersehen, mit der Prothese insofern besser, weil sie weniger Schmerzen haben. Ich glaube, das ist das einzige, was man dazu sagen kann.

Vecsei, Wien: Eine Gegenfrage. Haben Sie Fälle längerfristig in Beobachtung, bei denen sekundär nur der Kopf exstirpiert wurde. Wie sind die? Ich kenne keinen.

Pühringer, Mödling: Ich kenne auch keinen.

Wörsdörfer, Ulm: Wir haben diese Neer-6-3- und -6-4-Frakturen alle nachuntersucht und haben gefunden, daß 95% Kopfnekrosen haben. Aber selbst bei den Kopfnekrosen besteht bei einem Teil eine so gute Adaptation und Kompensation, daß man nichts machen muß. Bei dem anderen Teil, mit erheblichen Beschwerden, würde ich davor warnen oder würde ich es nicht als eine Indikation ansehen, da sekundär eine Prothese einzusetzen. Wir haben bei zwei Patienten — es hat ja kaum einer viel Erfahrung auf dem Gebiet — eine sogenannte Gelenkstoilette gemacht. Man hat bei der Kopfnekrose vorstehende Knochenvorsprünge abgetragen. Es sind ja die Probleme des Impingement Syndroms an der Schulter, die da auftreten, und ich glaube, mit dieser Gelenkstoilette, mit Abrundungen, mit Erweiterungen des subacromealen Raumes, lassen sich doch Verbesserungen bei der partiellen Kopfnekrose erzielen und man sollte auch nicht voreilig sekundär zur Schulterprothese greifen.

Rüter, Augsburg: Es ist für mich schon ein bißchen erstaunlich. Damals an der Ulmer Klinik habe ich das Krankengut, das Herr Burri vorwiegend operiert hat, ein paarmal vorstellen können. Damals war ich noch ein bißchen stumm und wir haben diese Prothesen schon ein bißchen propagiert. Und heute kommt heute aus derselben Ecke von Herrn Wörsdörfer die größte Warnung vor diesen Prothesen. Ein bißchen kommt mein Weltbild schon ins Wanken.

Wörsdörfer, Ulm: Ich will nicht sagen, daß die Prothese nicht mehr verwendet werden kann, denn sie hat nach wie vor ihre Berechtigung wie wir gesehen haben. Einmal bei Tumoren und zum anderen bei nicht rekonstruierbaren Köpfen, denn da sind sie besser als die Arthrodese und besser als die reinen Resketionsplastiken.

Buchinger, Wien: Wir hatten in unserem Krankengut vier Kopfresektionen und diese Patienten auch nachuntersucht. Sie scheinen in der multizentrischen Studie von Buch auf. Alle vier waren sowohl bezüglich der Schmerzen als auch der Funktion schlecht. Bezüglich der Frage der primären oder sekundären Implantation scheint es mir logisch, wenn die Funktion an eine Wiederherstellung der Rotatorenmanschette gebunden ist, daß die ganz schweren Kopf-Trümmerfrakturen, also die C-3-3-Frakturen, möglicherweise doch eine Indikation für eine primäre Implantation darstellen.

Rüter, Augsburg: Wir müssen eines bei den Indikationen sehen, nämlich was wir von diesen Frakturen und ihrer Prognose wissen und was der Patient davon weiß. Wir implantieren diese Prothese vor dem traurigen Hintergrund einer 80%igen unbefriedigenden Schlußsituation bei anderen Behandlungsmethoden. Der Patient, der vielleicht in das Kunstgelenk einwilligt, denkt an seinen Nachbar, der mit der Hüftprothese unauffällig geht, und meint, er hat nachher auch einen unauffälligen Arm. Mir fällt es schwer, dem Patienten klar zu machen, daß wir hier doch Situationen haben, die ich an keinem anderen Gelenk kenne. Wo wir sagen müssen, zu 75% ist das nicht unvergessen zu machen.

Prendinger, Wien: Das Um und Auf, egal ob Prothese oder ob man operiert, ist die Zusammenarbeit mit dem Patienten. Bei Patienten nach Kopfexstirpation wie auch konservativem Behandlungsmißerfolg haben wir aufgrund ihrer intensiven, heilgymnastischen Übungen, die sie auch selber zu Hause durchgeführt haben, sehr gute Ergebnisse gesehen. Bei anderen, die selbst kein großes Interesse hatten ihre Schulter, speziell nach Arbeitsunfällen, wieder frei zu bewegen, sind die Ergebnisse sowohl bei Prothesen, als auch nach anderer Behandlung schlecht. Ich glaube, das ist bei der Schulter ein wesentlicher Faktor. Nicht nur die Operationstechnik und die Art und Weise wie man etwas versorgt hat ist entscheidend, sondern die Bereitschaft des Patienten nach der Operation mitzuhelfen wieder eine gute Beweglichkeit zu erreichen.

Kapral, Melk: Ich möchte noch einmal auf die Technik zurückkommen. Ich glaube, daß die schlechten Ergebnisse, zumindest habe ich bei meinen wenigen Fällen den Eindruck, durch drei Dinge bedingt sind:

1. Durch die Rotatorenmanschette.
2. Durch die Kontraktur des Musculus pectoralis major.
3. Durch die Kontraktur des Latissimus dorsi.

Nun war immer nur die Frage: Fixation der Rotatorenmanschette, ja oder nein? Ich glaube, daß man es noch ausdehnen muß. Ich habe drei Fragen an die verschiedenen Operateure:

1. Befreien Sie die Rotatorenmanschette, damit der Oberarmkopf auch nach oben ausweichen kann und damit die Rotatorenmanschette nicht gequetscht wird, zum Beispiel durch die Osteotomie der Spina?
2. Machen Sie eine Verlängerung des Pecotralis major?
3. Machen Sie eine Verlängerung des Latissimus dorsi?

Vecsei, Wien: Nein, weder das eine noch das andere. Machen Sie das, Herr Kapral und haben Sie bessere Ergebnisse?

Kapral, Melk: Ich habe nur vier Fälle, Gut beweglich war eine junge Patientin, schlecht beweglich sind die alten Patienten. Die alten Patienten haben keine Kontraktur.

Vecsei, Wien: Haben Sie alle mit dieser Ergänzungsmaßnahme behandelt?

Kapral, Melk: Nein, es kam mir jetzt die Idee und es ist die Frage, ob man das nicht machen soll.

Vecsei, Wien: Wo ich den Pectoralis major, zum Beispiel bei einem vorderen Zugang im Zusammenhang mit einer Schulterluxationsoperation, berührt habe, sind die Ergebnisse schlechter geworden. Von Kessler weiß ich, daß er immer warnt, bei funktionierenden Schultergelenken die Einheit des Akromions und Deltoideus anzurühren. Das sind meines Erachtens Faktoren, die das Ergebnis noch schlechter machen.

Kapral, Melk: Und was ist mit der Osteotomie des Acromions?

Rüter, Augsburg: Also Erweiterung der subacromialen Passage?

Wörsdorfer, Ulm: Sie erreichen mit der Erweiterung des subacromialen Raumes nichts, weil er sich nämlich nicht erweitert; das heißt die Prothese wandert nach. Wir haben nicht wie bei dem Impingement Syndrom oder bei der degenerativen Tendinitis einen Engpaß, wobei der Kopf noch geführt wird durch den intakten Muskel-Weichteilmantel, sondern wir haben hier eine vollkommene Zerstörung und der Kopf geht einfach nach oben. Und wenn Sie osteotomieren oder hochklappen, dann weicht er Ihnen auch wieder hoch und zeigt Subluxationsdendenz. Das ist meine Meinung. Ich kann sie nicht beweisen.

Buchinger, Wien: Wenn von Kontrakturen die Rede ist, glaube ich, muß auch von der postoperativen Ruhigstellung gesprochen werden. Das ist doch ein wesentlicher Faktor. Soviel ich weiß, hat Jahna immer im Brust-Arm-Gips in Abduktionsstellung von 90 Graden ruhiggestellt. Ich weiß nicht, ob das bei den anderen Operateuren üblich ist.

252

Jahna, Wien: Wir haben nach Wundheilung prinzipiell einen Abduktionsgips angelegt in der ganz typischen Stellung und haben den für drei bis vier Wochen belassen. Dann haben wir den Patienten neuerlich stationär aufgenommen, die obere Schale des Abduktionsgipses entfernt und nun auf der Abduktionsschiene so lange üben lassen, bis er selbständig von dieser Schiene möglichst über den rechten Winkel gekommen ist und dann erst die Abduktionsschiene weggenommen. Es wird natürlich vorübergehend die Beweglichkeit wieder schlechter, das ist klar. Aber trotzdem glauben wir, daß man damit vielleicht Kontrakturen der Schulter, die sich primär schon nach einigen Wochen ausbilden, vermeiden kann. Es ist allerdings, das gebe ich gerne zu, der Abduktionsgips ein größerer Aufwand.

Rüter, Augsburg: Da spiegelt sich ihr relativ junges Krankengut wieder.

Jahna, Wien: Der Einwand ist vollkommen richtig.

Sükösd, Budapest: Zur postoperativen Behandlung. Wir haben eben davon gesprochen, und ich glaube, ich bin mit den anderen Kliniken einig, daß die Beweglichkeit in den ersten Jahren viel besser ist. Wir sehen keine postoperative Kontraktur. Die Nachbehandlung wird aus einem Abduktionsgips durchgeführt. Unsere drei Patienten haben alle nach einem halben, nach einem Jahr eine gute Funktion erreicht, aber in der Folge ging diese Funktion ziemlich zurück.

Wagner, Wien: Ich wollte noch einmal auf den Operationszeitpunkt zurückkommen. Der ist noch nicht ganz beantwortet. Die einzig positiven Ergebnisse kommen aus einer Gruppe, die früh operiert, zugegebenermaßen ein junges Krankengut hat. Dann gibt es wieder Autoren, die raten eher zuzuwarten oder, bevor man eine Prothese macht, Randzacken wegzunehmen. Vielleicht könnten wir das doch ausdiskutieren?

Vecsei, Wien: Herr Wörsdörfer, welche Indikation sehen sie heute, aufgrund der Erfahrungen der Ulmer Klinik, für die Implantation einer Prothese und wann?

Wörsdörfer, Ulm: Das letzte hat sich auf die Sekundärimplantation bezogen. Wenn Sie dann einen sekundär destruierten Kopf haben und überlegen ob Arthrodese oder Schulterprothese, sollte noch ein Versuch mit einer Gelenkstoilette gemacht werden. Die Indikation für eine Prothese ist bei uns, ich muß es noch einmal sagen, der nicht rekonstruierbare Kopf, die abgelöste Kopfkalotte, die sich ja häufig unten im Recessus findet, nur noch eine Schale darstellt und die man nicht mehr rekonstruieren kann. Wir sind ja vielfach dazu gezwungen, weil wir ja bei fast 20% dieser Frakturen neurologische Schäden haben. Das ist die Indikation. Die 4-Segment-Fraktur mit dem eingestauchten Kopf sehen wir nicht als Indikation für eine Schulterprothese an. Auch der abgekippte Kopf, der noch zusammenhängt mit dem Schaft, läßt sich mit Minimalosteosynthesen, mit einer Zuggurtung, rekonstruieren. Das sehen wir auch nicht als eine Indikation an. Wir möchten es auf die nicht rekonstruierbaren luxierten Köpfe beschränken – primär.

Vecsei, Wien: Das heißt aber, daß Sie einen Osteosyntheseversuch unternehmen.

Wörsdörfer, Ulm: Ja.

Vecsei, Wien: Herr Jahna hat gesagt, man soll es gar nicht versuchen. Wenn ich das richtig zusammenfassen darf: Osteosyntheseversuch, raschest mögliche Klärung.

Wörsdörfer, Ulm: Ja, wobei der Osteosyntheseversuch natürlich nicht mit irgendwelchen Klimmzügen gemacht wird. Man kann das sehr schnell beurteilen.

Vecsei, Wien: Das ist klar. Man muß sich Klarheit in offener Wunde verschaffen und dann weiß man ob es geht oder nicht.

Jahna, Wien: Vielleicht noch etwas zum Zeitpunkt. Es ist bei einer Luxationsfraktur, wo der Kopf in der Axilla liegt, nicht ungefährlich sekundär die Eingriffe zu machen. Wir haben uns prinzipiell angewöhnt, bei jeder Prothese vorher eine Angiographie zu machen, um uns das Naheverhältnis des Gefäßes zum Kopffragment richtig darzustellen. Ich habe einen sehr dramatischen Zwischenfall in Erinnerung, wo es beim Lösen des Kopffragmentes zu einer unglaublichen Blutung gekommen ist. Sie konnte, Gott sei Dank, beherrscht werden. Aber von diesem Moment an habe ich gesagt, es muß eine Angiographie gemacht werden, damit man sieht, wo das Hauptgefäß und wo die Kopffragmente liegen. Das ist vielleicht übervorsichtig, aber Übervorsicht schadet im allgemeinen nicht.

Vecsei, Wien: Nun, aber welcher Zeitpunkt der Operation?

Jahna, Wien: In der ersten Woche.

Vecsei, Wien: Es soll keine „Nacht-und-Nebel-Operation" werden?

Jahna, Wien: Auf keinen Fall. So dringend ist es nicht.

Vecsei, Wien: Und Sie würden dafür plädieren, daß vorher alle angiographiert werden oder nur jene, die den Kopf in der Axilla haben, die luxiert sind?

Jahna, Wien: Die luxiert sind natürlich.

Pühringer, Mödling: Zum Zeitpunkt der Operation. Ich habe natürlich nicht gemeint, daß ein zertrümmerter Oberarmkopf, der primär zu uns kommt, erst nach drei Wochen operiert werden soll. Er sollte so rasch wie möglich, aber natürlich nicht um 4 Uhr in der Früh, sondern als Programmoperation gemacht werden. Ich spreche von den sekundären Operationen bei Patienten, die von irgendwo herkommen, wo auswärts kein Repositionsversuch gemacht wurde, wo der Kopf noch in der Axilla steckt. Das sind die Probleme, die man halt auch angehen muß.

Vecsei, Wien: Ich glaube, dieses Mißverständnis kam gar nicht auf.

Pühringer, Mödling: Es wäre natürlich schlecht, einen primär rekonstruierten Kopf, mit Impingement-Syndrom, mit einer Prothese zu versorgen. Das wäre falsch. Da gibt es andere Operationsmethoden.

Rüter, Augsburg: Ein Argument gegen die Sekundäroperation war, daß man gesagt hat, wenn die Kapsel einmal geschrumpft ist, wenn der Recessus zu ist, dann ist auch mit der Prothese nicht viel zu erwarten. Wenn man die gezeigten Fälle so revuepassieren läßt, hat man den Eindruck, bezüglich der Beweglichkeit hat der alte Patient sowieso keine große Chance. Also entfällt dieses Argument. Die jungen Patienten scheinen mit der Beweglichkeit eine ganz gute Chance zu haben, woran immer es liegt, ob an der Weichteilsituation, am intensiveren Training der Jungen. Beim Alten wird man ruhig einmal abwarten können, was in den ersten 2, 3 Wochen überhaupt geschieht.

Vecsei, Wien: Ich würde jetzt gerne zusammenfassen, da wir hier ja anscheinend vor einer Bankrottsituation stehen. Prothese prinzipiell ja. Die Bewegungsergebnisse scheinen dauerhaft nicht gut zu sein, die Schmerzfreiheit ist gut. Alter ist keine Kontraindikation. Osteosyntheseversuch primär gerechtfertigt, jedoch möglichst rasch Klarheit, um die Operationszeit nicht zu verlängern. Indikatorisch wäre eine Angiographie, falls der Kopf in die Axilla luxiert ist, zu erwägen. Der Operateur sollte raschest möglich diese Osteosynthese durchführen oder unterlassen. Es ist, glaube ich, nach wie vor gerechtfertigt, bei der Prothese zu verharren.

Differentialdiagnostik und Differentialtherapie traumatischer Weichteilschäden der Schulter

A. Kirgis[1], W. Noack[1] und K. Gretenkord[2]

[1] Orthopädische Klinik im RKU (Ärztlicher Direktor: Prof. Dr. med. W. Puhl), Universität Ulm, Oberer Eselsberg 45, D-7900 Ulm
[2] Orthopädische Universitätsklinik (Ärztlicher Direktor: Prof. Dr. med. W. Blauth), Klaus-Groth-Platz 2, D-2300 Kiel

Zusammenfassung

Die einzelnen Schritte in der Diagnostik von Weichteilverletzungen der Schulter und posttraumatischen Folgezuständen werden unter besonderer Berücksichtigung der klinischen Untersuchung, der Arthrographie und der Arthroskopie des Schultergelenkes dargestellt. Indikationen zur Operation und zur konservativen Behandlung werden anhand der jeweiligen Diagnose erarbeitet und das operative Vorgehen bei der Bicepssehnenluxation, der akuten und chronischen Rotatorenmanschettenruptur, dem posttraumatischen Impingement und der Schulterinstabilität skizziert.

Persistierende Schmerzen und Funktionseinschränkungen nach länger zurückliegenden Schulterverletzungen stellen den Orthopäden oft vor erhebliche Probleme. Das vorgestellte diagnostische Vorgehen hat sich an den Orthopädischen Kliniken der Universität Ulm und Kiel bewährt und dient dazu, die Patienten einer folgerichtigen operativen oder konservativen Behandlung zuzuführen.

Traumatische Weichteilschäden

Die traumatische Bursitis führt nach einem kurzen beschwerdearmen Intervall zu erheblichen Ruhe- und Bewegungsschmerzen der Schulter, die sich, im akuten Stadium, nach einer einmaligen Corticoidinjektion in die Bursa oft schlagartig bessern. Bei der Punktion der Bursa findet sich zum Teil fibrinreicher, seröser oder sanguinolenter Erguß.

Rupturen der Rotatorenmanschette haben wir mehrfach zusammen mit erstmaligen traumatischen und rezidivierenden Schulterluxationen gesehen. In diesen Fällen gehen wir von der traumatischen Genese des Risses aus. Die Auswertung von 41 an der Orthopädischen Universitätsklinik Kiel operativ versorgten Rotatorenmanschettenrupturen wies bei 27 Patienten dem adäquaten Trauma eine wesentliche ätiologische Rolle zu [11]. Allerdings ist die, mit dem Alter des Patienten zunehmende degenerative Vorschädigung der Rotatorenmanschette schwer zu quantifizieren, zumal die histologische Untersuchung bereits wenige Tage nach dem Trauma eine Differenzierung „traumatisch – degenerativ" nicht mehr zuläßt. Sehnenperforationen im Sektionsgut alter Menschen wurden von Cotton u. Rideout [5] in einer Häufigkeit von 36%, von Neer [17] nur in 5% der Fälle beobachtet.

Hefte zur Unfallheilkunde, Heft 186
Verletzungen des Schultergelenks
Zusammengestellt von U. P. Schreinlechner
Springer-Verlag Berlin Heidelberg 1987

Risse der langen Bicepssehne sind vor allem degenerativer Natur und stehen fast ausnahmslos in ursächlichem Zusammenhang mit einer Rotatorenmanschettenruptur oder einem chronischen Impingement-Syndrom [12, 18].

Luxationen der langen Bicepssehne haben wir bei vier jungen Sportlern nach adäquaten Sportunfällen operativ versorgt.

Verletzungen des Nervus suprascapularis sind sehr selten und werden leicht übersehen [6, 23].

Darüberhinaus gibt es an der Schulter posttraumatische Schmerzzustände, auf deren morphologisches Substrat man nur aus der Kenntnis der hier vorhandenen anatomischen Strukturen Rückschlüsse ziehen kann. Neben Ödem- und Hämatombildung können Mikrorupturen ligamentärer und kapsulärer Strukturen dafür verantwortlich gemacht werden.

Chronische Beschwerdebilder

Abhängig von der Quantität der Weichteilverletzung und von individuellen Faktoren können sich chronische Beschwerdebilder entwickeln, wie das posttraumatische Impingement, die Schulterinstabilität und die schmerzhafte Schulterteilsteife [3, 9, 12, 16, 17]. Auch die veraltete Rotatorenmanschettenruptur und die rezidivierende Bicepssehnenluxation zählen wir zu den chronischen posttraumatischen Folgezuständen.

Differentialdiagnostisch sind Krankheitsbilder wie die Tendinosis calcarea, die Coracoiditis und eine aktivierte Arthrose des Acromioclaviculargelenkes in Erwägung zu ziehen.

Diagnostik

Bei der diagnostischen Abklärung unklarer Schulterbeschwerden empfehlen wir ein standartisiertes Vorgehen (Tabelle 1).

Tabelle 1. Diagnostisches Vorgehen bei der Abklärung von Schulterbeschwerden

1. Anamnese und Untersuchung
2. spezifische Funktionstests
3. gezielte Schmerzausschaltung
4. Röntgendiagnostik, Arthrographie
5. Arthroskopie

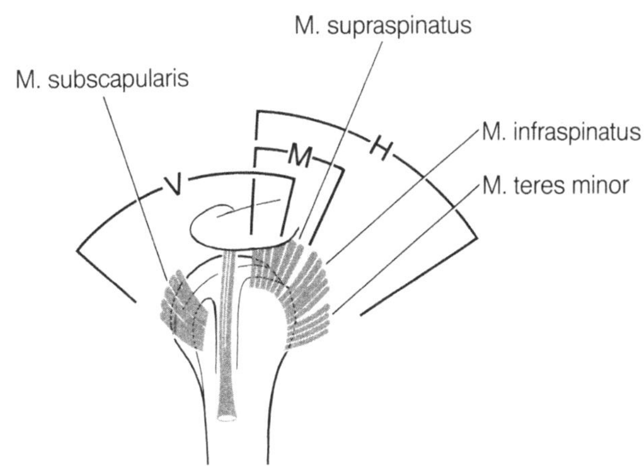

Abb. 1. Einteilung der Lokalisationen der Rotatorenmanschettenrupturen

Anamnese und Untersuchung

Wertvolle Anhaltspunkte für die schwierige Abgrenzung traumatischer gegenüber degenerativen Veränderungen können aus der Anamnese gewonnen werden. Wurde der Patient schon vor dem Unfall aufgrund von Schulterbeschwerden ärztlich behandelt, und besteht eine augenfällige Diskrepanz zwischen geschildertem Unfallmechanismus und gravierendem Beschwerdebild, so kann mit großer Wahrscheinlichkeit von einer degenerativen Ursache der Beschwerden ausgegangen werden.

Subjektive Beschwerden, wie Belastungsschmerz, nächtlicher Ruheschmerz und Kraftlosigkeit sind in der Regel ebenso unspezifisch, wie lokalisierbare Druckschmerzpunkte. Lediglich das tastbare, schmerzhafte Schnappen der langen Bicepssehne über dem Sulcus intertubercularis bei Drehbewegungen kann als pathognomonisch für die rezidivierende Bicepssehnenluxation gewertet werden.

Atrophien der Musculi supra- und infraspinatus finden sich in gleicher Form bei der Ruptur der Rotarorenmanschette und der seltenen Läsion des Nervus suprascapularis. Arthrographie und Elektromyographie leisten hier Entscheidungshilfe. Unverkennbar ist das Muskelprofil der Ruptur der langen Bicepssehne.

Klinisch relevante aktive und passive Bewegungseinschränkungen können im Rahmen eines chronischen Impingementsyndroms, einer Rotatorenmanschettenruptur, einer Tendinosis clacarea oder idiopathisch auftreten.

In einer multizentrischen prospektiven Studie unter Regie der Orthopädischen Universitätsklinik Kiel über 60 Rotatorenmanschettenrupturen konnte gezeigt werden, daß sich aus der typischen Konstellation klinischer Symptome mit einiger Sicherheit auf die Lokalisation der Ruptur (Abb. 1) schließen läßt. Die selektive Verletzung bestimmter Strukturen der Rotatorenmanschette hatte ein typisches Muster an Funktionsausfällen und Beschwerden zur Folge (Tabelle 2).

Tabelle 2. Klinische Symptome der Rotatorenmanschettenruptur in Abhängigkeit von der Lokalisation (n = 60)

Mitte (n = 28)

— Kraftverlust bei Abduktion gegen Widerstand
— geringer Funktionsverlust durch Trickbewegungen

dorsal (n = 26)

— „drop-arm"-Zeichen, Pseudolähmung
— Kraftlosigkeit und Schmerz bei ARO gegen Widerstand

ventral (n = 6)

— subjektive Kraftlosigkeit
— Schwäche bei IRO gegen Widerstand
— schmerzhafter Bogen
— Schulterkrepitation

Funktionstests

Aus einer Vielzahl möglicher Funktionstests haben sich die drei folgenden bewährt:

Das Inpingement-Zeichen [12, 17] ist positiv, wenn durch forcierte Elevation des Armes ein heftiger Schulterschmerz ausgelöst wird. Bei diesem Manöver werden die Rotatorenmanschette und die Bursa subacromialis zwischen dem Tuberculum majus und dem Acromion eingeklemmt.

Der Apprehension-Test [9, 12] dient der schwierigen differentialdiagnostischen Abgrenzung der diskreten Schulterinstabilität gegen das Impingement-Syndrom. Bei der forcierten Außenrotation in 90° Abduktionsstellung erschrickt der Patient und hat den Eindruck, die Schulter sei beinahe herausgesprungen. Schmerzen ohne dieses Unsicherheitsgefühl sprechen für ein Impingement-Syndrom.

Mit dem Yergason-Test [4, 7, 22], bei dem sich die lange Bicepssehne durch forcierte Supination des Unterarmes gegen Widerstand anspannt, läßt sich eine Beteiligung der langen Bicepssehne an der Schmerzgenese nachweisen.

Lokale Schmerzausschaltung

Die gezielte Schmerzausschaltung mit einem Lokalanästheticum ist eine weitere diagnostische Hilfe. Beseitigung der Schmerzen beim Impingement-Test durch Instillation des Lokalanästheticums in den subacromialen Raum ist pathognomonisch für das Impingement-Syndrom [12, 17]. Persistierende Schwäche nach Schmerzausschaltung in der geschilderten Weise legt den Verdacht auf eine Rotatorenmanschettenruptur nahe [9, 17]. Der Schmerz der Coracoiditis oder der AC-Gelenkarthrose klingt unmittelbar nach lokaler Infilatration ab.

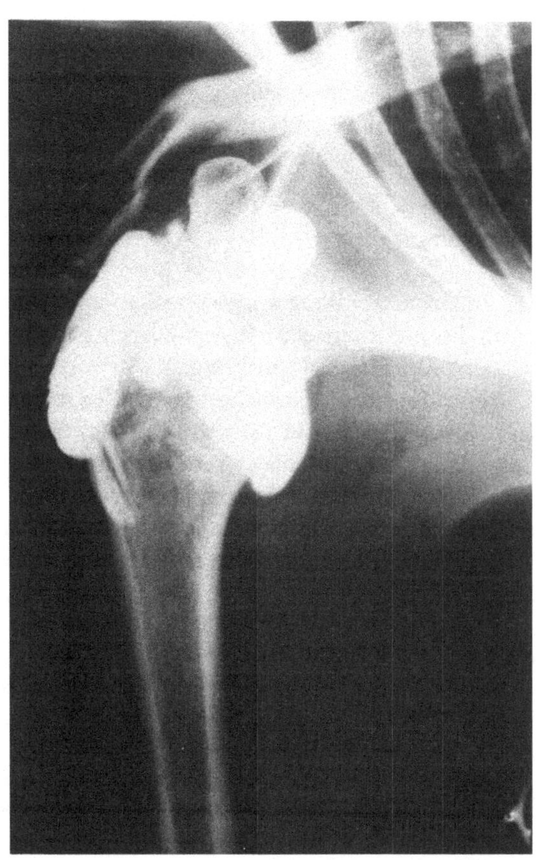

Abb. 2. Arthrographie einer kompletten Rotatorenmanschettenruptur mit Kontrastmittelübertritt in die Bursa subacromialis und subdeltoidea

Röntgen

Die native Röntgendiagnostik umfaßt neben den üblichen 2 Ebenen die Projektionen des Schwedenstatus. Die Einstellung nach Leclerc erlaubt die Beurteilung des acromiohumeralen Défilé. Spezielle Projektionen betreffen die Darstellung des Sulcus intertubercularis und der ventralen Anteile des Labrum glenoidale.

Die Arthrographie des Schultergelenkes liefert, im Falle des Kontrastmittelübertrittes in die Bursa subacromialis und subdeltoidea, beweisend die Information, daß eine Rotatorenmanschettenruptur vorliegt [1, 8, 10, 13, 14] (Abb. 2). Die Kontrastmittelinjektion unter Bildwandlerkontrolle und Frühaufnahmen während der Injektionsphase können einen Anhaltspunkt dafür liefern, wo die Stelle des Kontrastmitteldurchtrittes in der Rotatorenmanschette liegt.

Zusatzaussagen betreffen Veränderungen der langen Bicepssehne, des Gelenkknorpels oder der Gelenkkapsel [8, 10, 13]. Abgesehen vom typischen Arthrographiebefund der fibrösen Schultersteife bilden sich diese Zusatzinformationen, unserer Erfahrung nach, nicht immer zuverlässig ab.

Arthroskopie

Die Arthroskopie des Schultergelenkes wenden wir in zunehmender Häufigkeit bei der instabilen Schulter an, um Läsionen am Pfannenrand nachzuweisen [2, 15, 20], die sich röntgenologisch nicht immer darstellen lassen.

Behandlung

Die traumatische Bicepssehnenluxation sollte unseres Erachtens in jedem Fall operativ durch Fesselung mit einer Periost-Umkehrplastik versorgt werden. Diesen Eingriff führten wir bei 4 Patienten mit Erfolg durch.

Die arthrographisch nachgewiesene Rotatorenmanschettenruptur stellt für uns eine Operationsindikation bei Patienten jeden Alters dar, wenn ein Funktionsverlust nach einem akuten adäquaten Trauma eingetreten ist. Dies gilt auch für Risse der Rotatorenmanschette im Zusammenhang mit Schulterluxationen. Hier fordern wir die arthrographische oder arthroskopische Abklärung bei der traumatischen Erstluxation. Die Rekonstruktion der Rotatorenmanschette kombinieren wir obligat mit einer Erweiterung des acromiohumeralen Défilé.

Für die konservative Behandlung posttraumatischer Weichteilschäden der Schulter steht ein breites Spektrum an Möglichkeiten zur Verfügung (Tabelle 3).

Relative Operationsindikationen resultieren aus dem Versagen der konservativen Therapie.

Beim chronischen posttraumatischen Impingement erweitern wir das acromiohumerale Défilé durch eine Resektion des Lig. coracoacromiale und eine ventrale Acromioplastik. Im Falle degenerativer Veränderungen des Acromioclaviculargelenkes wird dieses mitreseziert. Dieses Vorgehen wurde von Neviaser et al. [19] und Neer [17] empfohlen. Allerdings verzichten wir — wenn immer möglich — auf die von Neviaser et al. [19] vorgeschlagene Ablösung der langen Bicepssehne vom glenoidalen Ansatz und Tenodese in Höhe des Sulcus intertubercularis, da der Musculus biceps als Depressor des Oberarmkopfes den Musculus deltoideus wesentlich antagonisiert. Eine proximale Ablösung der langen Bicepssehne kann ein Impingement-Syndrom entscheidend verschlechtern [17].

Die Erweiterung des subacromialen Raumes steht, neben der Rekonstruktion der Rotatorenmanschette, auch bei der Versorgung veralteter degenerativer Rupturen im Vordergrund [7, 12, 16, 17, 21, 22]. Hier sind wir mit der Indikation zur Operation sehr zurückhaltend und stellen sie nur bei Beschwerdepersistenz nach konsequenter konservativer Behandlung.

Rein capsuläre Gelenkinstabilitäten stabilisieren wir durch Doppelung der Gelenkkapsel, kombiniert mit der Versetzung der einstrahlenden Muskulatur. Im Falle röntgenologisch oder arthroskopisch nachgewiesener Pfannenranddefekte erfolgt zusätzlich die vordere oder die hintere Spannplastik.

Tabelle 3. Konservative Behandlung

— Antiphlogistica (lokal, systemisch)
— physikalische Anwendungen
— Krankengymnastik, manuelle Therapie

Präoperativ fordern wir, unabhängig vom Eingriff, eine freie Schultergelenkbeweglichkeit. Diese erreichen wir mit einer konservativen Vorbehandlung oder mit der Narkosemobilisation, die der Operation wenigstens eine Woche vorangehen sollte. Die obligate präoperative Narkoseuntersuchung dient dem Ausschluß einer Schultergelenksinstabilität.

Mit dem dargestellten diagnostischen Vorgehen, das vom Untersucher Geduld und Erfahrung verlangt, kann in vielen Fällen die richtige Diagnose gestellt, und eine erfolgversprechende Behandlung eingeleitet werden.

Literatur

1. Bernageau J, Patte D (1977) Intérêt de l'arthropneumo-tomographie dans le bilan pré-opératoire des ruptures de la coiffe des rotateurs posant un problème chirurgical. Rev Rheumatol 44:285−289
2. Berner W, Tscherne H (1984) Die Arthroskopie des Schultergelenkes. Z Unfallchir Versicherungsmed Berufskr 77/2:91−98
3. Blauth W, Helbig H (1976) Klinik und Diagnostik der sogenannten Periarthritis humeroscapularis. Orthop Prax 9/12:869−876
4. Cogen L, Anderson LG, Phelps P (1982) Medical management of the painful shoulder. Bull Rheum Dis 32/5:54−58
5. Cotton RE, Rideout DF (1964) Tears of the humeral rotator cuff: A radiological and pathological necropsy survey. J Bone Joint Surg [Br] 46:314−328
6. Crielaard JM, Franchimont P (1984) L'attente isolée du nerf sus-scapulaire en médecine du sport. Rev Med Liege 39:886−888
7. De Palma AF (1983) Surgery of the shoulder. Lippincott, Philadelphia London Mexiko City New York St.-Louis São Paulo Sidney
8. Fischediek O, Haage H (1973) Die Kontrastdarstellung der Schultergelenke. In: Diethelm L (Hrsg) Röntgendiagnostik der Skeletterkrankungen. Springer, Berlin Heidelberg New York (Handbuch der medizinischen Radiologie, Bd 5/2, S 294−329)
9. Gerber C (1984) Differentialdiagnostische Aspekte posttraumatischer Schulterschmerzen. Unfallheilkunde 87:357−362
10. Goldman AB (1982) Shoulder arthrography: Technique, diagnosis and clinical correlation. Little, Brown, Boston
11. Gretenkord K, Mann M (1984) Rotatorenmanschettenrupturen − operative Behandlung und Ergebnisse. Z Orthop 122:213−216
12. Hawkins RJ, Kennedy JC (1980) Impingement syndrome in athletes. Am J Sports Med 8/3:151−158
13. Kernwein GA, Roseberg B, Sneed WR (1957) Arthrographic studies of the shoulder joint. J Bone Joint Surg [Am] 39:1267−1279
14. Keyl W (1982) Verletzungen der Rotatorenmanschette − Entstehung, Formen, Diagnose. Hefte Unfallheilkd 160:251−260
15. Lilleby H (1984) Shoulder arthroscopy. Acta Orthop Scand 55:561−566
16. Neer CS (1972) Anterior acromioplasty for the chronic impingement syndrome in the shoulder. J Bone Joint Surg [Am] 54:41−50
17. Neer CS (1983) Impingement lesions. Clin Orthop 173:70−77
18. Neer CS, Bigliani LK, Hawkins RJ (1977) Rupture of the long head of the biceps related to subacromial impingement. Orthop Trans 1:111
19. Neviaser TJ, Neviaser RJ, Neviaser JS (1982) The four-in-one arthroplasty for the painful arc syndrome. Clin Orthop 163:107−112
20. Parisien JS (1983) Shoulder arthroscopy: Technique and indications. Bull Hosp Jt Dis Orthop Inst 43:56−69
21. Patte D, Goutallier G, Debeyre J (1981) Rotatorenmanschettenruptur. Orthopädie 10:206−215

22. Post M (1978) The shoulder: Surgical and nonsurgical management. Lea & Febiger, Philadelphia
23. Yoon TN, Grabois M, Guillen M (1981) Suprascapular nerve injury following trauma to the shoulder. J Trauma 21/8:652–655

Diskussion

Dölle, Rotenburg: Die Diagnostik, insbesondere der Bicepssehnenaffektionen erschien mir etwas zu gering. Hier wurde nur die reine Anspannung der Sehne in einer Null-Stellung in der Supination und der Beugung im Ellbogengelenk erwähnt. Die Vordehnung der Sehne oder das Einpressen der Sehne unter dem Acromion durch entsprechende Elevation erschien uns jedenfalls bisher immer sehr wichtig, um die benachbarten Strukturen von der Bicepssehne zu differenzieren.

Kirgis, Ulm: Das ist richtig. Allerdings kommen Läsionen der langen Bicepssehne posttraumatischer oder degenerativer Natur fast nie allein vor, sondern immer mit einem chronischen Impingement oder zusammen mit Veränderungen der Rotatorenmanschette, so daß sich unser Therapieregime im Grund auf die Rotatorenmanschette richtet bzw. auf die Beseitigung des Impingements.

Kuderna, Wien: Was machen Sie dann mit der Bicepssehne?

Kirgis, Ulm: Mit der Bicepssehne wird nach Möglichkeit nichts oder ganz wenig gemacht, da sie eine wesentliche Bedeutung als Depressor hat und Antagonist des Deltoideus ist.

Kuderna, Wien: Eine Ablösung und Tenodese oder Schlüssellochtenodese haben Sie nie gemacht aus dieser Indikation oder haben Sie schlechte Erfahrungen damit?

Kirgis, Ulm: Wir haben es aus der einfachen Überlegung heraus nie gemacht, weil die Ablösung der langen Bicepssehne den zweigelenkigen Muskel in einen eingelenkigen überführt und im Grunde unserer theoretischen Überlegung nach das Impingement durch einen resultierenden Kopfhochstand verschlechtert wird. Diese Erfahrungen werden auch von mir mitgeteilt.

Kuderna, Wien: Hat sonst noch jemand Erfahrungen damit? Ich frage deswegen, weil ich etliche Fälle kenne, bei denen diese Ablösung und die Schlüssellochtenodese gemacht wurde und die Ergebnisse sind gut gewesen.

Krigis, Ulm: Als alleinigen Eingriff ist es schwer vorstellbar. Wenn man diesen Eingriff kombiniert mit einem entsprechenden Debridement, dann ist der Operationserfolg sicher verständlich, allerdings wird ja da der langen Bicepssehne auch Platz und Raum gegeben. Die durch die Enge bedingte Veränderung der langen Bicepssehne ist reaktiv und sicher nicht primär und bessert sich in der Regel durch eine Weiterung des acromeo-humoralen Raumes, ohne daß man die wesentliche kopfdepressorische Funktion der Bicepssehne aufgeben muß.

Kuderna, Wien: Da gebe ich Ihnen recht, daß es nicht der alleinige Eingriff sein soll, aber ich kenne in Kombination doch einige Patienten, die nachher sehr zufrieden gewesen sind und bei denen praktisch kein Nachteil durch die fehlende Kopfdepression zu bemerken war.

Hefte zur Unfallheilkunde, Heft 186
Verletzungen des Schultergelenks
Zusammengestellt von U. P. Schreinlechner
Springer-Verlag Berlin Heidelberg 1987

Nachbehandlung der Schulterverletzung

Richtlinien für die Physikalische Therapie nach Schulterverletzungen

H. Kern[1] und M. Wagner[2]

[1] Institut für Physikalische Medizin, Wilhelminenspital (Vorstand: Prim. Dr. H. Kern), Montleartstraße 37, A-1160 Wien
[2] 1. Universitätsklinik für Unfallchirurgie der Universität Wien (Vorstand: Prof. Dr. E. Trojan), Alser Straße 4, A-1090 Wien

Richtlinien für die physikalische Therapie bei konservativ und operativ behandelten Schulterverletzungen sollen gemeinsam vom Unfallchirurgen und vom physikalischen Mediziner erarbeitet werden. Die notwendige individuelle Therapie kann am besten in einer *gemeinsamen Patientenvorstellung* festgelegt werden.

Das differenzierte Vorgehen bei der physikalischen Therapie von Schulterverletzungen wird nicht nur vom Alter und von den Aktivitäten des Patienten sowie seinen Ansprüchen bestimmt, sondern auch von der unfallchirurgischen Therapie.

Über den Therapiebeginn und die richtige Behandlungsmethode entscheiden Art und Schweregrad der Verletzung, die unfallchirurgische Versorgung, Art und Dauer der verordneten Ruhigstellung sowie die Gelenkstellung.

In der gemeinsamen Patientenvorstellung können an Hand des Röntgenbildes die Verletzungsart, mechanische Behinderungen, Achsenfehler oder Implantate, die einer Elektrotherapie entgegensprechen, aufgezeigt werden.

Die Kenntnis des Operationsberichtes ist für den physikalischen Mediziner besonders wegen möglicher Begleitverletzungen, insbesondere Knorpelschäden und der daraus resultierenden geänderten Behandlung, wichtig. Auch muß das Therapieziel des Unfallchirurgen klar hervorteten: welche Erwartungen setzt er bei dieser oder jener Schulterverletzung in die Nachbehandlung? Dabei kann ein Abweichen vom üblichen Therapieschema im Sinne einer frühfunktionellen Behandlung, die besonders beim alten Patienten und/oder bei Komplikationen einsetzt und eine ausreichende Gelenkbeweglichkeit für Alltagsbewegungen zum Ziele hat, festgelegt werden.

Im folgenden sollen einige *physikalische Behandlungsmethoden* nach Schulterverletzungen besprochen werden, die sowohl stationär als auch ambulant und in weiterer Folge als Heimübungen durchgeführt werden.

1. Schmerzreduzierende und abschwellende Therapie:
Bei den abschwellenden physikalischen Maßnahmen nach einer Verletzung stehen die Kühlung, die Entstauung und die Resorptionsförderung im Vordergrund. Oft hilft schon die richtige Lagerung und/oder der Einsatz der Muskelpumpe; als Beispiele seien die Finger-

Hefte zur Unfallheilkunde, Heft 186
Verletzungen des Schultergelenks
Zusammengestellt von U. P. Schreinlechner
Springer-Verlag Berlin Heidelberg 1987

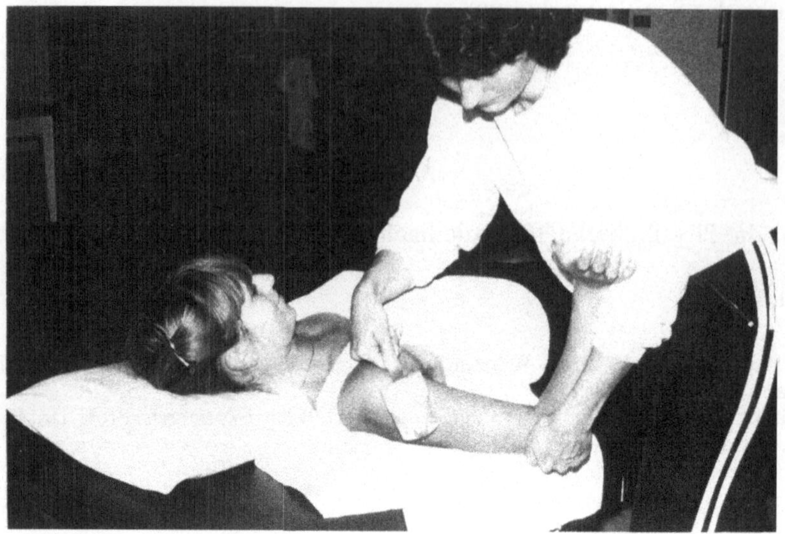

Abb. 1. Kurze Eisabreibung während der Heilgymnastik, um den Muskeltonus zu erhöhen

bewegungen im ruhigstellenden Verband oder eine leichte entstauende Streichmassage angeführt.

2. Kryotherapie:

Eis und Kälte können als Langzeit- oder Kurzzeitanwendung sowie zur Unterstützung der heilgymnastischen Bewegungsübungen eingesetzt werden.

Bei der Kryolangzeittherapie stehen die Schmerzlinderung und die antiphlogistische Wirkung im Vordergrund, welche durch Herabsetzung der Nervenleitgeschwindigkeit und Reduktion der Entladungsfrequenzen aus den Schmerzrezeptoren, sowie durch Hemmung der Entzündungsmediatoren und der biochemischen Abläufe erreicht werden.

Eine Kryokurzzeittherapie wird zur Schmerzreduktion vor und während der Heilgymnastik intermittierend durchgeführt.

Als fördernder heilgymnastischer Reiz, zur Tonussteigerung der Muskulatur bei Innervationsschwächen, kann eine kurze Eisabreibung über wenige Sekunden (vier bis zehn Sekunden) eingesetzt werden (Abb. 1).

3. Innervationsschulung

Nach Schulterverletzungen bestehen oft Muskelschwächen und/oder inkomplette oder komplette Nervenlähmungen. Diese können durch das primäre Trauma, die Ruhigstellung oder iatrogen bedingt sein.

Als heilgymnastische Behandlungen wären dafür isometrische Übungen und Facilitationsübungen in der Muskelkette besonders zu erwähnen, die schon im ruhigstellenden Verband beginnen und anfangs mit Unterstützung durch die physikalische Assistentin im limitierten Bewegungsumfang ausgeführt werden (Abb. 2).

Ein spezieller Aspekt der Innervationsschulung ist der Einsatz der Elektrostimulation. Manchmal kann schon durch einmalige Stimulation, insbesondere bei Neuropraxien, der

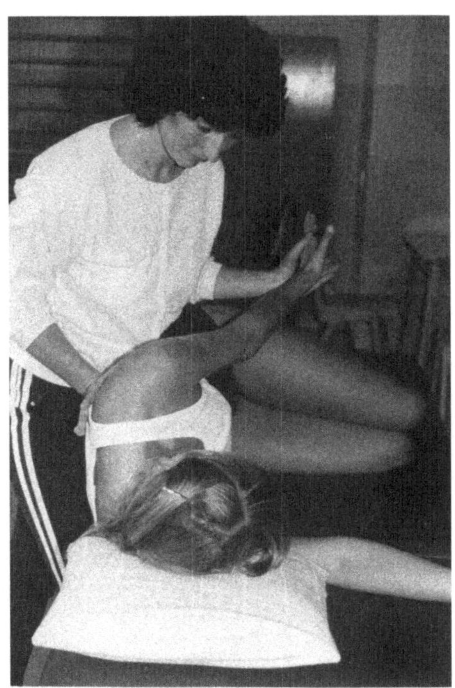

Abb. 2. Fazilitationsübung in der Muskelkette zur Innervationsschulung und Kräftigung

vorher gelähmte Muskel wieder aktiviert werden. Hier handelt es sich um einen Soforteffekt, der üblicherweise bei der Elektrotherapie nicht auftritt.

Bei den Schulterverletzungen ist die Hauptindikation für die Elektrotherapie die Schmerzreduktion, die Innervationsschulung aber auch die Kräftigung der atrophen Muskulatur. Bei richtiger Indikation und exakter Anwendung kommt der Elektrotherapie bei Schulterverletzungen eine große Bedeutung zu. Die wichtigsten Behandlungsmethoden sind jedoch die

4. Bewegungsübungen

Wir unterscheiden aktive und passive Bewegungsübungen, von denen hier einige als Beispiele angeführt werden.

Aktive Bewegungsübungen: Die Mobilisation beginnt mit „Armpendeln" oder mit einfachen Bewegungsübungen, wobei Hilfsmittel wie z. B. Handtuch, Stab, Keule, Reifen, kleines Gewicht etc. eingesetzt werden. Diese Übungen erlernt der Patient ambulant und soll sie später alleine zu Hause durchführen. Das „Armpendeln" wird im Sitzen, manchmal im Stehen bei leicht vorgeneigtem Oberkörper ausgeführt (Abb. 3). Gelingt es dem Patienten nicht, die Pendelbewegung mit dem verletzten Arm auszuführen, kann ein geringes Gewicht in der Hand (ein halbes Kilogramm) das Pendeln erleichtern.

Bei den heilgymnastischen Behandlungsmethoden werden Hilfsmittel benützt, um mit dem gesunden Arm die verletzte Schulter zu unterstützen. Diese Übungen werden auch vor dem Spiegel geübt, damit der Patient selbst sieht, ob er wirklich die verletzte Schulter bewegt oder ob er Ausgleichsbewegungen mit dem ganzen Körper durchführt (Abb. 4).

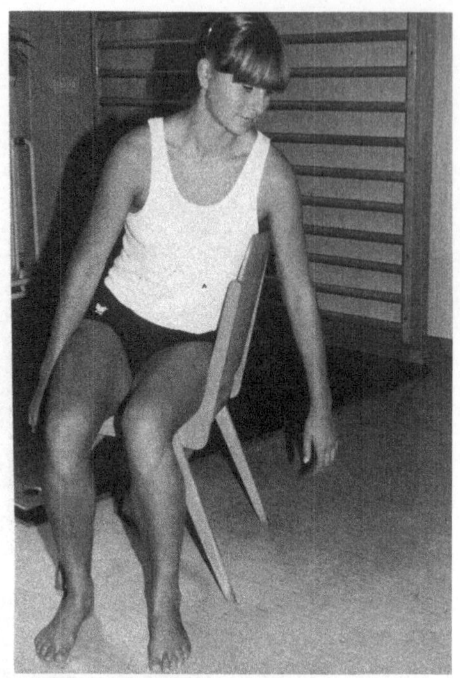

Abb. 3. Beginn der Mobilisation mit „Armpendeln" im Sitzen

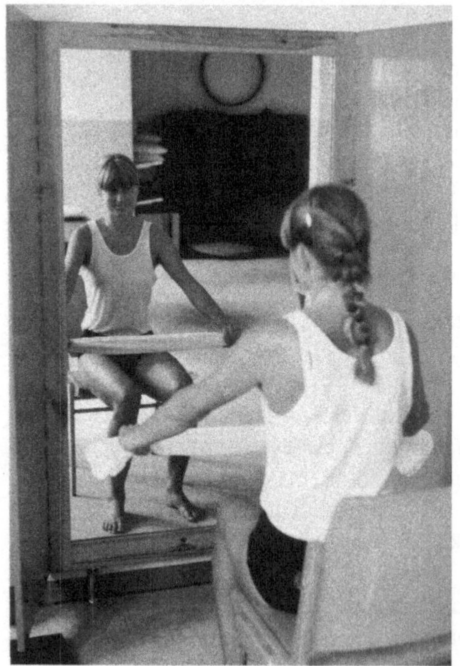

Abb. 4. Heilgymnastische Übung mit einem Handtuch vor dem Spiegel, um mit symmetrischen Bewegungen und Blickkontrolle Ausgleichsbewegungen zu verhindern

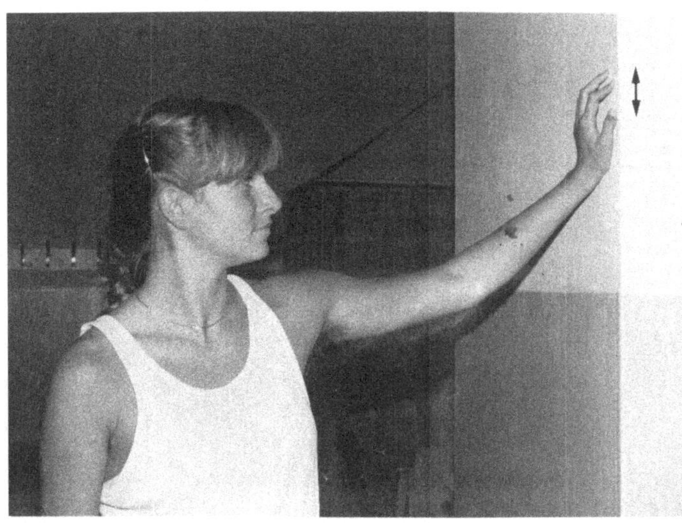

Abb. 5. An der Wand mit den Fingern millimeterweise emporklettern

Die Bewegungsgeschwindigkeit ist anfangs gering und erst zu einem Zeitpunkt, wenn der Bewegungsumfang in der Schulter bereits gebessert ist, werden Schwungübungen eingesetzt.

Fast jedem Schulterpatienten wird als Übung für daheim aufgetragen, mit den Fingern an der Wand emporzuklettern, um so seine eingeschräntke Abduktion bzw. Elevation zu verbessern (Abb. 5).

In der Praxis werden folgende Übungen eingesetzt:
Armpendeln,
Pendeln mit Handtuch oder kleinem Gewicht vor dem Spiegel,
Übungen mit dem Gymnastikreifen,
Symmetrische und asymmetrische Übungen mit dem Stab,
Schwungübungen mit der Keule oder kleinem Gewicht,
mit den Fingern an der Wand emporklettern.

Wenn durch die Schwere der Verletzung oder Komplikationen eine ausreichende Beweglichkeit im Glenohumeral-Gelenk nicht mehr zu erwarten ist, werden bei der heilgymnastischen Behandlung auch Ausgleichsbewegungen, sogenannte Trickbewegungen geübt. Für diese Ausgleichsbewegungen muß eine besonders gute Beweglichkeit und Muskeldehnfähigkeit in der Scapulo-Thorakalverbindung geübt und erreicht werden.

Passive Bewegungsübungen. Es sollen hier Übungen der manuellen Therapie, insbesondere spezielle Kapseldehntechniken, vorgestellt werden; denn es ist für die Gelenkmobilisation nach Schulterverletzungen absolut falsch, wenn beide Gelenkpartner unter Kompression bewegt werden.

Bei einer capsulären Einschränkung müssen wir unter Traktion das Rollen und Gleiten im Gelenk, das sogenannte Rollgleiten verbessern. Die Mobilisation führen wir entsprechend der „Konvex-Konkav-Regel" durch: Bei einer capsulären Einschränkung der Schulterbeweglichkeit in die eine Richtung müssen wir entsprechend der „Konvex-Konkav-Regel", (der

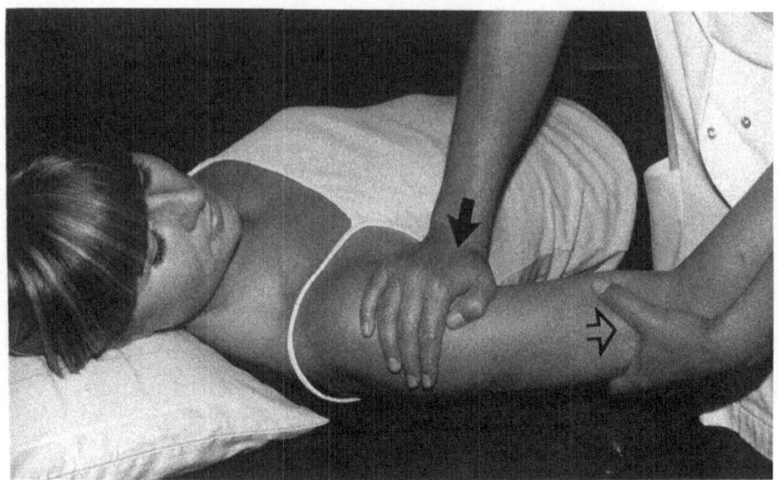

Abb. 6. Dehnung der kontrakten Gelenkskapsel nach dorsal unter leichtem Zug bei eingeschränkter Innenrotation und Elevation

bewegte Gelenkspartner ist in diesem Falle der Oberarmkopf und somit ein konvexer Teil) die Kapseldehnung, nach dem Straffen der Kapsel, in die entgegengesetzte Richtung durchführen. Es bedarf hier der genauen Diagnose, welche Kapselanteile kontrakt sind, um anschließend, beim Schultergelenk in die entgegengesetzte Richtung, durch manuelle Dehnungen die Bewegung zu verbessern.

So muß bei Einschränkung der Außenrotation der Oberarmkopf, nach Spannen der Kapsel, nach ventral verschoben werden. Bei Einschränkung der Abduktion und der Elevation wird der Oberarmkopf bei gerade noch möglicher Abduktion nach kaudal geschoben oder gezogen, um so die unteren Teile der Gelenkkapsel zu dehnen. Bei Einschränkung der Innenrotation wird der Oberarmkopf nach dorsal geschoben (Abb. 6).

Vor jeder Gelenkmobilisation muß eine Mobilisation der Weichteile durchgeführt werden. Dabei müssen, besonders nach längerer Ruhigstellung, nicht nur die das Schultergelenk umfassenden Muskeln, sondern auch die das Schulterblatt am Thorax fixierenden Muskeln gedehnt werden. Der Therapeut umfaßt bzw. unterfaßt z. B. die Scapula von medial und kann so durch Abheben der Scapula die fixierenden Muskeln dehnen (Abb. 7). Es kann aber auch die gesamte Schulter mit dem Schulterblatt in großen kreisenden Bewegungen um den Thorax herumgeführt werden; der Patient liegt dabei in Seitenlage.

5. Hydrotherapie

Bei der Hydrotherapie soll eine Temperatur von 34 °C nicht überschritten werden, da sonst vor allem bei älteren, kreislauflabilen Patienten eine Häufung von Orhtostasereaktionen auftreten kann.

Bei der Hydrotherapie nützen wir neben dem Auftrieb, der den Körper und somit alle Bewegungen leichter macht, den Wasserdruck, den Wasserwiderstand und die Wassertemperatur zur musculären Entspannung vor den Mobilisationsübungen.

Bewegungsübungen können im warmen Wasser leichter und schmerzärmer ausgeführt werden. Auch in der Hydrotherapie können Hilfsmittel (Seilzugrolle, Auftriebskörper,

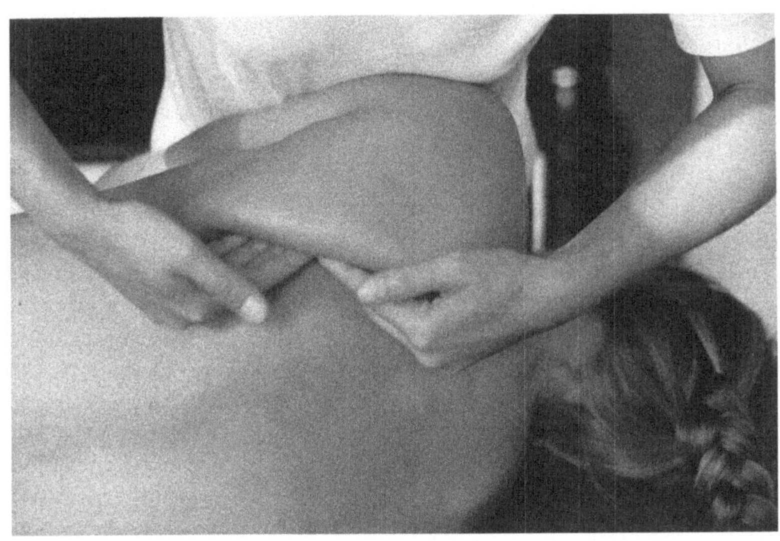

Abb. 7. Weichteilmobilisation der Scapulo-Thorakal-Verbindung

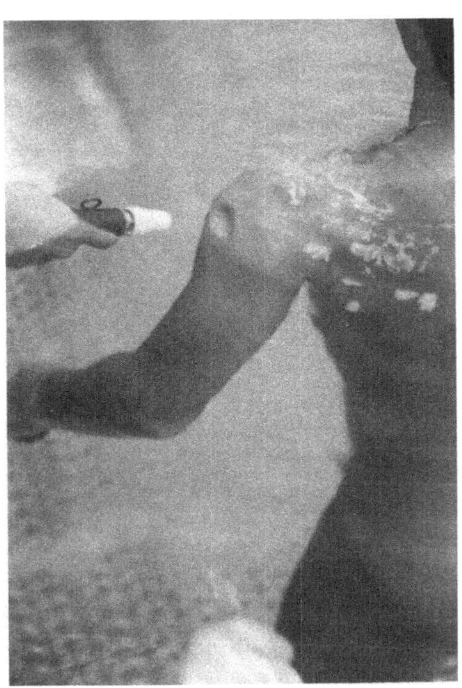

Abb. 8. Unterwasserdruckstrahlmassage zur
Lösung von Vernarbungen und Verklebungen sowie Muskeldetonisierung

Schwimmgürtel, Bälle) verwendet werden, die den Arm zusätzlich entlasten und so die Schulterbewegungen erleichtern.

Ferner ist es wichtig, daß der Patient ein sicheres Gefühl im Wasser hat; das Wasser darf nur brusttief sein und der Patient muß sich mit seinem gesunden Arm bei den Übungen anhalten können. Dafür sind im Therapiebecken Haltestangen und Haltegriffe unter Wasser angebracht.

Die Unterwasserdruckstrahlmassage ist ein probates Mittel, um Verspannungen und Verklebungen zu lockern; allerdings ist diese Massagetechnik sehr differenziert einzusetzen. Zuerst ist der Abstand etwas größer zu halten bzw. eine große Düse bei geringerem Wasserdruck zu verwenden. Nach einigen Behandlungen wird mehr an die zu behandelnde Hautoberfläche herangerückt, mehr Druck und eine kleinere Düse verwendet, um die Vibrationswirkung auf das Unterhautgewebe und die Muskulatur zu erhöhen (Abb. 8). Dabei wird durch eine verbesserte Durchblutung, einen vermehrten Abtransport von "Pain Producing factors" und Auflösen von Muskelverspannungen nicht nur eine deutliche Schmerzreduktion, sondern auch eine Vergrößerung der Gelenkbeweglichkeit erreicht.

Literatur

1. Dempster WT (1965) Mechanism of shoulder movement. Arch Phys Med Rehabil 46:49
2. De Palma F (1983) Surgery of the shoulder, 3rd edn. Lippincott, Philadelphia
3. Kapandji IA (1982) The physiology of the joints, vol 1: Upper limb 2nd edn. Livingstone, Edinburgh London Melbourne New York
4. Mosely HF (1969) Shoulder lesions, 3rd edn. Livingstone, Edinburgh London
5. Post M (1978) The shoulder. Lea & Febiger, Philadelphia

Grundprinzipien der Nachbehandlung nach Schulterverletzungen

H. Dölle und H. Rudolph

II. Chirurgische Klinik für Unfall-, Wiederherstellungs-, Gefäß- und Plastische Chirurgie (Chefarzt: Dr. med. H. Rudolph), Diakoniekrankenhaus, Elise-Averdieck-Straße 17, D-2720 Rotenburg (Wümme)

Bei Läsionen der Schulter ist die konservative Therapie niemals eine Nachbehandlung, sondern immer eine Mitbehandlung vom ersten Tage an.

Sie stützt sich auf die 3 Pfeiler: *Physikalische Maßnahmen, Krankengymnastik* und *medikamentöse Behandlung.*

Sie richtet sich nach Verletzungsmuster, Verlaufsphase, vorangegangener Therapie und therapeutischem Spektrum.

Kritische Untersuchung durch den Therapeuten vor und nach den jeweiligen Behandlungen bestimmen die weitere Behandlungsrichtung. Das bedeutet, daß der Therapeut die Untersuchungstechniken beherrscht.

Hefte zur Unfallheilkunde, Heft 186
Verletzungen des Schultergelenks
Zusammengestellt von U. P. Schreinlechner
Springer-Verlag Berlin Heidelberg 1987

Tabelle 1. Therapie in der akuten Phase

Abnahme der Körperschwere
Lagerung
Passive Bewegungen im schmerzfreien Raum
Traktion
Kühlung
Medikamente systemisch

Bei der äußeren Betrachtung ist besonders auf Haltung der Wirbelsäule, Stellung der Scapula und Muskelathropien zu achten.

In Abhängigkeit von der Schmerzphase erfolgte die Funktionsuntersuchung bei uns in der Standardtechnik nach Hirschfeld [4].

Sie beinhaltet zumindest bei der Primäruntersuchung die HWS, den Schultergürtel, das Ellenbogengelenk und die Handgelenke.

Wir bevorzugen die Einteilung der Schulterläsion in die Phasen akut, subakut und chronisch.

In der schmerzhaften akuten Phase wird die erste Schmerzlinderung durch die Abnahme der Armschwere erreicht (Tabelle 1).

Häufig kommt der Patient schon in die Behandlung mit entsprechender Entlastung der Schulter durch ein Tragetuch, die Mitella, welches beim alleinigen Gebrauch zurecht als Leichentuch der Schulter bezeichnet wird.

Die Lagerung der akut schmerzenden Schulter sollte möglichst in mäßiger Abduktion, Elevation und Innenrotation erfolgen. Hilfsmittel dazu sind Kissen, Sandsäcke, Schaumstoffkeile, Abduktionsschienen oder Abduktionsverbände.

Übergangsweise ist für wenige Tage die Fixation am Körper im Desault- oder Gilchrist-Verband erlaubt.

Pendelübungen sind eine einfache Form der passiven Bewegung im schmerzfreien Raum. Dazu neigt sich der Patient im Sitzen, besser im Stehen nach vorne und zur Seite, so daß der Arm frei pendeln kann.

Mit aktiven Bewegungen im Schultergürtel wird der Schwung erreicht. Die dabei auftretende Extension durch die Armschwere kann verstärkt werden durch einen Hängegips oder ein Gewicht an der Hand.

Die Traktionsbehandlung im Sinne der Stufe I einer manuellen Mobilisation führt zum Lösen der Gelenkflächen voneinander. Dazu wird der Arm möglichst schulternah umfaßt und für jeweils etwa 10 s ein leichter Zug ausgeführt. Bei Schmerzlinderung wird diese Traktion bis zu 10mal wiederholt.

Die Kühlung der Schulter mit feuchten Verbänden, Eis oder Spray in der akuten Schmerzphase hat häufig einen ausgeprägten analgetischen und abschwellenden Effekt und kann großzügig eingesetzt werden.

Die systemische Gabe von entzündungshemmenden oder abschwellenden Medikamenten kann unterstützend erfolgen.

Eine Sonderrolle nimmt die sogenannte traumatische Arthritis des Schultergelenkes im Stadium III ein. Sie ist gekennzeichnet durch Schmerzausstrahlung bis in den Unterarm, Ruheschmerz und typische Proportionen der Bewegungseinschränkung, das sogenannte Kapselmuster nach Cyriax [2], welches für jedes einzelne Gelenk spezifisch ist.

Tabelle 2. Therapie in der subakuten Phase

Assistierte Bewegungen
Mobilisation mit musculären Entspannungstechniken
Manuelle Mobilisation
Tiefe Querfriktion
Medikamente systemisch, lokal
Elektrotherapie
Eis
Bewegungsbad

Für die Schulter bedeutet dies: Starke Einschränkung der passiven Außenrotation, geringere Einschränkung der Abduktion und noch geringere der Innenrotation. Hier ist die intraartikuläre Injektion von Cortison zu erwägen. Wir verwenden Triamcinolon 40 mg und injizieren von dorsal. Vorbedingung ist eine strenge Indikationsstellung durch den erfahrenen Arzt und eine Aufklärung des Patienten über Komplikationsmöglichkeiten.

Die Behandlung in der subakuten Phase hat die Schmerzlinderung, die Verbesserung der Schulterbeweglichkeit und die Muskelkräftigung zum Ziel (Tabelle 2).

Die assistierten Bewegungen entsprechen aktiven Bewegungen unter ganzer oder teilweise Abnahme des Armgewichtes. Hier kann schon die maximale Beugung des Ellenbogengelenkes zu einer erheblichen Entlastung der Schulter führen. Die Elevation oder Abduktion mit ausgestrecktem Arm ist kontraindiziert.

Entsprechend neurophysiologischen Untersuchungen, daß Bewegungen bevorzugt in dreidimensionalen Bewegungskombinationen gebahnt sind, wie z. B. Elevation, Abduktion, Außrenrotation, ist das Üben bestimmter Bewegungsmuster effektiver als das einfacher Bewegungen [6].

Diese Bewegungsabläufe beinhalten den Einsatz von ganzen Muskelketten, den sogenannten Muskelsynergien, die der normalen alltäglichen Bewegungsfunktion entsprechen.

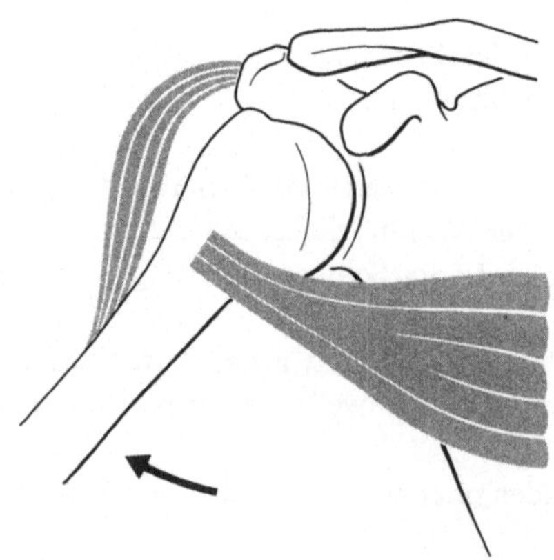

Abb. 1. PNF-Technik am Beispiel der Kontraktur der Adduktoren. *Phase 1:* Innervation der Agonisten (ABD). Aktive Abduktion bis zur Bewegungsgrenze

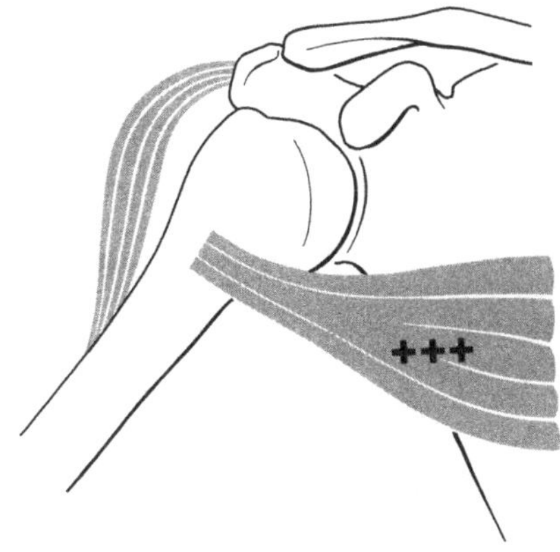

Abb. 2. PNF-Technik am Beispiel der Kontraktur der Adduktoren. *Phase 2:* Max. Innervation der Antagonisten (ADD). Entspannung der Agonisten (ABD) (7–10 s). Fixierung an der Bewegungsgrenze

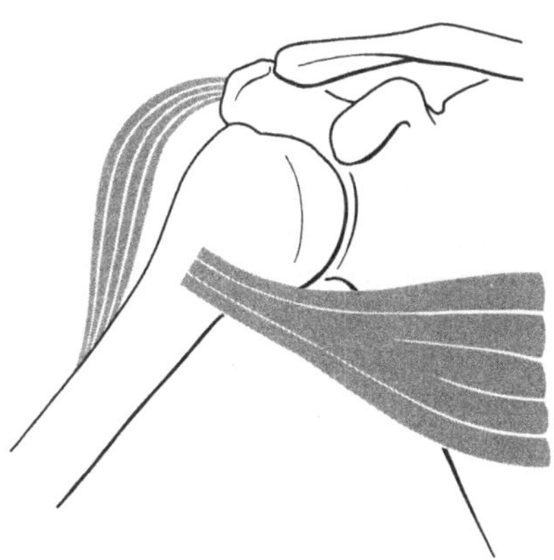

Abb. 3. PNF-Technik am Beispiel der Kontraktur der Adduktoren. *Phase 3:* Lösen der Antagonisten (ADD). Nachlassender Widerstand

Zusätzlich kann eine Mobilisation durch die Anwendung der Propriozeptiven Neuromuskulären Förderung – PNF – erfolgen.

Dazu die Demonstration an einem vereinfachten Schultergelenk mit Adduktionskontraktur. Das Gelenk wird maximal aktiv gegen Führungswiderstand adduziert. Damit werden die Adduktoren vorgedehnt (Abb. 1).

Jetzt erfolgt die maximale isometrische Kontraktion der Adduktoren gegen Widerstand (Abb. 2).

Dadurch ermüden die Adduktoren mit langer Refraktionsphase. Nach etwa 7–10 s wird die Adduktorenanspannung schnell gelöst (Abb. 3).

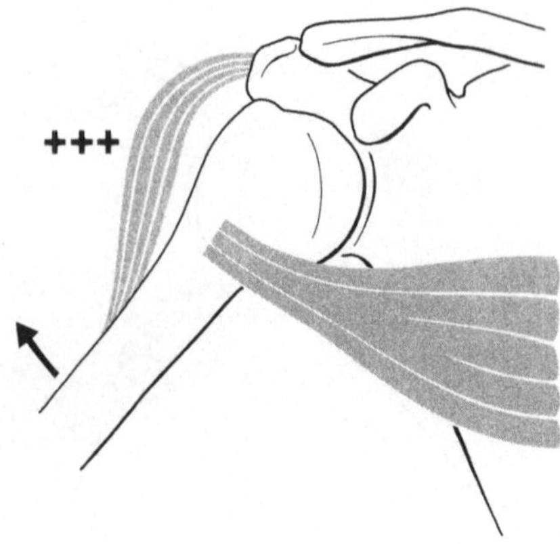

Abb. 4. PNF-Technik am Beispiel der Kontraktur der Adduktoren. *Phase 4:* Max. Innervation der Agonisten (ABD). Entspannung der Antagonisten (ADD). Aktive ABD in Richtung der Einschränkung

In dieser Zeit ist der Reflextonus der kontrakten Muskulatur vermindert. Die jetzt wieder angespannten Abduktoren können eine Dehnung der kontrakten Adduktoren erreichen (Abb. 4).

Diese Prozedur kann und soll mehrfach wiederholt werden. Sie erfordert die konzentrierte Arbeit von Patient und Therapeut.

Eine gleichzeitige lang andauernde Eisbehandlung kann den Erfolg dieser Methode noch vergrößern. Dabei ist zu beachten, daß die Eindringtiefe der Kühlung etwa 3 cm pro 10 min beträgt, entsprechend lange vorher muß die Eisbehandlung einsetzen.

Mit der Entspannungstechnik werden besonders die kontraktilen Elemente behandelt, während mit der manuellen Mobilisation hauptsächlich die nichtkontraktilen Elemente am Gelenk gedehnt werden. Durch eine Kontraktur des Kapselbandapparates am Gelenk wird die Gleitfähigkeit des einen Gelenkpartners gegen den anderen vermindert oder aufgehoben.

Durch entsprechende Traktion und seitliche passive Gleitvorgänge werden Kapsel und Bewegungsapparat wieder gedehnt und damit die Kontraktur vermindert.

Die Traktionsmobillisation geht in 3 Stufen vor sich [6]:

I. Lösen: Dabei werden die Gelenkflächen durch leichten Zug voneinander gelöst, jedoch nur so gering, daß sich die Adhäsionsspannung aufhebt.

II. Straffen: Der Zug wird so stark, daß sich zuvor lockere Strukturen anspannen und

III. Dehnen: Die weitergeführte Distraktion führt jetzt zu einer Dehnung der angespannten Strukturen.

Die Kombination von Traktionsstufe I und passiver Parallelverschiebung ist die Gleitmobilisation (Abb. 5).

Diese geschieht immer in die Richtung des eingeschränkten Gleitens. Ist z. B. die Schulterabduktion wegen Kapselschrumpfung caudal vermindert, wird bei maximaler Abduktion

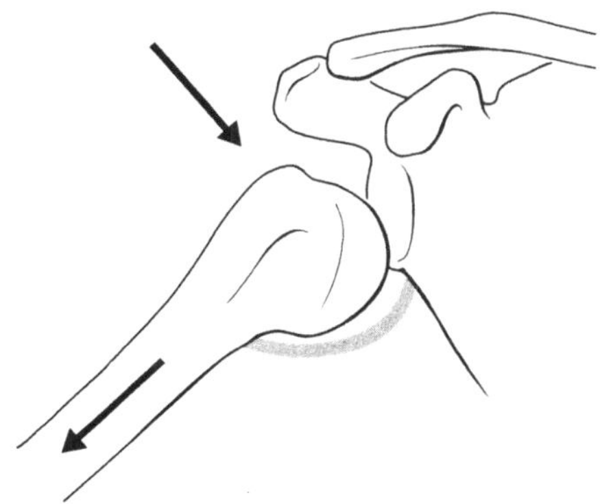

Abb. 5. Gleitmobilisation am Beispiel einer Kontraktur caudaler Strukturen: Traktion Stufe I und kräftiges Caudalgleiten

und leichter Traktion der Humeruskopf maximal nach caudal gedrückt und damit die caudale kontrakte Struktur gedehnt, ohne andere Strukturen an der Schulter zu schädigen.

Würde man passiv die Adduktionskontraktur durch Hebelung am langen Hebelarm des Oberarmes überschreiten wollen, kommt es zu schädlichen Kompressionsphänomen unter dem Akromion.

Die gezielte Massage in Form der tiefen Querfriktion hat sich in der Schulterbehandlung als sehr wirkungsvoll erwiesen [2]. Sie ist eine spezielle Massagetechnik, die stets quer zum Faserverlauf immer nur in einer Richtung eng umgrenzt durchgeführt wird. Absolute Vorbedingung ist die genaue Lokalisiation der Läsion. Das Gelenk ist dazu in eine Stellung zu bringen, in der die zu behandelnden Strukturen für die Massagetechnik optimal zugänglich und möglichst vorgedehnt sind. Die Behandlung hat einen dreifachen Effekt [2, 4]:

1. Eine schon nach wenigen Minuten eintretende Schmerzlinderung, die gleichzeitig als Kontrolle für die richtige Indikation und Massagetechnik dient.
2. Eine Mobilisierung durch Lösen von Adhäsionen nach Verletzungen oder Entzündung und
3. eine sehr lokale Durchblutungsförderung.

Die Ansätze und Sehnen der Rotatorenmanschette und die Schnenscheide des langen Bicepskopfes bieten sich besonders an. Führt die tiefe Querfriktion trotz richtiger Indikation und Technik nicht zum ausreichenden Erfolg, ist die lokale Infiltration z. B. mit Triamcinolon möglich.

Diese Infiltration sollte kein mehr oder minder großes Depot am Ort der vermuteten Läsion sein. Wir benutzen dazu sehr feine Nadeln und Insulinspritzen und plazieren das Medikament tropfenweise fächerförmig an bis zu 20 Positionen nur dort, wo der Patient beim Einstich in die erkrankte Struktur jeweils seine typischen Schmerzen angibt. Auch hier ist auf strenge Indikationsstellung zu achten.

Tabelle 3. Therapie in der chronischen Phase

Manuelle Mobilisation
Mobilisation mit musculären Entspannungstechniken
Tiefe Querfriktion
Medikamente lokal
Elektrotherapie
Wärme
Narkosemobilisation
Rö- oder Telekobaltreizbestrahlung

Der Zusatz von Lokalanästhetika ist zwar sofort schmerzlindernd, erlaubt jedoch nicht die genaue Plazierung je nach Schmerzangabe des Patienten.

Weitere Indikationen für lokale Corticoidinjektonen sind die Bursitis subarcromialis und die Bursitis subcoracoidea.

Die Elektrotherapie in der subakuten Phase soll hier nicht näher besprochen werden. Die Behandlung im Bewegungsbad mit Abnahme der Körperschwere kann unterstützend eingesetzt werden.

Die chronische Phase einer Schulterläsion ist die Domäne der manuellen Mobilisationstechnik, die besonders Kaltenborn in multiplen Variationen propagiert: der Mobilisation mit musculären Entspannungstechniken, der tiefen Querfriktion und der lokalen Injektion mit Corticoiden, versuchsweise auch O2-Antagonisten. Die systemische Gabe entzündungshemmender Präparate ist nur bei Schmerzen versuchsweise einzusetzen (Tabelle 3).

Der chronische Funktionsausfall bei geringer Schmerzbeteiligung ist eine der wenigen Indikationen zur Wärmetherapie, z. B. Fango, Heißluft, bestimmte Formen der Elektrotherapie und Bewegungsbad.

Bei uns hat sich auch gelegentlich die Röntgen- oder Telekobaltreizbestrahlung bewährt.

Die Narkosemobilisation der Schulter ist nicht ungefährlich [8]. Sie muß unbedingt dem Erfahrenen vorbehalten bleiben.

Nach der Untersuchung in Narkose wird zunächst eine Gleitmobilisation ausgeführt, jedoch mit erheblich mehr Kraftaufwand. Nur in Ausnahmefällen darf unterstützend gehebelt werden.

In der Nachbehandlung kommen abduzierende Verbandstechniken, entzündungshemmende Medikamente, Eis, entsprechende Krankengymnastik und Elektrotherapie zum Einsatz.

Die anschließende intraarticuläre Injektion von Triamcinolon ist zu erwägen [3].

Die Durchführung der gesamten therapeutischen Palette erfordert gut geschulte und vor allem auch an Zahl genügende Mitarbeiter in der Krankgengymnastischen Abteilung.

Einzelbehandlungen müssen teilweise mehrfach am Tag für jeweils 10–15 min oder länger durchgeführt werden, zusätzlich sollte ein Training in Gruppen erfolgen und Anleitungen zum selbständigen Üben in der behandlungsfreien Zeit gegeben werden. Die behandelnden Ärzte müssen die verschiedenen therapeutischen Möglichkeiten der Nachbehandlung zumindest kennen. Keinesfalls reicht es aus, lediglich Krankengymnastik zu verordnen.

Die Verordnung muß präzise Angaben auf dem Rezept für den Krankengymnasten enthalten, wie z. B. Zahl der Anwendungen insgesamt, pro Tag oder Woche, Art der Anwendungen, Diagnose usw.

Die Schulterbehandlung ist insgesamt sehr aufwendig und aus diesem Grunde auch sehr kostenintensiv. Wir dürfen jedoch keine Mühe scheuen, die Kostenträger sowie die Krankenhausbetreiber von der Notwendigkeit dieser Maßnahmen zu überzeugen.

Die auf Dauer schmerzhafte oder eingeschränkte Schulter nach insuffizienter Behandlung ist ein schlechtes Aushängeschild für die Klinik, eine Qual für den Patienten und eine finanzielle Dauerbelastung für den Kostenträger.

Anschließend wurde ein Videofilm gezeigt, in dem die verschiedenen krankengymanstischen Behandlungsmethoden demonstriert wurden.

Literatur

1. Biesinger E (1984) Die Schulterluxation – funktionelle Ergebnisse, Rezidivhäufigkeit, Prinzipien und Bedeutung der krankengymnastischen Behandlung. Z Krankengymn 36/7
2. Cyriax J (1983) Textbook of orthopaedic medicine, vol 1. Diagnosis of soft tissue lesions. Bailliére Tindall, London
3. Helbig B, Winter R (1981) Die Mobilisation der Schultersteife – Indikation, Technik und Ergebnisse. Hefte Unfallheilkd 153:505
4. Hirschfeld P (1984) Orthopädische Medizin nach der Methode von Cyriax, Funktionelle Diagnostik und kausale Therapie, Bd 1. Die Schulter. Perimed, Erlangen
5. Kaltenborn FM (1979) Manuelle Therapie der Extremitätengelenke. Technik der speziellen Untersuchungsverfahren und der Gelenk-Mobilisation. Norlis, Oslo
6. Knott M, Voss DE (1970) Komplexbewegungen – Bewegungsbahnung nach Dr. Kabat. Fischer, Stuttgart
7. List M (1984) Untersuchung und Behandlung von Schultergürtel und Schultergelenk. Z Krankengymn 36/7
8. Refior RJ, Melzer C (1984) Schultersteife und Narkosemobilisation. In: Burri C, Rüter A (Hrsg) Posttraumatische Schäden des Schultergürtels. Springer, Berlin Heidelberg New York Tokyo (Hefte Unfallheilkunde, Heft 170)
9. Rommel W, Rommel T, Keichel A (1982) Physikalische Behandlung von Bewegungsbehinderung und Schulterschmerz. Z Krankengymn 34/8
10. Rompe G (1981) Krankengymnastische Behandlung bei degenerativen Erkrankungen des Schultergelenkes. Z Krankengymn 33/11
11. Spier W (1984) Konservative Therapie bei Schultersteife. In: Burri C, Rüter A (Hrsg) Posttraumatische Schäden des Schultergürtels. Springer, Berlin Heidelberg New York Tokyo (Hefte zur Unfallheilkunde, Heft 170)

Die Kieler motorisierte Übungsschiene in der Nachbehandlung von Verletzungen des Schultergelenkes

W. Blauth und C. Helm

Orthopädische Univ.-Klinik, Klaus-Groth-Platz 2, D-2300 Kiel

Aus dem Kieler Schulterorthesensystem, KOS genannt, wollen wir hier die neu entwickelte *programmierbare motorisierte* Übungsschiene vorstellen.

Die beiden anderen Schulterschienen, die zu diesem System gehören, nämlich eine nicht motorisierte dynamische Übungsschine und ein Übungsgerät für bettlägerige Patienten sollen hier unberücksichtigt bleiben.

Der motorisierte Orthesentyp wurde in den vergangenen zwei Jahren erprobt und ständig verbessert. Er ist inzwischen so weit gereift, daß seine Serienfertigung unmittelbar bevorsteht.

Die Grundidee zu dieser Entwicklung beruht auf der schon alten Erkenntnis, daß *möglichst frühzeitige, passive Bewegungen* in einem operierten oder erkrankten Gelenk von größter Bedeutung sind für:
- die *Ernährung* des Gelenkknorpels,
- die *Durchblutung* der Gelenkweichteile,
- die Verhinderung von *Verklebungen* und Schrumpfungen des Kapselbandapparates
- und somit für die Wiederherstellung und Erhaltung der *Gelenkfunktionen.*

Dies ist allerdings nur dann zu erreichen, wenn *alle Bewegungen ohne Schmerzen,* regelmäßig und lange genug ausgeführt werden.

Unsere *Krankengymnastinnen* sind nur mit Einschränkungen in der Lage, die assistiven Bewegungsübungen in der erforderlichen zeitlichen Abfolge und Dauer auszuführen. Sie stehen nämlich oft nicht in ausreichender Zahl zur Verfügung, fehlen in manchen Praxen sogar oder können sich nur eine begrenzte Zeit den jeweiligen Patienten widmen.

Hinzu kommt, daß viele Kranke bei assistiven Übungen durch die Krankengymnastin nicht genügend entspannen können.

Im Zusammenhang mit diesen Erkenntnissen und den ausgezeichneten Erfahrungen, die wir seit Jahren mit *motorisierten Übungsschienen für das Kniegelenk* sammeln konnten, sahen wir die Notwendigkeit, eine passive Übungsorthese für das Schultergelenk zu konstruieren.

Sie sollte die folgenden Bedingungen erfüllen:

1. Das *Gewicht* des Armes muß sicher aufgenommen werden, damit sich der Patient vollkommen entspannen kann.
2. Die Orthese sollte *in verschiedenen Ebenen verstellbar* und den verschiedenen Körperformen leicht anpaßbar sein.
3. Sie sollte die Bewegungen im Schultergelenk mit *regulierbarer Geschwindigkeit,* in allen Ebenen und *auf die schmerzfreien Sektoren begrenzbar* ausführen können.
4. Sie sollte sowohl *im Sitzen als auch im Gehen* benutzbar und deshalb unabhängig von Energie aus der Steckdose sein.

Hefte zur Unfallheilkunde, Heft 186
Verletzungen des Schultergelenks
Zusammengestellt von U. P. Schreinlechner
Springer-Verlag Berlin Heidelberg 1987

Wir wollen die *Lösung,* die wir in Form unserer, aus Modulen zusammengesetzten Motorschiene erreicht haben, aufzeigen und später auch in einem kurzen Film demonstrieren.

Zunächst aber noch ein grundsätzliches Wort zu den *Indikationen.* Im Prinzip ist die Schiene immer dann angezeigt, wenn *Übungen unter Wegnahme der Körperschwere in genau vorgegebenen Bewegungssektoren* stattfinden sollen und andere Mobilisationsarten aktiver oder passiver Natur nicht schmerzfrei und vor allem nicht lange genug möglich sind.

Als Beispiele nennen wir sehr frühe und frühe postoperative Zustände:

Nach Eingriffen an der *Rotatorenmanschette* oder am Schulterdach,
nach Ausräumung von *Kalkdepots,*
aber auch nach *Osteosynthesen,*
oder im Rahmen der konservativen *Frakturbehandlung,*
sowie für Nachbehandlung nach *Endoprothesenimplantationen.*

Besonders vorteilhaft sehen wir die Anwendung als Übungsgerät *nach Schultermobilisationen in Narkose.* Diese Manipulationen müssen ja aus vielerlei Gründen vorgenommen werden und gehen für den Patienten in den ersten Stunden und Tagen nach dem Eingriff oft mit recht unangenehmen Bewegungsschmerzen einher.

Das mobilisierte Schultergelenk soll aber frühzeitig geübt und weiterbewegt werden, *um erneute Verwachsungen und Versteifungen zu verhüten.* Gerade hier leisten assistive schmerzfreie Bewegungen in regelmäßigen Intervallen wesentlich mehr, als sie trotz aller Analgetikagaben oft quälenden Umlagerungen und krankengymnastischen Bewegungsübungen.

Nun zu einigen konstruktiven Details: Die Motorschiene wiegt *5,8 kg.*

Neber einer tragbaren Ausführung steht eine weitere zum Üben im Sitzen zur Verfügung. Letztere dürfte in Praxis und Klinik wohl häufiger als die tragbare Version benutzt werden.

Das Gerät besteht aus vier Hauptbestandteilen:

1. Einem vierarmigen *Standfuß* bei der stationären oder einer *Hüftschale* bei der tragbaren Ausführung.
2. Einem verstellbaren *Winkeltragrohr* mit einer Vorrichtung zur Feineinstellung der Bewegungsachsen.
3. Den *Motoren* mit Programmiermöglichkeit von Bewegungssektoren in der Frontal- sowie Horizontalebene.
4. Einem *Armlagerungsgestell.*

Zur näheren Erläuterung sehen wir uns einmal die tragbare Ausführung an:

Die *Hüftschale* besteht aus einem elastisch verformbaren, gepolsterten Kunststoff und gewährleistet einen guten Sitz der unterschiedlichen Beckenformen. Sie wird mit einer breiten *elastischen Bandage* mit Klettverschluß fixiert und bestitzt eine Aufnahmevorrichtung für das Traggestell.

Das *Winkeltragrohr* verbindet die Hüftschale mit der Vorrichtung zur Feineinstellung der Bewegungsachsen.

Über zwei *Klemmgriffe* am Winkeltragrohr ist die grobe Justierung in der Sagittalebene sowie die Justierung in der Höhe möglich.

Die gesamte Tragvorrichtung wird am Rumpf über zwei *gepolsterte Gurte auf der gesunden Schulter* und um den Rumpf unterhalb der Achsel fixiert.

Die Feineinstellung der Bewegungsachsen auf das Zentrum des Schultergelenkes ist über ein *Kreuzgelenk* möglich, das über zwei Drehräder in einer horizontalen und vertikalen Achse verstellt werden kann.

Die *Motoren* sind untereinander über einen Bügel verbunden. Die gewünschten Bewegungssektoren lassen sich über Druckschieber programmieren.

Das *Armlagerungsgestell* mit den Ober- und Unterarmtragschalen sowie einer Handauflage läßt sich auf die Körpermaße und die gewünschte Rotationsposition im Schultergelenk verstellen.

Die Motoren können wahlweise über einen Netzteil aus der Steckdose gespeist oder direkt an eine tragbare Batterie angeschlossen werden. Dadurch können wir dem Patienten eine unbegrenzte Bewegungsfreiheit geben. Er muß allerdings mit der 3kg schweren Batterie ein weiteres Gewicht mit sich herumtragen. Die Batterie gewährleistet die Stromversorgung im Dauerbetrieb über ca. 4 h.

Betrachten wir noch kurz Anlegen und Inbetriebnahme des Gerätes.

Zum Anlegen sind 6 Schritte nötig:

1. Das Anlegen der *Beckenschale*.
2. Die Fixierung der *Tragevorrichtung* in der Beckenschale; *grobe Einstellung der Bewegungsachsen* auf das Schultergelenk
3. *Fixierung am Rumpf* mittels der gepolsterten Gurte.
4. Auflegen des Armes und *Justierung der* Länge von Ober- und Unterarmtragrohr.
5. *Feineinstellung* im Kreuzgelenk über die Drehräder.
6. *Programmierung* der gewünschten Bewegungssektoren an den Motoren. Dabei sind maximal folgende Sektoren wählbar: Abduktion/Adduktion zwischen $110/30/0°$ und Anteversion/Retroversion zwischen $70/0/30°$.

Die Geschwindigkeit ist stufenlos regelbar. Maximal wird eine Winkelgeschwindigkeit von $230°$ pro Minute erreicht. Ein Bewegungssektor von $45°$ z. B. wird also 5mal in der Minute durchlaufen.

Zur *Übung von Rotationsbewegungen* im Schultergelenk steht ein zusätzlicher Rotationsansatz zur Verfügung. Er kann mit wenigen Handgriffen an das Grundgestell angebracht werden und erlaubt Rotationsbewegungen zwischen $60/0/60°$.

Der Vollständigkeit halber soll noch darauf hingewiesen werden, daß auch eine *Übungsschiene für das Ellbogengelenk* vorhanden ist. Sie ist mit dem Anbringen des sogenannten Ellbogenansatzes betriebsbereit.

Zum Gebrauch der Übungsschiene am Ort kann alternativ zur Ausführung mit Beckenschale ein vierarmiger Standfuß auf feststellbaren Rollen benutzt werden. Diesen Orthesentyp wollen wir nun im anschließenden Film genauer betrachten.

Berufswechsel wegen postoperativer Schultersteife infolge zu spät einsetzender Rehabilitationsbehandlung

G. Zöch

Rehabilitationszentrum Tobelbad der AUVA (Ärztlicher Leiter: Prim. Dr. J. Stipicic),
A-8144 Tobelbad

Die Aufgabe der Rehabilitationsbehandlung ist, die volle Arbeitsleistung im erlernten Beruf wieder zu erreichen. Dies ist im Schultergelenk schwieriger als bei anderen Gelenken. Der funktionelle Wert der oberen Extremität wird vor allem durch die ausgiebige Beweglichkeit im Schultergürtel bestimmt. Nur bei freier Beweglichkeit im Schultergelenk kann die Hand in Funktionsstellung gebracht werden. Es ist natürlich auch von Bedeutung, ob das Schultergelenk der Arbeitshand oder der Beihand behindert ist. Wir alle wissen, daß die Schulter auf Ruhigstellung sehr rasch mit eingeschränkter Beweglichkeit reagiert. Je länger diese Behinderung bestehen bleibt, desto schwieriger ist es, die volle Beweglichkeit wieder zu erreichen. Die Minderung der Erwerbsfähigkeit in Prozenten sagt über die tatsächliche Möglichkeit, den erlernten Beruf weiter ausüben zu können, nichts aus, da diese für den allgemeinen Arbeitsmarkt gilt. Von den Versehrten, die den Beruf wechseln mußten, hatten durchwegs alle nur 20% M.d.E. So kommt es, daß ein dem Schweregrad der Verletzung entsprechend gutes Ergebnis tatsächlich für den Betroffenen beruflicherseits eine Katastrophe bedeuten kann. Betroffen sind vor allem manuelle Arbeiter, die zumindest zeitweise Arbeiten überkopf durchführen müssen. Eine Behinderung eines Beingelenkes bei gleicher Einstufung des Invaliditätsgrades ist meist leichter auszugleichen, so daß ein Berufswechsel vergleichsweise selten ist. Je später eine physikalische Nachbehandlung einsetzt, desto geringer sind die Chancen eine Restitutio ad integrum zu erzielen. Was sind aber nun die Gründe, warum manche Versehrte erst 30 Wochen nach dem Trauma zu einer intensiven Rehabilitationsbehandlung kommen.

Ein Grund dürfte sein, daß bei schwereren Traumen durch die schwierige Primärbehandlung, der betreffende Behandler ein persönliches Interesse hat, diesen Fall weiter zu verfolgen und die Nachbehandlung im eigenen Haus durchzuführen. Diese kann jedoch oft nur in nicht ausreichendem Maße durchgeführt werden.

Meistens werden die Patienten 2–3mal wöchentlich ambulant behandelt. Entsprechend dem Schweregrad der Verletzung kann es nun tatsächlich zu einer relativ guten Beweglichkeit kommen. Es bleibt nur eine leichte Behinderung der Schulter zurück, die jedoch ausreicht, den bisherigen Beruf nicht mehr ausüben zu können. Die zweite gefährdete Gruppe von Patienten ist jene mit sogenannten Bagatelltraumen, wie Schulterprellungen. Die üblichen vorgeschlagenen Bewegungsübungen, die zu Hause durchgeführt werden sollen, werden wegen Schmerzen in der Schulter nicht gemacht. Da die Bewegung der Schulter Schmerzen verursacht, fehlt den meisten Patienten jegliche Einsicht in die Notwendigkeit einer frühzeitigen Bewegungstherapie. Erst wenn eine deutliche posttraumatische Schultersteife besteht, wird ein Antrag zur Aufnahme in ein RZ gestellt, oft auch nur deshalb, weil einem der Patient mit seinen ständigen Klagen lästig wird.

Es sei unbestritten, daß die ambulante Behandlung zum Großteil gute Ergebnisse bringt, aber nach 2–3wöchigem Gleichbleiben der Beweglichkeit, sollte doch an eine etwas intensivere Therapie gedacht werden. Die Patienten kommen erst durchschnittlich nach 17,5

Hefte zur Unfallheilkunde, Heft 186
Verletzungen des Schultergelenks
Zusammengestellt von U. P. Schreinlechner
Springer-Verlag Berlin Heidelberg 1987

Wochen in den Genuß dieser Theapie. Die Schwierigkeit nach dieser Zeit gute Ergebnisse zu erzielen, zwingt in einem Drittel der Fälle zum Berufswechsel.

Beispiel: 55jähriger Zimmerer erleidet am 27. 2. 1985 eine Schulterluxation links. Konservative Behandlung. Am 2. 3. 1985 wegen Dislokation des Tuberculum majus Verschraubung desselben. Postoperativer Verlauf komplikationslos. Anschließend physikalische Therapie für 4 Monate, ambulant 3x wöchentlich. Da keine Besserung eintritt RZ-Antrag. Aufnahme im RZ-Tobelbad am 16. 7. 1985. Trotz intensiver Therapie keine Verbesserung. Versehrter kann seinen ursprünglichen Beruf nicht mehr ausüben, Pensionsantrag.

Man kann natürlich nicht garantieren, daß durch eine frühzeitige intensive Rehabilitationsbehandlung die Schulter in ihrer Funktion so weit gebessert hätte werden können, daß der Versehrte in seinem Beruf wieder hätte voll arbeiten können.

Trotzdem glauben wir, daß wir dem Patienten eine bessere Chance zur Wiederherstellung hätten bieten können, wenn er frühzeitig in ein RZ gekommen wäre, und diese Chance sollte man einem Versehrten nicht vorenthalten. Abschließend kann man sicher behaupten, daß die Schulter für die spätere weitere Berufsausübung ein sehr wichtiges Gelenk ist, und daß im Gegensatz zu anderen Gelenken, eine leichte Behinderung zu einer hochgradigen Behinderung im Berufsleben führen kann.

Minderung der Erwerbsfähigkeit nach Schulterverletzungen

W. Hiebler

Rehabilitationszentrum Tobelbad der AUVA (Ärztlicher Leiter: Prim. Dr. J. Stipicic), A-8144 Tobelbad

Kollege Zöch hat in seinem Referat bereits auf die berufliche Katastrophe nach Schulterverletzungen hingewiesen, die mit der üblichen Einschätzung, im Durchschnitt 20% MdE, bei oft erforderlichem Berufswechsel abgegolten werden.

Lassen Sie mich nun aufgrund der, in der Einschätzung üblichen Rententabellen, einige Vergleiche ziehen, die die Einschätzung der Schulterverletzung aus verschiedenen Blickwinkeln betrachten lassen. Nehmen wir ältere Rententabellen, so finden wir z. B. unter „Obere Extremität" noch immer deutlich die Unterscheidung zwischen rechts und links, die bei Rententabellen neueren Datums nicht mehr anzutreffen ist. Hier findet man z. B. bei Versteifung des Schultergelenkes in guter Stellung, bzw. die nicht eingerichtete Schulterverrenkung, je nach Beweglichkeit mit maximalen Prozentzahlen von 40% rechts — sofern es sich um einen Rechtshänder handelt — links 20–35%. Die habituelle Schulterverrenkung wird je nach Häufigkeit der Ausrenkung sogar mit bis zu 50% berentet. Dann folgen Aufschlüsselungen, die das Heben des Armes bis zur Waagrechten, 30° über die Waagrechte usw. betreffen. Auch hier finden sich noch Einschätzungen um die 25%, gehen bei der Lähmung des Deltamuskels sogar auf 35% am Gebrauchsarm.

Hefte zur Unfallheilkunde, Heft 186
Verletzungen des Schultergelenks
Zusammengestellt von U. P. Schreinlechner
Springer-Verlag Berlin Heidelberg 1987

Betrachten wir nun neue Rententabellen, so sehen Sie vorwiegend nur zwei Kriterien:

Die Hand kann in Gebrauchsstellung gebracht werden mit 0–10%, die Hand kann nicht in Gebrauchsstellung gebracht werden mit 20–25%.

Nun treten hier immerhin Diskrepanzen auf, die nahezu die doppelte Prozentzahl ausmachen. In alten Rententabellen wird bei der Berücksichtigung – Rechtshänder–Linkshänder, besser ausgedrückt Arbeitsarm-Beiarm – eine klare Unterscheidung getroffen. Nun ist es sicher nicht dasselbe, ob ein Rechtshänder mit der rechten Arbeitshand, links die Beihand, eine Verletzung der rechten Schulter hat, oder ob die Beihand – sei es nun ein Rechts- oder Linkshänder – verletzt erscheinen. Vergleichen wir hier z. B. mit einer Teilplexuslähmung – obere Plexuslähmung –, die oft mit vollständig aktiver Funktion des Ellbogens und der Hand einhergeht. Hier neigt man aufgrund der Nervenverletzung schon zu wesentlich höheren Prozentzahlen.

Der Ausfall der Schulterbeweglichkeit, bzw. die Einschränkung, kann verschiedene Kompensationen erfahren. Diese können entstehen durch die WS-Beweglichkeit, die Hüfte, die Kniegelenke, das Pro-Supinieren des Unterarmes. Alle diese Bewegungen können das Führen der Gebrauchshand zum Einsatzort unterstützen.

Beim Vorliegen kombinierter Verletzungen müssen aber etwaige Einschränkungen in den genannten Kompensationsmöglichkeiten bei gleichzeitigem Vorliegen einer Schulterverletzung berücksichtigt werden. Vergleicht man hier weiter, so wird die Sache noch schwieriger. Gehen wir von dem Erfolgsorgan der oberen Extremität – der Hand – aus und betrachten wir wie Zrubecky es tat, die übrigen Armgelenke gleichsam wie die Gelenke eines Baggerarmes nur als Mittel zum Zweck, d. h. die Hand an ihren Einsatzort zu bringen, so kommen diese Dinge in der Berentung schon irgendwie zu tragen. Der Verlust der Hand wird heute mit 60% berentet, wobei 30% auf die fehlende Sensibilität und 30% auf die Beweglichkeit fallen. Der Verlust des ganzen Armes wird mit 70% eingeschätzt. Versucht man nun zwischen dem gesamten Armwert und der Schulter eine gewisse Relation herzustellen, so ist dies natürlich nicht ganz einfach. Dabei wäre zunächst die Frage der Gebrauchsstellung der Hand zu klären, wobei unserer Meinung nach eine Gebrauchsstellung für die Summe aller Berufe sicher nicht existiert und noch viel weniger eine Gebrauchsstellung, die die Einschätzung einer Minderung der Erwerbsfähigkeit auf dem Allgem. Arbeitsmarkt berücksichtigen würde.

Vom klinischen Aspekt der Schulterverletzung wäre folgendes im Hinblick auf die Berentung zu sagen:

Wir haben am Rehabilitationszentrum die Möglichkeit, Patienten über längere Zeit beobachten zu können und sehen Patienten auch unter der Pseudo-Arbeitsbelastung der Ergo Therapie. Hier wird oft die unfallbedingte Ungeschicklichkeit augenscheinlich, insbesondere eben dann, wenn beim ausgeprägten Rechtshänder oder Linkshänder der Arbeitsarm durch eine Schulterverletzung behindert ist.

Stellt man nun die früher gebrachten Vergleiche an und vergleicht vielleicht noch mit Einschätzungen an der unteren Extremität, so kann daraus nur resultieren, daß man sich die Einschätzung der Schultergelenksverletzung in der Regel etwas zu leicht macht, und unserer Meinung nach auch die angegebenen Prozentzahlen in vielen Fällen deutlich zu niedrig liegen.

Ich erwähnte Vergleiche mit der unteren Extremität. Abgesehen von Diskrepanzen, die unserer Meinung nach teilweise auch hier vorliegen, kann man doch heute sagen, daß ein Unterschenkelamputierter bei guter prothetischer Versorgung praktisch alles machen kann.

284

Der Unterschenkel wird nach wie vor auch trotz intensivster Bemühungen — die Prozentzahl auf 30% zu senken — nach wie vor mit 40% eingeschätzt.

Mit der gleichen Prozentzahl abgegolten wird aber auch der Stützapparat der unteren Extremität, auch dann, wenn er ein Stützapparat nur für den Unterschenkel ist. Die meisten Berufe sind mit einer solchen Beschädigung, ich meine hier die Verletzung der unteren Extremität — insbesondere Prothesenträger — wieder durchführbar.

Schulterverletzungen führen aber mit wesentlich geringeren objektivierbaren Krankheitsfolgen zu wesentlich höheren Funktionsminderungen bezüglich der Arbeitskraft des Patienten.

Zusammenfassend möchte ich sagen, daß die derzeitige Einschätzung der Schulterverletzung mit den Möglichkeiten — die Hand kann in Gebrauchsstellung gebracht werden — 0–10%, sowie die Hand kann nicht in Gebrauchsstellung gebracht werden — 20–25% — sehr gering erscheint und man sich im Hinblick auf vergleichende Betrachtungen der Beschädigung anderer Körperorgane eher zu den alten Rententabellen bekennen müßte, da gerade das Führen des Erfolgsorganes der oberen Extremität — der Arbeitshand — zum großen Teil eine Funktion des Schultergelenkes ist. Zusätzlich müßte der Begriff „Gebrauchshand" auch im Hinblick auf Verletzung links oder rechts beim Rechts- bzw. Linkshänder näher definiert und abgeklärt werden.

Diskussion

Rudolph, Rotenburg: Wenn wir heute hier zusammensitzen und der Nachbehandlung sogar eine eigene Sitzung eingeräumt wird, sollten wir unserem Präsidenten dankbar sein, daß er dies geschehen ließ. Ich hoffe, daß wir am Ende auch alle davon profitieren.

Eine zweite Bemerkung: wir hörten in den letzten beiden Vorträgen schon darüber. Jedem von uns sind die einen oder anderen Fälle bekannt, wo nach banaler Verletzung durch eine miserable oder völlig fehlende Behandlung, die Patienten nach geraumer Zeit — wir hörten hier einen Zeitraum von 17 Wochen — irgendwann zu einer Behandlung erscheinen und nie wieder beschwerdefrei werden und bedauernswerte Opfer sind. Auf der anderen Seite ein Fall den ich schildern möchte, wo sicherlich auch etliche von Ihnen Erfahrungen haben. Eine 81jährige Frau, bei der ein Jahr lang eine Schulterluxation übersehen wurde. Als wir sie erstmals sahen, hatte sie eine partielle Kopfnekrose und eine absolute Schultersteife. Wir haben in Narkose in einer Stunde geschlossen reponiert, eine passagäre Bohrdrahtarthrodese für drei Wochen durchgeführt und die Patientin ein Jahr krankengymnastisch behandelt. Dazu gehört selbstversändlich die Bereitschaft und auch das Können des Patienten. Die Patientin hat nahezu 80% ihrer Funktion wiedererlangt und ist heute, mit 86 Jahren, immer noch beschwerdefrei. Das sind die zwei Extremmöglichkeiten. Und das sind die Möglichkeiten, die der Nachbehandlung, Weiterbehandlung, Behandlung, egal wie wir es nennen wollen, wir müssen sie nur machen, innewohnen. Ich möchte jetzt die Diskussion eröffnen und Fragen aus dem Auditorium zur Nachbehandlung erbitten.

Hefte zur Unfallheilkunde, Heft 186
Verletzungen des Schultergelenks
Zusammengestellt von U. P. Schreinlechner
Springer-Verlag Berlin Heidelberg 1987

Pachucki, Wien: Bei uns hängt in der Nachbehandlung, entsprechend der Forderung von Lorenz Böhler, dieses Schild, daß keine Übung Schmerzen verursachen soll. Man sieht aber sehr häufig, daß man bei den Patienten, vor allem bei den passiven Bewegungen doch in die Schmerzgrenze hineinarbeiten muß, weil man sonst überhaupt nicht weiterkommt. Eine ganz allgemeine Frage: Kann man dieses Schild abmontieren oder hat es noch seine Gültigkeit?

Eine zweite Frage betrifft den Stellenwert der Antiphlogistika. Ich glaube, Herrn Kern hat das in der Aufstellung über die Behandlungsmöglichkeiten gehabt. Die Antiphlogistika sind ja vor allem durch die Publikationen wie „Bittere Pillen" sehr unter Beschuß geraten. Wie groß ist der Stellenwert dieser antiphlogistischen Behandlung wirklich?

Kern, Wien: Lorenz Böhler hat sicher recht und wird auch recht behalten. Ich habe in meinem Vortrag deshalb die Kryotherapie und Antiphlogistikatherapie erwähnt, da wir mit diesen Behandlungsmethoden, eventuell auch mit der Elektrotherapie wirklich den Patienten wenn nicht schmerzfrei, so wenigstens schmerzarm bekommen. Wir dürfen auf gar keinen Fall passiv oder aktiv so weit bewegen, daß der Patient Schmerzen bekommt. Zu den Antiphlogistika, wie es es halte: Wenn ich es indiziert sehe wird der Patient vorher aufgeklärt und bekommt für die Behandlungsdauer nach meinen Richtlinien hoch und kurz Antiphlogistika verordnet.

Dölle, Rotenburg: In der akuten und subakuten Phase bevorzugen wir auch den Einsatz von Antiphlogistika. Wir sind der Meinung, daß wir damit eine doch ganz erhebliche Abschwellung der angeschwollenen Strukturen, insbesondere auch der Rotatorenmanschette erreichen können und damit das Enge-Syndrom unter dem Acromeon behandeln können. Die passive Bewegung führen wir nur bis zur Schmerzgrenze durch, wobei wir natürlich auch die Schmerzgrenze anheben durch den Einsatz dieser Antiphlogistika und durch Einsetzen von Eis, während die aktive Behandlung bei uns schon über diese Schmerzgrenze etwas hinausgehen sollte. Der Patient wird seine aktiven Bewegungen dann schon alleine bremsen, wenn der Schmerz zu groß wird.

Krösl, Wien: Es ist eine Bremse für die Heilgymnasten und alle, die damit arbeiten, damit sie nicht die Schmerzgrenze überschreiten. Wir wissen beim Überschreiten der Schmerzgrenze werden neue Schäden gesetzt, die vielleicht die Beweglichkeit nachher schlechter erscheinen lassen als vorher. Daß das ganze als cum grano salis zu nehmen ist, möchte ich aus einer Anekdote ableiten. Prof. Lorenz Böhler hat sich Anfang der Fünfzigerjahre einen Knöchelbruch zugezogen und so wie jeder andere schlampige Patient ist er drei Tage damit herumgelaufen bis er sich röntgenisieren ließ. Er hat dann festgestellt, daß es ein Knöchelbruch ist, und ich hatte mit Trojan die große Ehre, ihm einen Gips anzulegen. Nachdem er dann die ersten Schritte mit diesem Gips getan hatte, sagte er: „Das mit der Schmerzfreiheit im Gipsverband ist auch ein Blödsinn". Man muß alles cum grano salis nehmen. Ich glaube, das Schild sollte trotzdem erhalten bleiben, um eben eine gewisse Mentalbremse zu sein für jemanden, der glaubt, er muß es erzwingen.

Rudolph, Rotenburg: Man müßte ergänzend dazu noch sagen — schmerzfrei behandeln kann man nicht. Wenn man das tut, dann wird selbstverständlich die Funktion immer schlechter werden. Man muß die Schmerzgrenze erreichen. Man darf sie nur nicht gewaltsam überschreiten.

Matuschka, Wien: Ist es sinnvoll in hartnäckigen Fällen die Schmerzgrenze durch eine Plexusanaesthesie auszuschalten.

Kern, Wien: Habe ich noch nie gemacht. Aber dem Einsatz von Lokalanästhetika möchte ich vielleicht das Wort reden und zwar gezielt. Nicht so gezielt, wie wir es in dem dritten Vortrag gehört haben, daß wir genau den Schmerzpunkt ereichen müssen. Es genügt auch, wenn wir uns knapp davor mit der Nadel befinden, das Lokalanästheticum diffundiert, wenn wir kurz warten, 3 bis 5 min, von selbst.

Kuderna, Wien: Da möchte ich auch noch etwas zur Anästhesie sagen. Ich bin Herrn Dölle dankbar, daß er das kurz erwähnt hat. Ich glaube nicht, daß man mit der Schulter sehr lange Zeit warten sollte, bis es möglich ist, ohne irgend eine Anästhesieform diese Bewegungen schmerzfrei durchzuführen zu können. Es muß nicht unbedingt eine Mobilisierung in Narkose sein, sondern es gibt sehrwohl Teil-Plexusanaesthesien, wie die Scalenusanästhesie, mit der man den Patienten wirklich schmerzfrei machen kann für diese passive Mobilisierung.

Poigenfürst, Wien: Das ist ganz richtig. Ich möchte nur auf eines hinweisen. Wenn bei einem Patienten, dessen Schulter längere Zeit ruhiggestellt war, wie zum Beispiel nach einer Fraktur, die Übungen sehr schmerzhaft sind, dann darf man natürlich nicht gleich zur Anästhesie greifen, sondern dann muß man einmal feststellen ob diese Fraktur überhaupt geheilt ist. Es ist für das Schultergelenk wesentlich wichtiger, daß die benachbarte Fraktur geheilt ist, als daß man zu früh bei einer nicht konsolidierten Fraktur mit Bewegungsübungen beginnt. Man verliert durch eine zusätzliche Ruhigstellung bis zur Frakturheilung sicher nichts, gewinnt vielleicht sogar noch Zeit im Gegensatz zu einer Behandlung bei einer nicht geheilten Fraktur, die Schmerzen verursacht.

Rudolph, Rotenburg: Aber wir sind sicher einig, daß wir den goldenen Mittelweg finden wollen.

Krösl, Wien: Ich persönlich habe nach Mobilisierungen in Narkose auf Dauer meistens nichts Gutes gesehen. Es werden dort oft neue Schäden gesetzt, die nicht mehr reparabel sind. Die Untersuchung in Narkose, bei der Begutachtung eventuell, ist natürlich etwas sehr Günstiges, wenn der Patient damit einverstanden ist. Duldungspflichtig ist es natürlich nicht.

Dölle, Rotenburg: Vielleicht sollte man zur Mobilisation in der Narkose noch etwas hinzufügen. Es gibt viele Autoren, die diese in mehreren Schritten durchführen. Zweifellos sollte man nicht während der ersten Mobilisation die freie Beweglichkeit in der Schulter erzwingen, sondern eventuell in Schritten vorgehen. Außerdem sollte die Narkosemobilisation sicher nicht in Form einer einfachen Bewegung in der gewünschten Richtung erfolgen, insbesondere bei der Abduktion, weil es zu einem erheblichen Kompressionsphänomen unter dem Acromeon kommt und damit zu Folgeschäden. Wenn man da in Form einer Gleitmobilisation vorgeht, kann man diese Schäden weitgehend vermeiden.

Rudolph, Rotenburg: Man muß vielleicht noch einmal betonen, daß derartige Narkosemobilisierungen wirklich nur dem sehr Erfahrenen zugemutet werden dürfen. Es ist völlig ausgeschlossen, daß ein unerfahrener Behandler, der ein schlechtes Behandlungsergebnis vorzuweisen hat, nun versucht, dieses miserable Ergebnis durch eine gewaltsame Narkose-mobilisierung zu verbessern.

Povacz, Wels: Ich wollte noch zu dieser Narkosemobilisation Stellung nehmen, weil ich aus meiner Erfahrung die Aussagen von Dr. Krösl nicht bestätigen kann. Es ist sicher so, daß es eine Ausnahmesituation ist, daß man in Narkose mobilisiert, und daß es jemand sein muß, der schon eine große Erfahrung hat. Dem ist voll zuzustimmen. Aber man muß noch hinzufügen, und das wurde nie erwähnt, daß man nach einer Mobilisiation eine Extension machen muß. Ich habe schon Fälle nochmals mobilisiert, die auswärts mobilisiert wurden, und wo keine Extension durchgeführt wurde. Der Patient muß im Bett bei erhobenem Arm extendiert sein, und das Interessante daran ist, daß es Leute gibt, die nach der Mobilisation fast schmerzfrei sind, die gar keine Analgetika brauchen, und andere haben sehr starke Schmerzen, die dann für zwei, drei Tage dauernd unter Analgetika gehalten werden müssen. Aber es ist mir immer gelungen. Man muß die Patienten entsprechend vorbereiten, und meistens sind es Leute, die eben mit ihrer Schulter durch Monate eine so schlechte Erfahrung haben, daß sie alles in Kauf nehmen, wenn es nur wieder gut wird. Wenn man das mit Ihnen entsprechend abspricht, dann machen sie diese Phase von zwei, drei Tagen, die bei manchen besteht, ohne weiteres durch. Ich habe bei allen Fällen eine wesentliche Verbesserung des Vorzustandes erreicht. Vor allem die Schulterfreiheit. Die Schmerzen waren deutlich gelindert.

Buchinger, Wien: Eine Frage an die Referenten und Vorredner. Wie lange soll man warten, wie lange soll man Geduld behalten, bis man eine derartige Narkosemanipulation unter-nimmt?

Dölle, Rotenburg: Genaue Zeitangaben über den Übergang in eine chronische Phase kann ich nicht machen. Es hängt von der jeweiligen Untersuchung ab und vom Verlauf. Es gibt Patienten, bei denen das Krankheitsbild sicherlich innerhalb der ersten zwei Monate und andere Patienten, bei denen es erst nach einem halben, dreiviertel Jahr in eine chronische Phase übergeht.

Ergänzen darf ich vielleicht, daß man spezielle Einsteifungen nicht mit einer Narkose-mobilisation behandeln sollte, insbesondere dann, wenn es sich um sogenannte posttrraumatische Arthritiden handelt, die ich in meinem Vortrag aufgeschlüsselt habe, da ganz spezielle Proportionen der Bewegungseinschränkung dabei vorliegen. In diesen Fällen ist, bevor man in Narkose mobilisiert, auf jeden Fall erst eine intraartikuläre Behandlung, bei uns mit Triamcinolon, vorzuziehen, eventuell bis zu einer dreimaligen Wiederholung in wöchentlichen Abständen.

Rudolph, Rotenburg: Darf ich Herrn Kern fragen, was er davon hält.

Kern, Wien: Dazu kann ich nur wieder das erwähnen, was ich vorhin im Vortrag gesagt habe. Man muß glaube ich, das gemeinsam machen, in einer gemeinsamen Besprechung zwischen Unfallchirurg und physikalischem Mediziner. Hat man eine konsequente Nach-behandlung wirklich durchgeführt? Einmal in der Woche irgend eine Behandlung bringt es nicht. Hat man wirklich die manuelle Medizin, die manuelle Mobilisation des Gelen-kes durchgeführt? Wenn ja, unbedingt Röntgen und schauen, ist nicht doch noch irgend ein verstecktes Hindernis vorhanden, das den Patienten behindert, oder ist noch eine nicht geheilte Fraktur vorhanden. Ich glaube, daß das in einer gemeinsamen Besprechung wieder festgelegt werden muß, um dann eben die Voraussetzungen für die Narkosemobilisation zu schaffen.

Kuderna, Wien: Das war eine ganz wesentliche Bemerkung. Man kann wahrscheinlich nicht eine bestimmte Zeit nennen, wie lange man zuwarten kann und wann man das machen soll. Wesentlich ist, daß bei einer konsequenten Nachbehandlung plötzlich ein Stopp eintritt und kein weiterer Fortschritt zu erzielen ist und irgendwelche andere Ursachen, die sie eben genannt haben, auszuschließen sind, und natürlich auch der entzündliche Prozeß auszuschließen ist.

Beck, Innsbruck: Darf ich auf eine Form der Mobilisation hinweisen, auf die wir eigentlich nur durch Zufall gekommen sind. Wer sich mit der Arthroskopie des Schultergelenkes beschäftigt, kann folgendes bemerken. Wenn eine eingeschränkte Schultergelenksbeweglichkeit besteht und man nun abklären will, worauf diese zurückzuführen ist und dabei arthroskopiert, macht man etwas, was wir zunächst nicht beachtet haben. Man füllt dieses Gelenk, man überdehnt die Gelenkskapsel und ist dann sehr erstaunt, wenn am Ende dieser Arthroskopie, am nächsten Tag, dieses weitaus besser bewegt werden kann.

Rudolph, Rotenburg: Das sind neue Gesichtspunkte.

Kirgis, Ulm: Ich bin auch der Meinung, daß man bei der Narkosemobilisierung differenzieren muß, ob es sich um eine Schultersteife handelt, einem erheblichen Trauma, wie zum Beispiel nach einer subcapitalen Fraktur, oder einer Rotatorenmanschettenruptur, oder ob es sich um eine Schultersteife handelt, die im Grund durch Kapselverklebung entweder idiopathisch oder nach geringem Trauma auftritt. Während im letzteren Fall die Narkosemobilisation im Grund zu keinen negativen Folgen führt, außer zum möglichen Rezidiv, muß man sich beim erheblichen Trauma und der folgenden Schultersteife weitere Gedanken machen.

Rudolph, Rotenburg: Herr Kern, wenn Sie vielleicht noch einmal etwas darauf eingehen könnten, auf die Bedeutung Fango, Moorpackung, Kurzwelle, Sonodynator. Das sind doch sehr beliebte Anwendungsmethoden und nicht nur in der Klinik, ganz besonders auch bei den niedergelassenen Kollegen. Vielleicht den Stellenwert einmal ohne so sehr die physikalischen Grundlagen in den Vordergrund zu rücken.

Kern, Wien: Hinsichtlich der Nachbehandlung von Schulterverletzungen würde ich diese Behandlungsmethoden subsummierend zur Wärmetherapie zählen und hier wirklich die Muskeldetonisierung als vorbereitende Maßnahme für die manuelle Mobilisation erwähnen.

Rudolph, Rotenburg: Könnten Sie dem zustimmen, Herr Dölle.

Dölle, Rotenburg: Als Vorbehandlung sicherlich sehr wichtig. Auch wir setzen sie in diesem Sinne ein. Ich glaube, daß die Sonodynatorbehandlung aber, wenn sie gezielt eingesetzt wird, insbesondere an den Sehnenansätzen der Rotatorenmanschette, schon noch ihre Berechtigung zusätzlich zu den Manipulationen hat.

Rudolph, Rotenburg: Hat jemand im Saal Erfahrungen mit der Röntgenbestrahlungstherapie?

Poigenfürst, Wien: Nur bei einer ganz beschränkten Indikation, und zwar bei der Bursitis calcarea. Dabei ist die Röntgenbestrahlung wirksam, aber auch die Ultraschallbehandlung. Wenn es die linke Schulter betrifft soll man außerdem ein EKG machen.

Rudolph, Rotenburg: Ganz grob geschätzt, wie hoch würden Sie die Erfolgschancen beziffern? Über oder unter 50%?

Poigenfürst, Wien: Man kann die Bursitis calcarea nicht in einen Topf werfen. Bei den hoch akuten Fällen ist natürlich die Röntgenbestrahlung auch nicht so wirksam wie die Operation. Bei den chronischen Fällen würde ich sagen über 50%.

Kern, Wien: Wenn ich wirklich nicht mehr weiterkomme, dann kann ich die Röntgenentzündungsbestrahlung wirklich nur empfehlen. Nicht nur an der Schulter, sondern auch an den übrigen Gelenken. Wenn ich hier schmerzhaft so eingeschränkt bin, daß ich mit der Behandlung äußerste Probleme habe, auch mit Einsatz von Lokalanästhetika, und der Patient zu Hause Schmerzen hat, dann kann ich nur die Röntgenentzündungsbestrahlung empfehlen. Hier ist ja die Maßnahme sehr einfach. Es wird drei- bis sechsmal eine Sitzung durchgeführt.

Rudolph, Rotenburg: Was wir dieser Therapieform zuführen, ist ja ein ausgesprochen schlechtes Krankengut. Wie würden Sie Ihre Erfolgsquote angeben. Wir nageln Sie nicht auf 5% fest.

Kern, Wien: Die Schmerzen lassen fast bei allen Patienten nach. Der intensive Schmerz kann in vielen Fällen gebessert werden.

Rudolph, Rotenburg: Wir sollten noch einmal auf die vorhin gestellte Frage nach der Bedeutung von Antiphlogistika- und auch nach der Kortisonbehandlung zurückkommen. Wer wünscht zur Behandlung mit Antiphlogistika Stellung zu nehmen.

Kirgis, Ulm: Wir führen die lokale Infiltration mit corticoidhaltigen Präparaten lediglich in die Bursa subacromialis durch, bei posttraumatischen Zuständen, bei der Tendinosis calcarea, eben an die Stelle des Kalkdepots.

Rudolph, Rotenburg: Ich kann immer wieder feststellen, bei der Frage nach der Anwendung von Corticoiden und nach der Infiltrations- oder Injektionsbehandlung herrscht, egal wo man ist, ein großes Schweigen im Auditorium. Dabei ist uns allen bekannt, daß sich diese Behandlungform einer ungewöhnlichen Beliebtheit in der Praxis und auch in den Kliniken erfreut. Ich kann eigentlich nicht verstehen, warum jeder so zurückhaltend ist. Liegt es nun an der Komplikationsquote? Wer von Ihnen hat eine größere Zahl von Schultergelenksempyemen nach Infiltrations- oder Injektionsbehandlung mit Kortison gesehen? Wer hat schon ein Empyem gesehen? Mehr als eines? Eine Phlegmone? Das ist ja leider Gottes oft vergesellschaftet. Die Ergebnisse sind in der Regel nicht besonders ermutigend. Also besteht die Möglichkeit, daß diese Behandlung offensichtlich ungefährlich ist und trotzdem bin ich erstaunt, daß so wenig darüber gesprochen wird.

Dölle, Rotenburg: Unter strenger Indikationsstellung ist meines Erachtens die Einbringung von Cortison in das Gelenk sehr segensreich. Die Injektionstechnik an der Schulter ist aber glaube ich nicht so einfach, wie sie häufig hingestellt wird. Ich glaube, daß viele Spritzen das Gelenk nicht erreichen, sondern irgendwo in den Weichteilen landen, und dort ist natürlich das Infektrisiko nicht so groß.

Poigenfürst, Wien: Man muß natürlich genau unterschieden, ob man eine intraarticuläre Kortisoninjektion macht oder eine periarticuläre. Bei der periarticulären muß man sich sehr genau fragen, wo man hinspritzt. Natürlich nie an die lange Bicepssehne, überhaupt nicht an eine Sehne mit einem längeren Weg und einer schlechten Ernährungslage, weil die ja dann erfahrungsgemäß unter Umständen reißen. Die Komplikationsrate im Sinne der Infektion ist bei den intraartikulären Injektionen wesentlich geringer als bei den periarticulären Injektionen, das ist auch bekannt. Es hängt dann noch zum Teil von dem verwendeten Präparat ab. Es gibt Präparate mit sehr großen Kristallen, die lange im Gewebe liegen bleiben und die, wenn sie subcutan oder im periarticulären Gewebe knapp unter der Haut liegen, auch Hautatrophien machen können. Ich weiß nicht, wer das von Ihnen schon gesehen hat, aber es gibt diesen Zustand, wo ein eingesunkenes, gräulich verfärbtes Hautareal entsteht. Das ist aber ein reversibler Zustand, nur etwas erschreckend für den Patienten.

Kuderna, Wien: Ich möchte noch einmal an die Behandler die Frage stellen, und zwar sowohl an Herrn Kern als auch an Herrn Dölle, wie sie den Stellenwert der einzelnen Maßnahmen sehen. Es ist ja doch eine große Anzahl von Schulterpatienten, die wir alle in unseren Krankenhäusern zur Behandlung haben. Sie haben ein sehr großes Repertoire an Behandlungsmöglichkeiten aufgezeigt, andererseits wissen wir alle, welche beschränkte Möglichkeiten allein von der Zeit her und von der Einsatzmöglichkeit unserer Heilgymnastinnen gegeben ist. Es ist eigentlich keine rechte Wertung dieser einzelnen Maßnahmen nebeneinander aufgestellt worden. Wo würden Sie den Schwerpunkt dieser Maßnahmen sehen? Ich hätte gern auch Ihre Meinung gewußt zu dem nachher gezeigten Kieler Orthesesystem. Es haben ja sehr viele von uns zum Beispiel mit der Kinetec-Schiene sehr gute Erfarhungen. Haben Sie selbst auch mit so einem System Erfahrungen und was würden Sie vom Prinzip her zu diesem System sagen?

Dölle, Rotenburg: Eine Behandlung der Schulter ist grundsätzlich an sehr zahlreiche Mitarbeiter in der krankengymnastischen Abteilung gebunden. Wir lassen die einzelnen Behandlungsmaßnahmen, die ich auch aufgeführt habe, eigentlich in einer Reihenfolge ablaufen. Sie haben also insofern keinen einzelnen Stellenwert. Wir fangen mit einfachen Behandlungen an, und ich möchte eigentlich auf diesem Gebiet meinen Hauptwert legen, auf die Bewegungsübungen mit den musculären Entspannungstechniken und die Bewegungen in den Komplexbewegungsabläufen, in der Regel in den Diagonalen der Schulter. Die manuellen Manipulationen kommen hauptsächlich in der chronischen Phase zum Wirken und sind relativ selten.

Kuderna, Wien: Ja, schon, aber meine Frage ist, wie groß ist denn der Zeitaufwand für so einen Schulterpatienten. Das ist ja alles sehr ideal und sehr schön, daß man das alles machen soll. Aber die Frage ist nur, ist das überhaupt durchführbar, gemessen an der Zahl der

Schulterpatienten, die wir haben, und an der Zahl der Heilgymnastinnen, die wir zur Verfügung haben. Ich habe schon vorher gesagt, daß das gemacht gehört, das streicht der Unfallchirurg langsam aus seinem Bewußtsein und dem Kostenträger ist es natürlich auch recht. Wenn er solche Apparate anschafft, ist das immer noch viel billiger als jede Arbeitskraft, die er einstellt. Das heißt, wie kommen Sie mit diesem großen, umfangreichen Programm, das Sie vorgestellt haben, zurecht?

Dölle, Rotenburg: Nur durch einen sehr großzügigen Einsatz von Krankengymnasten. Eine Schulterbehandlung erfordert sicherlich pro Tag für jeden Patienten mindestens eine halbe Stunde. Entsprechend groß muß die Anzahl der Behandler sein.

Rudolph, Rotenburg: Ich würde das bei bestimmten Erkrankungen für ausreichend halten. Es gibt mit Sicherheit, besonders im posttraumatischen Bereich, Behandlungen, die durchaus länger dauern sollten.

Poigenfürst, Wien: Wir haben ähnliche Probleme, kennen diese Probleme seit langer Zeit, und ich wollte auch eine ähnliche Frage an die Referenten stellen. Sehen Sie überhaupt eine Verletztengruppe, die man durch aktive Übungen in einer Gruppe behandeln soll. Wir haben ja bei unseren Patientenmassen nicht die Möglichkeit diese individuelle Therapie jedem zu bieten, obwohl sie wahrscheinlich jedem zustünde und sie wahrscheinlich die Belastungsdauer verkürzen würde. Wir müssen aufgrund unserer großen Patientenzahl Turngruppen schaffen, in denen dann aktiv geübt wird. Sehen die Referenten irgendeine besondere Verletzungsart oder eine Gruppe von Verletzungen, bei denen man in Turngruppen durch aktive Übungen eine rasche Wiederherstellung erzielen kann?

Rudolph, Rotenburg: Ich hoffe, daß ich stellvertretend für die Referenten antworten kann. Das ist sicher möglich. Allein die individuelle Behandlung gehört außerdem nach meinem Dafürhalten unbedingt dazu. Massengymnastik kann Einzelgymnastik nicht ersetzen. Beide Verfahren müssen zusammen erfolgen. Ich meine, damit kommen wir natürlich zu einem weiteren Punkt. Das Geld wird knapp, der Wunschtraum ist natürlich: teure Personalkosten zugunsten günstigerer Geräte einzusparen. Wir haben hervorragende Erfahrungen mit der elektrischen Knieschiene gemacht, jetzt aber haben wir die Vorstellung des Kieler Orthesensystems gesehen. Da möchte ich gleich einen ganzen Fächer an Fragen an Herrn Helm abschließen:
1. Der Preis — darüber muß ja gesprochen werden?
2. Die Reparaturanfälligkeit. Wir kennen ja von den ganzen Abduktionsschienen die Sollbruchstellen, und das sind ja zum Teil lächerliche technische Fehler, die da passieren?
3. Die Bedienbarkeit für Patient und Personal?
4. Wie wird die Schiene besonders auch vom älteren, schlichten Patienten empfunden? Gewicht, die Reibungspunkte besonders im Bereich der Befestigung am Beckenkamm?
5. Wie können Sie in Zukunft dadurch Stellen einsparen?
   Vielleicht ein bißchen viel auf einmal, aber es gehört zusammen.

Helm, Kiel: Es ging primär nicht darum bei der Entwicklung der Schiene Stellen einzusparen. Den Preis kann ich nicht genau sagen. Brüche am Material haben wir nicht erlebt. Gewisse Engpässe gab es zunächst bei den Motoren. Die sind jetzt so ausgelegt, daß es auch da keine Probleme mehr gibt. Bisher wurde die Schiene von Krankengymnastinnen oder Ärzten eingestellt. Dabei gab es eigentlich keine Probleme. Die Patienten konnten dann nach relativ kurzer Einstellzeit, man muß fünf Minuten dabei bleiben, eine halb oder eine Stunde darauf sitzen bleiben, ohne daß da irgend etwas passiert. Sie haben einen Schalter, womit sie den Motor ausschalten können, wenn irgend etwas ist. Den großen Vorteil sehen wir eben darin, daß dieser große Zeitaufwand, also eine Stunde Übung für einen Patienten, was in der Nachbehandlungsphase von Schultergelenken sehr wichtig ist, von seiten der Krankengymnastin entfällt. Wir haben Patienten, die üben bis zu dreimal eine Stunde am Tag auf dieser Schiene, wobei zwischendurch jemand dazukommen und den Bewegungssektor erweitern kann, weil sich die Schmerzgrenze verschiebt. Das scheint uns doch ein erheblicher Vorteil in der Nachbehandlung zu sein.

Rudolph, Rotenburg: Wie steht es mit den doch sehr häufig sehr adipösen Patienten, mit der Befestigung im Beckenbereich?

Helm, Kiel: Wir verwenden die Maschine vorwiegend in der Sitzform. Es ist doch sehr viel angenehmer, zumal wir sie vorwiegend bei Patienten anwenden, die relativ frisch operiert sind und die noch nicht damit herumlaufen möchten. Das Modell zum Gehen haben wir weniger verwendet. Das gibt bei adipösen Patienten Schwierigkeiten.

Rudolph, Rotenburg: Es ist aus allen Beiträgen und aus der Diskussion hervorgekommen, daß die Nachbehandlung, Weiterbehandlung doch in erster Linie eine Behandlung durch Arzt und besonders Krankengymnastinnen sein muß. Dazu gehört eine entsprechende personelle und räumliche Ausstattung. Ich habe gestern ganz kurz herumgefragt und habe fünf Krankenhäuser abgefragt, alle spezialisiert. Ich darf Ihnen das Arzt-Krankengymnastinnen-Verhältnis nennen, die Bettenzahl und die Verweildauer. Sicher sind alle Häuser nicht miteinander zu vergleichen, aber die Antworten waren interessant. Deutschland: Ein sehr großes berufsgenossenschaftliches Unfallkrankenhaus: 39 Ärzte, 34 Krankengymnastinnen, 364 Betten, Verweildauer 20–25 Tage. Eine Universitätsklinik 15 Ärzte, 10 Krankengymnastinnen, 80 Betten, Verweildauer 9,4 Tage, nicht repräsentiv. Ein Schwerpunktkrankenhaus 15 Ärzte, 13 Krankengymanstinnen, 140 Betten, Verweildauer 16 Tage. Jetzt gehen wir nach Österreich. Ein sehr, sehr großes Unfallkrankenhaus 47 Ärzte, 7,5 Krankengymnasten, 204 Betten, Verweildauer 14 Tage. Ein sicherlich nicht weniger großes Krankenhaus 46 Ärzte, 8 Krankengymnastinnen, 120 Betten, Verweildauer 9,5 Tage. Sie gestatten mir sicher, daß ich dazu eigentlich nur sagen kann – wir müssen über die Zahlen in Deutschland eigentlich traurig sein. Wir dürfen über das Verhältnis und über den Stellenwert Krankengymnastik, Ärzte -Krankengymnastinnen, in Österreich erschüttert sein. Das kann nur bedeuten, daß das auf Kosten der Rehabilitation der Patienten gehen muß. Anders kann das nicht sein.

Krösl, Wien: Man kann das nicht so sehen, und zwar aus folgendem Grund. Die Berufsgenossenschaftlichen Unfallkrankenhäuser sind, soweit ich sie kenne, zum Teil Rehabilitationszentren mit Wiederherstellungschirurgie, wo ein relativ geringer Anteil an Frischpatienten vorliegt. Unsere Unfallkrankenhäuser sind Akutkrankenhäuser mit einer sehr kurzen Aufenthaltsdauer – 9 maximal 10 Tage – und wo alle die, die einer Nachbehandlung bedürfen, dann in ein eigenes Rehabilitationszentrum kommen. Wenn man sich die Personalsituation anschaut, muß man natürlich auch die Gesamtzahl der Patienten sehen. Wir haben in unseren Unfallkrankenhäusern in Wien ein Verhältnis von stationär zu ambulanten Patienten von 1:10 und in den übrigen Städten Österreichs von 1:7. Es gehen zum Beispiel 600 Patienten im Unfallkrankenhaus Lorenz Böhler pro Tag ambulant durch das Haus. Da sind sehr viele Bagatellfälle dabei, aber das, was eigentlich einer rechten, intensiven Nachbehandlung bedarf, wird sehr rasch oder soll sehr rasch an ein Rehabilitationszentrum abgegeben werden. Dort sind die Verhältnisse natürlich anders, denn dort liegen nur Rehabilitationsfälle.

Kern, Wien: Herr Direktor, es tut mir leid, man muß es schon so sehen. Ich kann nur das Beispiel, das Sie gebracht haben, erweitern. Wir haben 1500 Betten in einem großen Spital und 14 Heilgymnastinnen, die für das ganze Spital zuständig sind. Das kann nicht gut gehen. Will man eine ordentliche Nachbehandlung, so muß man auf diesem personellen Sektor etwas unternehmen. Es hat keinen Sinn immer nur die Diagnostik weiterzutreiben, den apprativen Aufwand weiterzutreiben. Man muß einmal einsehen, daß hier viel Geld für Personal notwendig ist, um die Behandlung, die echte Behandlung, durchführen zu können.

Vecsei, Wien: Es ist dasselbe Spital. 160 chirurgische Betten, vornehmlich unfallchirurgische Betten, 3 Physiotherapeutinnen, nicht im Verband der Arbeitsunfallversicherungsanstalt. Auch das gibt es in Österreich. Es ist ein Problem der Gemeinde, das überhaupt nicht auf Verständnis stößt.

Kuderna, Wien: Herr Vecsei hat jetzt vielleicht den Schlüssel zu diesem Problem aufgezeigt. Wir haben in den Unfallkrankenhäusern in Wien zirka 20% Arbeitsunfälle und 80% Nichtarbeitsunfälle. Es ist so, daß die Unfallversicherung mit diesen 80% Nichtarbeitsunfällen eigentlich die anderen Kostenträger still subventioniert und sich weigert im Rehabilitationszentrum dasselbe zu tun. Das ist der Grund, warum wir natürlich nicht alle Patienten, die es brauchen, ins Rehabilitationszentrum bringen. Das ist ja bekannt. Anders hätten wir nicht etwa in den beiden Unfallkrankenhäusern zusammen jährlich zirka 120000 Behandlungen ambulant durchzführen. Diese 120000 Behandlungen werden von zusammen 15 oder 16 Heilgymnastinnen ausgeführt. Wenn man sich dann vorstellt, daß diese auch noch alle stationären Patienten dieser Krankenhäuser behandeln müssen, dann kann man sich also nicht mehr vorstellen, wie hier überhaupt noch eine Heilgymnastik durchgeführt wird. Ich habe das bei uns einmal nachgerechnet: auf den einzelnen Patienten kommt eine Behandlungsdauer von unter fünf Minuten. Man fragt sich, ob man das noch als Heilgymnastik bezeichnen kann.

Rudolph, Rotenburg: Ich möchte dazu noch eine Ergänzung machen. Das ist besonders ein Problem, welches unseren Raum betrifft. Diese sogenannten Rehabilitationszentren sind in der Regel personell und räumlich hervorragend ausgestattet. Es ist aber mitunter einfach nicht zu verantworten, Patienten aus ihrer sozialen Struktur herauszureißen und sie dort unter Umständen für die erforderlichen, und das ist ja das Problem, acht Wochen, zwölf Wochen, oder noch länger unterzubringen, wenn diese Behandlung in der Nähe durchgeführt werden könnte. Ich meine, das sind Gesichtspunkte, die muß man sich genau überlegen. Die Frage ist, ob Patienten überhaupt bereit sind, diese Rehabilitation zu tragen. Wir selbst können und müssen daran interessiert sein, das durchzuführen, denn das bedeuten ja auch, daß wir nachher die Berentung so gering wie möglich ansetzen können.

Wagner, Wien: Ich möchte das von Herrn Kuderna Gesagte unterstreichen. Es ist nicht so, daß man leicht einen Platz in den Rehabilitationszentren für Schulterverletzte bekommt. Da möchte ich auf eine Form der physikalischen Behandlung hinweisen. Wir kommen sicher kurzzeitig nicht herum, diese ambulant und als Heimtherapie durchzuführen. Man muß Wege finden, daß man vielleicht die Anverwandten der Patienten integriert, daß die ihnen helfen. Auch wir sind an der Wiener Klinik in einer Situation, die genau so katastrophal ist, wie dargestellt. Also eine Heimtherapie gibt es auch für einen Großteil der Schulterverletzten. Wichtig ist, daß man wöchentlich kontrolliert, ob er Fortschritte macht und ob er verstanden hat, was er braucht. Am besten ist, wenn irgendein Famileinmitglied mitkommt und dem Patienten hilft.

Rudolph, Rotenburg: Die letzte Bemerkung war sehr wichtig. Nichts ohne ärztliche Kontrolle.

Krösl, Wien: Herr Rudolph, was Sie gesagt haben, ist einer der wesentlichen Punkte, nämlich die Bereitschaft des Patienten, in ein Rehabilitationszentrum zu gehen, wenn er aus einem Unfallkrankenhaus entlassen worden ist. Er möchte wieder zu seiner Familie. Das, was ich seit Jahren durchzusetzen versuche, was mir aber nicht gelingt, ist eine ambulante Rehabilitation. Ein Abulatorium, wo der Betreffende von früh bis abends behandelt wird, nicht nur heilgymnastisch, sondern auch in anderer Form, und von wo er dann am Abend heimgehen kann. In den großen Ballungsräumen ginge das und das ginge auch gemeinsam für alle Kostenträger, nicht nur für die Allgemeine Unfallversicherungsanstalt. Wir haben in unseren Rehabilitationszentren zwar nur 50% eigene Fälle. Daß wir dort, beim Privilegium majus des Arbeitsunfallversehrten für die Aufnahme trotzdem 50% Fremdfälle haben, zeigt, daß es nicht so akut ist, aber daß wir viel zu wenige Rehabilitationsbetten haben, und daß leider Gottes nur die Allgemeine Unfallversicherungsanstalt Rehabilitation für Körperverletzte betreibt und nicht auch andere Kostenträger, die an einer Rehabilitation genauso interessiert sein müßten. Denn primär ist es völlig gleichgültig ob der Betroffene seine Behinderung angeboren hat, durch Krankheit oder durch einen Unfall erworben hat. Die Behandlungsmethoden sind im wesentlichen die gleichen, die Ausbildung des Personals ist im wesentlichen die gleiche und die Einrichtung ist im wesentlichen die gleiche. Da es nicht möglich ist, und das ist das traurige, daß sich alle Kostenträger gemeinsam zusammentun und größere Rehabilitationszentren schaffen, die für alle das sein können, das ist glaube ich der springende Punkt und über den kommen wir als Anstalt natürlich nicht hinweg.

Rudolph, Rotenburg: Ich glaube, der springende Punkt ist nicht große Rehabilitationszentren zu schaffen, sondern einfach einmal die verschiedenen Töpfe zusammenzuwerfen. Ich meine, das Prinzip hier in Österreich und auch bei uns in Deutschland mit den Berufsgenossenschaften, das ist ja das gleiche. Diese Kostenträger haben ja nur das Ziel: die völlige Wiederherstellung. Die anderen Kostenträger dagegen haben nur das Ziel, die Behandlung so billig wie möglich zu halten und dann die Patienten abzugeben, denn die Rentenbezahlung übernimmt ein anderer Kostenträger. Aus diesem Grund wäre es erforderlich, daß man dort auf einer gemeinsamen Schiene fahren würde.

Kern, Wien: Her Direktor Krösl, Sie haben vollkommen recht. Ich glaube, die Diskussion für die Physikalische Medizin ist ja schon so weit vorgeschritten, daß man jetzt über Tagesheime und Behandlungsplätze spricht. Die Patienten sollen also am Vormittag und am Nachmittag hinkommen und komplex behandelt werden, nicht daß sie aus ihrer sozialen Umgebung gerissen werden. Es ist sicher ein Umdenken notwendig für die physikalische Nachbehandlung. Das ist ein personell intensiver Bereich und den muß man in der nächsten Zeit wirklich in den Vordergrund spielen.

Rudolph, Rotenburg: Ich möchte zusammenfassen: Wir alle haben Grund mit dem Stellenwert der Krankengymnastik in unserer Medizin und mit den Stellenplänen der Krankengymnastinnen in unseren Häusern, sowohl in Deutschland, als auch in Österreich, sehr unzufrieden zu sein. Die Forderungen an die Politiker, Ärzte, Kostenträger und Krankenhäuser müßten lauten:
— Angleichung der Stellenpläne für die Krankengymnastik entsprechend der heute zu fordernden Bedeutung der Nachbehandlung und das nicht nur im Bereich der Schulter,
— entsprechende räumliche und instrumentelle Ausstattung der Abteilungen,
— entsprechende Schulung, besonders auch der Ärzte, die behandeln, damit sie die Behandlungsformen zumindest theoretisch beherrschen und selbstverständlich dann auch kontrollieren können.
Entscheidend ist nicht die Behandlungsdauer, besonders finanziell gesehen, sondern nur der Ausheilungszustand und der endgültige Zustand bei der Berentung.
Nachbehandlung dürfen wir selbstverständlich nicht allein den Krankengymnasten überlassen, sondern es ist, wie vorhin auch gesagt, eine intensive Zusammenarbeit zwischen Patient, Hausarzt, Klinikarzt, Krankengymnasten anzustreben.

Subcapitale Oberarmfrakturen und Epiphysenlösungen

Zur konservativen Therapie der subcapitalen Oberarmfraktur

G. Ittner und R. Schedl

II. Univ.-Klinik für Unfallchirurgie, Spitalgasse 28, A-1090 Wien

Angesichts des hohen Durchschnittsalters der Patienten, welche eine subcapitale Oberarmfraktur erleiden, ist man vor allem bei stärker dislocierten Frakturen und komplizierten Bruchformen vor das Problem einer operativen Versorgung gestellt. Inwieweit eine konservative Therapie ausreichende Erfolge zeigt, soll aufgezeigt werden.

Patientengut

In einem Zeitraum von 8 Jahren (1976–1983) kamen an der II. Univ.-Klinik für Unfallchirurgie Wien 908 Patienten mit einer subcapitalen Oberarmfraktur zur Behandlung. Der Altersdurchschnitt betrug 72,5 Jahre; der jüngste Patient war 38 der älteste 98 Jahre alt. Das Vehältnis Frauen zu Männern betrug etwas mehr als $3:1$. Entsprechend einer modifizierten Neerschen Klassifikation nach Titze [2] konnten 61,7% der Gruppe I (minimal verschobene Brüche), 0,6% der Gruppe II (dislocierte Brüche am collum anatomicum), 17,4% der Gruppe III (Brüche im Bereich des collum chirurgicum) 19,4% der Gruppe IV (Brüche mit Abriß des tuberculum majus) und 0,8% der Gruppe V (Luxationsfrakturen) zugeordnet werden. Bezogen auf die Einteilung, die von der AO postuliert wird, ergibt das:

A_1: 55,5%	A_2: 15,2%	A_3: 1,7%
B_1: 19,0%	B_2: 5,0%	B_3: 3,0%
C_1: 0,4%		C_3: 0,2%

Therapie

In überwiegender Mehrzahl, d. h. bei impaktierten und wenig dislocierten Frakturen, wurde mit einem Klebebinden-Desaultverband oder Gilchrist-Verband für 10 Tage im Sinne einer frühfunktionellen Therapie ruhiggestellt; wobei im Desault-Verband die Stellung der Fragmente durch entsprechende Polsterunterfütterung an Achsel oder Ellbogen bzw. eine gezielte Bindenführung Valgus- oder Varusfehlstellungen gebessert wurde. Bei stärker dislocierten Frakturen konnte durch das Anlegen eines „hanging cast" eine befriedigende Stellung erzielt werden. Kachektischen oder cardio-respiratorisch sehr schlechten Patienten wurde lediglich ein Dreieckstuchverband für eine Woche bis zum Abklingen der akuten

Hefte zur Unfallheilkunde, Heft 186
Verletzungen des Schultergelenks
Zusammengestellt von U. P. Schreinlechner
Springer-Verlag Berlin Heidelberg 1987

Schmerzphase angelegt. Luxationsfrakturen wurden in einer Kurznarkose — sofern möglich — reponiert und anschließend für 10 Tage in einem Desault-Verband retiniert. Bei einem Fall einer Luxationsfraktur durch das collum anatomicum konnte keine Reposition erzielt werden, sodaß das Kopffragment entfernt werden mußte.

Prinzipiell wurden die Patienten nach Beendigung der Ruhigstellung einer gezielten Schultergymnastik zugeführt.

Behandlungsergebnisse

Zur Nachuntersuchung diente das Schema nach Poigenfürst u. Reiler [1]. Gute Erfolge waren gegeben, wenn die Schulterbeweglichkeit in Frontal- und Sagittalebene sowie bei Rotation beschwerdefrei möglich war — abgesehen von einer unbemerkten Einschränkung von Kreuz- oder Nackengriff. Als mäßige Ergebnisse bei alten — d. h. älter als 70 Jahre — und schlechte bei jüngeren Patienten beurteilten wir, wenn die Beweglichkeit im Schultergelenk in F und S wohl mehr als $90°$ betrug, aber die Rotation bis 1/2 behindert war oder fallweise Schmerzen auftraten. Schlechte Ergebnisse resultierten bei einer Beweglichkeit unter $90°$ in F und S bzw. Rotationseinschränkung über 50% oder bei störenden Schmerzen.

Der Nachuntersuchungszeitraum betrug 6 Monate bis 6 Jahre nach dem Unfall — im Mittel 3 Jahre. Von 180 Patienten konnte kein Langzeitergebnis erhoben werden. 101 Patienten von diesen hatten bei der Entlassung aus der Behandlung eine gute, 70 eine mäßige und 9 eine schlechte Funktion gezeigt. Insgesamt wurde bei 77% der Patienten ein gutes, bei 19% ein mäßiges und bei 4% ein schlechtes Ergebnis erzielt. Nach dem Schema der AO ergibt dies:

	gut	mäßig	schlecht
A_1	80,4%	16,0%	3,6%
A_2	79,0%	16,8%	4,2%
A_3	62,5%	25,0%	12,5%
B_1	77,5%	21,4%	1,1%
B_2	38,6%	57,1%	4,3%
B_3	57,2%	25,0%	17,8%
C_1	50,0%		50,0%
C_3	50,0%	50,0%	

Betrachtet man unter Berücksichtigung des hohen Alters dieser Patienten nun diese Ergebnisse, so kann gesagt werden, daß die konservative Therapie trotz nicht exakter Repositon der Fraktur einen festen Platz in der Behandlung der subcapitalen Oberarmfraktur haben soll. Eine Indikation zu Operation beim Alterspatienten wird daher nur besonders gelagerten Fällen vorbehalten bleiben.

Literatur

1. Poigenfürst J, Reiler T (1982) Konservative Therapie und Behandlungsergebnisse der proximalen Humerusfraktur. In: Burri C, Rüter A (Hrsg) Verletzungen des Schultergürtels. Springer, Berlin Heidelberg New York (Hefte zur Unfallheilkunde, Heft 160)
2. Titze A (1984) Verletzungen des Schultergelenkes und des oberen Humerus. In: Chapchal G (Hrsg) Verletzungen und Erkrankungen der Schulterregion. Thieme, Stuttgart

Die frühfunktionelle Behandlung konservativ versorgter subcapitaler Oberarmfrakturen beim geriatrischen Patienten

W. Seggl, R. Reschauer und R. Wildburger

Universitätsklinik für Chirurgie Graz (Vorstand: Prof. Dr. J. Kraft-Kinz), Department für Unfallchirurgie (Leiter: Prof. Dr. R. Szyszkowitz), Auenbruggerplatz 5, A-8036 Graz

Die subcapitale Humerusfraktur ist wie aus der Literatur ersichtlich, eine Verletzung, die wie die mediale Schenkelhalsfraktur des Femur, bevorzugt im höhren Lebensalter auftritt.

Beim geriatrischen Patienten ist dies nicht nur mit einer großen Behinderung und einem Unsicherheitsgefühl verbunden, sondern sie führt auch zur Einschränkung seiner Lebensqualität.

Die frühfunktionelle Behandlung der konservativ versorgten Oberarmfraktur gewährleistet, daß der alte Patient nach anfänglicher Überwindung seiner Angst vor Schmerzen sehr bald sein Sicherheitsgefühl wieder gewinnt, und eine für ihn befriedigende Funktion erreichen kann. Außerdem hat sie den Vorteil, daß der Patient nur zur ambulanten Therapie an die Klinik kommt, und die restliche Zeit in seiner vertrauten häuslichen Umgebung verbringen kann. Zusätzlich schaltet die frühfunktionelle Therapie nahezu alle unerwünschten Nebenwirkungen wie Durchblutungsstörungen, Inaktivitätsatrophie der Muskulatur, Knochenatrophie sowie Gelenkssteife, die eine langdauernde Immobilisation mit sich bringen kann, aus bzw. reduziert sie auf ein Minimum.

Nach Ruhigstellung der Fraktur mittels Mitella-, Desault- oder Gilchrist-Verband zur Schmerzlinderung beginnen wir im Durchschnitt nach 5 Tagen mit den krankengymnastischen Übungen, die der Patient auch zu Hause nachvollziehen soll.

Eingeleitet werden sie mit den Pendelübungen nach Specht (Abb. 1) und zwar 3–5 Tage in der Sagitallebene, ab dem 4. Übungstag auch in der Frontalebene, wobei je nach Muskeltonus der Arm mit einer 1–2 kg schweren Hantel belastet wird, um so auch eine Frakturstabilisierung durch den Muskelzug zu erreichen.

Je nach Erfolg dieser Übung beginnen wir nach 7–8 Tagen mit den Abduktionsbewegungen (Abb. 2), welche unter Zug des Therapeuten durchgeführt werden, und setzen die Behandlung um den 10. Tag mit Armschlenkerbewegungen in Rumpfvorbeuge, der sogenannten Holzhackerübung (Abb. 3) und Aufwischübung (Abb. 4) nach Specht fort.

Hefte zur Unfallheilkunde, Heft 186
Verletzungen des Schultergelenks
Zusammengestellt von U. P. Schreinlechner
Springer-Verlag Berlin Heidelberg 1987

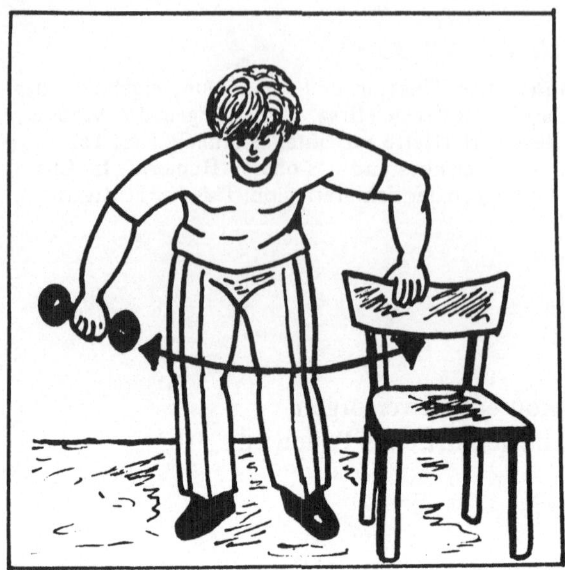

Abb. 1. Pendelübungen nach Specht

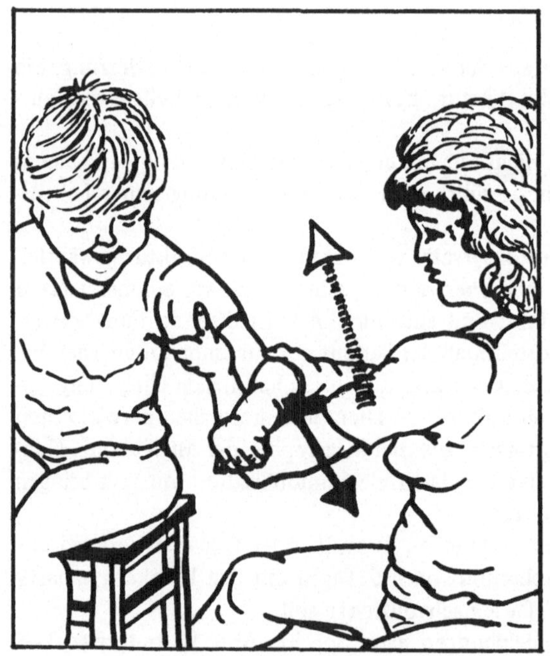

Abb. 2. Abduktion nach Specht

Nach Aufhören der Crepitation veranlassen wir den Patienten zu leichter Hebearbeit in der Achse unter Ausschaltung der Rotationskomponente, die wir ca. nach 4–5 Wochen ins Übungsprogramm aufnehmen. Bei den weiteren Übungen legen wir besonderen Wert darauf, daß der Patient Bewegungen im Sinne von Alltagsaktivitäten wie Kämmen, Griff zur Nase und zur gegenüberliegenden Schulter übt, bis er den Nacken- und Schürzengriff

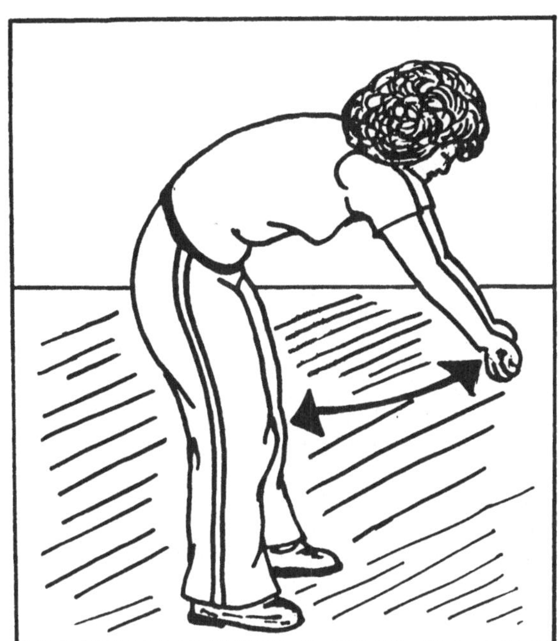

Abb. 3. Holzhackerübung nach
Specht

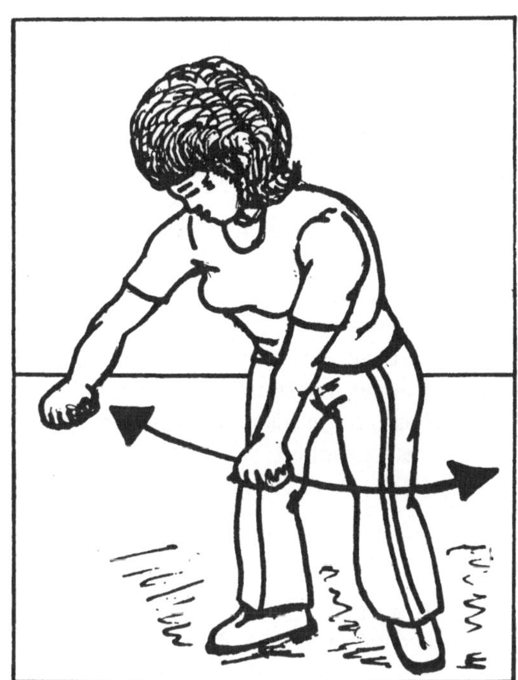

Abb. 4. Aufwischübung nach Specht

Tabelle 1. Subcapitale Oberarmbrüche beim geriatrischen Patienten

Patienten	152		
Männer	32	Jüngster	70 Jahre
		Ältester	91 Jahre
		Durchschnitt	77,6 Jahre
Frauen	120	Jüngste	70 Jahre
		Älteste	97 Jahre
		Durchschnitt	80,4 Jahre

Tabelle 2. Unfallursache

Sport	1
Häuslicher Unfall	53
Verkehrsunfall	18
Sturz auf der Straße	79
Raufhandel	1

ohne Anstrengung durchführen kann. Damit ist für uns die funktionelle Behandlungsphase abgeschlossen.

Aufgrund unserer Therapie konnten im Durchschnitt fast alle Patienten mit Ausnahme jener, die an hochgradiger Alterskachexie und Cerebralsklerose litten und nicht mobilisierbar waren (bettlägerig) nach 48 Tagen den Schürzengriff und nach 49 Tagen den Nackengriff durchführen.

Wir haben an unserer Klinik in der Zeit von 1980 bis 1983 152 Patienten (Tabelle 1), die 70 Jahre und älter waren, auf die oben dargelegte Art behandelt. Die Behandlungsdauer lag im Durchschnitt bei 8,3 Wochen. Als Unfallursache (Tabelle 2) standen der häusliche Unfall und der Sturz auf der Straße im Vordergrund.

Abschließend darf festgestellt werden, daß die frühfunktionelle Behandlung konservativ versorgter subcapitaler Oberarmbrüche beim geriatrischen Patienten die Therapie der Wahl ist, da sie nicht nur gute Ergebnisse zeigt, sondern auch einen komplikationslosen Verlauf garantiert.

Literatur

Burchkart T, Loew D Die funktionelle Behandlung der Oberarmkopfbrüche. Monatsschr Unfallheilkd 71:120–123
Hofmeister F (1958) Die Bewegungsbehandlung der subcapitalen Humerusfrakturen nach der Selbstinnervationsmethode. Arch Orthop Unfallchir 50:199–205
Schlachetzky J (1966) Die funktionelle Behandlung der schultergelenksnahen Oberarmbrüche. Chirurg 37/7
Schmitz W Die proximalen Humerusfrakturen. Monatsschr Unfallheilkd 72:119–124

Übungsstabile Oestosynthesen bei instabilen Oberarmhalsfrakturen

H. A. Müller

Chirurg. Klinik der Städt. Krankenanstalten, Bremserstraße 79, D-6700 Ludwigshafen/Rh.

Während die stabilen und gering dislocierten Frakturen des Oberarmhalses problemlos einer konservativen bzw. frühfunktionellen Behandlung zugeführt werden können, ist bei den instabilen oder stark dislocierten Bruchformen eine Osteosynthese empfehlenswert.

Die Vielfalt der am proximalen Humerusende vorkommenden Frakturformen erfordert jedoch bezüglich Prognose und Therapie eine differenzierte Betrachtung. Eine Unterscheidung der hier abzuhandelnden extraarticulären Brüche in Abduktions- und Adduktionsfrak-

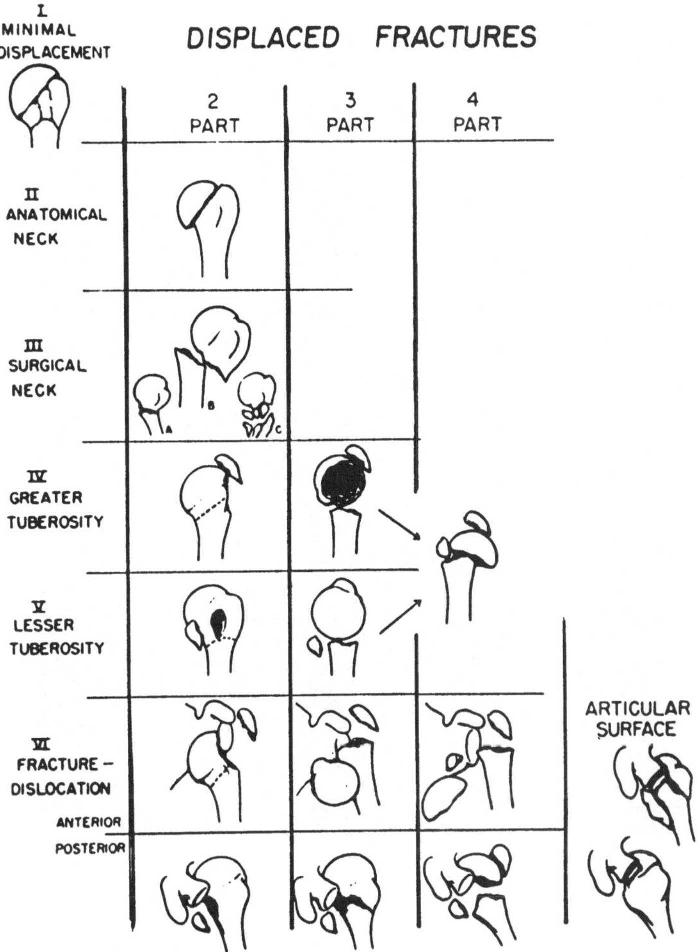

Abb. 1. Fraktureinteilung nach Neer (1970)

Hefte zur Unfallheilkunde, Heft 186
Verletzungen des Schultergelenks
Zusammengestellt von U. P. Schreinlechner
Springer-Verlag Berlin Heidelberg 1987

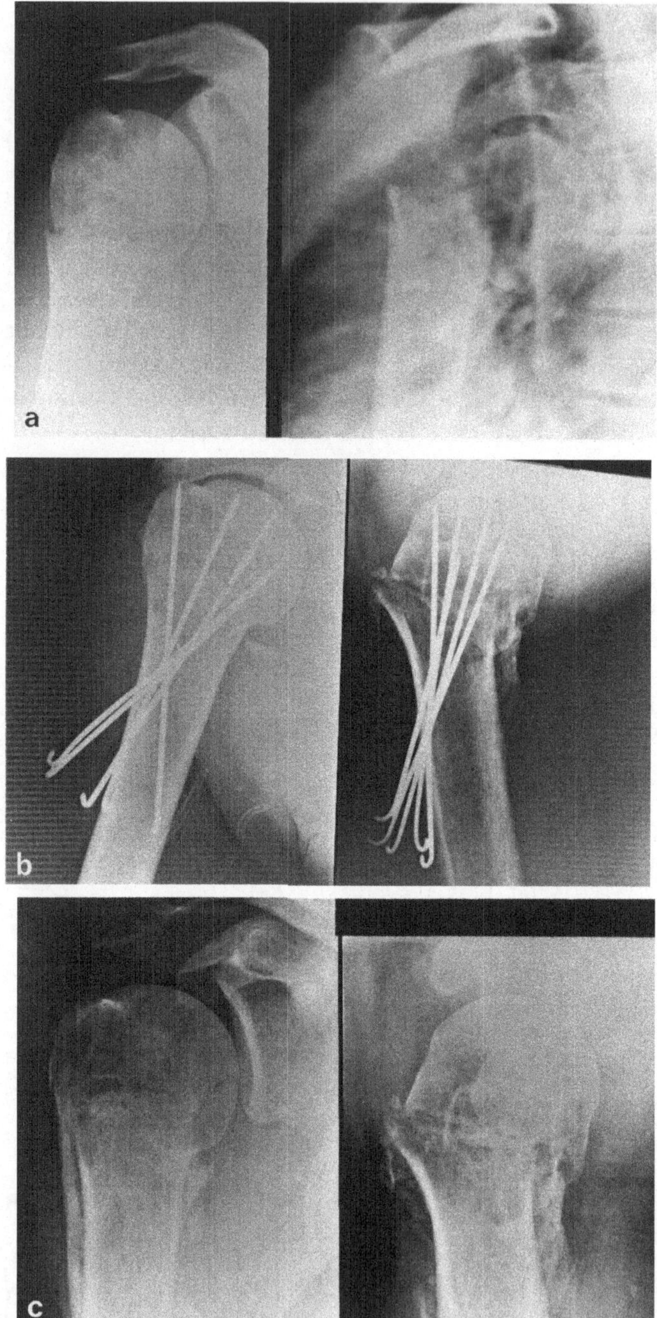

Abb. 2. a Fraktur Typ III A nach Neer (1970) a.p. und transthorakal, **b** Dieselbe Fraktur
a.p. und axial nach geschlossener Reposition und Osteosynthese mit divergierenden Bohrdrähten, **c** Ausheilungsbild a.p. und axial nach Metallentfernung 6 Wochen nach Operation

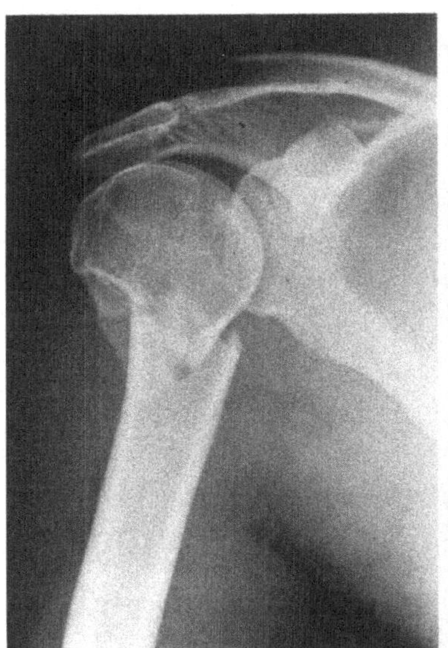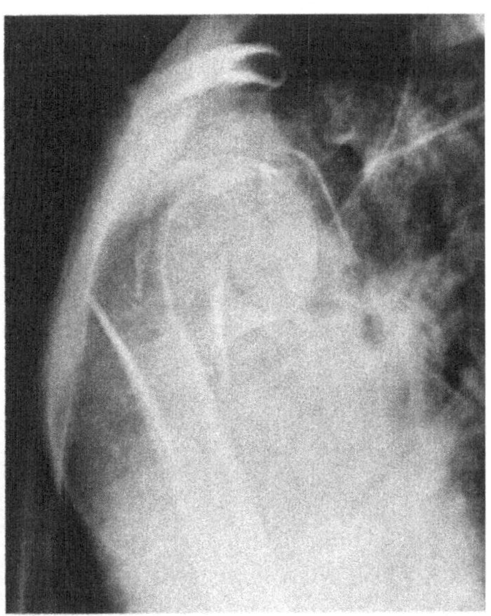

Abb. 3. Instabile Fraktur Typ III B nach Neer (1970) a.p. und transthorakal

turen wäre unzureichend und irreführend, da die Spitze der Angulation meist ventral, seltener dorsal liegt und derselbe Bruch je nach Rotationsstellung des Armes im a.p. Strahlengang sich als Ad- oder Abduktionsfraktur darstellen kann.

Eine detaillierte Einteilung der Frakturen am proximalen Humerusende hat der Amerikaner Neer 1970 angegeben. Die hier abzuhandelnden Frakturen betreffen die Gruppe III (surgical neck, two-part) A, B und C (Abb. 1).

Die Abb. 2a zeigt eine eingestauchte Fraktur Typ III A, wobei nur in der transthoracalen Aufnahme die Abkippung des Humeruskopfes um mehr als 45° zur Darstellung kommt. Solche Frakturen sollten wegen der zu erwartenden Einschränkung der Abduktion und Elevation reponiert werden. Nach der meist möglichen geschlossenen Reposition mit Lösung der Einstauchung ist die Fraktur instabil. Zur Fixierung des Repositionsergebnisses eignet sich dann bestens die percutane Bohrdrahtfixation (Abb. 2b, c).

Die Frakturen der Gruppe III B sind primär instabil und können auch nach Reposition nur durch aufwendige und den Verletzten beeinträchtigende Fixationsverbände gehalten werden. Hier wird der Oberarmschaft durch den Pectoralis major nach ventral und medial gezogen (Abb. 3 und 4).

Die percutane Bohrdrahtosteosynthese hat sich bei uns als Minimalosteosynthese nicht nur bei Kindern und Jugendlichen bewährt, sondern auch bei subcapitalen Frakturen alter Patienten mit osteoporotischen Knochen.

Gerade hier kann mit zunehmender Erfahrung und Routine die Indikation großzügiger gestellt werden. Nach technisch perfekter Bohrdrahtosteosynthese resultiert primäre Übungsstabilität ohne die Notwendigkeit fixierender Verbände, die häufig eine starke Beeinträchtigung der adipösen oder ateminsuffizienten Patienten verursachen und einer Einsteifung der Schulter Vorschub leisten (Abb. 5a–d).

Die percutane Bohrdrahtosteosynthese ist ein kurzer und schonender Eingriff und wird in Rückenlage in Vollnarkose oder Zervikalplexusanästhesie unter Bildwandlerkontrolle

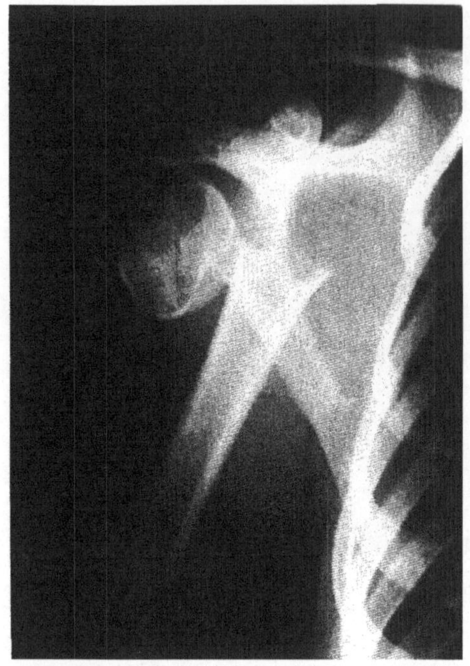

Abb. 4. Instabile, stark dislocierte Fraktur Typ III B a.p.

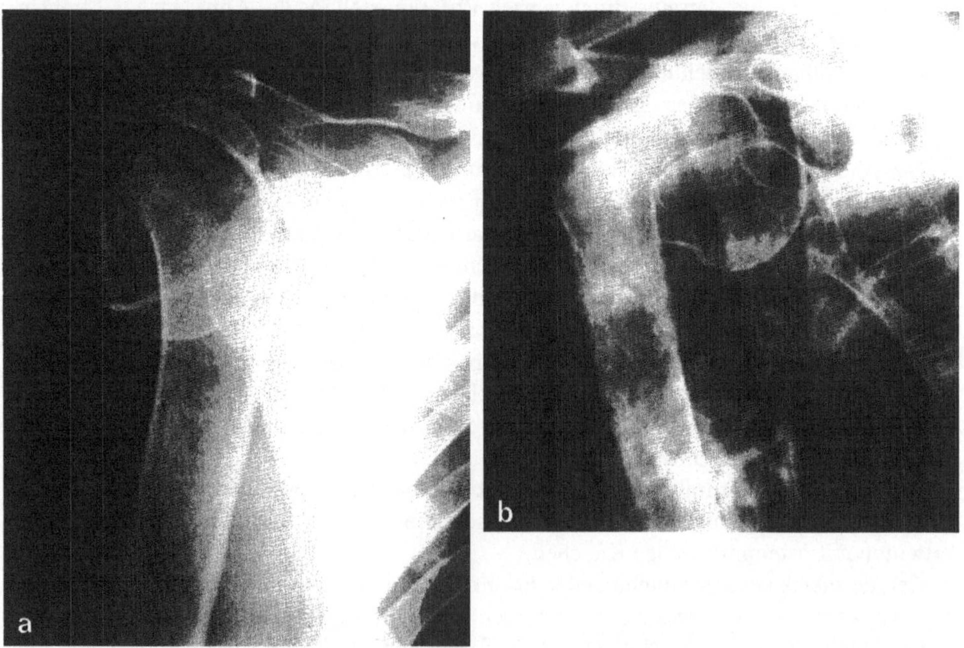

Abb. 5a, b. Röntgenbild a.p. und transthorakal einer stark dislocierten Fraktur Typ III B bei 70jährigem Mann mit Asthma bronchiale

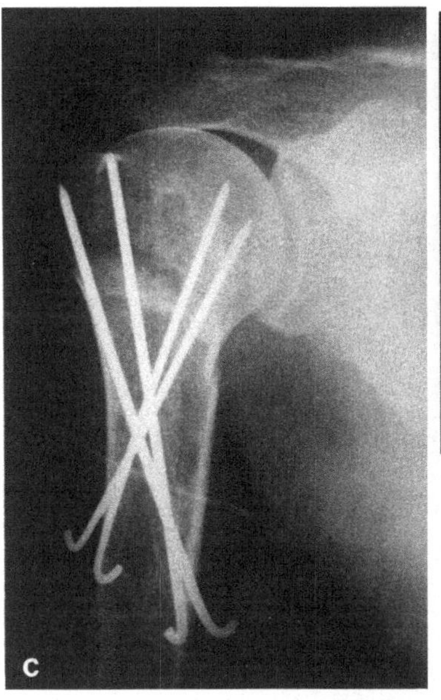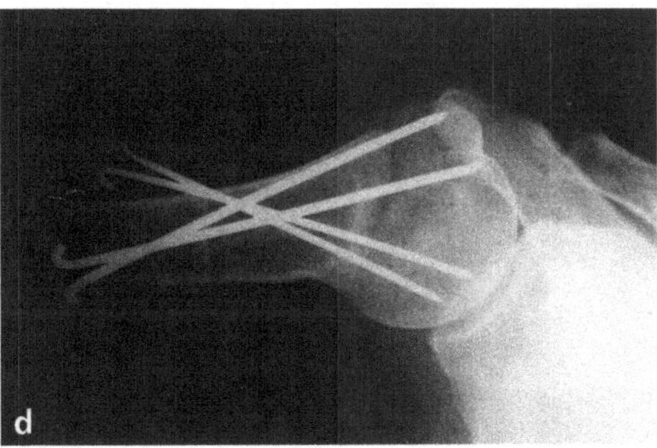

Abb. 5c, d. Dieselbe Fraktur nach geschlossener Reposition und technisch perfekter Bohrdrahtosteosynthese

durchgeführt. Hierbei ist es wichtig, nach Reposition der Fraktur die 4–5 2 mm dicken Bohrdrähte stark divergierend bis subchondral in die Humeruskopfspongiosa vorzubohren, um eine primäre Übungsstabilität zu erzielen. Die Bohrdrahtenden werden hakenförmig umgebogen und unter der Haut versenkt (Abb. 6a–c).

Bei den Brüchen vom Typ III C besteht eine mehr oder weniger ausgeprägte Trümmerzone im Oberarmhalsbereich oft weit in die Metaphyse reichend (Abb. 7). Solche Frakturen können gelegentlich konservativ mit einer „over-head"-Olecranonextension zur Ausheilung gebracht werden, welche die Patienten jedoch an das Bett fesselt. Zur Vermeidung einer Immobilisation ist eine Osteosnythese anzustreben, wobei die Plattenosteosynthese wegen der Vielzahl der Fragmente technische Schwierigkeiten bereiten und die zusätzliche intraoperative Devastierung der Fragmente die Knochenheilung ungünstig beeinflussen kann. Aus diesen Gründen ist eine geschlossene Reposition mit nachfolgender intramedullärer Fixation ohne Freilegung der Trümmerzone zu empfehlen. In unseren Händen hat sich dafür eine modifizierte, aufsteigende Bündelnagelung bestens bewährt (Abb. 8a–d).

Wir haben die Bündelnagelung nach Hackethal (1961) modifiziert. Im Gegensatz zu Hackethal, der die beste Indikation zur Bündelnagelung bei Querfrakturen in Schaftmitte sieht, wenden wir diese auch bei Oberarmetagenbrüchen und proximalen Oberarmschafttrümmerfrakturen mit bestem Erfolg an. Auf ein Repositionsgerät, wie z. B. den Viermastkran, kann dabei verzichtet werden. Der Patient liegt auf dem Bauch und zwei Bildwandler C-Bögen werden in zwei senkrecht zueinander stehenden Ebenen auf die Fraktur eingestellt. Die gesamte Anordnung wird steril abgedeckt, so daß nur das Operationsgebiet, der distale Oberarm, frei bleibt (Abb. 9 und 10).

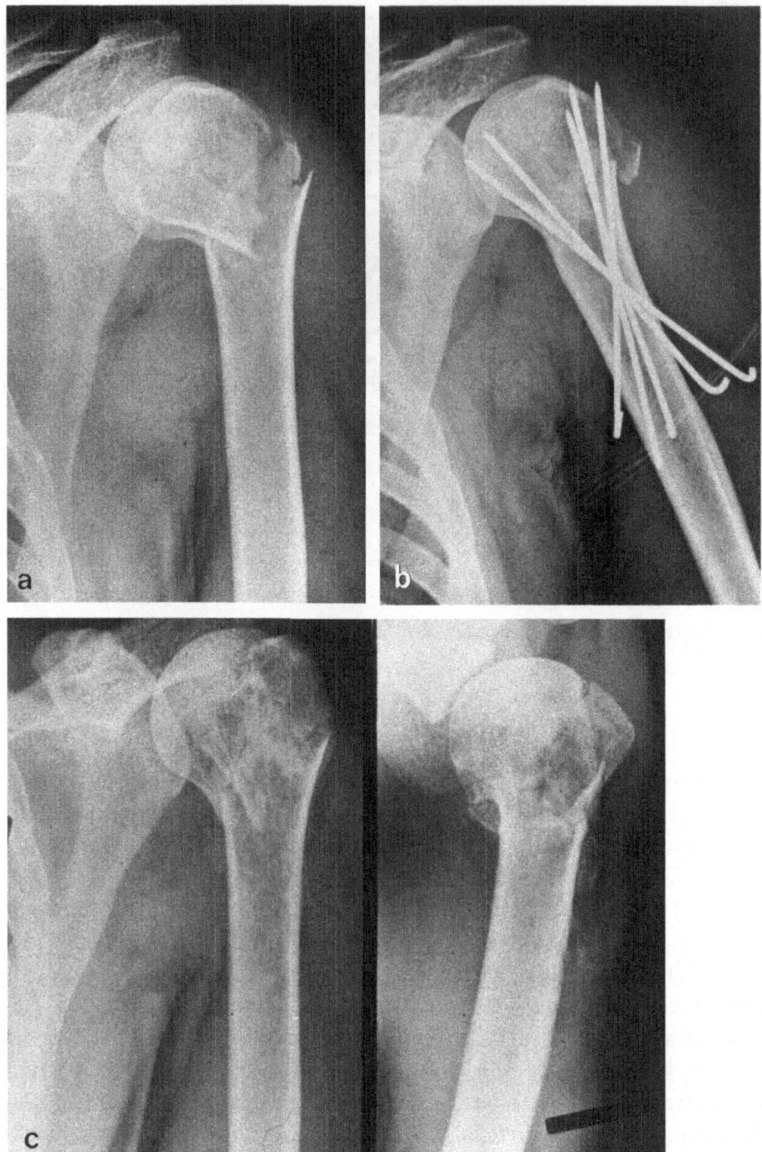

Abb. 6. a Ein sogenannter Adduktionsbruch bei 26jährigem Mann, **b** Nach geschlossener Reposition und percutaner Bohrdrahtosteosynthese, **c** Ausheilungsbild a.p. und axial nach Metallentfernung 4 Wochen postoperativ

Nach Anlegen eines Knochenfensters über der Fossa olecrani wird der 3-mm-AO-Bohrdorn in die Markhöhle eingeführt und unter gleichzeitiger manueller Reposition der Fraktur bis in den Oberarmkopf vorgetrieben. Anhand des überstehenden Endes des Borhdornes kann mittels eines zweiten die erforderliche Rush-pin-Länge exakt ausgemessen werden. Über den Bohrdorn kann auch bei nicht zu enger Markhöhle diese mit der flexiblen Welle

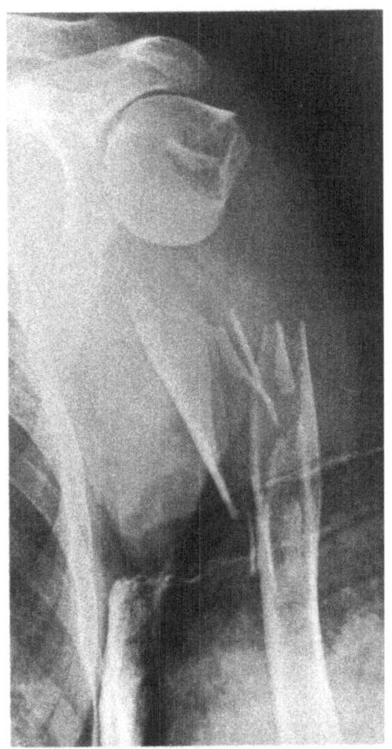

Abb. 7. Fraktur Typ III C nach Neer

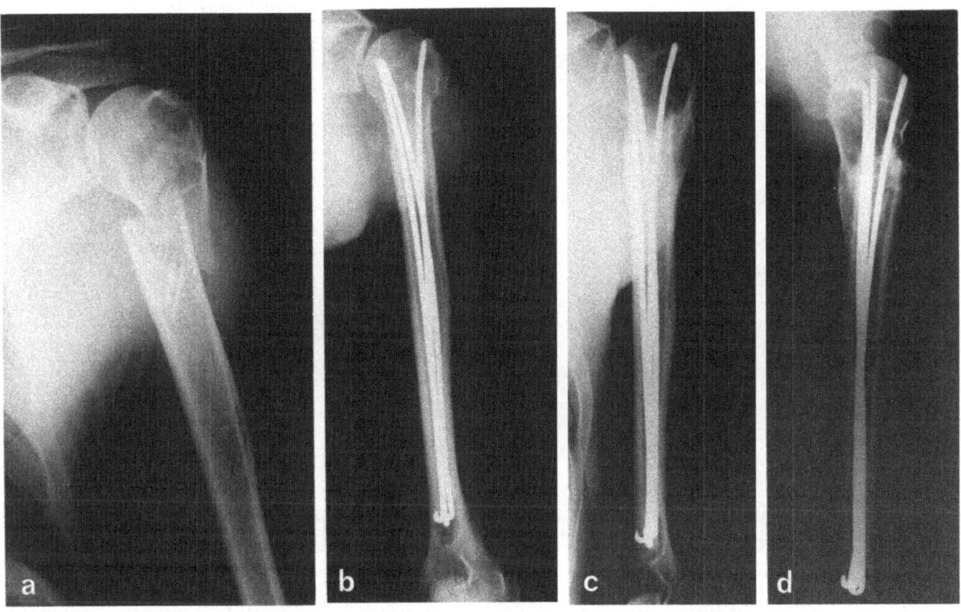

Abb. 8. a Fraktur Typ III C mit kleiner Trümmerzone bei 54jährigem Mann, b Nach geschlossener Reposition und aufsteigender Bündelnagelung mit drei 3,2 mm dicken Rushpins, c Ausheilungsbild a.p., d Ausheilungsbild axial

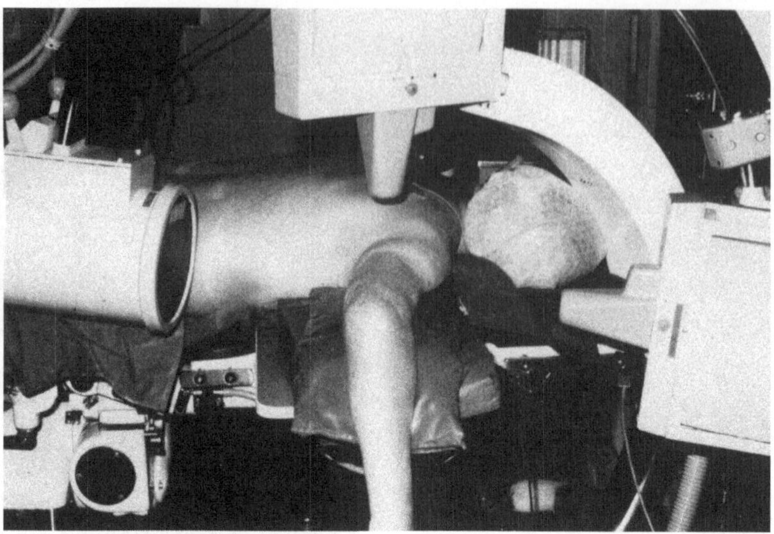

Abb. 9. Die Bildwandleranordnung

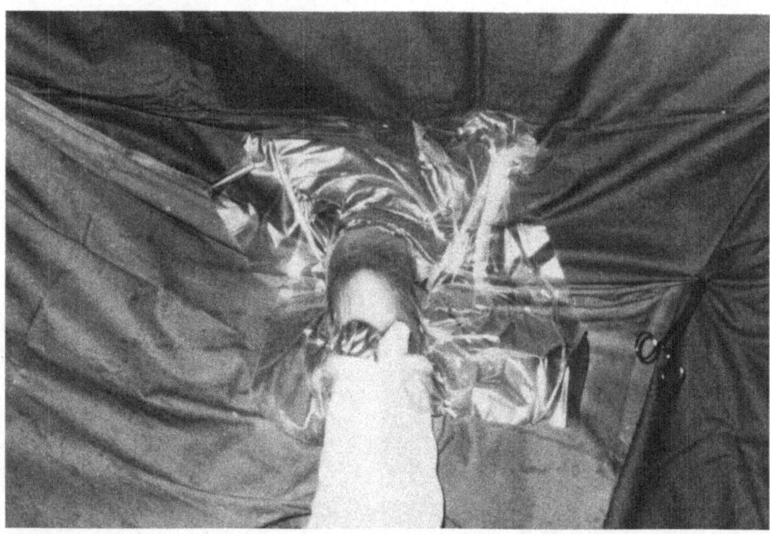

Abb. 10. Die sterile Abdeckung

und dem 7-, 8- und 9-mm-Bohrkopf aufgebohrt werden, was die Anzahl der einzubringenden Rush-pins, ihre Formschlüssigkeit in der Markhöhle und damit die Stabilität erhöht.

Eine wesentliche Modifzierung des Verfahrens besteht weiterhin darin, daß nicht die von Hackethal (1961) empfohlenen Bündelnägel, sondern Rush-pins mit einem Durchmesser von 3,2 mm, seltener von 2,5 mm benutzt werden. Hierbei wird auch nicht, wie bei Hackethal, nach der Bündelnagelung das herausragende Ende der Nägel abgeschnitten, sondern nach vorheriger Ausmessung der erforderlichen Rush-pin-Länge, falls nötig, die Spitze mit ei-

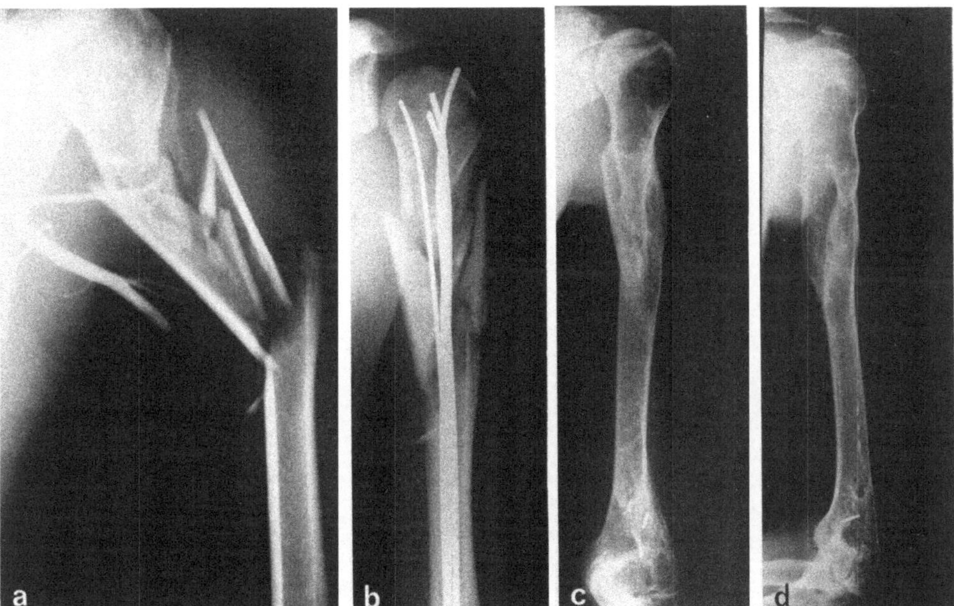

Abb. 11. a Fraktur Typ III C mit ausgedehnter Trümmerzone bei 24jährigem Motorradfahrer, **b** Nach geschlossener Reposition und modifizierter Bündelnagelung mit vier Rush-pins, **c** Ausheilungsbild a.p. nach Metallentfernung, **d** Ausheilungsbild seitlich nach Metallentfernung

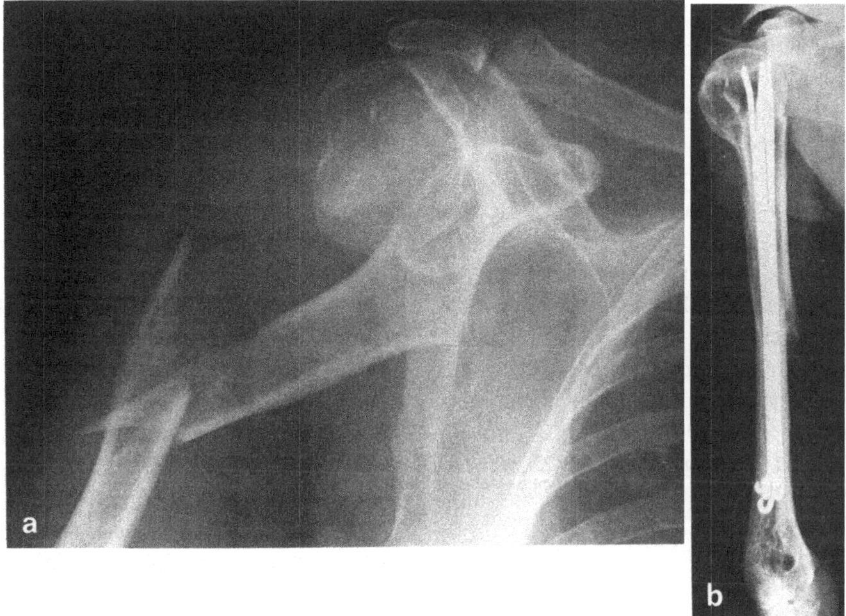

Abb. 12. a Subcapitale, stark dislocierte Zweietagenfraktur bei 67jähriger, adipöser Frau, **b** Nach geschlossener Reposition und Bündelnagelung mit fünf Rush-pins

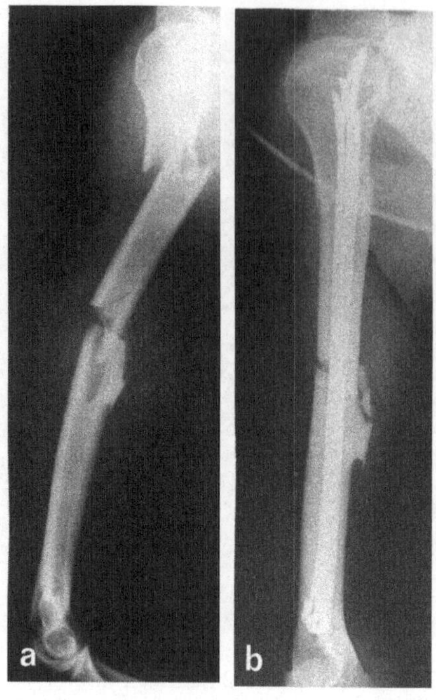

Abb. 13. a Proximale Oberarmzweietagenfraktur bei 48jährigem Mann, **b** Nach geschlossener Reposition der Frakturen und Bündelnagelung mit fünf 3,2 mm dicken Rush-pins nach Aufbohren der Markhöhle auf 9 mm

nem kräftigen Seitenschneider gekürzt. Dies hat den Vorteil, daß nach durchgeführter Nagelung die gebogenen Rush-pin-Enden am Rand des Knochenfensters verklemmt werden können und durch ihre Biegung und glatte Oberfläche eine wesentlich geringere Irritation an der Einschlagstelle verursachen (Abb. 11a–d).

Probleme bei der Versorgung bieten auch die seltenen subcapitalen Oberarmetagenfrakturen, die nicht im Neerschen Schema aufgeführt sind. Bei intaktem Oberarmkopf und routinierter Beherrschung der Methode gelingt es fast immer, die Fragmente geschlossen zu reponieren und übungsstabil aufzufädeln (Abb. 12a, b; Abb. 13a, b).

An der Unfallchirurgischen Universitätsklinik Mainz wurden in den vergangenen 18 Jahren, von 1967 bis 1984, 87 Oberarmhalsfrakturen mittels percutaner Bohrdrahtosteosynthese versorgt. In 73 Fällen konnten die funktionellen Spätergebnisse ermittelt werden.

Neben zahlreichen Oberarmschaftfrakturen wurden im gleichen Zeitraum 12 subcapitale Trümmer- bzw. Etagenfrakturen mittels modifizierter Bündelnagelung versorgt. Hiervon konnten alle funktionellen Spätergebnisse ermittelt werden (Tabelle 1 und 2).

Die Nachuntersuchungsergebnisse zeigten, daß bei über 2/3 der Fälle mit den geschilderten Osteosyntheseverfahren sehr gute und gute Resultate erzielt werden konnten. Bei Berücksichtigung der Umstände, daß es sich vorwiegend um Patienten in fortgeschrittenem Alter handelte und die Osteosynthesen von mehreren Chirurgen mit unterschiedlicher Routine bzw. Erfahrung ausgeführt wurden, zeigt sich umso mehr die Effektivität beider Osteosyntheseverfahren bei den verschiedenen Formen instabiler Oberarmhalsfrakturen.

Tabelle 1. Nachuntersuchungsergebnisse (n = 85)

Funktion		modifizierte Bündelnagelung (n = 12)	percutane Bohrdrahtosteosynthese (n = 73)
sehr gut (freie Funktion)		5	23
gut			
Abduktion	über 120°		
Vorheben	über 120°		
Rückheben	über 30°	4	29
Innenrotation	über 70°		
Außenrotation	über 40°		
befriedigend			
Abduktion	90–120°		
Vorheben	90–120°		
Rückheben	20–30°	2	15
Innenrotation	50–70°		
Außenrotation	20–40°		
schlecht			
Abduktion	unter 90°		
Vorheben	unter 90°		
Rückheben	unter 20°	1	6
Innenrotation	unter 50°		
Außenrotation	unter 20°		

Tabelle 2. Beurteilungskriterien

Sehr gut:	freie Schultergelenksbeweglichkeit; keine Beschwerden
Gut:	geringe, unter 1/3 liegende Bewegungseinschränkung; keine Minderung der alltäglichen Gebrauchsfähigkeit
Befriedigend:	Bewegungseinschränkung von 1/3 bis 1/2; erträgliche Beschwerden bei der Arbeit
Schlecht:	Bewegungseinschränkung um mehr als die Hälfte; Beschwerden und Behinderung bei der Arbeit

Literatur

Hackethal KH (1961) Die Bündelnagelung. Springer, Berlin Göttingen Heidelberg
Müller HA, Koudsi F (1978) Osteosynthesen von Humeruskopf- und Halsfrakturen und ihre Ergebnisse. Aktuel Traumatol 8:143–148
Müller HA, Walde H-J (1980) Möglichkeiten der operativen Behandlung proximaler Humerusfrakturen und ihre Ergebnisse. Chir Prax 27:257–270
Neer CS (1970) Displaced proximal humeral fractures. J Bone Joint Surg [Am] 52:1077–1103

Percutane Bohrdrahtung bei subcapitaler Humerusfraktur

L. Zolczer, T. Nyári und J. Glanz

Abteilung für Unfallchirurgie, János-Krankenhaus, Abt. für Unfallchirurgie, Zentralinstitut für Traumatologie, H-1125 Budapest XII

Die meisten Brüche des proximalen Oberarmendes können konservativ behandelt werden, fast immer ambulant. Die häufigsten Frakturen sind die extraarticulären Abduktions- und Adduktionsbrüche am Collum chirurgicum. Der wesentlichste Teil der Therapie ist die aktive Übungsbehandlung.

Bei älteren Patienten wird erst ab 30 Grad eine Achsenfehlstellung korrigiert, sonst bemühen wir uns um eine anatomische Reposition. Eine Zusammenstauchung der Fraktur nach der Reposition ist oft genügend um eine gute Stellung zu erhalten.

Die percutane Bohrdrahtung ermöglicht eine kürzere Ruhigstellung und damit eine raschere Wiederherstellung der Bewegung.

Sie ist *indiziert*

1. bei dislocierten Frakturen,
2. bei Polytraumatisierten,
3. bei dislocierten, instabilen, jugendlichen Frakturen,
4. bei Epiphyseolysen ist sie die Methode der Wahl.

Tabelle 1

Anzahl der Patienten	132
davon konservativ behandelt	104
operativ behandelt	28
– percutane Bohrdrahtung	24
– Plattenosteosynthese	2
– Markdrahtung	2

Tabelle 2. Ergebnisse 1981–1985

19 gut und sehr gut	80%
4 mäßig	18%
1 schlecht	2%
24	100%

Hefte zur Unfallheilkunde, Heft 186
Verletzungen des Schultergelenks
Zusammengestellt von U. P. Schreinlechner
Springer-Verlag Berlin Heidelberg 1987

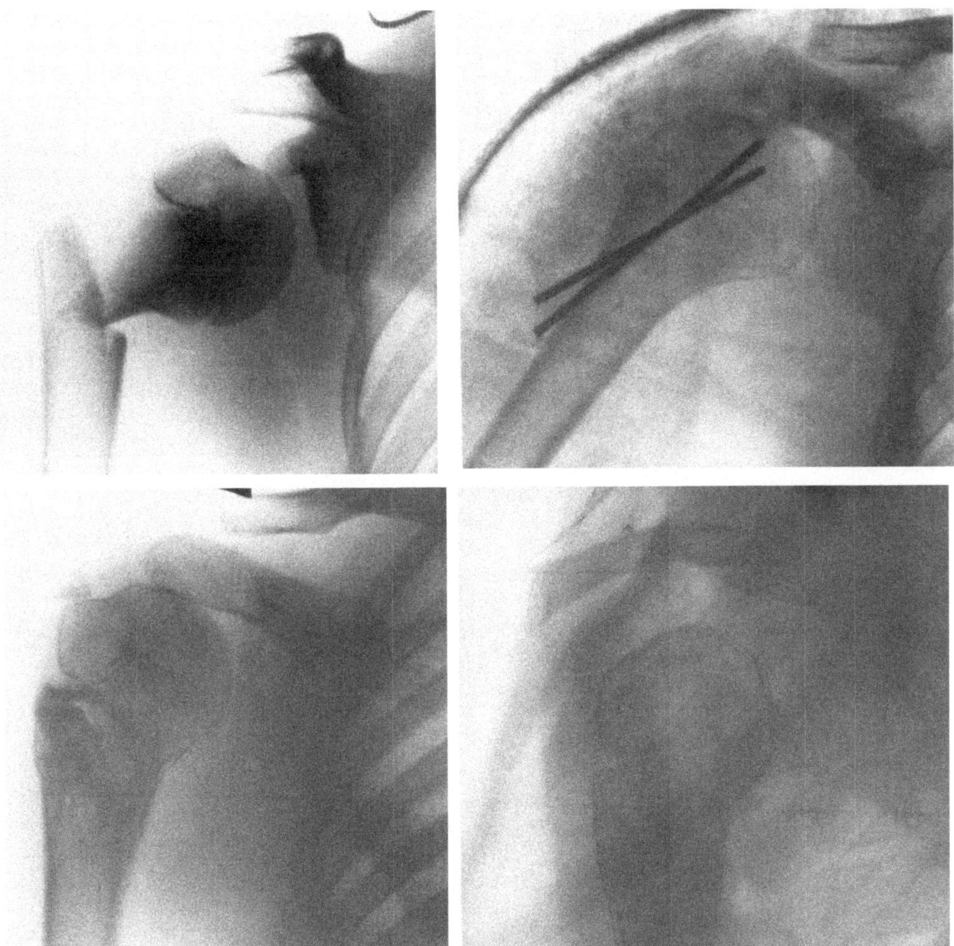

Abb. 1

Technik

Die percutane Bohrdrahtung wird in Rückenlage, unter Narkose mit Bilwandlerkontrolle durchgeführt. In den meisten Fällen, erfolgt die Reposition am einfachsten, durch Ab- oder Adduktion des Armes und ein direktes Drücken am Bruch.

Die Fraktur wird mit 2 bis 3 Bohrdrähten, stabilisiert. Ein Herausrutschen des Drahtes wird durch langsames Einbohren verhindert. Die Drahtenden sollen so kurz wie möglich abgeschnitten werden. Eine Ruhigstellung für 1 bis 2 Wochen im Desault- oder Gilchrist-Verband ist erforderlich.

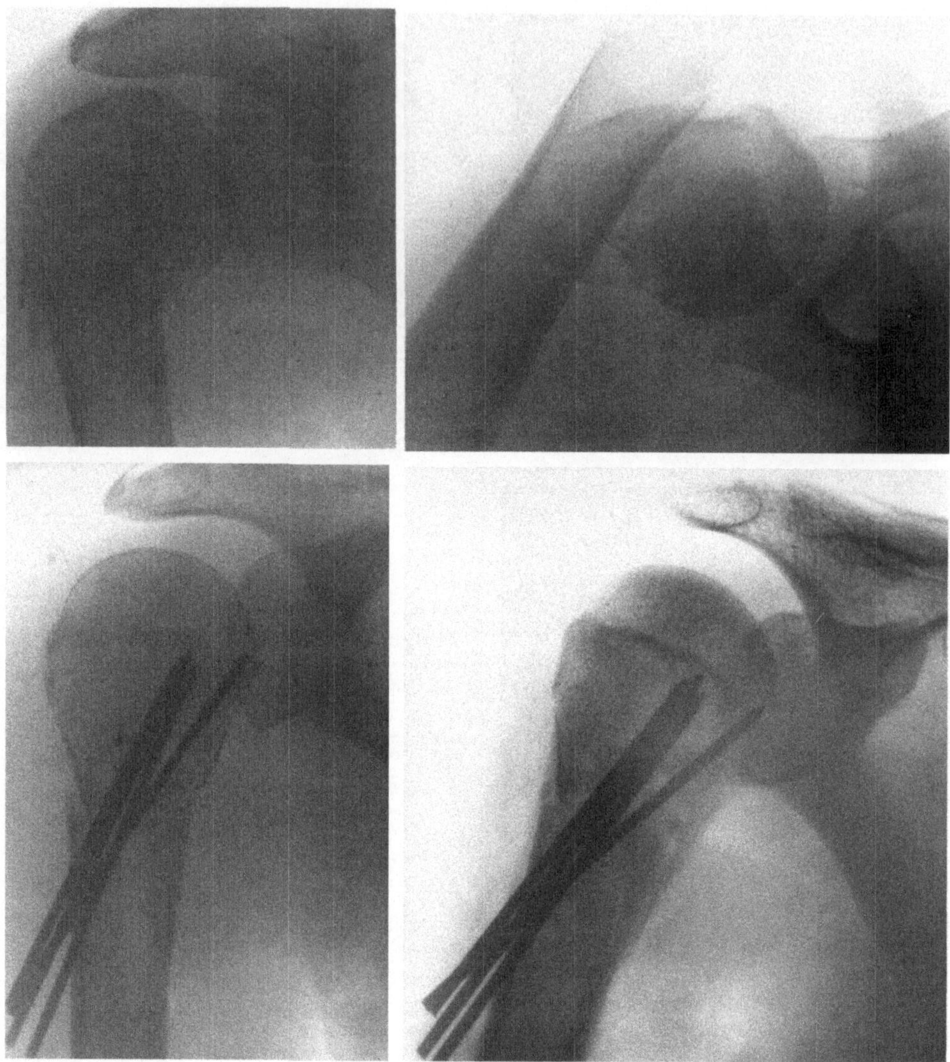

Abb. 2

Ergebnisse

In den letzten 4 Jahren haben wir diese Methode in 24 Fällen verwendet. Die funktionellen Ergebnisse waren in 80% der Fälle gut und sehr gut und komplikationslos (Tabelle 1 und 2).

Die Resultate mit unseren früher durchgeführten Plattenosteosynthesen waren nicht besser, deshalb blieben wir bei diesem kleineren Eingriff.

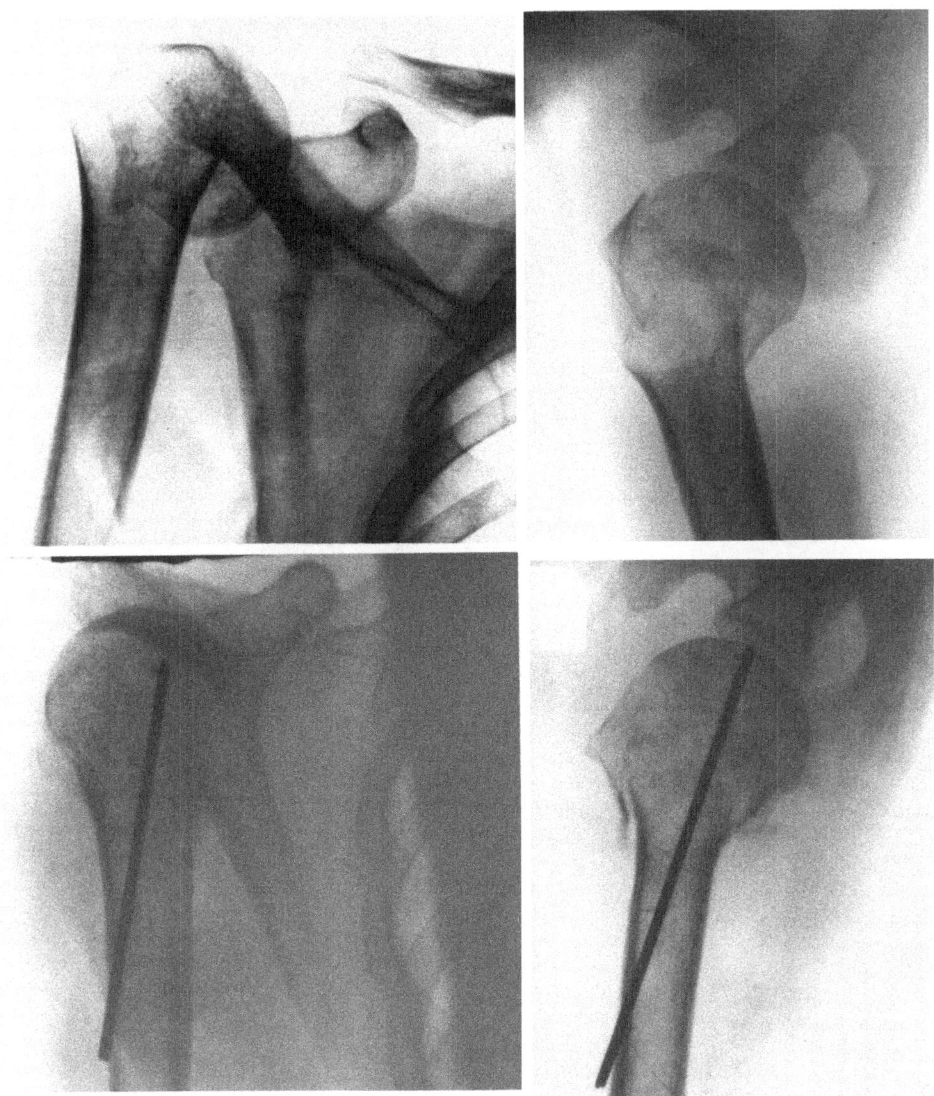

Abb. 3

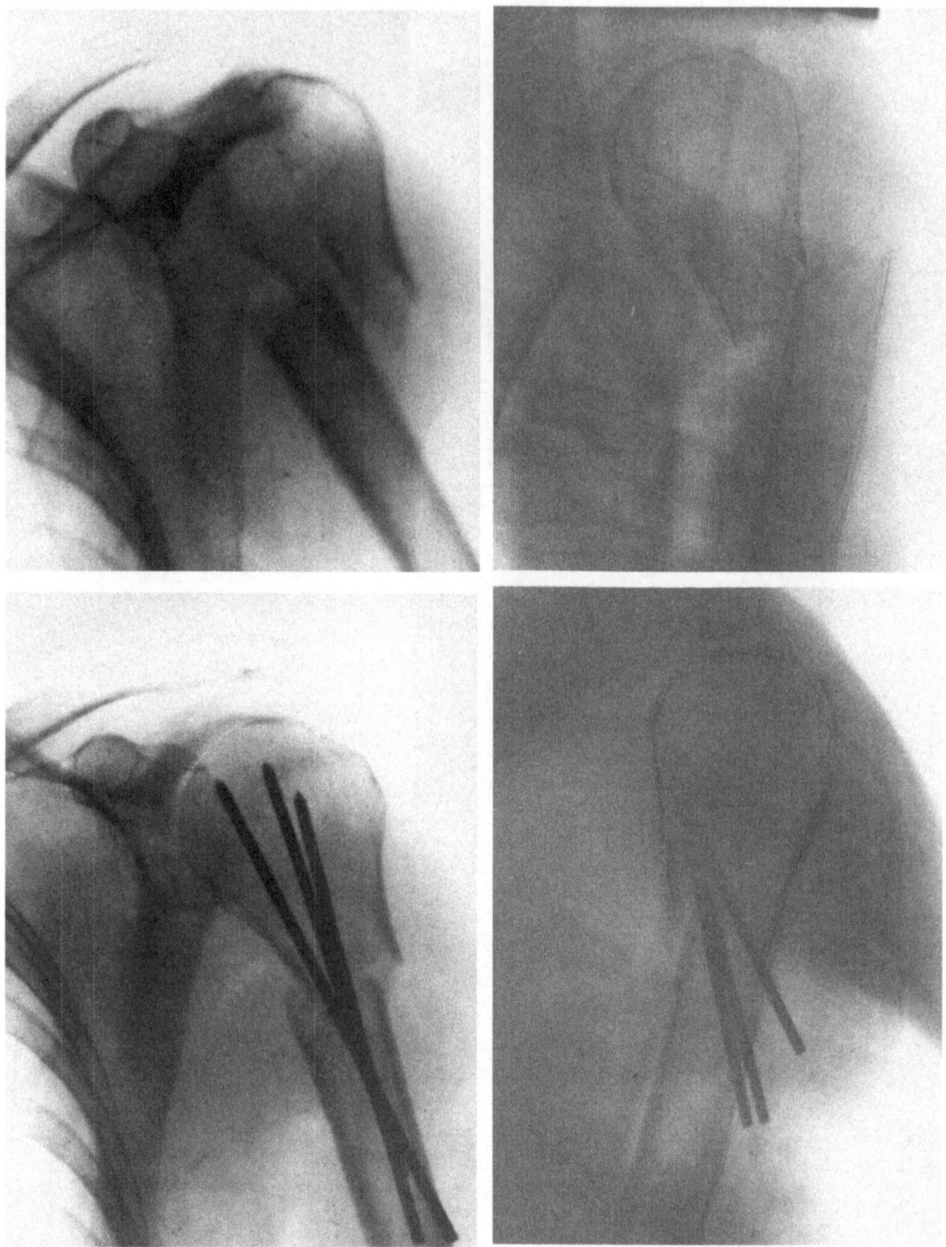

Abb. 4

Natürlich ist in besonderen Fällen eine operative Reposition erforderlich.

Die percutane Bohrdrahtung betrachten wir als die Ergänzung der konservativen Therapie. Sie ermöglicht eine frühere aktive Bewegungsbehandlung und die Bewegungseinschränkung des Schultergelenkes kann vermieden werden (Abb. 1–4).

Die Kleeblattplatte bei der operativen Behandlung proximaler Humerusfrakturen

W. Braun, A. Weckbach, A. Rüter und H.-J. Graf

Klinik für Unfall- und Wiederherstellungschirurgie (Leiter: Prof. Dr. A. Rüter), Krankenhauszweckverband Augsburg, Stenglinstraße 1, D-8900 Augsburg

Die Proximale Humerusfraktur — eine relativ häufige Verletzung jeder Altersstufe — stellt nach wie vor eine klare Domäne der konservativen Frakturbehandlung dar, insbesondere, wenn es sich um eingestauchte Frakturen mit akzeptablem Frakturstand handelt. Diese Frakturen haben in 80% der Fälle eine günstige funktionelle Prognose [3]. Probleme bei der konservativen Frakturbehandlung ergeben sich allerdings bei nicht oder ungenügend reponiblen, subcapitalen Frakturen, transcapitalen und Mehrfragmentfrakturen sowie vorderen und hinteren Luxationsfrakturen [2, 5, 8]. Diese Frakturen sind entweder erheblich dislociert und auch nach geschlossener Reposition instabil oder können nur offen reponiert und stabilisiert werden. Hierbei stellt sich die Indikation zum operativen Eingriff, wobei für die Stabilisierung mehrere konkurrierende Verfahren zur Verfügung stehen. Allerdings ist der direkte Vergleich der Behandlungsergebnisse problematisch, weil neben den verfahrensimmanenten Unterschieden eine Vielzahl weiterer Faktoren das funktionelle Ergebnis beeinflussen [10].

Vor allem das morphologische Erscheinungsbild der Fraktur in Verbindung mit der Anzahl der Hauptfragmente und deren Dislokation beeinflußt das zu erwartende Heilungsergebnis. Insbesondere erhöht sich mit der Anzahl der Kopffragmente die Gefahr der avasculären Kopfnekrose [2].

Diese Tatsache hat Neer in seiner 1970 vorgeschlagenen Klassifizierung proximaler Humerusfrakturen berücksichtigt und 6 verschiedene Gruppen gebildet, wobei die Zuordnung in erster Linie nach dem Grad der Dislokation der 4 Hauptfragmente erfolgt [6, 9].

Ensprechend den verschiedenen Frakturformen sind auch die bei den einzelnen Frakturen anzuwendenden Osteosyntheseverfahren unterschiedlich:

Während z. B. bei den Collum-chirurgicum-Frakturen der Gruppe 3 mit Kopfimpaktierung in Varusstellung oftmals die Kirschner-Drahtspickung mit oder ohne vorhergehende Reposition zur Anwendung kommt, bietet sich für den isolierten, dislocierten Abriß des Tuberculum majus der Gruppe 4 die direkte Verschraubung oder Zuggurtung an [4].

Allerdings ist häufig bei den Mehrfragmentfrakturen der Gruppe 3 und der Gruppe 4 das erzielte Repositionsergebnis mit den Mitteln der Minimalosteosynthese nicht befriedigend zu halten, so daß eine Plattenosetosynthese zur Anwendung kommen muß. Hierbei hat sich in unserer Klinik die Verwendung der AO-Kleeblattplatte bewährt. Dieses Implantat verbindet die vielfältigen Möglichkeiten einer frakturgerechten Schraubenbesetzung mit großer Schraubenauslenkbarkeit, so daß auch eher peripher liegende Fragmente gut gefaßt und gehalten werden können. Die verwendeten Kleinfragmentschrauben bieten bezüglich des Gewindehaltes gegenüber den 6,5-mm-Spongiosaschrauben keinerlei Nachteile, haben jedoch durch die wesentlich geringere Prominenz der Schraubenköpfe erhebliche Vorteile, insbesondere was die ungestörte Passage im subacromialen Raum angeht (Abb. 1a, b). Schließlich ist die Kleeblattplatte besser modellierbar als die AO-T-Platte mit ebenso gutem Halt der Kleinfragmentschrauben im Schaft.

Hefte zur Unfallheilkunde, Heft 186
Verletzungen des Schultergelenks
Zusammengestellt von U. P. Schreinlechner
Springer-Verlag Berlin Heidelberg 1987

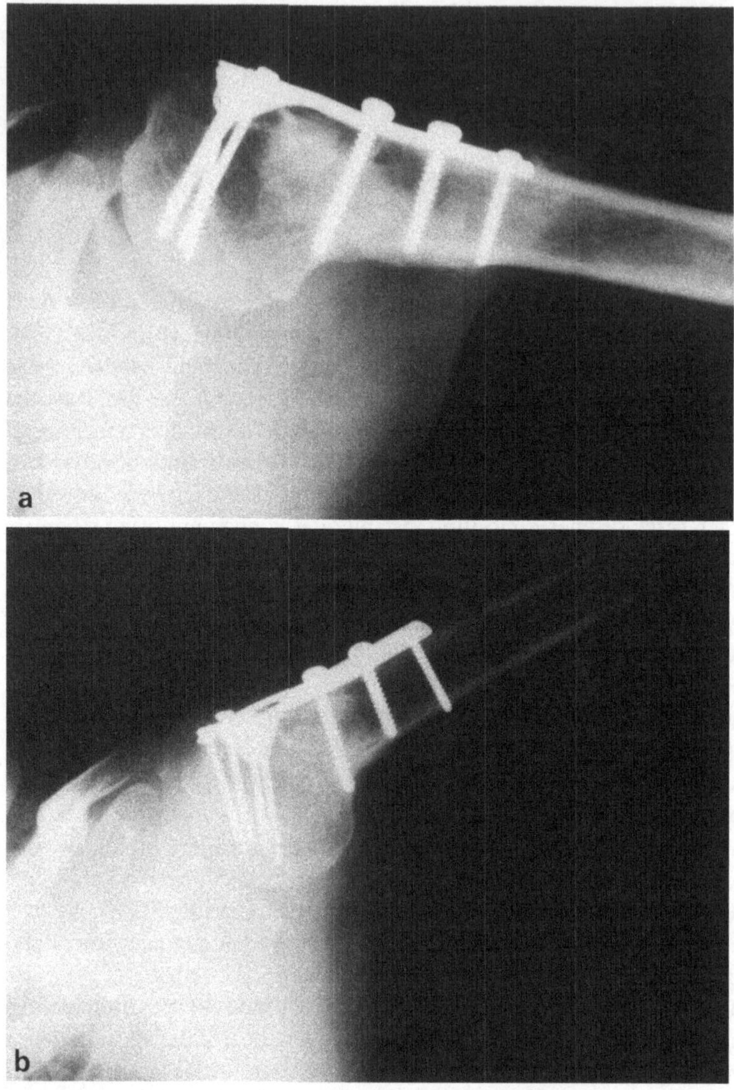

Abb. 1a, b. Plattenpassage im subacromialen Raum bei zunehmender Abduktion des Armes

Im einzelnen wird operativ folgendermaßen vorgegangen:

Nach antero-medialer Hautincision und Darstellung der Vena cephalica erfolgt der Zugang zum proximalen Humerus durch den Sulcus deltoideopectoralis. Nach schonender Darstellung der Fraktur werden die Fragmente reponiert und temporär mit Kirschner-Drähten fixiert, ggf. auch die Kopfkalotte mit Spongiosa unterfüttert. Anschließend wird die Kleeblattplatte vormodelliert, die Spitze des Plattenkopfes abgezwickt und die Platte lateral des Sulcus intertubercularis angelegt. Für den Humeruskopf kommen Kleinfragment-Spongiosaschrauben, für den Schaft Kleinfragment-Corticalisschrauben zur Anwendung.

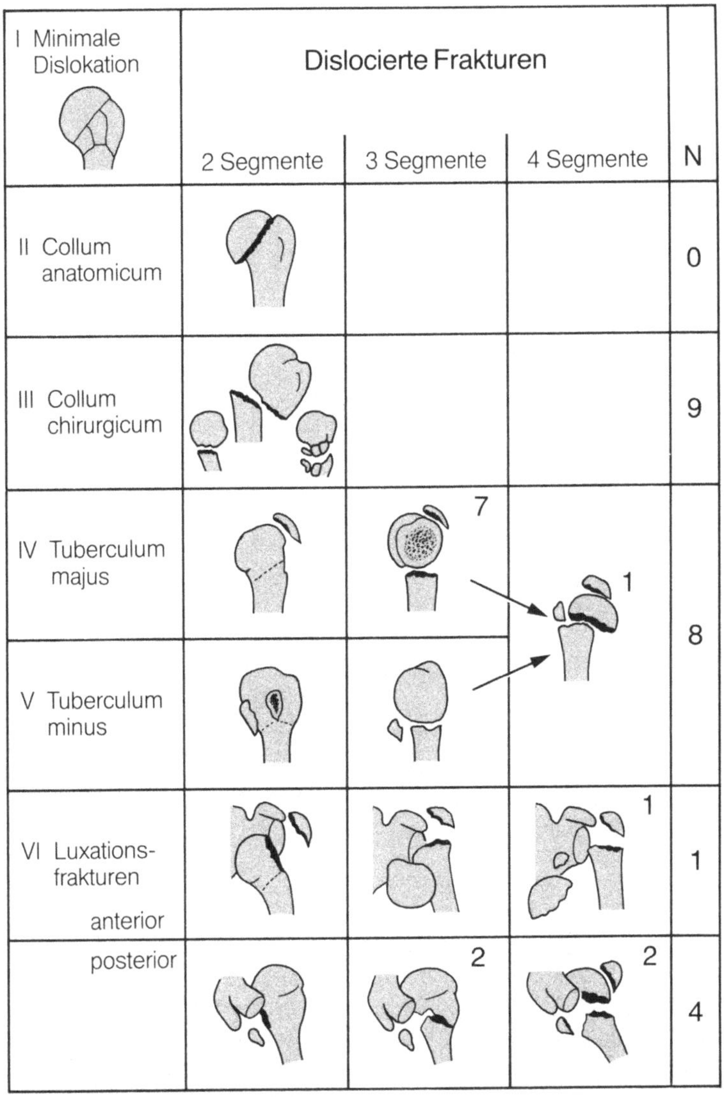

I Minimale Dislokation	Dislocierte Frakturen			N
	2 Segmente	3 Segmente	4 Segmente	
II Collum anatomicum				0
III Collum chirurgicum				9
IV Tuberculum majus		7	1	8
V Tuberculum minus				
VI Luxationsfrakturen anterior			1	1
posterior		2	2	4

Abb. 2. Proximale Humerusfraktur und Versorgung mit Kleeblattplatte: Verteilung nach Neer (n = 22) [6]

Postoperativ wird der Arm in 90 Grad Abduktion gelagert und am 3. bis 4. postoperativen Tag mit krankengymnastischer Übungsbehandlung begonnen.

Eigene Ergebnisse

In der Klinik für Unfall- und Wiederherstellungschirurgie Augsburg wurden vom 1. 6. 1982 bis zum 31. 1. 1985 72 Erwachsene mit proximaler Humerusfraktur operativ behandelt,

Tabelle 1. Proximale Oberarmfraktur und Versorgung durch Kleeblattplatte – funktionelles Ergebnis (Neer III) [6] (n = 3)

	sehr gut	gut	befriedigend	schlecht
IIIa	3	2	3	–
IIIb	1	–	–	–

Tabelle 2. Proximale Oberarmfraktur und Kleeblattplatte – funktionelles Ergebnis (Neer IV) [6] (n = 8)

	sehr gut	gut	befriedigend	schlecht
IV_{3P}	1	2	3	1
IV/V_{4P}	–	–	–	1

Tabelle 3. Proximale Oberarmfraktur und Kleeblattplatte – funktionelles Ergebnis (Neer VI) [6] (n = 5)

	sehr gut	gut	befriedigend	schlecht
VI_{3P}	–	–	3	–
VI_{4P}	–	–	1	1

davon 29 Patienten mit einer Kleeblattplatte. Von diesen 29 Patienten wiederum konnten 22 klinisch und radiologisch nachuntersucht werden. Es handelte sich hierbei um 14 Frauen und 8 Männer im Alter von 28 bis 83, im Mittel 53 Jahren. Als Ursache der Verletzung fanden wir 13mal einen häuslichen Sturz, 7mal einen Verkehrsunfall und zweimal einen Sportunfall. Lokale Begleitverletzungen lagen in zwei Fällen mit der Ruptur der langen bzw. kurzen Bicepssehne vor.

Die Versorgung erfolgte zweimal primär, 18mal früh sekundär (d. h. bis 7 Tage nach dem Unfall), zweimal sekundär.

An postoperativen Komplikationen traten auf: Eine tiefe Armvenenthrombose, ein oberflächlicher Weichteilinfekt, eine flüchtige Axillarisparese sowie eine Frühnekrose des Humeruskopfes, die die Teilresektion erforderlich machte. Spätnekrosen des Caput humeri fanden wir bei einer durchschnittlichen Nachbeobachtungszeit von 17 Monaten nicht.

Die Häufigkeit der einzelnen Frakturformen in der Einteilung nach Neer [6] zeigt Abb. 2: Es handelte sich ausschließlich um Frakturen der Gruppe 3, Drei- und Vierfragmentfrakturen der Gruppe 4 sowie Luxationsfrakturen. Für die objektive Einschätzung des Operationsergebnisses wurde die Beweglichkeit beider Schultergelenke herangezogen und nach dem Punkteschema von Breyer et al. [1] bewertet. Hierbei ergaben sich folgende Gruppierungen, die die Tabellen 1 bis 3 zeigen.

Die erhobenen objektiven Ergebnisse korrelierten dabei weitgehend mit der subjektiven Einschätzung durch den Patienten.

Zusammenfassung

Obwohl gerade die subcapitale Oberarmfraktur nach wie vor ein klassisches Beispiel für die konservative-funktionelle Therapie von Oberarmfrakturen darstellt, ergibt sich für einzelne Bruchformen die Notwendigkeit der operativen Behandlung. Es sind dies vor allem die irreponiblen, instabilen sowie trans- und subcapitalen Frakturen und Luxationsfrakturen.

In dieser Situation hat sich in unserer Klinik die Verwendung der AO-Kleeblattplatte bewährt, da sie die Möglichkeit der vielfältigen Schraubenbesetzung für Mehrfragmentfrakturen mit dem geringen Materialvolumen verbindet.

Allerdings sind die zu erzielenden Ergebnisse nicht von der Taktik und Technik des operativen Verfahrens allein abhängig: Vielmehr spielt auch der Frakturtyp eine entscheidende Rolle der — wie unsere Analyse gezeigt hat — mit steigender Fragmentzahl ein schlechteres funktionelles Ergebnis erwarten läßt.

Literatur

1. Breyer HG, Ramanzadeh R, Brauner HD (1980) Zur Bewertung der Bewegungseinschränkung im Schultergelenk. Hefte Unfallheilkd 148:871
2. Jäger M, Wirth CJ (1981) Luxationstrümmerfrakturen des Humeruskopfes. Unfallheilkunde 84:26
3. Jakob RP, Ganz R (1981) Proximale Humerusfrakturen. Helv Chir Acta 48:595
4. Magerl F (1974) Osteosynthesen im Bereich der Schulter. Helv Chir Acta 41:225
5. Müller HA, Walde HJ (1980) Möglichkeiten der operativen Behandlung proximaler Humerusfrakturen und ihre Ergebnisse. Chir Prax 27:257
6. Neer CS (1970) Displaced proximal humeral fractures. J Bone Joint Surg [Am] 52: 1077
7. Siebler G, Kuner EH (1985) Spätergebnisse nach operativer Behandlung proximaler Humerusfrakturen bei Erwachsenen. Unfallchirurgie 11:119
8. Sturzenegger M, Fornaro E, Jakob RP (1982) Ergebnisse operativ versorgter mehrfragmentärer Humeruskopffrakturen. Arch Orthop Unfallchir 100:249
9. Weigand H, Müller HA, Gutjahr G, Ritter G (1984) Einteilung der Frakturen des proximalen Humerusendes nach prognostischen und therapeutischen Gesichtspunkten. Unfallchirurgie 10:221
10. Wörsdorfer O, Magerl F (1980) Operative Behandlung der proximalen Humerusfrakturen. Hefte Unfallheilkd 160:136

Ascendierende intramedulläre Markdrahtung bei subcapitalen Oberarmbrüchen

W. Schaden und F. Weiss

Unfallabteilung des Allgem. öffentl. Krankenhauses Wiener Neustadt (Vorstand: Prim. Dr. F. Weiss), A-2700 Wiener Neustadt

Zur Therapie nicht eingestauchter subcapitaler Oberarmfrakturen propagiert Kuentscher [2] bereits 1955 die Fixation mit intramedullären Kirschner-Drähten. 1961 beschreibt Hackethal [1] in seiner Monographie der Bündelnagelung, die exakte Technik dieser Methode. Weiss [3] veröffentlichte 1968 sechzehn Fälle von subcapitalen Oberarmfrakturen, die mit ascendierenden Markdrähten versorgt wurden.

Angespornt durch die wenig berfriedigenden Ergebnisse der konservativen Therapie, sowie Zurückhaltung vor den aufwendigen und komplikationsreichen operativen Methoden, entschlossen wir uns, zur Therapie nicht eingestauchter subcapitaler Oberarmfrakturen mittels ascendierender Markdrähte; wobei auch die Reposition dislocierter bzw. luxierter Fragmente, möglichst unblutig erfolgen sollte.

Seit 1979 haben wir 48 Patienten mit ascendierenden Markdrähten versorgt (s. Tabelle 1).

Davon waren 39,5% extraarticuläre Frakturen, großteils mehrfragmentäre Abduktionsbrüche.

56,3% der Frakturen waren intraarticulär ohne Kopfbeteiligung, wobei den größten Anteil mehrfragmentäre subcapitale (collum anatomicum) Frakturen ausmachten.

Insgesamt wurden nur zwei Patienten mit mehrfragmentären Kopfbrüchen mit ascendierenden Markdrähten versorgt (Abb. 1).

Technik

Anfänglich wurden die Patienten in Bauchlage operiert (19); es hat sich jedoch dann die Rückenlage (29) zur Reposition der Fraktur besser bewährt.

Nach sterilem Abdecken, wobei sowohl der gesamte Oberarm als auch die Schulter freibleiben, erfolgt die Reposition. Mit einem sterilen Gurt wird von einer nötigenfalls unsterilen Assistenz Gegenzug ausgeübt. Die Axilla wird durch einem festen Polster geschützt.

Tabelle 1

Anzahl der Patienten:	n = 48
	15 Männer und 33 Frauen
	26 Oberarm links
	23 Oberarm rechts (eine Pat. OA re + li)
Durchschnittsalter:	64 a
Jüngster Patient:	25 a
Ältester Patient:	86 a

Hefte zur Unfallheilkunde, Heft 186
Verletzungen des Schultergelenks
Zusammengestellt von U. P. Schreinlechner
Springer-Verlag Berlin Heidelberg 1987

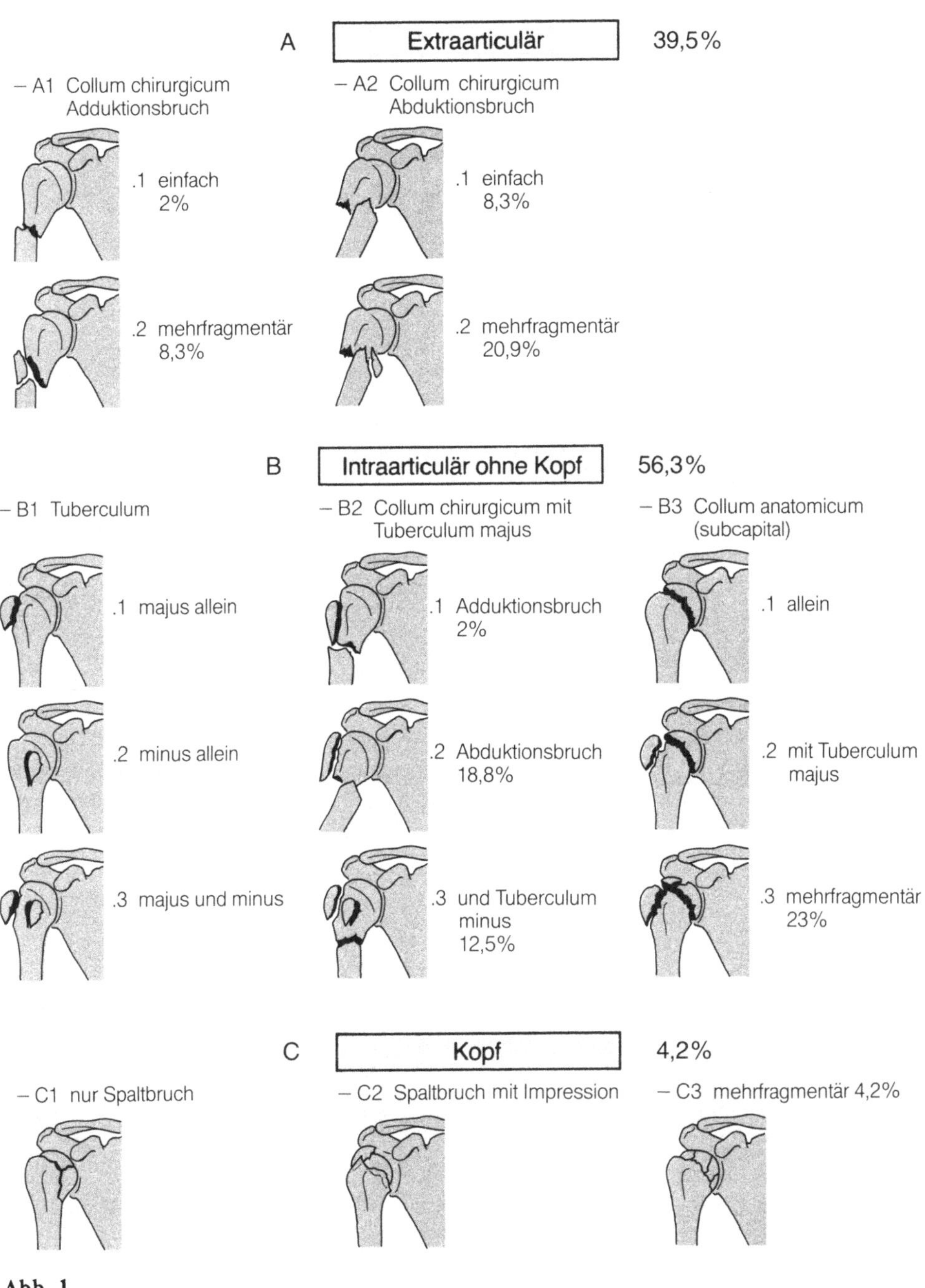

Abb. 1

Danach erfolgt ein ca. 5–6 cm langer, längsverlaufender Hautschnitt etwa zwei Querfinger proximal der Olecranonspitze an der Dorsalseite des Oberarms.

Anschließend wird, nach scharfer Längsspaltung der Tricepssehne sowie der Muskulatur, zwei cm proximal vom oberen Rand der Fossa olecrani eher ulnarseitig der Markraum durch

Tabelle 2. Ergebnisse nach Neer (1970)

Excellent:	15	46,9%
Satisfactory:	12	37,5%
Unsatisfactory:	4	12,5%
Failure:	1	3,1%
Gesamt:	32	100,0%

Aufbohren eröffent. Mit der Fräse wird der Bohrkanal zu einem Fenster von ca. 8 zu 20 mm erweitert.

Dann werden unter Bildwandlerkontrolle die an der Spitze umgebogenen Markdrähte von 2,2 mm (im Durchschnitt 5) mit dem Handgriff eingebracht und bis ca. 5 mm unter die Kopfcorticalis vorgeschlagen. Dabei kann nach Bedarf die Fraktur eingestaucht werden.

Nach intraoperativer Röntgenkontrolle (a.p. und axial) werden die Drähte umgebogen und gekürzt; anschließend Wundverschluß und Drainage.

Unsere durchschnittliche OP-Zeit beträgt rund 40 min.

Ruhigstellung

Postoperativ wird ein Gilchrist-Verband − evtl. gipsverstärkt − für 10−14 Tage angelegt.

Nach Abnahme und Röntgenkontrolle wird der Patient der physikalischen Therapie zugeführt (aktive und passive Bewegungsübungen). In Einzelfällen wurde die Fixationszeit bei Bedarf erhöht.

Die Entmetallisierung erfolgte im Schnitt nach einem Jahr.

Ergebnis

Von den 48 an unserer Abteilung versorgten Patienten, konnten 32 nachuntersucht werden.

Fünf Patienten sind in der Zwischenzeit verstorben; weitere elf sind in ihren Heimatkrankenhäusern weiterbehandelt worden.

Die Auswertung der Ergebnisse erfolgte nach dem Schema J. Bone Joint Surg (s. Tabelle 2).

Aufgrund der kurzen Fixationszeit und dem frühzeitigen Beginn der physikalischen Therapie, war für die Patienten der Kreuz-Nackengriff durchschnittlich 6−7 Wochen postoperativ möglich.

Komplikationen

Bei fünf Patienten kam es zur Perforation eines oder zweier Markdrähte, wobei dies nur in einem Fall wegen der Zunahme der Beschwerden relevant war, und die frühzeitige Entmetallisierung zur Folge hatte.

In diesem Fall mußte, wegen der drohenden Gefahr einer Pseudarthrosenbildung, in Allgemeinnarkose eine Einstauchung der Fraktur sowie eine Verlängerung der Ruhigstellung erfolgen.

Ein Patient mit Gipsallergie sowie ein Fall einer Fadenfistel wurden als nicht technikspezifische Komplikationen beobachtet.

Nie sehen wir eine jener in der Literatur beschriebenen Komplikationen, wie z. B. die supracondyläre OA-Fraktur oder die gefürchtete Kopfsprengung.

Auch kam es in keinem einzigen Fall zu Gefäß- oder Nervenverletzungen.

Zusammenfassung

Aufgrund der frühzeitigen Mobilisierbarkeit sowie des geringen operativen Aufwandes werden nicht eingestauchte subcapitale OA-Frakturen an unserer Abteilung seit 1980 routinemäßig mit aszendierenden Markdrähten versorgt.

Wegen der geringen Komplikationsrate haben wir die Indikationsstellung zur Operation erweitert und wenden die Markdrahtung auch bei wenig verschobenen, nur gering klaffenden Frakturen an, jedoch erst nach röntgenologisch nachgewiesenem Verschluß der Epiphysenfugen.

Literatur

1. Hackethal KH (1961) Die Bündelnagelung. Springer, Berlin Göttingen Heidelberg
2. Kuentscher G (1955) Klin Wschr 1, 883 (1957); – Monatsschr Unfallheilkd 58:12 – Zbl Chir 82, 39 (1957); – Chir 3, 11 (1963)
3. Weiss F (1968) Monatsschr Unfallheilkd 71/9:369–374

Instabile proximale Humerusfraktur.
Die Markdrahtung mittels elastischer, vorgebogener Drähte

Benno Zifko[1], Bruno Zifko[2] und J. Poigenfürst[1]

[1] Unfallkrankenhaus Lorenz Böhler (Ärztlicher Leiter: Prof. Dr. J. Poigenfürst), Donaueschingenstraße 13, A-1200 Wien
[2] Unfallkrankenhaus Meidling (Ärztlicher Leiter: Prim. Dr. H. Kuderna), Kundrastraße 37, A-1120 Wien

Implantat und Methode

Instabile Frakturen am proximalen Oberarmende erfordern nach der Reposition, die meist konservativ möglich ist, eine operative Stabilisierung. Das Literaturstudium zeigt, daß es bei manchen der dabei verwendeten Methoden, wie Bohrdrahtung und Markdrahtung, zum

Hefte zur Unfallheilkunde, Heft 186
Verletzungen des Schultergelenks
Zusammengestellt von U. P. Schreinlechner
Springer-Verlag Berlin Heidelberg 1987

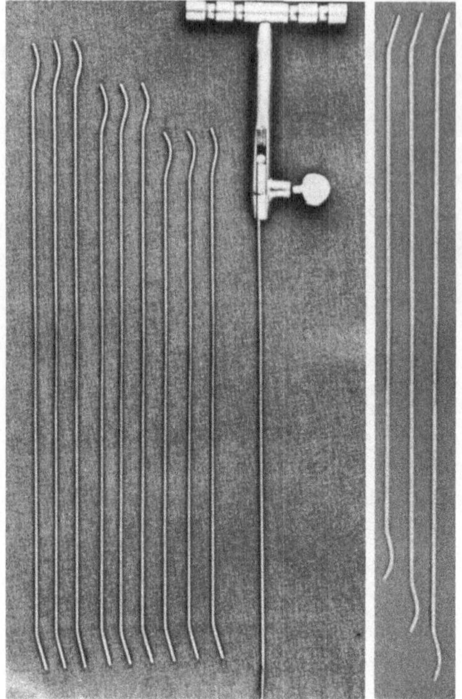

Abb. 1

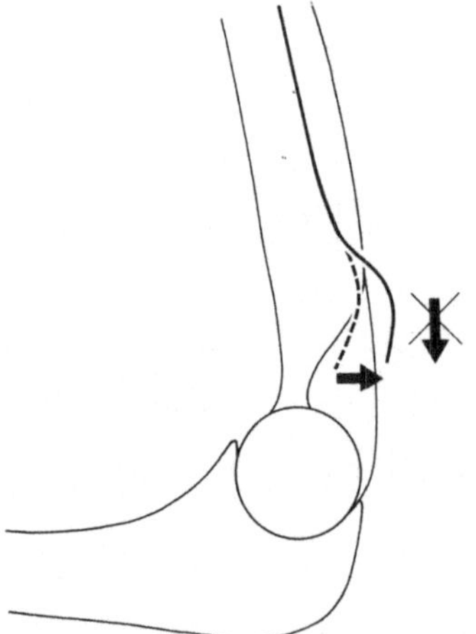

Abb. 2. Verankerung der Markdrähte durch elastisch vorgebogenes Drahtende

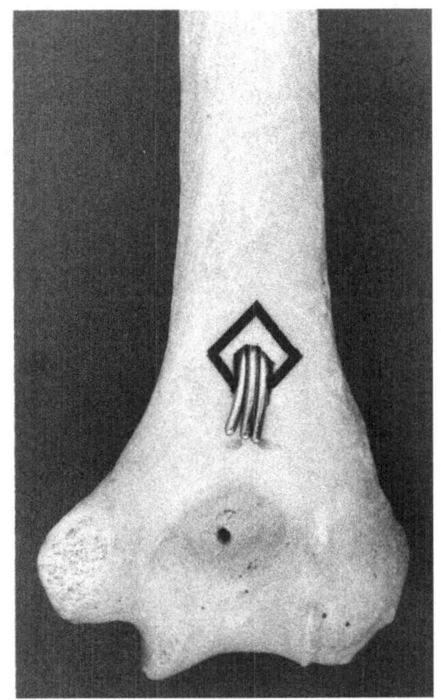

Abb. 3

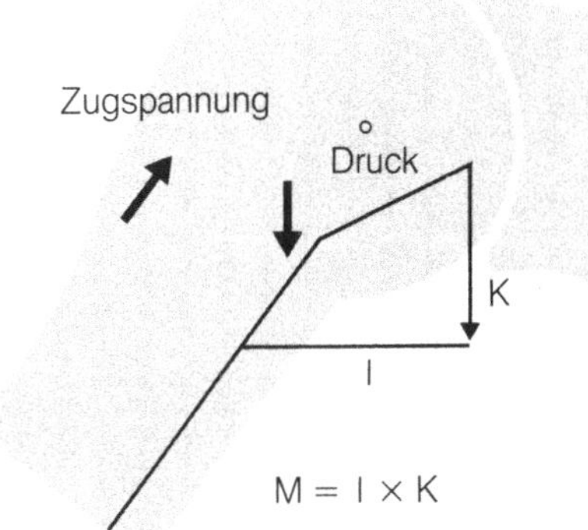

Abb. 4. Biegebelastung

330

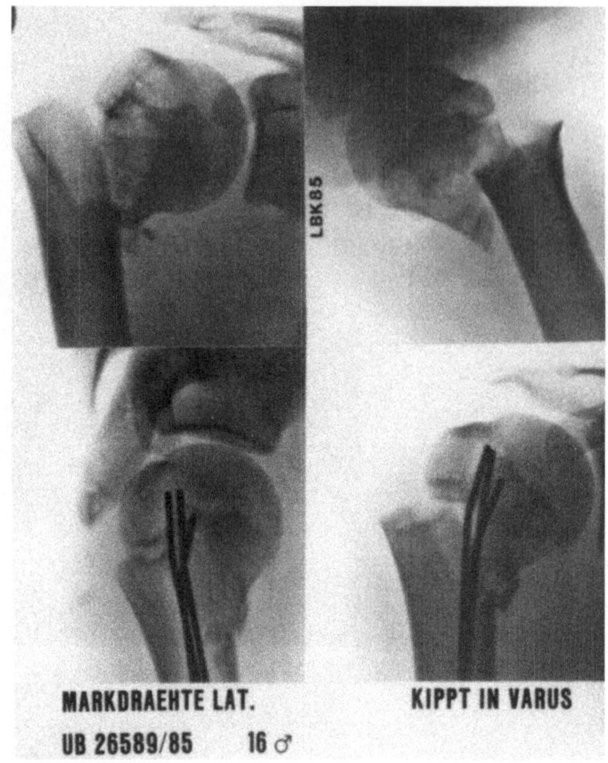

Abb. 5

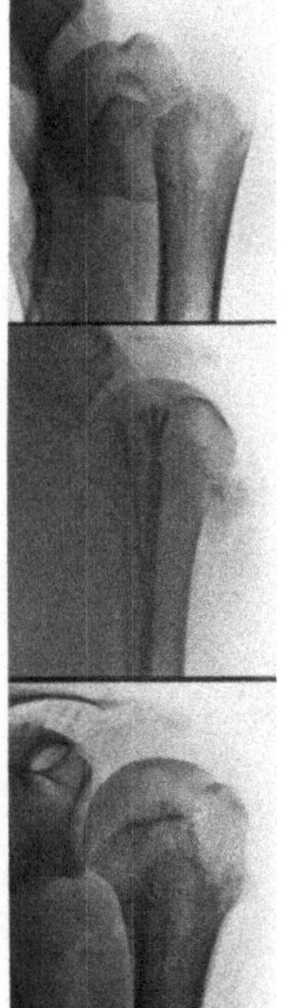

Abb. 6

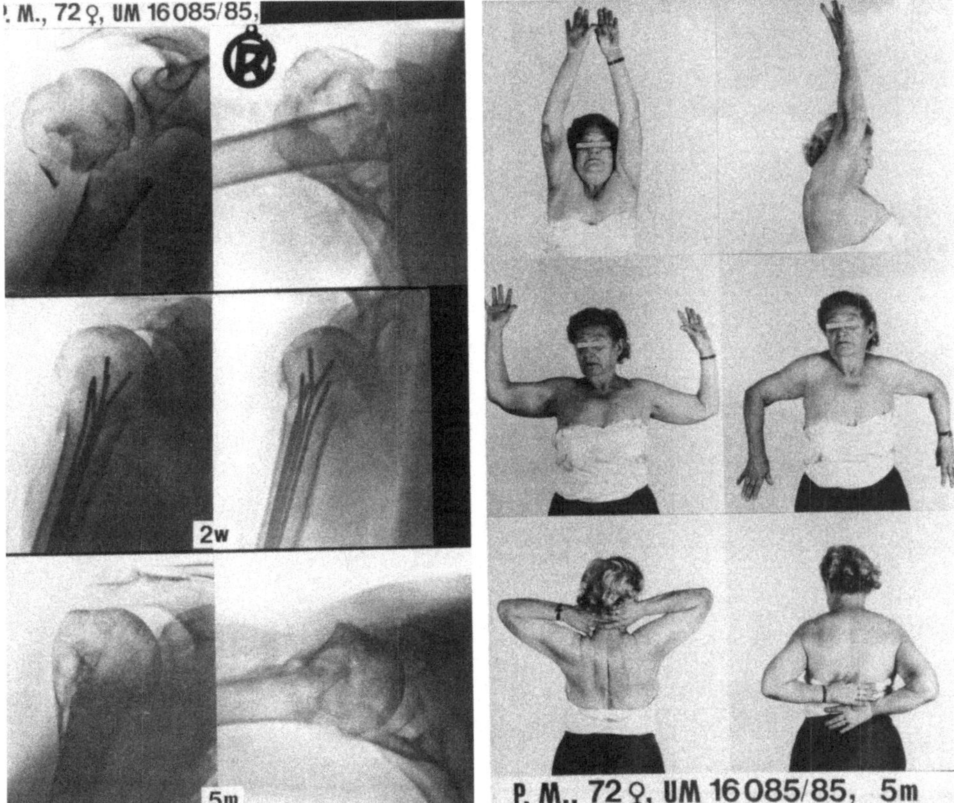

Abb. 7

Herausgleiten der Drähte mit sekundärer Frakturverschiebung kommen kann. Weichteilschäden durch wandernde Drähte können zu Infektionen führen [1–4].

Um diese Komplikationen zu vermeiden, wurden speziell vorgebogene, elastische Markdrähte zur Stabilisierung verwendet. Das obere Ende, welches im Oberarmkopf zu liegen
kommt, ist um 15 Grad vorgeschränkt. Das untere Ende weist eine flache bogenförmige
2 cm lange Krümmung auf. (Abb. 1).

Der Markdraht wird so eingeführt, daß die Konkavseite (Abb. 2) der Vorkrümmung dem
Markraum zugewandt ist. Durch diese Krümmung und die Elastizität des Materials verklemmt sich das untere Ende des Markdrahtes im Einführungsloch an der Corticalis. Die
bogenförmige Krümmung dieses Endes legt sich dem Knochen flach an, verhindert eine
Verdrehung um die Längsachse und bildet auch eine Sicherung gegen das Herauswandern
der Drähte. Dadurch wird einerseits die Stabilität der Markdrahtfixation erhöht; andererseits werden die Weichteile an der Einführungsstelle geschont.

Am oberen Ende ist der Markdraht 15 Grad vorgeschränkt. Damit wird die Tatsache
berücksichtigt, daß die Oberarmkopfkalotte, bedingt durch die Krümmung und Torsion
des Humerus, medial und hinter der Längsachse des Schaftes liegt.

332

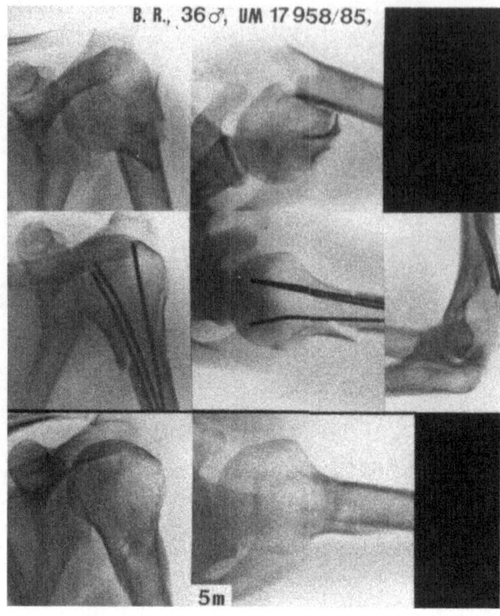

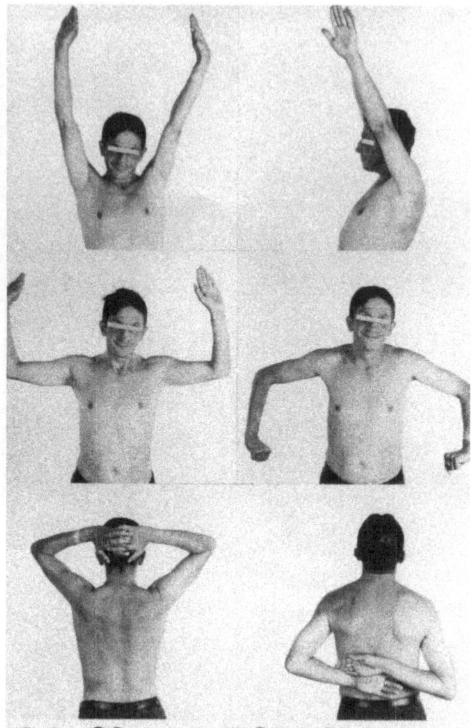

Abb. 8

Die Reposition erfolgt in Rückenlage des Verletzten bei rechtwinkelig gebeugtem Ellbogen in vertikaler Stellung des Oberarmes durch Längszug. Nach der Reposition wird der Zug soweit nachgelassen, daß die Bruchflächen gut aufeinander sitzen und keine Diastase mehr besteht.

Der Hautschnitt beginnt 3 cm proximal der Olecranonspitze. Tricepssehne bzw. Muskulatur werden längsgespalten. Der Markraum wird 2–3 cm proximal vom oberen Rand der Fossa olecrani durch schräges Aufbohren auf einen Kanal von 8 mm eröffnet. In diesen werden 3–5 Markdrähte eingeführt. Unter Durchleuchtungskontrolle werden die Drähte dann in den Oberarmkopf vorgeschlagen. Sie müssen dort so aufgefächert sein, daß sie in der medialen Kopfhälfte liegen, um die durch die Biegebelastung auftretende Druckspannung aufnehmen zu können (Abb. 4).

Die statische Beanspruchung der Fraktur und die Wichtigkeit der richtigen Lage der Markdrähte im Oberarmkopf zeigen die Röntgen von 2 Patienten mit Epiphysenlösungen vom Adduktionstyp. Wenn die Drähte ausschließlich lateral an der Zugspannungsseite liegen, können sie die durch Biegung medial wirksamen Druckkräfte nicht aufnehmen – die Fraktur kippt in Varus (Abb. 5).

Wenn die Drähte richtigerweise medial liegen, können sie auftretende Biegekräfte aufnehmen und ein Abkippen in Varusfehlstellung verhindern (Abb. 6).

An die Einschlagstelle wir ein Redondrain gelegt. Ruhigstellung im Gilchrist-Verband für eine Woche, anschließend heilgymnastisches Schulterturnen.

Tabelle 1

Bruchform	Behandlungsergebnis				
	Auswertung Neer				noch in Behandlung
	>90	<90	>70	<70	
Collum Chirurgicum					
19 A2/2					
1 A2/1	11	2	1	—	7
1 B1/2					
Luxationsfrakturen und Mehrfragmentbrüche					
2 A3/2	1				1
1 B3/2	1				
1 C1/2					1
1 B2/3					†
1 B2/1					1
Epiphysenlösungen					
Adduktionstyp 3	3				
30 Patienten	16	2	1		11

Ergebnisse

Dieses Behandlungsverfahren wurde im Lorenz-Böhler-Krankenhaus und im Unfallkrankenhaus Meidling seit Februar 1985 bei 30 Patienten durchgeführt. Die Hälfte von ihnen war über 60 Jahre alt. Komplikationen, wie Wundheilungsstörungen oder verzögerte Bruchheilung, sind bisher nicht aufgetreten. Einmal wurde eine passagere Radialisdrucklähmung beobachtet. In 3 Fällen wurde wegen falscher Lage der Drähte im Oberarmkopf und Abkippen in Varusstellung reoperiert.

19 Patienten, deren Behandlung bereits abgeschlossen ist, wurden nachuntersucht und die Ergebnisse nach dem Neer-Schema ausgewertet (Tabelle 1). Es fällt auf, daß die meisten Patienten bei Behandlungsende, zwei- bis vier Monate nach dem Unfall, freie Schulterbeweglichkeit zeigten (Abb. 10). Bei 3 Patienten bestand im Ellbogengelenk eine Streckhemmung von bis zu 15 Grad, die auf eine zu distale Einschlagstelle zurückzuführen ist (Fälle: Abb. 7–10).

Zusammenfassung

Nach der bisherigen Erfahrung bei 30 operierten instabilen proximalen Oberarmfrakturen sehen wir die Indikation zur Stabilisierung mit elastisch — vorgebogenen Markdrähten bei Frakturen im Collum chirurgicum und anatomicum, sowie bei Luxationsfrakturen

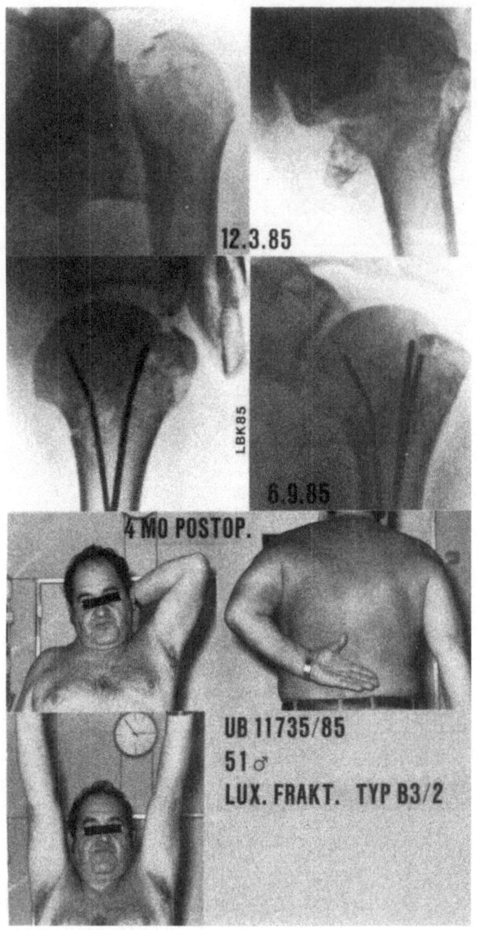

Abb. 9

und Mehrfragmentbrüchen, wobei das Tuberculum majus und minus sich bei gedeckter Reposition von selbst gut anlegen müssen.

Der Vorteil der Markdrahtung liegt in der Schonung des Weichteilmantels der Schulter. In der Schultermuskulatur kommen keine Drähte zu liegen. Die Schultermobilisierung kann frühzeitig schmerzfrei durchgeführt werden.

Das vorgebogene Drahtende verhindert ein Herausgleiten der Drähte, schont den Musculus triceps und macht ein Auffüllen des Markraumes nicht erforderlich.

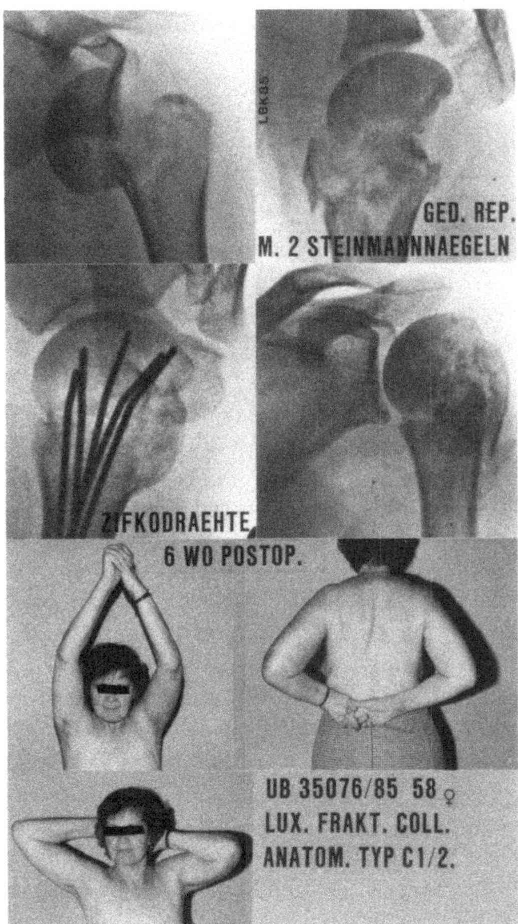

Abb. 10

Literatur

1. Brug E, Beck H, Marschner R (1975) Die operative Stabilisierung der Oberarmschaftfrakturen mit dem Bündelnagel nach Hackethal. Monatsschr Unfallheilkd 78:245–253
2. Hackethal KH (1961) Die Bündelnagelung. Springer, Berlin Göttingen Heidelberg
3. Kaufner HK, Gay D, Trepte C, Steinhauser M (1975) Erfahrungen mit der Bündelnagelung bei Oberarmschaftbrüchen. Monatsschr Unfallheilkd 393–395
4. Müller HA (1980) Operative Behandlung proximaler Humerusfrakturen und ihre Ergebnisse. Chir Prax 27:257–270

Möglichkeiten der operativen Therapie bei Brüchen des proximalen Oberarmes

J. Strmiska und R. Mlčoch

Unfallkrankenhaus, Forschungsinstitut für Traumatologie, Ponávka 6, CSSR-66250 Brno

Die proximalen Oberarmbrüche gehören zu den häufigsten Brüchen der oberen Gliedmaße.

Sie können durch direkte ebenso wie indirekte Gewalteinwirkung hervorgerufen werden. Biomechanische Studien haben gezeigt, daß die indirekte Gewalteinwirkung bei jüngeren Menschen eher eine Schultergelenksverrenkung hervorruft, bei älteren dagegen durch Verlust der Widerstandsfähigkeit des Knochens zu Brüchen führt.

Diese Bruchlokalisation wurde von den Traumatologen jahrelang unterschätzt.

Der klinische Verdacht eines Oberarmbruches soll durch Röntgenaufnahmen in 2 Ebenen bestätigt werden. Die Röntgenaufnahmen ermöglichen auch die exakte Klassifikation. Frühere Klassifikationen respektierten lediglich die Lokalisation des Bruches (Kopf, Hals, Tubercula, Diaphyse). Die Klassifikation nach Neer hat heute allgemein die ursprünglichen Klassifikationen ersetzt. Sie respektiert nicht nur die Lokalisation, sondern auch die Form der Brüche, ist somit entscheidend für die einzuschlagende Therapie und ist wertvoll für die Prognosestellung.

Die subcapitalen Brüche bilden die größte Gruppe, die sogar häufiger als die der Schulterverrenkungen ist. Weniger häufig sind die Tuberculumabrisse, die Epiphyseolysen, und die isolierten Kopfbrüche, die nur sehr selten vorkommen.

Die Behandlung der Brüche des proximalen Humerus ist auch in unserer Einrichtung vorwiegend konservativ. Die Wahl der Methode ist grundsätzlich von zwei Faktoren abhängig:
1. sie betreffen meistens das höhere Lebensalter;
2. die funktionellen Endergebnisse sind auch nach konservativer Behandlung relativ zufriedenstellend.

Die operative Behandlung wählen wir vor allem bei solchen Verletzungen, bei denen die konservative Reposition mißlungen ist, oder wo es zu Redislokationen kommt.

In diesem Zusammenhang möchten wir an die Bicepssehneninterposition erinnern, die ein unüberwindliches Repositionshindernis darstellt. Eine weitere Indikation sehen wir bei einigen Mehrfragmentbrüchen, besonders bei jüngeren Patienten. Insgesamt wird aber die Operationsindikation bei diesen Bruchtypen bei weniger als 10% unserer Verletzten gestellt.

Von den möglichen Operationsmethoden standen uns anfangs nur die Fixation mit Schrauben, Kirschner-Drähten und ausnahmsweise die Knochennaht mit der Drahtcerclage zur Verfügung. Diese Operationsmethoden führen nicht immer zur gewünschten Stabilität, so daß eine zusätzliche Immobilisation im Gipsverband notwendig war; keine günstigen Voraussetzungen für ein funktionell gutes Ergebnis also.

Grundsätzlich günstigere Möglichkeiten bietet die Anwendung verschiedener Plattentypen. Uns stehen die T-Platte vom Kleinfragmentinstrumentarium und die geraden schmalen Platten zur Verfügung. Die letzteren müssen der Form des oberen Humerusanteiles angepaßt werden. Die normale T-Platte, die uns zur Verfügung steht, ist leider zu massiv und deshalb ungeeignet. Wir haben uns deshalb nach unseren Vorschlägen eine T-Platte anfertigen lassen. Sie respektiert die spezifische Form des oberen Humerus. Unsere Erfahrungen sind noch gering, bisher haben wir aber gute Ergebnisse erzielt.

Hefte zur Unfallheilkunde, Heft 186
Verletzungen des Schultergelenks
Zusammengestellt von U. P. Schreinlechner
Springer-Verlag Berlin Heidelberg 1987

Auch nach der Verplattung halten wir den Gipsverband für eine notwendige Ergänzung der komplexen Therapie. Wir entfernen ihn nach drei Wochen und beginnen mit einer systematischen Rehabilitation. Während der Ruhigstellung im Gips heilen auch die Weichteile, was bei den relativ ausgedehnten Zugängen sinnvoll erscheint.

Zusammenfassend können wir sagen, daß wir die Brüche zunächst konservativ zu behandeln versuchen. Wenn die Indikation zur Operation gestellt wird, wählen wir wo möglich, die einfachere Methode, die weniger Material implantiert. Trotzdem wir nach einigen Kopfexstirpationen auch befriedigende Ergebnisse gesehen haben, halten wir heute diese Methode für nicht mehr angezeigt. Eine Kopfnekrose sahen wir nur einmal. Sie war mit großen Schwierigkeiten verbunden, so daß wir den nekrotischen, nicht eingeheilten und noch dazu luxierten Kopfrest exstirpieren mußten.

Diesen und weitere interessante Fälle haben wir mit Diapositiven vorgestellt.

Zusammenfassung

Die meisten Brüche des proximalen Humerus werden konservativ behandelt und zwar mit relativ günstigen funktionellen Spätergebnissen. Die Indikation zur Operation wird in weniger als 10% der Fälle gestellt. Sie wird dort gestellt, wo die Reposition nicht gelungen oder wo es zu erheblicher Redislokation gekommen ist. Es stehen verschiedene Operationsmethoden zur Verfügung. Bei der Auswahl der Methode muß die Bruchform in Betracht gezogen und respektiert werden. Weder bei Kopfnekrose noch bei erheblicher Dislokation halten wir heute die Kopfexstirpation für angezeigt.

Behandlungsergebnisse von Humerushalsverletzungen
(Ergebnisse eines 30-Jahre-Zeitraumes)

H. Arzinger-Jonasch

Traumatologische Abteilung der KMU, Liebigstraße 20a, DDR-7010 Leipzig

Etwa ein Fünftel aller knöchernen Verletzungen am proximalen Humerus stellen uns vor therapeutische Probleme: Starke Dislokationen, Instabilität oder Irreponierbarkeit erfordern operative Maßnahmen. Die Multimorbidität des höheren Lebensalters einerseits, lokale Veränderungen des Knochens und der Weichteile andererseits lassen jedoch ein konservatives Vorgehen wünschenswert erscheinen, beziehungsweise beeinträchtigen das Osteosyntheseergebnis. Traumatische Läsionen der Gefäßversorgung des Oberarmkopfes beeinflussen des weiteren das Ausheilungsergebnis. Diese Situation zwingt uns häufig zu therapeutischen Kompromissen. Eine Vielzahl operativer Behandlungsmöglichkeiten unterstreicht dies. Auch wir haben in den letzten Jahrzehnten an unserer Klinik für diese Verletzungen unter-

Hefte zur Unfallheilkunde, Heft 186
Verletzungen des Schultergelenks
Zusammengestellt von U. P. Schreinlechner
Springer-Verlag Berlin Heidelberg 1987

schiedliche Verfahren eingesetzt. In einer 30-Jahres-Analyse stellten wir ihre Ergebnisse zusammen und zogen Schlußfolgerungen daraus für künftiges Vorgehen.

Vom 1. 1. 1954 bis zum 31. 12. 1983 behandelten wir ambulant und stationär 2558 Verletzte mit insgesamt 2590 proximalen Humerusfrakturen. 2048 Frakturen (79,7%) wiesen eine Minimalverschiebung unter 1 cm und eine Fragmentabkippung < 40 Grad auf. Nur 542 Brüche gliederten sich auf die Gruppen 2−6 nach Neer (21,3%) auf. Auch die Alters- und Geschlechtsverteilung unterstreicht Literaturbekanntes. Die überwiegende Patientenzahl gehört dem Straßenunfall beziehungsweise Sturzgeschehen an. An Mitverletzungen waren andere Extremitätenabschnitte mit 234 vertreten. Die überwiegende Patientenzahl gehört dem 6. bis 8. Lebensjahrzehnt an, das weibliche Geschlecht dominiert.

2258 Frakturen wurden konservativ behandelt. Dabei kamen die Methode nach Pölchen, der Hängegips und fixierende Verbände, wie Desault oder Gilchrist, zur Anwendung. 332mal wurde operativ vorgegangen. Die Tabelle läßt die in 30 Jahren benutzten operativen Grundverfahren erkennen. Kombinationen sind hier nicht enthalten. Wir sehen 37 totale beziehungsweise partielle Kopfexstirpation. Wir haben diese Kopfexstirpationen in den ersten 15 Jahren durchgeführt. Sie haben durchwegs schlechte Ergebnisse gezeigt und sie werden seit $1\,^1/_2$ Jahrzehnten nicht mehr durchgeführt.

203 Verletzte aus den Gruppen 2 bis 6 nach Neer kamen der Aufforderung zur Nachuntersuchung nach. Der Nachuntersuchungszeitpunkt betrug 2 bis 18 Jahre.

Entsprechend den Bewertungskriterien nach Neer kamen wir zu folgenden Ergebnissen:

- Rund 40% erreichten eine Punktezahl ab 89, 81 Patienten
- reichlich ein Viertel (26,7%) erreichten Punktezahlen ab 80 mit befriedigendem Ergebnis
- 18,7% unbefriedigend
- schlecht hatten wir mit 14,7% (30 Patienten) zu beurteilen

Schlüsseln wir diese 4 Gruppen nach Frakturform und Behandlungsmethoden auf, so finden wir in der Gruppe 1 alle dislocierten, proximalen Humerusverletzungen des Wachstumsalters und vorwiegend die Zweifragmentbrüche des Erwachsenen ohne Luxation.

Die Gruppe 2 umfaßt Frakturen mit 3 und mehr Fragmenten sowie Luxationsfrakturen mit Minimalosteosynthese.

Befriedigende Ergebnisse konnten auch nach Teilexstirpationen des Kopfes gefunden werden.

Die Gruppen 3 und 4 enthielten einmal sehr alte Patienten, zum anderen solche, bei denen der Operationszeitpunkt sehr spät gewählt und/oder ausgedehnte Freilegung und Rekonstruktionsversuche vorgenommen wurden. Ausschließlich in der Gruppe 4 befanden sich Verletzte nach Kopfexstirpation und nach konservativer Therapie.

Die erhobenen Nachuntersuchungsergebnisse unterstreichen die heute geforderten Operationsindikationen:

- die irreponible Luxationsfraktur,
- die dislocierte, instabile Fraktur,
- begleitende Gefäß- oder Nervenverletzungen,
- offene Frakturen der Grade 2 und 3,

— Verkeilung des Tuberculum majus unter dem Acromion,
— pathologische Frakturen,
— Polytraumatisierte.

Der Operationszeitpunkt sollte möglichst primär beziehungsweise früh sekundär liegen. Als Osteosynthesemethode halten wir für die Verletzung des Jugendlichen die Borhdrahtfixation als Methode der Wahl. Für den Verletzten des Leistungsalters kommen je nach Frakturform Druckplatten, T- oder Kleeblattplatte, Zugschrauben, die einfache oder doppelte Zuggurtung, aber auch die Bohrdrahtspickung in Frage. Ein anatomischer Aufbau mit Spongiosatransplantation hat sich uns nicht bewährt. Für die Altersfrakturen ergibt eine Minimalosteosynthese mit möglichst kurzzeitiger Ruhigstellung und frühfunktioneller Behandlung beste Rehabilitationsergebnisse.

Spätergebnisse nach subcapitaler Oberarmfraktur im Kindesalter

O. Kwasny, E. Orthner und W. Scharf

I. Univ.-Klinik für Unfallchirurgie (Vorstand: Prof. Dr. E. Trojan), Alser Straße 4, A-1090 Wien

Verletzungen des proximalen Oberarmes im Kindesalter sind selten. In großen Statistiken wird ihre Frequenz mit 2% bis 4% aller kindlichen Frakturen angegeben. Im Gegensatz zu den verschiedenartigen Bruchformen des proximalen Oberarmes beim Erwachsenen finden sich beim Kind nur drei charakteristische Verletzungsformen:
1. Die reine Epiphysenlösung, die hauptsächlich beim Säugling oder Kleinkind auftritt.
2. Die Epiphysenlösung mit metaphysärem Keil (Typ Aitken I) [1].
3. Die infratuberkuläre Fraktur.
Die Prognose aller dieser Verletzungen wird in der Literatur übereinstimmend als günstig angegeben. Gründe hierfür sind die erstaunliche Korrekturmöglichkeit von Fehlstellung durch die mit 80% am Längenwachstum des Humerus beteiligte proximale Epiphyse und das Fehlen von Aitken-II- und Aitken-III-Verletzungen der Epiphysenfuge. Dies ist auf die große Beweglichkeit des Humeruskopfes und auf den kräftigen schützenden Weichteilmantel zurückzuführen. Außerdem ist die knöcherne Heilung unproblematisch. Wenn die Fehlstellung nicht vollständig ausgeglichen wird, kommt es zur Verschiebung derselben in den Schaftbereich hinaus.
Wir haben in den 10 Jahren 1974 bis 1984 42 Kinder mit schultergelenksnaher Oberarmfraktur behandelt. Dabei handelt es sich um 31 Knaben und 11 Mädchen mit einem Alter von 3–15 Jahren (Durchschnittsalter 11,2 a). In 16 Fällen lag eine Epiphysenlösung mit metaphysärem Keil, in 26 Fällen eine infratuberkuläre Fraktur vor. Reine Epiphysenlösungen haben wir in unserem Krankengut nicht beobachtet. Auf Grund von Literatur-

Hefte zur Unfallheilkunde, Heft 186
Verletzungen des Schultergelenks
Zusammengestellt von U. P. Schreinlechner
Springer-Verlag Berlin Heidelberg 1987

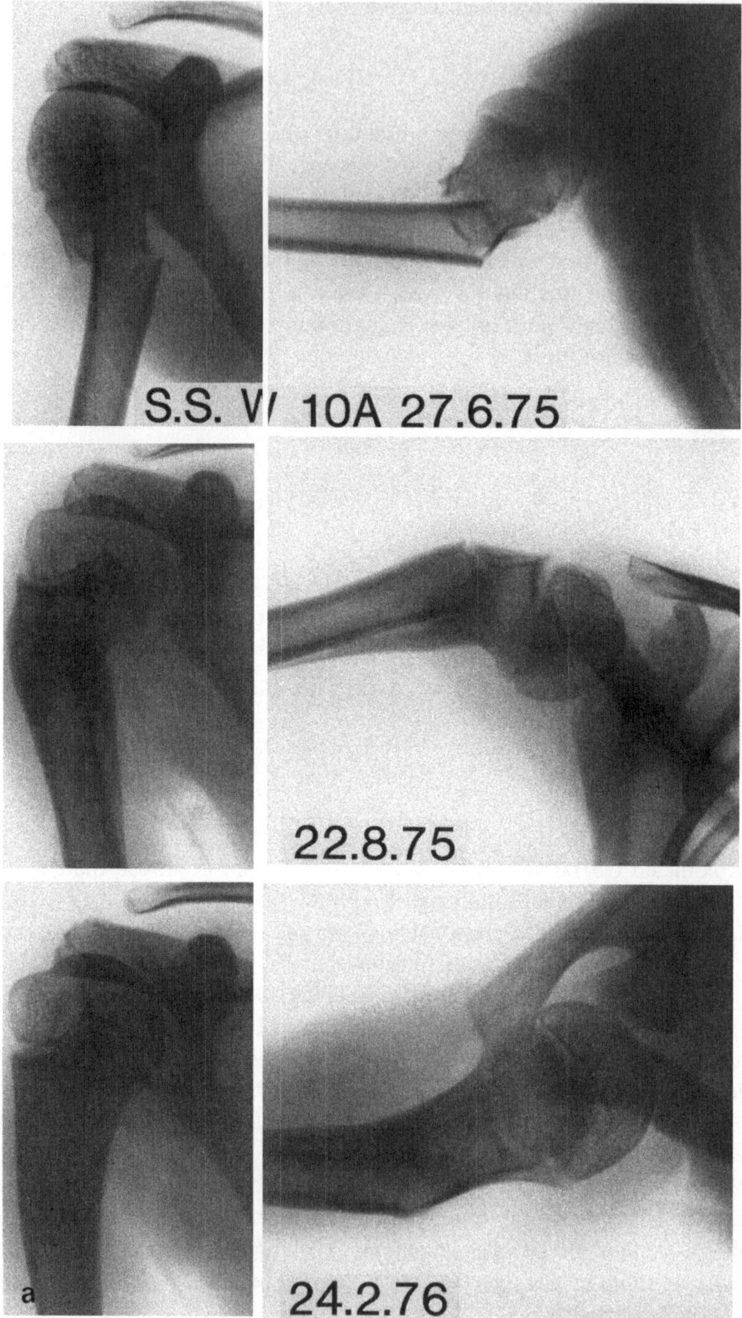

Abb. 1a. Infratuberculäre Fraktur bei einem 10jährigen Mädchen. Die Ausheilung erfolgte nach Reposition und Ruhigstellung im Gips-Desault mit einer Varus- und Antekurvationsstellung von 55°

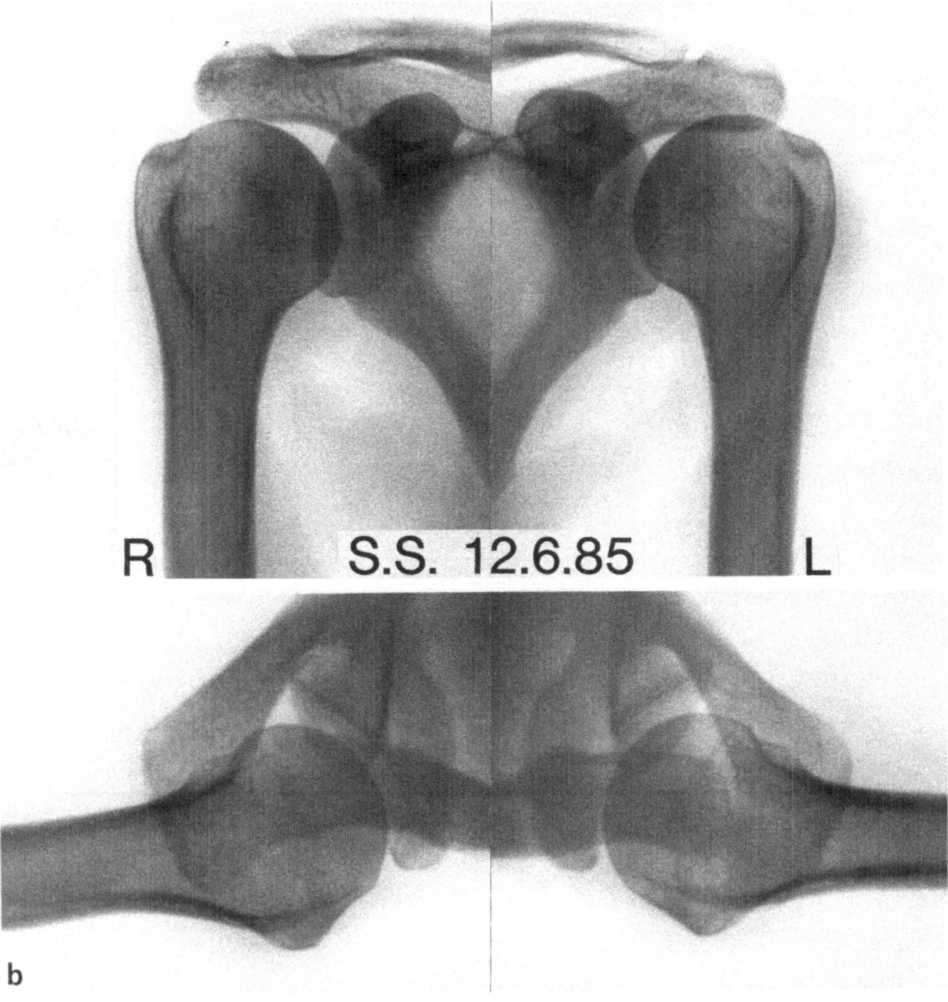

Abb. 1b. Bei der Kontrolle nach 10 Jahren hat sich die Fehlstellung völlig ausgeglichen. Die Funktion ist seitengleich

angaben und eigenen Erfahrungen hinsichtlich des Ausgleichs von Fehlstellungen haben wir das Patientenkollektiv in zwei Gruppen, in Kinder unter 12 und über 12 Jahre, eingeteilt. 26 Kinder waren unter 12, 16 über 12 Jahre. In der Gruppe der unter 12jährigen lag in 16 Fällen eine unverschobene oder gering verschobene Fraktur vor, wobei in dieser Gruppe Achsenabweichungen bis maximal 20° toleriert wurden. In diesen Fällen wurde ein Gips-Desault für 2 bis 4 Wochen je nach Alter des Kindes angelegt. Bei 10 Kindern fand sich eine stark verschobene Fraktur, hier wurde in Allgemeinnarkose reponiert. Dies gelang in einem Fall nicht, sodaß operativ freigelegt werden mußte. Als Repositionshindernis fand sich die interponierte lange Bicepssehne. Die Stabilisierung erfolgte mittels gekreuzter Bohrdrähte. Zwei Frakturen, die nach Reposition instabil waren, wurden mit percutan eingebrachten gekreutzen Bohrdrähten fixiert. In der Gruppe der über 12jährigen fand sich 8mal eine

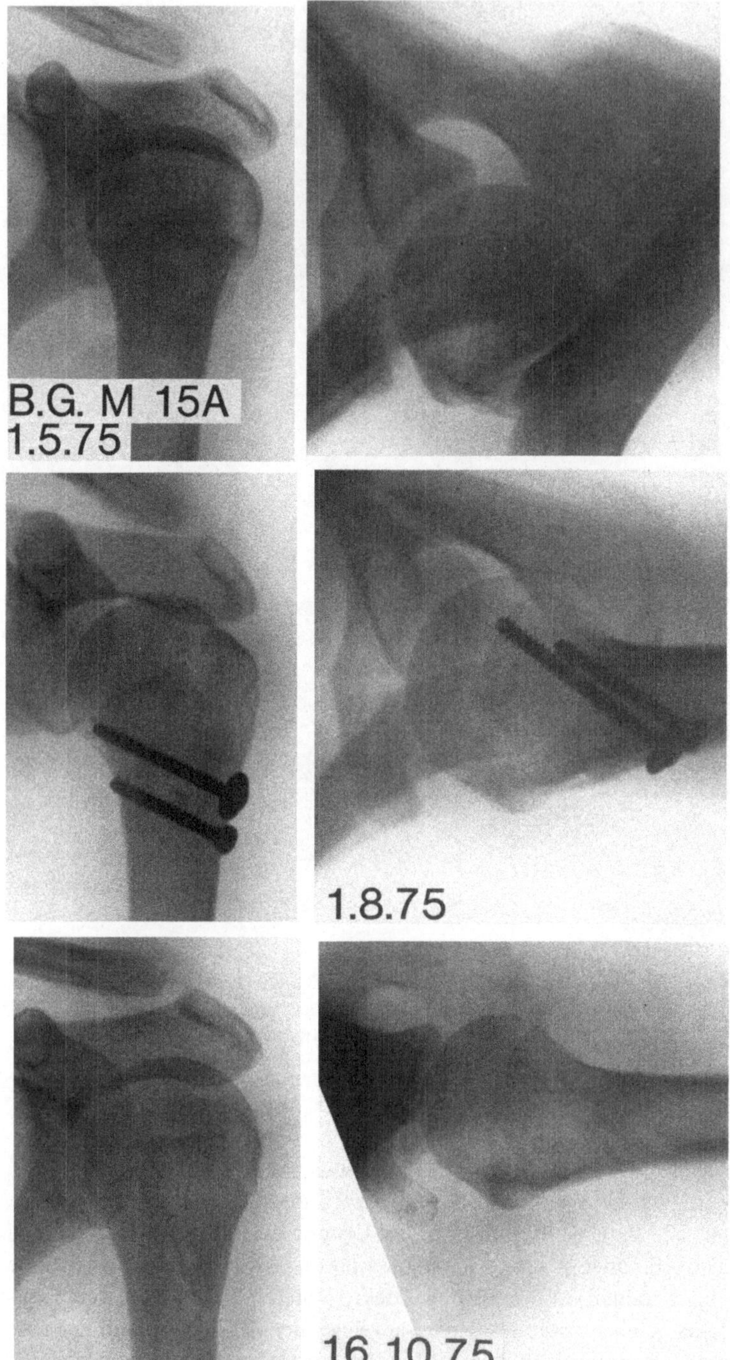

Abb. 2. Zeigt eine Epiphysenlösung bei einem 15jährigen Jungen. Eine geschlossene Reposition mißlang. Bei der offenen Reposition fanden wir als Repositionshindernis die lange Bicepssehne. Es wurde eine Verschraubung durchgeführt

Tabelle 1. Primäre max. Achsenabweichung; Alter < 12 a (n = 26)

Unverschoben oder verschoben bis max. $20°$	16	Gips-Desault für 2–4 Wochen
Stark verschoben	10	Rep. in Allgemeinnarkose 3x BD (1x offen) Gips-Desault für 4 Wochen

Tabelle 2. Primäre max. Achsenabweichung; Alter > 12 a (n = 16)

Unverschoben oder verschoben bis max. $10°$	8	Gips-Desault für 4 Wochen
Stark verschoben	8	Rep. in Allgemeinnarkose 1x Verschraubung Gips-Desault für 4 Wochen

Tabelle 3. Max. Achsenabweichung; Alter < 12 a (n = 26)

	Nach GA	Bei NU (nach $\emptyset$ 5,5 a)
Anatomisch	6	20
$10°$	8	5
$10–30°$	9	1
$30°$	3	0

unverschobene oder bis max. $10°$ verschobene Fraktur, die ohne Reposition ruhiggestellt wurde. Die 8 stark verschobenen Frakturen wurden in Allgemeinnarkose reponiert. Dies gelang einmal nur offen. Hier wurde eine Verschraubung durchgeführt. Die Ruhigstellung erfolgte im Gips-Desaultverband für 4 Wochen (Tabelle 1, 2). Nach Gipsabnahme zeigte sich in der Gruppe der unter 12jährigen in 6 Fällen eine anatomische Stellung, in 8 Fällen eine Achsenabweichung von bis zu $10°$, in 9 Fällen eine Achsenabweichung von $10–30°$ und in 3 Fällen eine Achsenabweichung von über $30°$. Die maximale Achsenabweichung betrug $55°$. In der Gruppe der über 12jährigen lag bei 4 Kindern eine anatomische Stellung vor, 6mal eine Achsenabweichung unter $10°$, 4mal eine von $10°$ bis $30°$ und 2mal eine über $30°$. Die größte Achsenabweichung bestand bei einem 14jährigen Knaben, dem vorzeitig auswärts der Verband abgenommen worden war mit einer Antekurvationsstellung von $60°$. Bei der röntgenologischen Nachuntersuchung nach 1 bis 10 Jahren ($\emptyset$ 5,5 Jahre) zeigte sich in der Gruppe der unter 12jährigen 20mal eine anatomische Ausheilung. Nur einmal bestand eine Achsenabweichung von über $10°$. Bei den über 12jährigen lag in 7 Fällen eine anatomische Stellung vor. Einmal bestand noch eine Achsenabweichung von über $30°$ (Tabelle 3, 4). Bei der klinischen Nachuntersuchung waren 40 der 42 Patienten beschwerdefrei und bewegten das Schulgergelenk seitengleich. Ein Patient klagte über geringgradige Wetterfühligkeit und belastungsabhängige Schmerzen. Dies ist jener Patient bei dem eine

344

Tabelle 4. Max. Achsenabweichung; Alter $>$ 12 a (n = 16)

	Nach GA	Bei NU (nach ∅ 5,5 a)
Anatomisch	4	7
10°	6	5
10–30°	4	3
30°	2	1

Epiphysenlösung offen reponiert und verschraubt worden war. Bei einem 14 jährigen Patienten bei dem vorzeitig der Verband abgenommen worden war, bestand nach $1^1/_2$ Jahren noch eine Varusdeformität von 35° und eine Antekurvationsfehlstellung von 40°. Dies ist die einzige Fehlstellung, die äußerlich noch sichtbar ist. Die Schultergelenksbeweglichkeit ist endlagig eingeschränkt, der Patient ist sonst aber beschwerdefrei.

Nach unserer Erfahrung soll die kindliche subcapitale Oberarmfraktur grundsätzlich konservativ behandelt werden. Nur Fälle, bei denen eine geschlossene Reposition nicht möglich ist, müssen offen reponiert werden. Instabile Frakturen werden mit percutan eingebrachten Borhdrähten stabilisiert. Aufgrund der großen Korrekturpotenz muß nicht unbedingt anatomische Stellung erzielt werden. Bei Kindern bis zum 12. Lebensjahr gleichen sich Achsenfehlstellungen bis ca. 50°, bei über 12jährigen noch bis ca. 20° aus. Geringgradig verbleibende Restdeformitäten wachsen nach distal in den Humerusschaft aus und verursachen funktionell keine Beschwerden.

Literatur

1. Aitken AP (1936) End results of fracture of the proximal humeral epiphysis. J Bone Joint Surg 18/4:1036–1041
2. Beck E (1965) Epiphysenlösungen am proximalen Oberarmende. Arch Orthop Unfallchir 57:26–36
3. Budig H (1958) Endergebnisse bei Epiphysenlösungen und Oberarmbrüchen am proximalen Ende bei Kindern und Jugendlichen. Arch Orthop Unfallchir 49:521–524
4. Giebel G, Suren EG (1983) Verletzungen der proximalen Humerusepiphyse. Chirurg 54:406–410
5. Laer L von (1984) Skelett-Traumata im Wachstumsalter. Springer, Berlin Heidelberg New York Tokyo (Hefte zur Unfallheilkunde, Heft 166)
6. Smith FA (1956) Fracture-separation of the proximal humeral epiphysis. Am J Surg 91:627–635

Epiphysenlösung des Oberarmkopfes

E. Wozasek[1] und K.-D. Moser[2]

[1] 1. Chirurg. Universitätsklinik Wien, (Vorstand: Prof. Dr. A. Fritsch), Alser Straße 4, A-1090 Wien
[2] Unfallkrankenhaus Linz (Primarius: Dr. R. Streli), Blumauerplatz 1, A-4020 Linz

Die Schulter als beweglichstes Gelenk des menschlichen Körpers ist im Jugendalter einer besonderen traumatischen Gefährdung ausgesetzt. Während ein und derselbe Unfallmechanismus beim Erwachsenen eine Kapselbandläsion verursacht, tritt beim Jugendlichen eine Epiphysenlösung bzw. eine Epiphysenfraktur auf. Vorallem in der Pubertät stellt der Wachstumsknorpel mechanisch gesehen ein „locus minoris resistentiae" dar.

Die Zone des großblasigen Knorpels, in der bereits Verkalkungen auftreten, scheint durch das vermehrte Angebot des Wachstumshormons gelockert zu sein. Daher übersteigt die Festigkeit der Bänder die der Epiphysenfuge.

Die Wachstumslinie verläuft quer durch das Tuberculum minus (Abb. 1) und unterhalb des Tuberculum majus (Abb. 2), wobei sie den Kapselansatz überkreuzt, so daß ein kleiner Teil des Schaftes noch intracapsulär zu liegen kommt (Abb. 3). Die drei enchondralen Knochenkerne des proximalen Oberarmes erscheinen zwischen dem 12. Lunarmonat und dem 4. Lebensjahr. Im Alter von 5 Jahren verschmelzen diese zu einem einzigen Ossifikationszentrum. Die assymetrische Kuppel der Metaphyse mit dem Apex posteromedial und die verstärkte, hintere Befestigung des Periostschlauches, erklären die häufigere vordere als hintere, metaphysäre Verschiebung bei Lösung der Wachstumsfuge. Vier am Humeruskopf ansetzende Muskeln, Supraspinatus, Infraspinatus, Teres minor am großen Rollhöcker und Subscapularis am kleinen, halten die gelöste Epiphyse in einer Flexions-, Abduktions- und geringgradigen Außenrotationsfehlstellung.

Folgende Frakturformen können auftreten:

— reine Epiphyseolysis,
— Tuberculumabriß,
— epiphysäre Fraktur mit metaphysärem Keil entsprechend Typ II der Einteilung nach Salter u. Harris (1963)

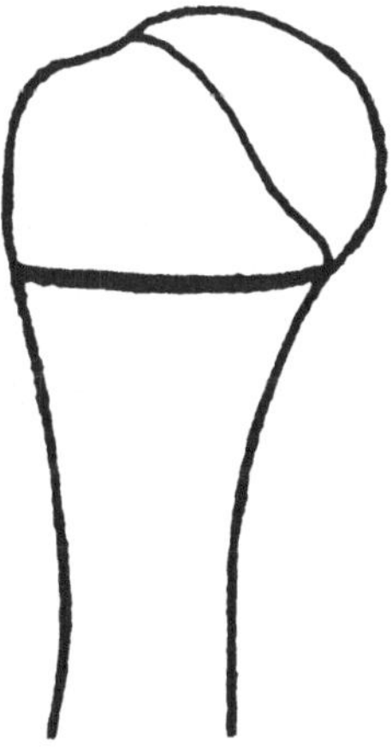

Abb. 1. Epiphysenfuge von vorne

Hefte zur Unfallheilkunde, Heft 186
Verletzungen des Schultergelenks
Zusammengestellt von U. P. Schreinlechner
Springer-Verlag Berlin Heidelberg 1987

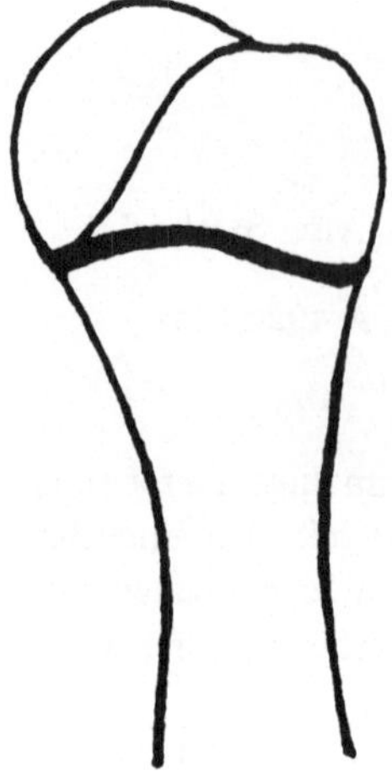

Abb. 2. Epiphysenfuge von hinten

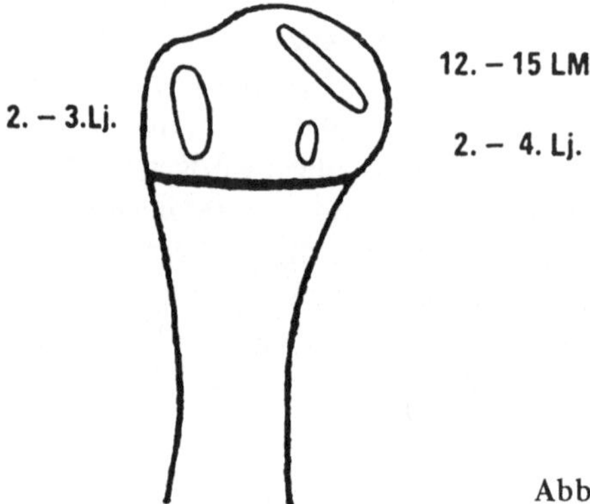

Abb. 3. Enchondrale Knochenkerne

Voraussetzung der Therapie muß die genaue Kenntnis der Dislokationsrichtung sein. Obwohl die geschlossene Reposition durch Abduktion der Schulter bis 90°, Außenrotation des Handgelenkes und anschließenden Zug oder mit Hilfe des Flaschenzuges gelingt, liegt das Problem in der Retention des Bruches. Die Weichteilschwellung im Bereich des Oberarmes einerseits und der Ausbruch des metaphysären Keiles andererseits begünstigen das Abgleiten der Wachstumsfuge in die ursprüngliche Varus- und Antekurvationsfehlstellung. Zusätzlich kann eine eingeschlagene Falte des gerissenen Periostschlauches die anatomische Stellung behindern.

Die Durchsicht des Krankengutes der letzten 14 Jahre (Tabelle 1) zeigte in 32 Fällen (Abb. 4) eine Lösung oder eine Lösung mit Ausbruch eines metaphysären Keiles der proximalen Oberarmepiphyse (Abb. 5). In der Unfallanamnese kam es immer zum Sturz (13mal beim Skisport, 11mal beim Turnunterricht, 8mal beim Reiten). Das Durchschnittsalter betrug 13,7 Jahre, wobei die linke Schulter doppelt so oft betroffen war. Nur ein einziges Mal sahen wir bei einem 14jährigen Mädchen eine vordere, untere Schulterluxation (Abb. 6).

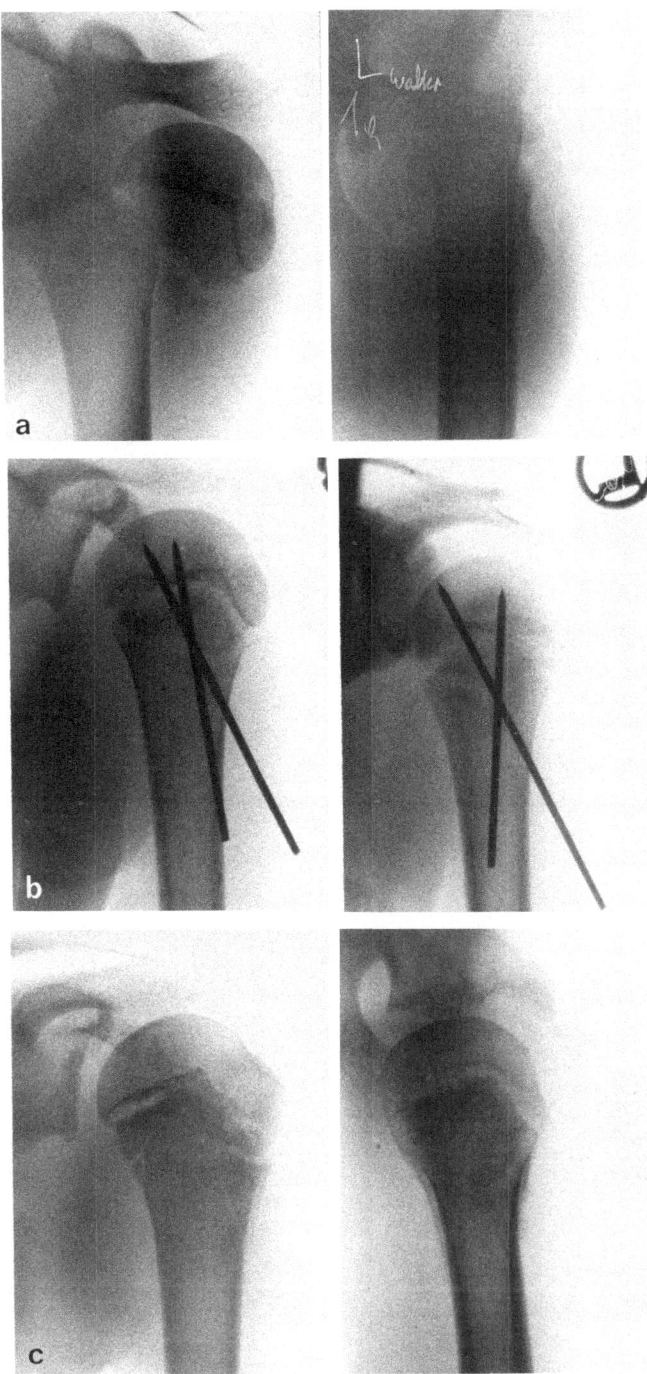

Abb. 4a–c. 14jähriger Schüler – Skisturz. Unfall: 27. 12. 1981 – Epiphysenlösung mit Ausbruch eines metaphysären Keiles; am Aufnahmetag Reposition und gekreuzte Bohrdrahtstabilisierung. 8. 2. 1982 – Endergebnis – freie Schulterbeweglichkeit

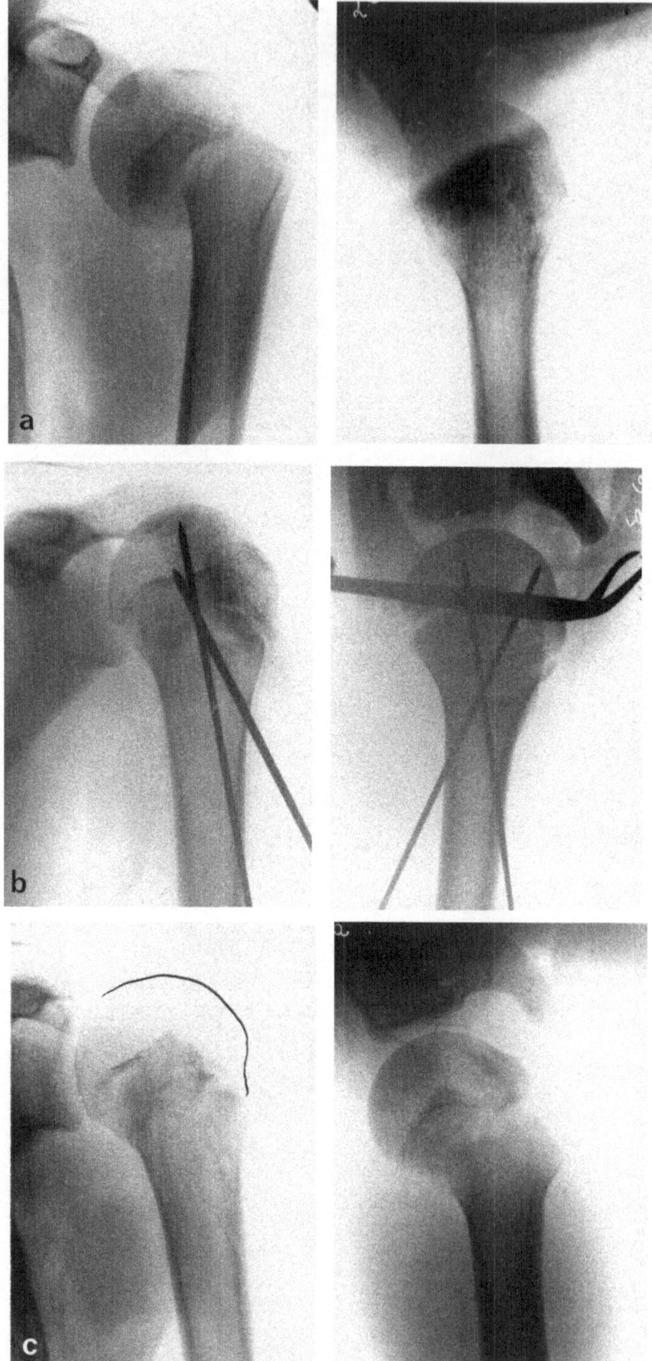

Abb. 5. 13jähriger Schüler – Sturz beim Turnen. Unfall: 22. 9. 1981 – Epiphysenlösung mit Ausbruch eines kleinen metaphysären Keiles; am Aufnahmetag Reposition und gekreuzte Bohrdrahtosteosynthese. 20. 10. 1981 Bohrdrahtentfernung, nach 10 Tagen beschwerdefrei

Tabelle 1. Epiphysenlösungen des proximalen
Oberarmes 1971–1984 (n = 32)

Durchschnittsalter	13,7 a (9–17 a)
m : w	18 : 14
l : r	22 : 10

Tabelle 2. Therapie (n = 32)

konservativ	7
konservativ + Reposition	6
Reposition + Bohrdrähte	19

Tabelle 3. X-ray Ergebnisse (n = 32)

	Achsenknickung (Varus)		
	0°	< 10°	> 10°
kons. o. Repos. (Gilchrist)	4		3
Repos. + Gipsdesault	5	1	
Repos. + Bohrdrähte	16	3	

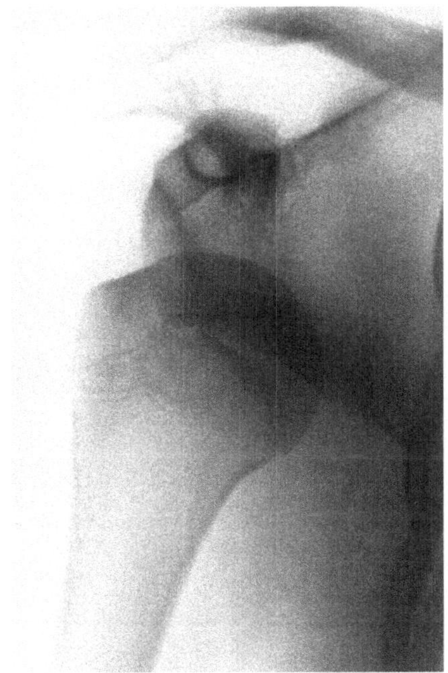

Abb. 6. 14jähriges Mädchen – Sturz vom Pferd.
Vordere untere Schulterluxation

19 instabile Fugenlösungen (Tabelle 2) stabilisierten wir mit gekreuzten Kirschner-Drähten (Tabelle 3). Nur in 3 Fällen trat eine Achsenfehlstellung bis zu 10° Antekurvation auf, wegen primär unzureichender Reposition. Sieben nur mit Gilchrist-Verband ruhiggestellte, unverschobene Oberarmfugen heilten dreimal in einer Fehlstellung bis 20° aus. Bei den 6 in Allgemeinnarkose reponierten und mit Gips-Desault retinierten Fällen trat ein einziges Mal eine Fehlstellung auf.

Obwohl die Schulter als Kugelgelenk funktionell eine Fehlstellung bis zu 20° Antekurvation toleriert, sollte man bei der Erstversorgung die Grundsätze der Knochenbruchbehandlung anwenden. Im Anschluß an die Reposition kann mit der einfachen und infektionsarmen perkutanen Spickdraht-Osteosynthese bei den instabilen Formen der Epiphysenlösungen eine ausreichende Konsolidierung erzielt werden.

Literatur

Aitken AP (1963) Fractures of the proximal humeral epiphysis. Surg Clin North Am 43: 1573

Arkin AM, Katz JF (1956) The effects of pressure on epiphyseal growth. J Bone Joint Surg [Am] 38:1056

Beck E (1965) Epiphysenlösungen am proximalen Oberarmende. Arch Orthop Unfallchir 57:26

Budig H (1958) Endergebnisse bei Epiphysenlösungen und Oberarmbrüchen am proximalen Ende bei Kindern und Jugendlichen. Arch Orthop Unfallchir 49:521

Dameron T, Reibel D (1969) Fractures involving the proximal humeral epiphyseal plate. J Bone Joint Surg [Am] 51:289

Jaschke W, Hopf G, Gerstner CH, Hiemer W (1980) Transacromiale perkutane Bohrdraht-osteosynthese bei der subkapitalen Humerusfraktur beim Kind. Zentralbl Chir 106:618

Kutscha-Lisseberg E (1980) Frakturen und Luxationen der oberen Extremität. Acta Chir Aust 4:86

Morscher E (1981) Classification of epiphyseal injuries. In: Chapchal G (ed) Fractures in children. Thieme, Stuttgart

Müller ME (1977) Zur Einteilung und Reposition der Kinderfrakturen. Monatsschr Unfallheilkd 80:187

Neer CS (1970) Displaced proximal humeral fractures. J Bone Joint Surg [Am] 52:1077

Neer CS, Horwitz B (1965) Fractures of the proximal epiphyseal plate. Clin Orthop 41:24

Salter RB, Harris WR (1963) Injuries involving the epiphyseal plate. J Bone Joint Surg [Am] 45:587

Thompson FR, Winant EM (1950) Unusual fracture-subluxations of the shoulder joint. J Bone Joint Surg [Am] 32:575

Beitrag zur Behandlung von Epiphyseolysen

J. Andrašina, J. Bauer, V. Blaško und O. Tomas

Abteilung für Unfallchirurgie, Fakultätskrankenhaus, Rastislavova 53, CSSR-04190 Košice

Epiphyseolysen des Oberarmkopfes sind eine der häufigsten Verletzungen des Oberarmes im Kindesalter zwischen 8–14 Jahren. Oberarmhalsbrüche dagegen stehen im Vordergrund bei Kindern im 2.–8. Lebensalter und selbstverständlich bei Erwachsenen.

Die Ursache dafür liegt im Unfallmechanismus: Indirekte Gewalteinwirkung (Sturz auf den im Ellenbogen gestreckten oder gebeugten Arm) oder Einwirken direkter Gewalt von außen.

Es gibt 2 Unfalltypen: 1. Die Epiphyse reißt buchstäblich von der Metaphyse ab. Es muß sich dabei nicht unbedingt um eine Epiphysendislokation handeln. 2. Es gesellt sich zur verschobenen Epiphyse ein freies Fragment, das dem dorsomedialen Teil der Metaphyse entstammt.

Ausführliche anamnestische Angaben erklären den Unfall, ergänzt durch zielbewußtes Untersuchen.

Wir versorgten in den Jahren 1974 bis 1983 auf der Abteilung für Unfallchirurgie des Fakultätskrankenhauses in Košice 62 Probanden mit Epiphyseolysen. Davon wurden 36 nachuntersucht. Die Behandlungsart ist der Abb. 1 zu entnehmen.

Wir versorgten unsere Kranken alternativ mit drei Methoden: Reposition und Fixation nach Desault, Reposition und Fixation mit Kirschner-Drähten, blutige Reposition und Fixation mittels Schraube (Abb. 2).

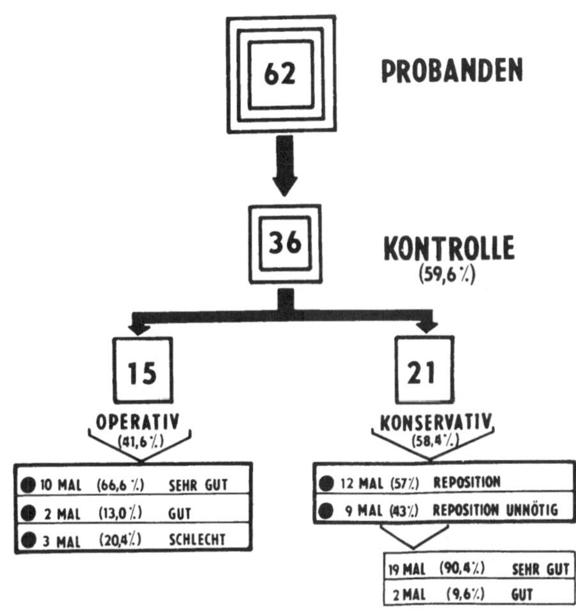

Abb. 1

Hefte zur Unfallheilkunde, Heft 186
Verletzungen des Schultergelenks
Zusammengestellt von U. P. Schreinlechner
Springer-Verlag Berlin Heidelberg 1987

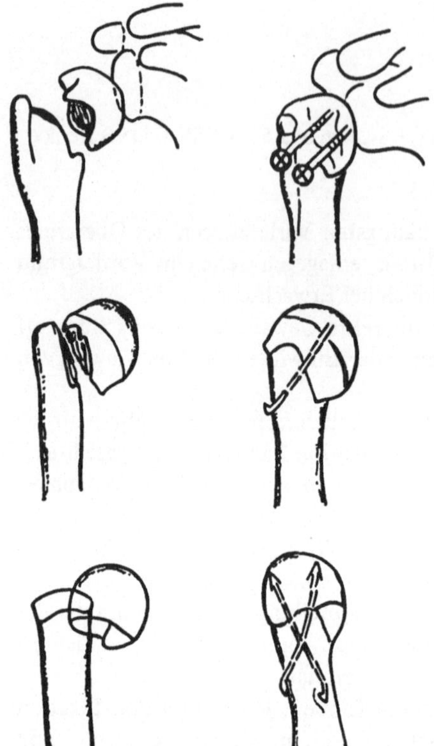

Abb. 2

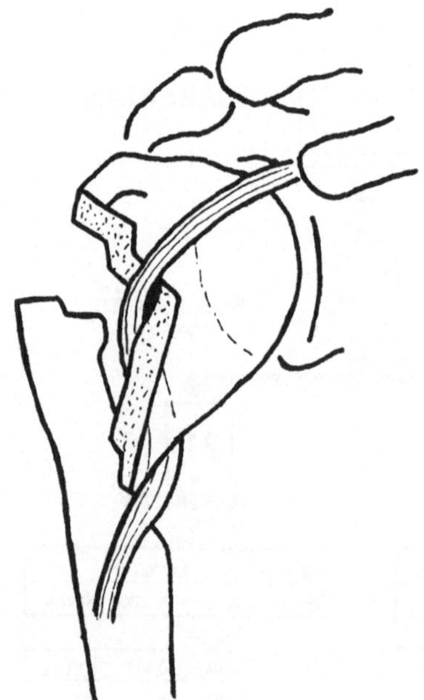

Abb. 3

Operativ müssen immer jene Lysen behandelt werden, bei denen sich Interposita (caput longum des m. biceps; freier, zerrissener Rand der Gelenkkapsel) vorfinden (Abb. 3).

Die Endergebnisse unserer Bemühungen wurden in der Abb. 1 zusammengefaßt.

Schlußfolgerungen laut Auswertungen nach J. Bone Surg. 49-A, 591, 1967: Von den 15 operierten (der insgesamt 36 kontrollierten) sind 10 schmerzfrei (66,6%). — Über ständige Schmerzen — auch nachts — klagten 5 Patienten (33,4%). — Über volle Funktion freuen sich 12 Verletzte, bei 3 Patienten (20,4%) ist die Funktion eingeschränkt. — Eine Verkürzung wurde nicht festgestellt. Bei drei Versorgten ist eine Angulation von 5° vorhanden.

In der Gruppe der Nichtoperierten ist in allen Fällen der Nachuntersuchten die Funktion voll und vorzüglich. Zwei Patienten (9,5%) klagten über Schmerz bei Wetterumschwung.

Die operative Behandlung der komplizierten Oberarmhalsbrüche

G. Nemes und Z. Magyari

Zentralinstitut für Traumatologie (Direktor: Prof. Dr. J. Manninger), Baross u. 23—25, H-1088 Budapest

Proximale Humerusfrakturen haben in 80% der Fälle eine günstige Prognose, weil sie wenig disloziert und bewegungsstabil sind. 20% der Frakturen bieten hingegen Probleme der Reposition und der Fixation und sind mit dem Risiko der Kopfnekrose und einer damit verbundenen schmerzhaften Kontraktur behaftet.

Zwischen 1975—1980 wurden 217 Oberarmhalsbrüche im ungarischen Zentralinstitut für Traumatologie operativ versorgt. 18% der Fälle waren auch mit einer Begleitverletzung verbunden (Abb. 1).

Obwohl der chirurgische Halsbruch des Oberarmes eine typische Verletzung der Älteren ist, kamen die Fälle mit Komplikationen in unserem Material meistens zwischen 40—50 Jahren vor. Die Patienten, die noch im arbeitsfähigen Alter sind, haben in Hinsicht auf funktionelle und kosmetische Aspekte andere Erwartungen. In diesen Fällen versuchen wir eine stabile Osteosynthese durchzuführen. Aus unserem Krankengut möchten wir drei Fälle demonstrieren.

Eine 44jährige Frau wurde von einem PKW überfahren. Neben einer Gehirnerschütterung wurde die offene (grade II) Fraktur des Collum chirurgicum humeri und eine gedeckte Fraktur des Radius festgestellt. Bei der offenen Reposition der Fraktur zeigte sich auch eine Ruptur der Bicepssehne, die zunächst bei der klinischen Untersuchung unentdeckt blieb. Es wurde eine bewegungsstabile Osteosynthese mit einer T-Platte erzielt und die Sehnenruptur genäht. Für die Ruhigstellung wurde ein Gilchrist-Verband verwendet. Die Mobilisation wurde dann zuerst mit gebeugtem Ellbogen durchgeführt.

Die Verletzung der Bicepssehne wurde erst bei der Operation wahrgenommen. Ausgehend von diesem Fall, sollte man bei den Oberarmhalsbrüchen mit größerer Dislokation an solche Verletzungskombinationen denken. Die spätversorgten Sehnenrupturen geben signifikant schlechtere Ergebnisse.

Hefte zur Unfallheilkunde, Heft 186
Verletzungen des Schultergelenks
Zusammengestellt von U. P. Schreinlechner
Springer-Verlag Berlin Heidelberg 1987

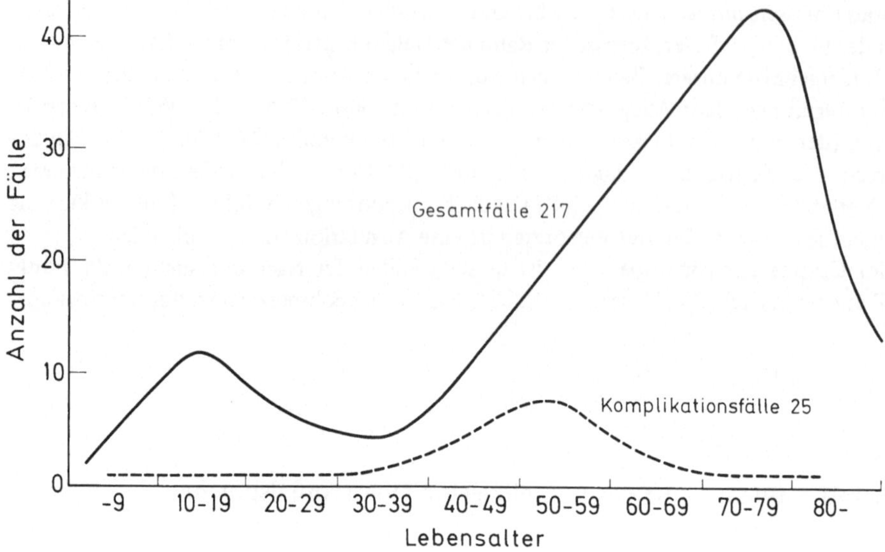

Abb. 1

Eine 50jährige Frau hat nach einem einfachen Sturz eine Luxationsfraktur erlitten. Als Begleitverletzung fand sich der Abbruch des Tuberculum majus und eine Traktionsschädigung des Nervus ulnaris. Bei der offenen Reposition hat der unter der Haut im M. pectoralis major eingekeilte Kopf Schwierigkeiten bereitet. Die Fraktur wurde mit einer T-Platte fixiert. Die Ulnarisläsion heilte unter Physikotherapie aus. Allmählich hat sich eine Kopfnekrose ausgebildet, die nach 20 Monaten komplett und definitiv erschien. Gleichzeitig mit der Metallentfernung wurde der Kopf reseziert. Das Endresultat in der Bewertung nach Neer [3] 70 Punkte. Die Patientin ist zufrieden und konnte ihre Tätigkeit als Röntgenassistentin wieder aufnehmen.

Bei mit großer Dislokation einhergehenden Luxationsfrakturen waren wir auch gegen eine Osteosynthese und langwierige Nachbehandlung. Die Wahrscheinlichkeit einer Kopfnekrose in solchen Fällen ist groß.

Eine 45jährige Frau erlitt bei einem PKW-Unfall ein Polytrauma. Der Serienrippenbruch mit Hämatothorax und der distale intraarticuläre Oberarmbruch waren für die geplante Osteosynthese des Oberarmbuches eine schlechte Bedingung. Als Kompromiß wurde eine Vereinigung des Bruches mit Spickdrähten durchgeführt. Nach Entfernung der Drähte infolge Herauswanderns ist es zu einer Redislokation gekommen. 3 Monate nach der Verletzung wurde die Blutversorgung des Kopfes mit intraossaler Phlebographie als befriedigend gewertet und eine Osteosynthese mit T-Platte durchgeführt. Auch eine Spongiosaplastik wurde notwendig. Nach Physikotherapie ist die Heilung ohne Kopfnekrose erfolgt. In diesem Fall hat die Polytraumatisation die optimale Versorgung unmöglich gemacht. Wegen der aufgetretenen Komplikationen wurde die spätere Rekonstruktion notwendig.

Die Behandlung des Oberarmbruches ist im allgemeinen einfach. Anhand der ausgewählten Fälle unseres 5jährigen Krankengutes soll demonstriert werden, daß Begleitverletzungen sogar für Traumatologen mit Erfahrung diagnostische und therapeutische Schwierigkeiten bereiten können.

Literatur

1. Jaeger M, Wirth CJ (1981) Luxationstrümmerfrakturen des Humeruskopfes — Resektion oder Refixation der Kopffragmente? Unfallheilkunde 84:26–32
2. Jakob RP, Ganz R (1981) Proximale Humerusfrakturen. Helv Chir Acta 48:595–610
3. Neer CS (1970) Displaced proximal humeral fractures. J Bone Joint Surg [Am] 52: 1077–1103

Diskussion

Kutscha-Lissberg, Neunkirchen: Vielleicht zuerst Diskussionen über die beiden Vorträge von Herrn Ittner und Seggl, die sich mit der konservativen und frühfunktionellen Behandlung beschäftigen.

Gaudernak, Wien: Herr Ittner, ich habe den Eindruck, daß Sie die Indikation zur konservativen Behandlung relativ weit gestellt haben. Wo sehen Sie die Grenzen der konservativen Behandlung bei den Luxationsfrakturen, die Sie auch gezeigt haben und wie reponieren Sie diese? Wann sehen Sie die Indikation zur operativen Versorgung der Tuberculafrakturen? Ich habe bei Ihren Diapositiven einige Tubercula gesehen, die beträchtlich weit nach cranial unter das Acromion gerutscht waren.

Ittner, Wien: Die Grenzen der konservativen Therapie beziehungsweise die Indikation zur Operation besteht bei nicht reponierbaren Luxationsfrakturen, dann bei stärkerer Dislokation der Tubercula, wenn sich diese nicht anmodellieren lassen oder eben im Kontrollröntgen weiterhin dislociert sind, beziehungsweise auch bei frischen Luxationsfrakturen durch das Collum anatomicum. Der eine Fall, denn ich nicht gezeigt, sondern nur erwähnt habe, die dislocierte Fraktur durch das Collum anatomicum, die kam von auswärts, wurde konservativ behandelt — ich weiß nicht genau mit welcher Einweisungsdiagnose sie kam — und wir haben dann das Kopffragment, es war eine Woche alt, entfernt.

Gaudernak, Wien: Haben Sie Pseudarthrosen gefunden?

Ittner, Wien: Wir haben keine Pseudarthrosen gefunden bei unserer Behandlung.

Szyszkowitz, Graz: Wie weit dürfen diese Tubercula dislociert bleiben nach der konservativen Reposition?

Ittner, Wien: Es ist sehr schwer einen absoluten Wert anzugeben. Das hängt einerseits vom Alter des Patienten ab, ob er jünger oder ein älterer Patient ist und zum anderen besteht die Gefahr, daß das Tuberculum im subacromialen Raum dann später sperren könnte. Das kann man ja am primären Röntgenbild oder am Kontrollröntgen sehen.

Gaudernak, Wien: Abduktionsstörungen durch die Tubercula konnten Sie nicht beobachten?

Hefte zur Unfallheilkunde, Heft 186
Verletzungen des Schultergelenks
Zusammengestellt von U. P. Schreinlechner
Springer-Verlag Berlin Heidelberg 1987

Ittner, Wien: Doch, das sind ja die mäßigen beziehungsweise schlechten Ergebnisse. Die Patienten, die dann die Elevation beziehungsweise die Abduktion nicht voll durchführen konnten.

Gaudernak, Wien: Das heißt aber dann doch, die konservative Behandlung zu weit gesteckt?

Ittner, Wien: Wahrscheinlich zu weit gesteckt. Man hätte vielleicht doch operieren sollen.

Szyszkowitz, Graz: Beim jungen Patienten, nehmen wir an bis etwa 40, was ist da tolerabel? 2 bis 3 mm oder 1 cm?

Gaudernak, Wien: Wir halten es so, daß jede Verschiebung nicht tolerabel ist. Es gibt die Abscherungsbrüche der Tubercula, die noch periostgestielt sind und die sich nach der Reposition einer Luxation ideal anlegen. Jede Verschiebung weist ja auf eine Kontinuitätstrennung hin und wir sehen doch in der Regel, daß im Laufe der Behandlung, wenn die nicht stabilisiert werden, die Verschiebung durch Zug des Muskels zunimmt. Ich glaube, es sollten alle, die eine Verschiebung zeigen, operiert werden.

Seggl, Graz: Wir haben in der Zeit von 1980 bis 1983 82 Fälle mit Tuberculumausriß, wobei 2/3 mit Luxation verbunden waren, konservativ versorgt und dabei war bei 12% festzustellen, daß sie ein Abduktionsdefizit von 20 Grad hatten, wobei das Tuberculum in diesen Fällen etwas abgekippt und disloziert war. Ich habe nicht ausgerechnet wie viele Millimeter. Es war keine grobe Dislokation. Zusätzlich hatten die Patienten endgradige Rotationsbeschwerden. Sie fühlten sie nicht eingeschränkt in der Tätigkeit, sie fanden das alles nur als belastend oder störend bei extremen Belastungen.

Gaudernak, Wien: Wo würden Sie jetzt die Indikation zur Operation setzen?

Seggl, Graz: Von unseren Fällen her, nach den Ergebnissen, die wir nach dem Neerschen Schema hatten: noch immer über 80 Punkte, würde ich keine Indikation zur operativen Therapie sehen.

Szyszkowitz, Graz: Nachdem wir aus derselben Klinik kommen, ist es für uns also so, daß wir nicht so streng sind wie Sie. Wir sind da etwas großzügiger, versuchen aber unbedingt durch spezielle Röntgendiagnostik und auch dann im CT darzustellen, wie weit diese Tubercula disloziert sind. Mehr als 2,5 mm ist dann doch eine Indikation zur Operation.

Gaudernak, Wien: Nicht außer Acht lassen darf man natürlich den Gesamtaspekt des Patienten.

Szyszkowitz, Graz: Das waren jetzt die jungen unter 40. Bei den älteren sicherlich konservativ.

Rüter, Augsburg: Die Projektion des Tuberculums ist sicher röntgenologisch nicht leicht zu beurteilen. Der Verschiebungsgrad ist stark abhängig von der Rotation oder von der Projektionsrichtung. Wenn man sich entschließt zu sagen, das ist so wenig verschoben, daß man es nicht reponieren muß, sollte man in verschiedenen Ebenen röntgenisieren. Man bekommt dann ganz unterschiedliche Informationen.

Szyszkowitz, Graz: Dann muß man ein CT machen.

Rüter, Augsburg: Das kann nur nicht jeder, aber in drei Ebenen röntgenisieren kann jeder.

Gaudernak, Wien: Herr Seggl, wie oft haben Sie Ihre Patienten ins Krankenhaus bestellt.

Seggl, Graz: Bei uns kommen die Patienten durchschnittlich bei der aktiven Therapie zwei- bis dreimal ins Krankenhaus. Wir haben einen fixen Plan — Montag, Mittwoch, Freitag sind die Männer, Dienstag, Donerstag sind die Frauen am Programm und zusätzlich haben die Patienten noch in die Gebieteskrankenkasse zur intensiven Physikotherapie zu gehen, so daß für einen Zeitraum von fünf bis acht Wochen eine intensive und optimale Therapie möglich ist, wobei ich sagen muß, daß bis zur vierten oder fünften Woche mit den Patienten Einzeltherapie betrieben wird und erst dann der Patient bei uns in Gruppentherapie übergeht.

Gaudernak, Wien: Das muß man schon hervorheben, daß hier ein gewaltiger Aufwand betrieben wird. Auch was den Transport des Patienten anbelangt, der ja sehr oft in die Klinik kommen muß.

Seggl, Graz: Es ist aber so, daß die Patienten zum Teil auch von ihren Angehörigen hereingeführt werden und es wird auch bei uns, wenn Angehörige dabei sind, der Angehörige aufgeklärt, was er mit dem Patienten machen muß und er bekommt auch immer ein Programm mit, was zu Hause geübt werden soll.

Kutscha-Lissberg, Neunkirchen: Es ist ganz wesentlich, daß man den Patienten auch dazu motiviert, daß er zu Hause diese physikalischen Bewegungsübungen weitermacht, denn maximal dreimal in der Woche möglicherweise 10 bis 15 min sind sicher zu wenig.

Seggl, Graz: Wichtig ist, daß der Patient über seine Verletzung aufgeklärt wird, daß man ihm ungefähr sagt, welche Probleme er haben kann und welche sich einstellen können. Verunsicherte Patienten werden sehr spät, das zeigt auch unser Ergebnis, wo manche 266 Tage in Behandlung waren, die für sie befriedigende Funktion erreichen.

Kutscha-Lissberg, Neunkirchen: Wir wenden uns nun der übungsstabilen Osteosynthese bei den instabilen Frakturen zu.

Gaudernak, Wien: Herr Müller, sie nehmen 2-mm-Bohrdrähte für die percutane Bohrdrahtung und biegen die Enden um. Warum machen Sie das?

Müller, Mainz: Die Bohrdrähte werden umgebogen und unter der Haut versenkt, damit sie keine Irritationen in den Weichteilen und unter der Haut machen. Wenn ich die Enden nicht umbiege, spießt der Spickdraht nach einigen Tagen durch die Haut und stellt eine Infektionsquelle dar.

Gaudernak, Wien: Wir haben auch sehr lange diese Technik verwendet, haben aber die Enden nicht umgebogen, weil wir fanden, daß durch das Umbiegen der Weichteilschaden eher größer wird. Das Problem der Bohrdrahtung war das Drahtwandern. Innerhalb von vier

Wochen beginnen die Drähte herauszurutschen. Infektionen haben wir lokal beobachten können. Wieviele Infektionen haben Sie gefunden?

Müller, Mainz: Ernsthafte Infektionen überhaupt nicht. Kleine Reizerscheinungen über den Spickdrähten kommen schon vor, wenn die Spickdrähte sich nach 14 Tagen gelockert haben.

Ich möchte noch zu den Spickdrahtosteosynthesen betonen, daß es wesentlich ist, daß die Spickdrähte stark divergierend eingeführt werden. Wie man oft sieht, gekreutze Spickdrähte sperren den Frakturspalt und bringen keine Stabilität. Wesentlich ist die divergierende Spickdrahtanordnung, ausreichend viele, also vier im Durchschnitt, und genügend dick, also mindestens 2 mm.

Gaudernak, Wien: Haben Sie Pseudarthrosen gefunden?

Müller, Mainz: Keine Pseudarthrosen nach Spickdrahtosteosynthesen.

Gaudernak, Wien: Wo sehen Sie die Grenze der Spickdrahtosteosynthese? Ich meine jetzt die percutane Bohrdrahtosteosynthese und die aufsteigende vom distalen Oberarmende her.

Müller, Mainz: Die Grenze für die percutane Spickdrahtosteosynthese ist die Tatsache, daß der Kopf intakt sein muß. Bei zerstörtem Kopf, also bei Drei- oder Vier-Fragmentfrakturen nach Neer, ist die Spickdrahtosteosynthese sinnlos, zumindest die percutane. Die percutane Spickdrahtosteosynthese hat die beste Indikation bei subcapitalen Frakturen, also im Collum chirurgicum mit intaktem Kopf.

Gaudernak, Wien: Das möchte ich aber doch etwas einschränken. Wir haben gerade bei den Mehrfragmentbrüchen mit der percutanen Bohrdrahtosteosynthese gute Erfolge erzielen können. Man kann auch bei ganz zertrümmerten Köpfen die Tubercula zum Beispiel percutan ganz gut reponieren und retinieren. Man kann auch Luxationsfrakturen in luxierter Stellung mit Bohrdrähten stabilisieren und dann reponieren. Ich würde das für die Mehrfragmentbrüche nicht ablehnen.

Müller, Mainz: Ich lehne das nicht ab, nur auf lange Sicht gesehen, haben Sie beim 3- oder 4-Fragmentbruch früher oder später einer partielle oder eine totale Kopfnekrose. Die Arbeiten von Neer, die sehr gut sind, beschreiben genau die Blutversorgung, die Kopfnekrose sehen Sie ja dann.

Gaudernak, Wien: Zum Teil schon, oder?

Müller, Mainz: Wenn ich sage, nach schwersten Verletzungen können oft die Beschwerden geringer sein, wenn zum Beispiel der Kopf reseziert ist, was früher eine gute Methode war, dann kann man sich nicht nur an den Beschwerden orientieren.

Gaudernak, Wien: Worauf ich zurückkommen wollte — je schwerer die Verletzung, um so minimaler die Osteosynthese. Ich glaube, das deckt sich zum Teil auch mit den Vorstellungen von Neer.

Müller, Mainz: Ja, richtig. Besonders bei alten Patienten mit osteoporotischen Knochen kommen Sie mit einer Schrauben- oder Plattenosteosynthese in Teufels Küche. Da kann die Situation nach der Operation schlimmer sein als vorher. Platten oder Schrauben sind indiziert bei jungen Patienten im aktiven Alter (30 bis 40 Jahre) mit fester Kopfspongiosa. Da können Sie auch eine gute Rekonstruktion mit T-Platte oder Kleeblattplatte versuchen.

Stübinger, München: Es wurden Trümerfrakturen vorgestellt, die genagelt wurden und wo der Schaft aufgebohrt wurde. Ist das nicht sehr gefährlich? Wir selbst verwenden das Verfahren seit Jahren und haben in keinem Fall eine Notwendigkeit gesehen, aufzubohren.

Müller, Mainz: Die Aufbohrung der Markhöhle wird auch am Unter- und Oberschenkel praktiziert. Bei Etagenfrakturen am Oberarm überblicken wir mittlererweile etwa 40 oder 50 Fälle, wo aufgefohrt wurde. Bisher wurden keine Komplikationen beobachtet, keine Radialisparese intraoperativ. Die Aufbohrung hat den Vorteil besonders bei Etagenbrüchen. Sie erhöht die Formschlüssigkeit der Rush-pins und die Anzahl der Rush-pins in der Markhöhle. Nach Aufbohrung bis zu 9 mm können Sie bis zu sieben 3,2 mm dicke Rush-pins in die Markhöhle einbringen und der Bruch, obwohl Etagenfraktur, bis zu drei Etagen, ist primär übungsstabil, erfordert keine äußere Fixation. Die Aufbohrung hat bisher keine Kompliktationen gebracht.

Szyszkowitz, Graz: Herr Zolczer hat ein Dia gezeigt von einer eingeschlagenen langen Bicepssehne. Wie sieht man das, wenn man gedeckt reponiert?

Zolczer, Budapest: Natürlich bei der Röntgenaufnahme sieht man es nicht und der einzige Hinweis ist, wenn der Bruch nicht heilt und eine Pseudarthrose da ist. Das kann man vorher nicht sagen, aber es ist sehr selten.

Szyszkowitz, Graz: Das geht jetzt in die Frage über: wieviel tolerieren wir an sekundärer Fehlstellung?

Zolczer, Budapest: Bei subcapitalen Brüchen versuchen wir immer gedeckt zu reponieren und eine Spickdrahtosteosynthese durchzuführen. Unter Bildwandlerkontrolle suchen wir immer die Bewegungsstabilität und wenn es nicht geht, dann muß man eben eine offene Operation machen oder die Spickdrähte besser einlegen.

Szyszkowitz, Graz: Wieviel toleriert man jetzt an Seitenverschiebung?

Kutscha-Lissberg, Neunkirchen: Man sollte jedes percutane Unterfangen in Operationsbereitschaft beginnen, so daß man nötigenfalls offen weiteroperieren kann. Im wesentlichen wird es sich dann danach richten, ob unter Bildwandlerkontrolle die Fraktur reponierbar ist oder nicht, wobei sicherlich Verschiebungen oder Irreponibilität über Schaftbreite oder bis zur Schaftbreite zum offenen Verfahren zwingen sollten. Man sollte da nicht versuchen, intramedullär, mit gekrümmten Spitzen, das zentrale Fragment aufzufädeln. Das ist doch eine sehr heikle Gegend. Man kann Schäden der Weichteile provozieren.

Also zusammenfassend: bei ungenügender Reponierbarkeit, wobei ich mich jetzt nicht auf Millimeter oder Schaftbreiten festlegen möchte, sollte man doch ohne das gedeckte Verfahren zu forcieren, zum offenen Verfahren übergehen und hier dann eine adäquate

Osteosynthese machen — man kann ja ruhig dann mit der intramedullären Fixation weitertun oder eine Platte verwenden.

Gaudernak, Wien: Wir sehen die Interposition der Bicepssehne außerordentlich selten, und wenn, dann war es immer so, daß es im Röntgen deutlich erkennbar war, daß hier ein Repositionshindernis vorliegt. Das ergibt die Indikation zur offenen Freilegung. Ich würde mich bei den Mehrfragmentbrüchen nicht auf die anatomische Rekonstruktion festlegen. Hier, glaube ich, müssen wir einen Zwischenweg zwischen einer brauchbaren Adaptation und der Gefahr, die doch bei der offenen Freilegung und Stabilisierung hinsichtlich der Kopfnekrose besteht, wählen. Je größer die Zerstörung am Kopf und im subcapitalen Bereich ist, desto mehr werden wir uns mit einer Annäherung der Anatomie zufrieden geben müssen.

Szyszkowitz, Graz: Ja, wir waren zufrieden, wenn es gelang bis auf halbe Schaftbreite zu reponieren.

Gaudernak, Wien: Aber entschuldigen Sie, ich würde das nicht als Resposition bezeichnen — Verschiebung um halbe Schaftbreite.

Szyszkowitz, Graz: Es ist nicht ganz zu reponieren gegangen, aber wir waren damit zufrieden.

Vecsei, Wien: Herr Szyszkowitz, diese Frakturen, die Sie ansprechen, sind alle typisch. Die haben einen medialen Sporn, das Kopffragment ist relativ klein und sie sind alle axillär luxiert. Die kann man, wie Sie sagen, nicht reponieren. Wenn ich nicht reponieren kann, und Sie sagen selbst halbe Schaftbreite, das würde ich auch nicht akzeptieren, dann ist die Grenze gesetzt. Läßt es sich reponieren, ist die Bicepssehne sicher nicht interponiert.
Ich erinnere mich speziell an Fälle, wo auswärts versucht wurde, diese zu reponieren. Gerade die Irreponierbarkeit hat darauf hingewiesen, daß die Bicepssehne interponiert ist.

Gaudernak, Wien: Eine Frage noch an die Herren, die bohrdrahten und vor allem Kinder versorgt haben. Haben Sie auch das Längenwachstum nachuntersucht? Gitb es Veränderungen des Längenwachstums nach Bohrdrahtosteosynthesen beziehungsweise nach Epiphysenlösungen?

Kwasny, Wien: Wir haben unsere Patienten daraufhin nachuntersucht. Wir haben in keinem Fall relevante Längenveränderungen des Humerus festgestellt. Der Literatur entsprechend haben wir bei jüngeren Kindern, also unter 12 Jahren, in 3 Fällen geringgradige Zunahmen, also längere Humerus als auf der Gegenseite gefunden. Es war in einem Fall über 1,2 bzw. 1,5 cm. Bei älteren Kindern haben wir in einem Fall eine Verkürzung von 1,5 cm gesehen. Funktionell war das aber in keinem Fall störend und auch kosmetisch nicht behindernd.

Gaudernak, Wien: Es ist einmal erwähnt worden, daß eine Epiphysnelösung verschraubt wurde. Am Bild war, Gott sein Dank, nur der metaphysäre Keil verschraubt. Ich glaube, bei Epiphysenlösungen sollte man höchstens mit Bohrdrähten versorgen, aber nicht direkt verschrauben.

Gaudernak, Wien: Bei Herrn Schaden ist mir aufgefallen, daß er erwähnt hat, daß er aufbohrt. Ich meine, das ist sehr wichtig. Und was er noch erwähnt hat, was mir auch außerordentlich wichtig erscheint, ist, daß er die Fraktur eingestaucht hat. Allerdings erst einmal, nachdem eine Diastase aufgetreten ist. Bei der Bohrdrahtung und bei der intramedullären Stabilisierung ist wichtig, daß die Fragmente, die ja dann vorerst distrahiert worden sind, wieder eingestaucht werden.

Rüter, Augsburg: Bei den Minimalosteosynthesen muß man an Fritz Magerl erinnern, der vorgeschlagen hat, bei den 3- und 4-Fragmentfrakturen eine zuggurtungsähnliche Drahtschlinge durch den Rotatorencuff um die beiden Tubercula zu führen, nicht 8-, sondern U-förmig, und dann unten um die Enden der Spickdrähte. Dann bekommt man die Tubercula übungsstabil, zumindest ausreichend reponiert, wenn nicht anatomisch reponiert, und die ganze Montage gewinnt deutlich an Stabilität.

Gaudernak, Wien: Hat jemand Erfahrung mit der Osteosynthesetechnik wie sie Neer angibt, der ja diese ganz einfache Drahtschlinge zuggurtend und tuberculadptierend verwendet? Offensichtlich niemand.

Wir kommen jetzt zu den Plattenstabilisierungen, wobei hier teilweise neue Platten vorgestellt wurden: die Kleeblatt-Platte, die T-Platte, jedenfalls für den Oberarm modifizierte Platten. Sind dazu Anfragen aus dem Auditorium?

Szyszkowitz, Graz: Herr Braun hat behauptet, daß die steigende Fragmentzahl das Kriterium ist. Das ist, glaube ich, der Unterschied zwischen dem Neerschen Schema und dem AO-Schema, daß das eben nicht der Fall ist, sondern daß die 2-Fragmentbrüche, die durch den anatomischen Hals gehen, güntiger sind, schon von der Prognose und von der Kopfnekrose her, von der Technik, gegenüber den Mehrfragmentbrüchen.

Das ist das eine. Das zweite ist, daß er gesagt hat, die großen Schrauben sind gleich gut wie die kleinen. Das, glaube ich, kann auch nicht ganz so stehen bleiben. Natürlich sind meiner Meinung nach die großen besser, aber sie haben auch ihre Nachteile.

Gaudernak, Wien: Sie hatten eine Kopfnekrose, aber ich habe nicht in Erinnerung bei welchem Frakturtyp. Ich habe eigentlich auf keinem Bild eine interfragmentäre Kompressionsschraube gesehen und auf diese sollte man doch Wert legen. Es läßt sich durch die Platte eine schräge Schraube in den Schaft fixieren.

Braun, Augsburg: Dieses Bild mit der Kopfnekrose war eine Luxationsfraktur Typ 6 gewesen. Es war eine hintere Luxationsfraktur gewesen.

Zum Neer-Schema. Sie haben wahrscheinlich etwas falsch verstanden. Selbstverständlich ist es so, daß diese Frakturen nicht nur von der Fragmentzahl, sondern auch von der Dislokation der Fragmente abhängig sind was die Kopfnekrose betrifft. Das ist völlig klar.

Szyszkowitz, Graz: Und der Form.

Braun, Augsburg: Und der Form. Das ist völlig klar. Das sind aber gerade die 4-Segmentfrakturen der Gruppe 3 und 4.

Gaudernak, Wien: Machen Sie Acromio-Plastiken um Platz für die Platte zu bekommen?

Braun, Augsburg: Nein, das ist nicht erforderlich.

Gaudernak, Wien: Das wollte ich die anderen Autoren fragen. Mir ist aufgefallen, daß die Platten teilweise sehr hoch überstehen. Keine Probleme mit der Abduktion? Offensichtlich nicht.

Kutscha-Lissberg, Neunkirchen: Es ist überhaupt erstaunlich welche verschiedenen Plattentypen verwendet worden sind. Es sind normale, gerade Platten, T-Platten, Kleeblatt-Platten und sogar eine Löffelplatte, die für die distale Tibia an der Vorderseite bestimmt ist. Alle haben offenbar ein ganz gutes Resultat gebracht.

Vecsei, Wien: Ich meine man sollte nicht sagen, daß es nach einer Plattenosteosynthese am proximalen Oberarm keine Probleme geben würde, wenn man mit der Platte so weit hinauffahren muß. Sie wissen ja alle, welche Abduktionsprobleme bestehen, vorallem aufgrund der Verwachsung im Deltoideus. Im Zusammenahng mit der Metallentfernung läßt sich dann schlußendlich durch Mobilisierung – stumpf – dieser Zustand wieder beheben und wesentlich verbessern. Ich verplatte nicht wenige Oberarme, nicht sehr viele, aber nicht wenige, und das kann ich immer wieder beobachten, daß es mit der Abduktion Probleme gibt, je höher man mit der Platte kommt. Daß die Plattenauswahl ganz unterschiedlich ausfallen muß, das liegt an den Frakturformen.

Gaudernak, Wien: Machen Sie Acromioplastiken?

Vecsei, Wien: Nein, noch nie gemacht.

Szyszkowitz, Graz: Ich habe an Herrn Schaden noch eine Frage. Es wurde ein Fall einer Myositits gezeigt. Haben sie da einen Hinweis?

Schaden, Wr. Neustadt: Wir haben das im Bereich der Nachuntersuchung nur ausnahmsweise gesehen und können kein Korrelat von der primären Fraktursituation zur Myositis finden.

Szyszkowitz, Graz: Myositis oder Verkalkungen, die sieht man ja nach Operationen relativ häufig. Da fragt man sich, ob das durch das Traumatisieren während der Operation, ob gedeckt oder offen, entsteht?

Zifko B. II, Wien: Wir konnten in diesem kurzen Zeitraum keine Myositis beobachten. Wir haben zum Beispiel einmal eine offene Adduktionsfraktur gehabt und ich kann mir vorstellen, daß da durch das Fragment, das durch den Deltoideus durchgeht, Schäden am Muskel gesetzt werden, so daß es im Laufe der Nekrose und der Calciumeinlagerung zu einer Myositis kommt.

Gaudernak, Wien: Weil jetzt wieder die aszendierende Markdrahtung im Gespräch ist – ist sie für die Epiphysenlösungen geeignet?

Zifko B. II, Wien: Für die Epiphysenlösungen finde ich sie einfach nicht notwendig. Deshalb, da die Bohrdrahtung selbstverständlich ausreichend ist und beim jugendlichen, festen Knochen auch aufgrund der Zuggurtung dieses Wandern der Drähte nicht beobachtet worden ist. Bei älteren Patienten sehen wir aber im eigenen Krankengut immer wieder, daß es zu Wanderungen gekommen ist und da ist der Vorteil der Markdrahtung, weil das Fragment, auch kleine Kalotten, gehalten werden, da der Draht fixiert ist und es zu keiner Wanderung kommt.

Gaudernak, Wien: Das war wichtig. Je jünger der Patient, um so schwieriger ist es natürlich diese Drähte durch die Epiphyse durchzuschlagen.

Schaden, Wr. Neustadt: Wir verwenden die Markdrahtung nicht bei Jugendlichen.

Gaudernak, Wien: Als nächstes wäre der Vortrag von Frau Arzinger: Behandlungsergebnisse von Humerushalsverletzungen. Da ist mir nur aufgefallen — aber ich glaube, das ist das Problem aller Nachtuntersuchungen, daß man eine große Patientenzahl behandelt hat und sehr wenige zur Nachuntersuchung gekommen sind. Soweit ich das Ihren Dias entnehmen konnte, waren es nur 10% die zur Nachuntersuchung gekommen sind. Da erhebt sich natürlich immer die Frage, inwieweit sind solche Zahlen dann tatsächlich für ein zukünftiges Behandlungsvorgehen relevant.

Arzinger-Jonasch, Leipzig: Wir haben natürlich nur die Problemfrakturen angeschrieben und zur Nachuntersuchung eingeladen, denn die anderen, die der konservativen Therapie, mit Minimalverschiebung und Minimalabkippung machen eigentlich keine Schwierigkeiten. Die haben wir herausgelassen. Von diesen 550 Patienten etwa ist doch nicht ganz die Hälfte gekommen. Die andere Hälfte konnte bei dem hohen Altersdurchschnitt und 30 Jahren Nachuntersuchungszeit gar nicht erreicht werden. Da muß ich mich einem der Vorredner anschließen. Die waren schon verstorben.

Gaudernak, Wien: Auch bei der Hälfte ist dieses Problem nicht geringer.

Arzinger-Jonasch, Leipzig: Ja, sicher, aber dann muß man große Studien machen wie es die AO macht, dann kann man es in einer eigenen Einrichtung gar nicht mehr durchführen. Wir waren eigentlich glücklich, daß wir 203 Nachuntersuchte bekamen.

Szyszkowitz, Graz: Ich hätte eine Frage wegen der Phlebographie. Ich weiß, daß die auch bei den Schenkelhalsbrüchen durchgeführt wird. Da war ein Fall dabei, der nicht viel ausgesagt hat. Gibt es Rückschlüsse auf die Kopfnekrose aufgrund der phlebographischen Untersuchungen?

Gaudernak, Wien: Wir haben keine Erfahrungen.

Kutscha-Lissberg, Neunkirchen: Ich habe auch noch nie bei den Oberarmfrakturen phlebographiert.

Nemes, Budapest: Wir verwenden sehr selten die Phlebographie für die Oberarmfrakturen. Aber wenn sie so dislociert sind und die Vitalität für den Kopf fraglich ist, dann haben wir es gemacht. Aber das ist sehr selten.

Gaudernak, Wien: Welche Konsequenz könnte sich ergeben?

Nemes, Budapest: Wenn man noch eine Blutversorgung sieht, machen wir eine Osteosynthese, sonst nur die Kopfresektion.

Szyszkowitz, Graz: Meine Frage wäre eben jetzt: wenn also mit einer Kopfnekrose sehr hoch zu rechnen ist, gibt dann die Phlebographie zusätzlich noch eine Information oder kann man sie sich ersparen?

Nemes, Budapest: Ja, das kann man sich ersparen.

Vecsei, Wien: Man muß noch hinzufügen, daß man ja aufgrund der Frakturheilung auch Fehlinformationen bekommt. Man müßte auch szintimetrieren, um eine wirklich qualitative, quantitative Aussage zu bekommen. Ich glaube, daß man das routinemäßig dem Patenten nicht mehr zumuten sollte.

Die Behandlung der rezidivierenden Luxation

Die differenzierte Therapie der rezidivierenden Schulterluxation nach röntgenologischer, computertomographischer und arthroskopischer Abklärung

H. Resch, K. P. Benedetto und Th. Lang

Univ.-Klinik für Unfallchirurgie (Vorstand: Univ.-Prof. Dr. E. Beck), Anichstraße 35, A-6020 Innsbruck

Der rezidivierenden Schulterluxation können pathogenetisch viele mögliche Ursachen zu Grunde liegen. Während nach traumatischer Erstluxation vorallem die sogenannten „sekundären Läsionen" [1, 6] je nach Ausprägung in unterschiedlichem Ausmaß für den Übergang in die rezidivierende Luxation verantwortlich sind, ist bei der atraumatischen Luxation ein anderes pathogenetisches Prinzip mit vorbestehenden luxationsbegünstigenden Faktoren anzunehmen.

Diese unterschiedliche Genese der rezidivierenden bzw. habituellen Schulterluxation verlangt ein differenziertes Vorgehen in der Therapie mit gezielter Berücksichtigung der im Vordergrund stehenden pathologisch-anatomischen Veränderungen. Dabei sollte aber Rezidivfreiheit nicht das alleinig angestrebte Ziel sein, sondern auch die Funktion des Schultergelenkes in einer Weise wiederhergestellt werden, die den beruflichen und sportlichen Bedürfnissen des Patienten entspricht.

Material und Methodik

Von 1973 bis 1983 wurden an der Univ.-Klinik für Unfallchirurgie Innsbruck insgesamt 141 Patienten mit rezidivierender oder habitueller Schulterluxation operiert. Im Jahre 1983 konnten von den bis dahin 92 nach Bankart-Bunnell [2] operierten Patienten 61 Patienten (63 Schultern) klinisch, radiologisch und zum Teil computertomographisch nachuntersucht werden [7, 8, 9]. Des weiteren waren bis zu diesem Zeitpunkt noch 6 Eingriffe nach der Methode von Magnuson u. Stack [6b], 4 Derotationsosteotomien nach Weber [12] und 3 Spanplastiken nach Lange [6a] durchgeführt worden. Die Ergebnisse dieser Nachuntersuchung waren Grundlage für das weitere diagnostische und operative Vorgehen bei den insgesamt 36 in der Zwischenzeit durchgeführten Eingriffen. In allen Fällen wurde präoperativ ein Röntgenstatus mit einer 60-Grad-Innenrotationsaufnahme im Seitenvergleich, einer dorsalen Tagentialaufnahme [11] und einer Pfannenprofilaufnahme nach Bernageau et al. [3] mit Hilfsaufnahme zur Bestimmung der vertikalen Pfannenebene erhoben. Darüber hinaus wurde in 10 Fällen eine Pneumarthro-Computertomographie und in 8 Fällen vornehmlich bei rezidivierenden Subluxationen nach klinischer Prüfung der Stabilität [5] eine Arthroskopie durchgeführt.

Hefte zur Unfallheilkunde, Heft 186
Verletzungen des Schultergelenks
Zusammengestellt von U. P. Schreinlechner
Springer-Verlag Berlin Heidelberg 1987

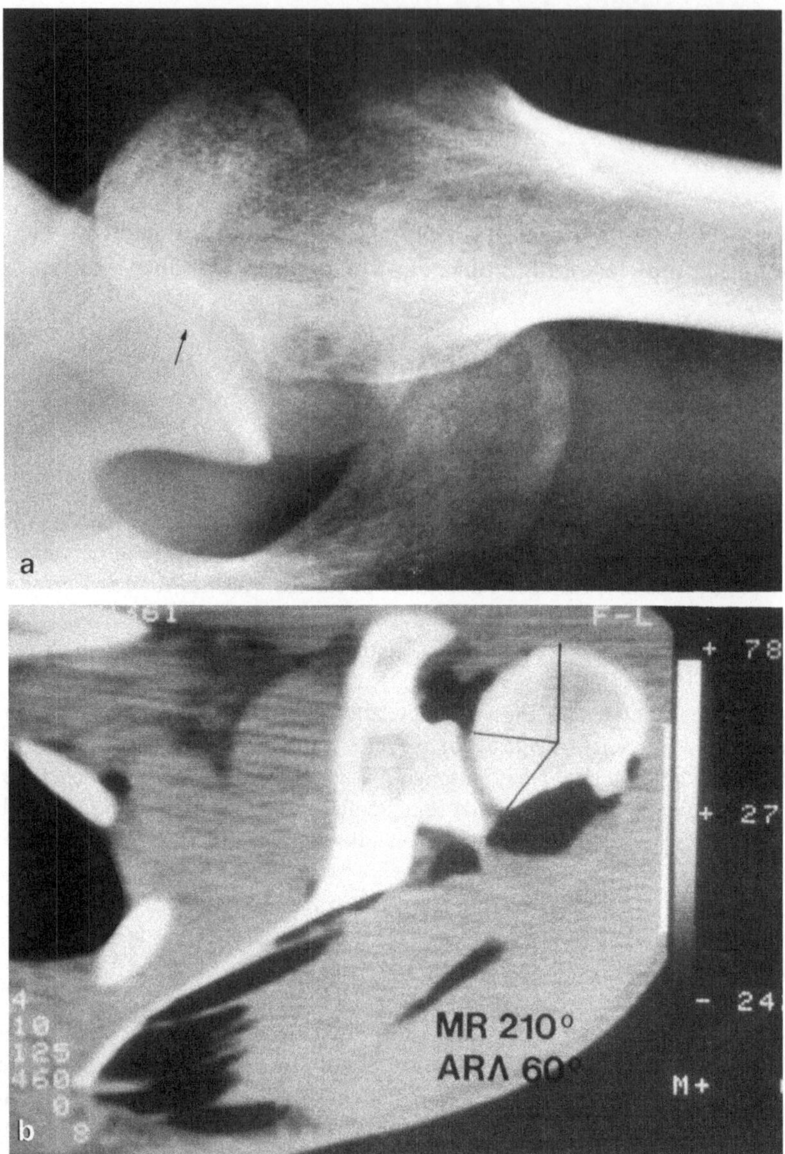

Abb. 1a–d. 22jähriger Patient mit rezidivierender Schulterluxation links, **a** axiales Luxationsbild: tiefe Hill-Sachs-Läsion und destruierter vorderer Pfannenrand, **b** Pneumarthro-Computertomographie: ausgedehnte Hill-Sachs-Läsion; medialer Rand der Läsion bei 210 Grad gelegen

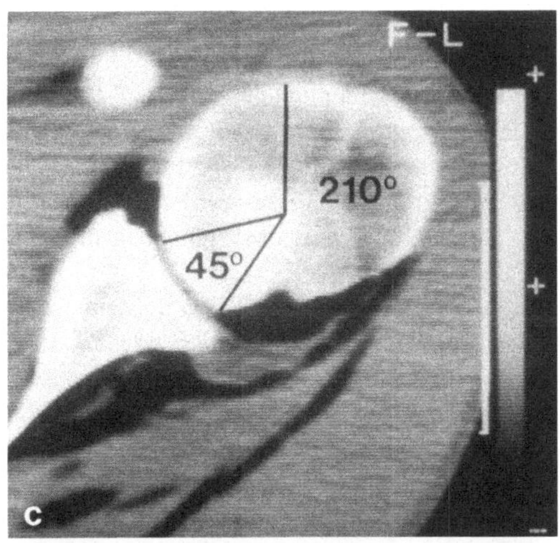

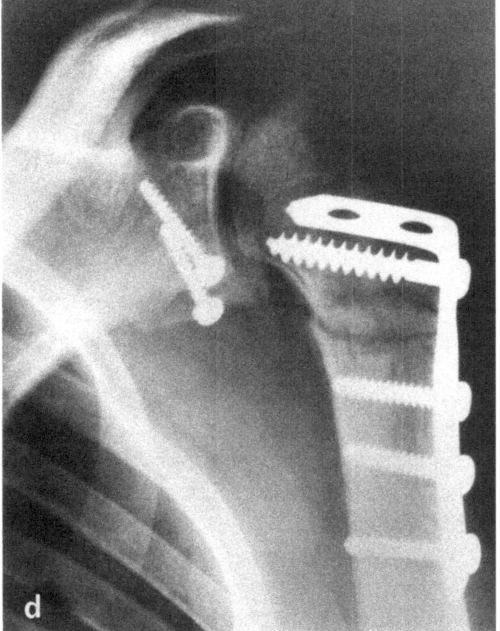

Abb. 1. c Pneumarthro-Computertomographie, 8 mm tiefer: durch zusätzlich vorliegende Pfannenranddestruktion nur geringe Außenrotation möglich, **d** Operationsbild: Pfannenrandplastik mit Beckenspan und zusätzlicher subcapitaler Derotation

Ergebnisse

Da für unser jetziges Vorgehen in Diagnostik und Therapie die 1983 durchgeführte Nachuntersuchung ausschlaggebend war, seien noch kurz deren Ergebnisse dargestellt:

Von den 63 nach Bankart-Bunnell [3a] operierten Schultern war zum Zeitpunkt der Nachuntersuchung nur ein einziges postoperatives Spontanrezidiv (1,58%) aufgetreten. Ein weiteres Rezidiv als Folge eines adäquaten Traumas blieb ein einmaliges Ereignis und wurde daher nicht als Spontanrezidiv gewertet. Nach dem Bewertungsschema von Cyprien et al. [4] war das Ergebnis in 2 Fällen schlecht, in 2 Fällen mäßig, in 25 Fällen gut und in 34 Fällen sehr gut. Die Einschränkung der Außenrotation betrug durchschnittlich 22,9% der Gegenseite und wurde von den einzelnen Patienten je nach beruflicher oder sportlicher Tätigkeit sehr unterschiedlich bewertet.

Die röntgenologische Nachuntersuchung mit Auswertung von insgesamt 7 verschiedenen Aufnahmen pro Schulter (8 Aufnahmen pro Patient) hat die Hill-Sachs-Läsion [6] in 82% und eine Veränderung des vorderen knöchernen Pfannenrandes in insgesamt 25% gezeigt. Der Durchschnittswert des Transversalen Glenohumeral-Index [10] betrug 0,60 und war in 2 Fällen unter 0,55 gelegen.

Computertomographisch konnte kein für die habituelle Schulterluxation typischer, prädisponierender Faktor gefunden werden. In einzelnen Fällen war jedoch ein Mißverhältnis von Kopf- und Pfannengröße, Anteversion der Pfanne, abgeflachte Pfanne oder stark lädierter, knöcherner vorderer Pfannenrand vorhanden.

Von insgesamt 36 in der Zwischenzeit operierten Patienten wurden

17 Operationen nach Bankart [1]

 2 subcapitale Derotationsosteotomien nach Weber

 5 Spanplastiken im Sinne einer Pfannenrand- oder Pfannenerweiterungsplastik (davon 1 hintere)

 1 Operation nach Bristow

 1 Spanplastik nach Lange

 3 direkte Pfannenfragmentverschraubungen

 1 Kombination einer Drehosteotomie und Bankart

 2 Kombinationen einer Drehosteotomie und Spanplastik

 1 Imprimathebung am Humeruskopf

 3 Operationen nach Magnuson-Stack[1]

durchgeführt.

Die Indikation zur Bankart-Operation stellte sich aus zwei Gesichtspunkten:

1. Von pathologisch-anatomischer Seite,
   bei normalem Kopf-Pfannengrößenverhältnis (TGHI ca. 0,60)
   bei intaktem knöchernen vorderen Pfannenrand,
   bei normaler Pfannenneigung,
   bei Vorliegen einer dorso-lateral oder lateral lokalisierten Hill-Sachs-Läsion, das heißt wenn erst nach starker Außenrotation des Einhaken der Hill-Läsion am vorderen Pfannenrand zu erwarten war.
2. von anamnestischer Seite,
   wenn eine geringe Einschränkung der Außenrotation für das weitere Leben des Patienten eine untergeordnete Rolle darstellte.

Bei Vorliegen einer dysplastischen oder durch Fragmentabsprengung zu klein gewordenen Pfanne (TGHI unter 0,55), sowie bei Vorliegen eines stark abgeflachten oder abgerundeten knöchernen vorderen Pfannenrandes war die kausale Therapie entweder
die direkte Verschraubung des Fragmentes bei entsprechender Größe,
das Anmodellieren und Verschrauben eines Beckenspanes im Sinne einer Pfannenrand- oder Pfannenerweiterungsplastik oder

---

[1] Diese Operation entspricht nicht unserem Vorgehen nach dem pathogenetischen Prinzip

die Verlagerung der Coracoidspitze an den vorderen Pfannenrand nach der Methode von Bristow.

Bei Vorhandensein einer dorsal gelegenen oder nach dorso-medial reichenden Hill-Läsion, deren medialer Rand schon bei geringer Außenrotation zum Einhaken am vorderen Pfannenrand führte, stellte sich die Indikation zur subcapitalen Derotation nach Weber. Ein kapselraffendes Operationsverfahren hätte zur Verhinderung des Einhakmechanismus eine starke Verkürzung des vorderen Kapsel-Muskelmantels erfordert und damit eine starke Bewegungseinschränkung zur Folge gehabt.

Die kombinierte Durchführung der Derotation nach Weber mit dem Bankart-Verfahren verbindet die niedrige Rezidivrate der Bankart-Operation mit guter Beweglichkeit durch die gewonnene Außenrotation. Eine weitere Indikation zur Derotation war gegeben, wenn zwar von pathologisch-anatomischer Seite die Indikation zur Bankart-Operation gegeben gewesen wäre, aber aus beruflichen oder sportlichen Gründen auch eine nur geringe Einschränkung der Beweglichkeit eine Behinderung dargestellt hätte. In 2 Fällen mit stark destruiertem knöchernen vorderen Pfannenrand und einer dorsal gelegenen bzw. nach dorso-medial reichenden Hill-Sachs-Läsion wurde zusätzlich zur Spanplastik noch eine subcapitale Derotation durchgeführt, um ein neuerliches Einhaken nunmehr am Span sicher zu vermeiden.

In einem Fall mit atraumatischer habitueller Schulterluxation war eine horizontale Pfannenneigung von 12 Grad Anteversion vorgelegen. Über eine Anhebung des vorderen Pfannenrandes mit der Spanplastik nach Lange konnte die Luxationsursache beseitigt werden.

Bei einer mehrfach verletzten Frau mit hinterer Schulterluxation und einer Reluxationsneigung während des stationären Aufenthaltes wurde über Hebung des vorne medial gelegenen tiefen Kopfimprimates Rezidivfreiheit erzielt.

Diskussion

Die niedrige Rezidivrate der Bankartschen Operationsmethode unterstreicht die Bedeutung der Wiederherstellung der in über 80% [8] lädierten Weichteilabstützung am vorderen unteren Pfannenpol. Die häufig als Nachteil angesehene Einschränkung der Beweglichkeit ist in Abhängigkeit von beruflicher oder sportlicher Tätigkeit in vielen Fällen von untergeordneter Bedeutung. Es handelt sich somit um eine zuverlässige Operationsmethode mit breiter Indikationsstellung. Aufgrund der vielfältigen möglichen Ursachen einer habituellen oder rezidivierenden Schulterluxation kann diese Operationsmethode aber nicht in allen Fällen kausalitätsbezogen sein. Vorallem bei angeborenen oder erworbenen Veränderungen der knöchernen Pfanne kann nur durch eine rekonstruktive Operation an der knöchernen Pfanne selbst die Luxationsursache beseitigt werden. Voraussetzung dafür ist eine eingehende präoperative Diagnostik. Neben den pathologisch-anatomischen Veränderungen sollten bei der Wahl des Operationsverfahrens auch berufliche und sportliche Tätigkeiten des Patienten hinsichtlich der Beweglichkeit des Schultergelenkes Berücksichtigung finden.

Literatur

1. Bankart ASB (1923) Recurrent or habitual dislocation of the shoulder. Br Med J II: 1131–1133

2. Beck E (1969) Die habituelle Schulterverrenkung. Enke, Stuttgart
3. Bernageau J, Platte D, Debeyre J, Ferrane J (1976) Intéret du profil glénoidien dans les luxations récidivantes de l'épaule. Rev Chir Orthop [Suppl 2] 62
3a. Bunnell St, Böhler J (1958) Die Chirurgie der Hand. Maudrich, Wien
4. Cyprien JM, Kritsikis N, Taillard W, Courvoisiér E (1978) Die rezidivierende vordere Schulterluxation. Orthopäde 7:136–144
5. Gerber C, Ganz R (1984) Zur Diagnostik der multidirektionalen Schulterinstabilität. In: Chapchal G (Hrsg) Verletzungen und Erkrankungen der Schulterregion. Thieme, Stuttgart New York
6. Hill HA, Sachs MD (1940) The grooved defect of the humeral head, a frequently unrecognized complication of dislocation of the shoulder joint. Radiology 35:690–700
6a. Lange M (1962) Orthopädisch-chirurgische Operationslehre. Bergmann, München
6b. Magnuson PB, Stack JK (1943) Recurrent dislocation of the shoulder. J Am Med Assoc 123:889–892
7. Resch H, Benedetto KP, Kadletz R, Daniaux H (1985) Röntgenuntersuchung bei habitueller Schulterluxation – die Wertigkeit verschiedener Aufnahmetechniken. Unfallchirurgie 11:65–69
8. Resch H, Benedetto KP, Kadletz R, Oberhammer J (1985) Die Indikation zur Bankart'schen Operation. Aktuel Traumatol 15:122–126
9. Resch H, Benedetto KP, Zur Nedden D (1985) Computertomographische Diagnostik bei habitueller Schulterluxation. Unfallchirurgie 88:204–207
10. Saha AK (1978) Rezidivierende Schulterluxation. Enke, Stuttgart
11. Saxer U (1978) Indikation und Technik der Limbusverschraubung nach M. E. Müller bei habitueller Schulterluxation. Orthopäde 7:160–170
12. Weber BG (1969) Operative treatment for recurrent dislocation of the shoulder. Injury 1:107

Die Operation nach Eden-Hybinette bei der rezidivierenden Schulterluxation

U. Kroitzsch und B. Bader

II. Universitätsklinik für Unfallchirurgie, Spitalgasse 23, A-1090 Wien

An der II. Universitätsklinik für Unfallchirurgie Wien wurden in den Jahren zwischen 1975 und 1983 52 Patienten wegen einer rezidivierenden Schulterluxation operiert. Bei 47 Patienten wendeten wir die Methode nach Eden-Hybinette an, 4mal wurde die Operation nach Bankart durchgeführt, 1mal wurde lediglich der M. subscapularis gerafft.

32 der 47 Patienten konnten nachuntersucht werden. Davon waren 21 Patienten männlich, 11 weiblich. Die älteste Patientin war 61 Jahre alt, die jüngste 15. Das Durchschnittsalter zur Zeit der Operation betrug bei den Männern 24,1 Jahre, das der Frauen 36,1 Jahre. Der durchschnittliche Nachuntersuchungszeitraum betrug 5,4 Jahre. 18mal war die rechte Schulter betroffen, 14mal die linke.

Hefte zur Unfallheilkunde, Heft 186
Verletzungen des Schultergelenks
Zusammengestellt von U. P. Schreinlechner
Springer-Verlag Berlin Heidelberg 1987

Operationsmethode

Der Zugang erfolgt durch den Sulcus deltoideopectoralis, wenn möglich unter Schonung der V. cephalica. Eingehen auf den Processus coracoideus. Nach Anschlingung mit später zur Naht verwendeten Haltefäden wird die gemeinsame Sehne des. M. coracobrachialis und des kurzen Bizepskopfes durchtrennt. Wir ziehen dies der Osteotomie des. Proc. coracoideus vor, da so auf die Einbringung von Osteosynthesematerial verzichtet werden kann. Bei keinem unserer Patienten konnte bei der Nachuntersuchung eine Ruptur der genähten Sehne festgestellt werden. Bei schlanken Patienten ist es technisch möglich, auf die Durchtrennung der Sehne zu verzichten und diese mit einem Langenbeckhaken nach medial wegzuhalten. Bei einer unserer Patientinnen entstand jedoch wahrscheinlich durch den starken Hakenzug ein kompletter, therapieresistenter Ausfall des N. musculocutaneus.

In der nächsten Schicht wird nun der laterale Anteil des M. subscapularis dargestellt, unterfahren und nach Anschlingung nahe seinem Ansatz quer zur Faserrichtung durchtrennt. Nach Präparation der Gelenkkapsel wird diese eröffnet und das Gelenk revidiert. Ein Luxationsversuch zeigt uns die Stelle, an welcher der Oberarmkopf über den Pfannenrand gleitet. Dies ist die günstigste Stelle zur Einfalzung unseres Knochenkeiles. Der zuvor aus der Innenseite der Darmbeinschaufel entnommene Knochenkeil mißt ca. 2,5 x 2 cm und hat an der Basis eine Dicke von 5 bis 7 mm. An der Stelle, an der die Luxation provoziert werden kann, wird nun ca. 5 mm hinter der Gelenksfläche parallel dazu ein 1 cm tiefer Falz geschlagen, die Gelenksfläche etwas aufgequart und der Knochenkeil ca. 1 cm tief eingeschlagen. Es wird darauf geachtet, daß die durch die Entnahme aus der Innenseite der Darmbeinschaufel bedingte Konkavität des Keiles an der Lateralseite zu liegen kommt und solcherart die Konkavität der Gelenkspfanne ergänzt. Naht des M. subscapularis mit U-Nähten. Auf eine Raffung wird in der Regel verzichtet, um die Gefahr einer stärkeren Außenrotationseinschränkung zu vermeiden. Naht der gemeinsamen Sehne von kurzem Bicepskopf und M. coracobrachialis.

Alle Sehnennähte werden mit resorbierbarem Nahtmaterial der Stärke 0 durchgeführt.

Bei der hinteren Schulterluxation wird in analoger Weise zwischen dem M. teres minor und dem M. infraspinatus von dorsal her auf den hinteren unteren Rand der Fossa gleonoidalis eingegangen und der Span hier eingefalzt.

Postoperative Behandlung

Nach dem Erwachen aus der Narkose wurde ein Gilchrist-Verband angelegt, der bis zur Nahtentfernung am 10. postoperativen Tag belassen wurde. Dann erfolgte die weitere Ruhigstellung für 3 Wochen mit einem Binden-Desault-Verband. Die Ruhigstellungsdauer betrug insgesamt im Durchschnitt 4,2 Wochen.

Im Anschluß wurden die Patienten einer heilgymnastischen Behandlung zugeführt. Die Dauer der physikotherapeutischen Maßnahmen betrug 4 bis 8 Wochen. Lediglich bei 2 Patienten war eine erheblich längere Gymnastik notwendig. Ab 5 Wochen nach der Operation wurde mit aktiven Turnübungen begonnen, ab der 6. Woche durfte auch aktiv außenrotiert werden. Eine Durchbewegung in Allgemeinnarkose war bei diesem Kollektiv nicht erforderlich.

Komplikationen

Einmal trat eine p.s. Heilung auf, es handelte sich jedoch nur um eine oberflächliche Wundheilungsstörung, die die insgesamte Behandlungsdauer und das funktionelle Operationsergebnis nicht beeinflußte.

Die häufigste Komplikation war ein bleibender Schaden des N. cutaneus femoris lateralis an der Spanentnahmestelle. Dies wurde bei den 32 nachuntersuchten Patienten 8mal beobachtet.

Einmal trat die bereits erwähnte Läsion des N. musculocut. auf, bei der auf die Durchtrennung der kurzen Biceps- und der Coracobrachialissehne verzichtet wurde. Dies hatte einen Ausfall des M. biceps brachii mit entsprechendem Kraftverlust bei der Flexion im Ellenbogengelenk zur Folge. Außerdem hatte die Pat. einen entsprechenden Sensibilitätsausfall des N. cut. antebr. lat.

Nachuntersuchung

Die von der Kongreßleitung verlangte Einstufung nach dem Schema von Neer [5] wurde für Luxationsfrakturen des Humerus entworfen und eignet sich deshalb nur beschränkt zur Beurteilung der reinen Luxationen, da die Bewegungseinschränkungen so gering sind, daß sie sich fast durchwegs innerhalb der obersten Bewertungsklasse bewegen.

Reluxationen traten im nachuntersuchten Krankengut von 32 Pat. 3mal auf. Bei zwei Pat. war ein adäquates Trauma nach einem längeren beschwerdefreien Intervall die Ursache, die dritte Patientin leidet an einer allgemeinen Bänderschwäche mit rezidivierenden Luxationen beider Kniescheiben sowie auch der anderen Schulter. Sie kam 14 Tage nach Abnahme des Desault-Verbandes zu Sturz und erlitt ihre erste Reluxation. Seitdem treten wieder bis zu 2 Reluxationen pro Monat auf. Die Patientin weist einen Hill-Sachs Defekt auf, der für die Reluxationen verantwortlich sein dürfte. Die Patientin gibt ein Einschnappen bei Außenrotation des Armes mit nachfolgender Luxation bei Innenrotation an.

Die Röntgenkontrolle der Späne zeigte, daß diese in 16 Fällen noch vollständig oder fast vollständig zu sehen sind, in 7 Fällen sind nur noch kleine Restleisten vorhanden. Ein Zusammenhang zwischen den Reluxationen und der Resorption des Knochenkeiles war nicht feststellbar. Bei der zuvor erwähnten Patientin mit der sicherlich „habituellen" Luxation mehrerer Gelenke ist der Knochenspan 5,5 Jahre nach der Operation noch immer in voller Größe zu sehen.

Schmerzen

Abgesehen von 4 Patienten mit zeitweise auftretenden leichten Schmerzen, die diese jedoch nicht bei ihrer täglichen Arbeit behinderten, waren alle Patienten beschwerdefrei.

Bewegungsumfang

Bei der funktionellen Prüfung fiel auf, daß 12 Patienten mit der operierten Hand nicht das gegenüberliegende Schulterblatt erreichen konnten, während alle Patienten das Punktemaximum von 10 Punkten nach dem Neer-Schema erzielten.

20 der 32 Patienten zeigten eine Einschränkung der Außenrotation gegenüber der gesunden Seite. Das Ausmaß betrug im Durchschnitt 12,5 Grad und wurde von keinem der Patienten als störend empfunden.

Punktebewertung aus Neer [5]

Bewegungsumfang:

Flexion sagittal:	5,9 (6)	Durchschnittswerte unter
Extension sag.:	3 (3)	Weglassen des obersten
Abduktion:	5,9 (6)	und des untersten Wertes
Außenrotation:	5 (5)	(Punkte max. in Klammer)
Innenrotation:	5 (5)	

Funktion:

Kraft:	9,1 (10)	
Reichweite:	9 (10)	n = 32
Stabilität:	8,7 (10)	

Schmerz: 32 (35)

Anatomische Veränderungen: 9 (10)

Punkte	Zahl d. Pat.	Beurteilung
100-90	17	excellent
89-80	12	satisfactory
79-70	2	unsatisfactory
70 >	1	failure

Gesamtpunktedurchschnitt: 83, 6 (100)

Subjektive Beurteilung des Operationserfolges (n = 32):

voll: 21   teilweise: 9   gar nicht: 2

Die beiden unzufriedenen Patienten wiesen Reluxationen auf.

An unserer Klinik hat sich die Spanablagerung nach Eden-Hybinette in der Modifikattion von Max Lange [3] durchgesetzt, da wir glauben, daß diese Methode eine sehr geringe Reluxationsrate sowie nur eine geringe, für den Patienten nicht störende Außenrotationseinschränkung zur Folge hat.

Im Rahmen der Nachuntersuchung wurde nur in einem Fall eine geringe Zunahme einer bereits vorbestehenden Arthrose festgestellt.

Literatur

1. Apel J (1969) Ergebnisse der operativen Behandlung der habituellen Schulterluxation nach der Methode nach Eden-Hybinette. Beitr Orthop 16:662–668
2. Bader B (1983) Die habituelle Schulterluxation – prognostische Beurteilung anhand von 46 operierten Patienten. Hefte Unfallheilkd 165:208–209
3. Lange M (1951) Orthopädisch-chirurgische Operationslehre. Bergmann, München
4. May E (1975) Zur Behandlung habitueller Schulterluxationen (Spätergebnisse nach Eden-Hybinette'scher Operation). Unfallheilkunde 126:118
5. Neer CS (1970) Displaced proximal humeral fractures. J Bone Joint Surg [Am] 52:1077
6. Zenker H (1975) Ergebnisse nach operativer Behandlung der habituellen Schulterluxation. Unfallheilkunde 126:123

Spätergebnisse der operativen Behandlung der rezidivierenden Schulterluxationen nach Eden-Hybinette

R. Ziegelmüller, M. Börner und G. Schleidt

Berufsgenossenschaftliche Unfallklinik, Friedberger Landstraße 430,
D-6000 Frankfurt/M. 60

Zur Operationstechnik nach Eden-Hybinette gibt es berechtigte Vorbehalte. Zum einen eine relativ diffizile Operationstechnik, die problematische Nachbehandlung, die lange dauert und deshalb auch kostenintensiv ist, und nicht zuletzt die Einschränkung der Beweglichkeit, hier besonders der Außenrotation. Ich möchte Ihnen unsere dokumentierten Fälle und ihre Ergebnisse vorstellen und möchte meinen, daß trotz all dieser Handikaps, die ich aufgezählt habe, nach wie vor die Operationstechnik ihre Berechtigung hat.

33 Patienten konnten nachuntersucht werden. Es sind dies die 33 Patienten, die auch exakt anamnestisch als erste Luxation eine traumatische, eine gesicherte traumatische Luxation aufwiesen. Der Zeitraum 1979 bis 1984, ein relativ junges Kollektiv mit einem Durchschnittsalter von 29 Jahren. Die Geschlechtsverteilung typisch für die traumatische Luxation – 28 zu 5. Sie sehen das Intervall bis zur definitiven, operativen Versorgung durch die Eden-Hybinette-Operation 3,7 Jahre. Es ging also relativ lange mit der Anamnese. Bei der Operationstechnik möchte ich lediglich darauf hinweisen – autologer Beckenkammspan bei 27 Patienten, ein autologer Tibiaspan zweimal (dieses Verfahren wurde sehr schnell verlassen) und der homologe Span aus dem Schenkelhals hat sich in den letzten 2 Jahren bewährt.

Die intraoperativen Komplikationen waren einmal ein Spanbruch, Schulterblattfrakturen bei 2 Patienten, zwar nur feine Fissuren, die allerdings beide bis in die Gelenksfläche reichten, sicher ein Fehler der Spaninterposition, eben nicht die konkave Seite nach lateral sondern nach medial.

In Anlehnung an das Neersche Schema, in dem Schmerzqualität, Funktion, Bewegungsausmaß und Arthrosegrad in einem Punkteschema gefaßt sind und 100 Punkte zu erreichen sind, wurde unser Nachuntersuchungsergebnis zusammengefaßt.

Sie sehen bei den Schmerzen eigentlich keine Probleme mit unseren Patienten. 26 sind völlig schmerzfrei, gelegentliche Schmerzen, belastungsabhängig bei 6 und Schmerz bei geringer Belastung bei 1 Patienten. Die Kraftminderung mäßig bei 14 (doch etwas auffällig), eine deutliche Kraftminderung bei 2, eine erhebliche Einschränkung der Gebrauchsfähigkeit nur bei 2 Patienten. Stabilitätsverlust objektiv bei 1, subjektiv bei 3 Patienten. Dies muß natürlich alles differenziert betrachtet werden, weil doch ein großes Kollektiv der Patienten von sich aus gewisse Bewegungen vermeiden wird. Wenn sie sich vorstellen, daß ja schon eine relativ hohe Anzahl von Rezidiven vorausgegangen ist, dann ist es selbstverständlich, daß gewisse Bewegungen im Lauf der Zeit trotz der vielleicht erfolgreichen Operation von den Patienten nicht mehr durchgeführt werden.

Und nun zu des Pudels Kern: Ante- und Retroversion zeigen keine wesentliche Signifikanz und keine wesentliche Einschränkung. Ich meine, 10 Grad sind durchaus tolerabel. Bei der Abduktion sieht es schon etwas gröber aus. Hier weisen immerhin 21 Patienten eine Ein-

Hefte zur Unfallheilkunde, Heft 186
Verletzungen des Schultergelenks
Zusammengestellt von U. P. Schreinlechner
Springer-Verlag Berlin Heidelberg 1987

schränkung auf, davon 5 Patienten eine Einschränkung bis 20 Grad und 5 eine Einschränkung über 20 Grad.

Und nun die Außenrotation. Man kann sagen, daß bei uns jeder Patient eine Einschränkung der Außenrotation hat, wobei natürlich wieder gilt, was ich gerade gesagt habe: Viele Patienten werden eine vollständige Außenrotation gar nicht mehr durchführen wollen, haben sogar Angst davor, die Außenrotation auszuführen. Eine Einschränkung bis 20 Grad bei 16 und eine Einschränkung über 20 Grad noch bei 8 Patienten; also mehr als die Hälfte der Patienten, weist jedoch eine deutliche Einschränkung der Außenrotation auf. Arthrosegrad: 3 Patienten mit dem Arthrosegrad 1, 1 mit dem Arthrosegrad 2. Eine wesentliche umformende Veränderung des Schultergelenkes ist bei keinem Patienten aufgetreten.

Zusammenfassend meine ich, trotz der bekannten und bewiesenen Einschränkung der Außenrotationsfähigkeit, daß die Eden-Hybinette-Operation ihre Berechtigung hat.

Langzeitergebnisse nach operativer Behandlung der rezidivierenden Schultergelenksluxation in der Technik nach Eden-Hybinette-Lange

Ch. Melzer und A. Krödel

Orthodpädische Klinik der Medizinischen Hochschule Hannover, Im Annastift, Postfach 610172, D-3000 Hannover 61

Die mit einer Muskel- und Kapselraffung kombinierte Spanplastik nach Eden-Hybinette-Lange [5, 6] ist ein im deutschen Sprachraum weit verbreitetes Verfahren zur Behandlung der rezidivierenden Schultergelenksluxation.

In der Zeit von Januar 1968 bis Januar 1975 wurden in dieser Technik 32 rezidivierende Schultergelenksluxationen an der Orthopädischen Klinik Annastift Hannover operativ versorgt.

Tabelle 1. Schulter-Bewertungsschema nach C. S. Neer (1970). (J Bone Joint Surg 52-A:1077−1083)

Schmerz	0−35 Punkte
Gebrauchsfähigkeit	0−30 Punkte
Bewegungsumfang	0−25 Punkte
Röntgenbefund	0−10 Punkte
Max. erreichbar:	100 Punkte

90−100 Punkte	=	sehr gut
80− 89 Punkte	=	zufriedenstellend
70− 79 Punkte	=	unbefriedigend
<70 Punkte	=	schlecht

Hefte zur Unfallheilkunde, Heft 186
Verletzungen des Schultergelenks
Zusammengestellt von U. P. Schreinlechner
Springer-Verlag Berlin Heidelberg 1987

10–17 Jahre postoperativ konnten aus diesem Krankengut 21 Schultergelenke klinisch und röntgenologisch nachuntersucht werden.

Die Auswertung wurde nach den von Neer [8] angegebenen Richtlinien vorgenommen, wobei Schmerz, Gebrauchsfähigkeit der Extremität, Bewegungsumfang und Röntgenbefund nach einer Punkteeinteilung bewertet wurden (Tabelle 1).

Schmerz

Zum Zeitpunkt der Nachuntersuchung wurde in 12 Fällen völlige Beschwerdefreiheit angegeben. 8mal bestanden gelegentlich auftretende leichte Schmerzen ohne Funktionsbeeinträchtigung. Ein Patient mit ausgeprägter postoperativer Omarthrose klagte über mäßige Schmerzen.

Gebrauchsfähigkeit

Die volle Gebrauchsfähigkeit des Schultergelenkes unter Anwendung der Neerschen Kriterien sahen wir in 12 Fällen.

Bei den restlichen 9 Schultern bestanden Einschränkungen unterschiedlicher Ausprägung.

Bewegungsumfang

Ein normales Bewegungsspiel des Schultergelenkes fanden wir 3mal. In 7 Fällen bestanden geringgradige Bewegungseinschränkungen, 11mal waren höhergradige Funktionsverluste festzustellen.

Radiologische Bewertung

Bei der röntgenologischen Nachuntersuchung konnten bei 12 Schultergelenken Arthrosezeichen festgestellt werden, wobei 5mal eine initiale und 7mal eine fortgeschrittene Omarthrose diagnostiziert wurde (Tabelle 2).

Tabelle 2. Ergebnisse — rezidiv. Schulterluxation

sehr gut	16 Schultergelenke
zufriedenstellend	3 Schultergelenke
unbefriedigend	2 Schultergelenke

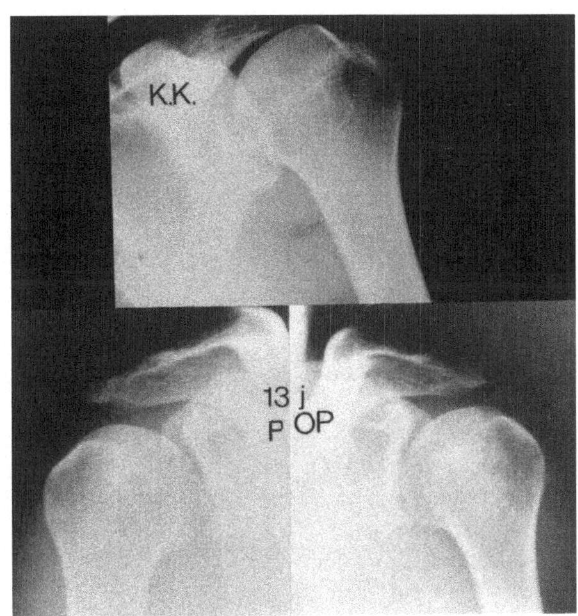

Abb. 1. 34jähriger Patient, bei dem im Alter von 21 Jahren eine Spanplastik mit Anhebung des antero-caudalen Pfannenrandes durchgeführt wurde. 13 Jahre später zeigt sich eine initiale Omarthrose

Ergebnisse

Bei zusammenfassender Bewertung der Einzelergebnisse sind 10–17 Jahre nach operativer Behandlung der rezidivierenden Schultergelenksluxation 16 von 21 Fällen als „sehr gut", 3 als „zufriedenstellend" und 2 als „unbefriedigend" zu bezeichnen (Abb. 1).

Reluxationen, die in dem Bewertungsschema nach Neer [8] nicht berücksichtigt werden, traten bei 4 von 21 Schultergelenken auf, wobei einmal ein erneutes adäquates Trauma nachweisbar war. Nach Reposition kam es zur folgenlosen Ausheilung der Verletzung.

Beiderseitige Reluxationen nach ventral, caudal und dorsal betrafen einen 16jährigen Patienten mit beiderseitiger multidirektionaler Instabilität (Abb. 2). In diesem Fall war wegen der vorwiegend nach dorsal gerichteten Luxation beiderseits eine dorsale Spanplastik mit Kapselraffung durchgeführt worden.

Eine Patientin berichtete über mehrere Reluxationen, die sie selbst reponiert habe.

Diskussion

Mit der operativen Versorgung der habituellen Schulterluxation in der Technik nach Eden-Hybinette-Lange steht ein standardisiertes Operationsverfahren zur Verfügung, das gute Langzeitergebnisse garantiert.

Neben der in den meisten Fällen bestehenden Schmerzfreiheit, die auch Jäger u. Wirth [3] sowie Keyl [4] und Hehne et al. [2] beschreiben, bestehen nur bei einem geringen Teil der Patienten die Gebrauchsfähigkeit einschränkende Funktionsbehinderungen.

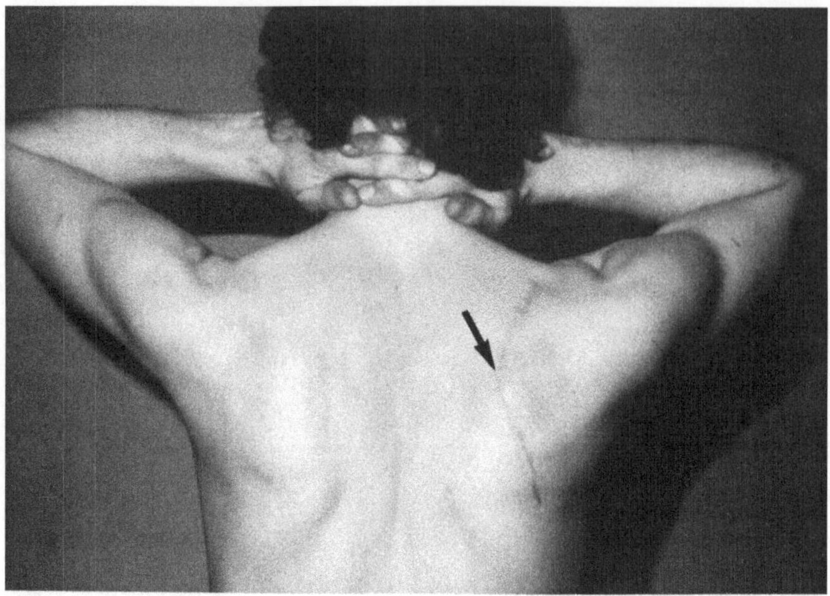

Abb. 2. 26jähriger Patient mit multidirektionaler Schulterinstabilität. Das rechte Schultergelenk wird auf der Abbildung willkürlich nach dorsal subluxiert. Die 10 Jahre zuvor durchgeführte Operation hatte zu keinem Erfolg geführt

Im Vergleich zu den Ergebnissen anderer Untersucher, die Reluxationsraten unter 10% der Fälle angaben [1, 2, 3, 4, 7, 9, 10, 11], erscheint die Reluxationsrate in den von uns nachkontrollierten Fällen sehr hoch.

Zu berücksichtigen ist jedoch, daß hierin eine sichere traumatische Reluxation enthalten ist, die nicht als Therapieversager zu werten ist.

Die beiderseitigen Reluxationen bei einem 16jährigen Patienten mit multidirektionaler Instabilität sind nicht der Methode anzulasten, sondern auf eine fehlerhafte Indikationsstellung zurückzuführen.

Nach Abzug der traumatischen Reluxation und der postoperativ fortbestehenden multidirektionalen Instabilitäten als Folge der falschen Indikationsstellung ergibt sich eine Reluxationsrate von 5,2%.

Wir sind heute der Auffassung, daß im Vordergrund der Therapie der multidirektionalen Schulterinstabilität die gezielte Kräftigung der Schultermuskulatur stehen muß, und das erst nach Ausschöpfen aller konservativen Behandlungsmaßnahmen eine operative Therapie in Frage kommt.

Wegen der doch hohen postoperativen Arthroserate führen wir heute die in früherer Zeit gebräuchliche routinemäßige Versorgung aller rezidivierenden Schultergelenksluxationen in der Technik nach Max Lange [5, 6] nur noch bei speziellen Indikationen durch.

Wir geben stattdessen in Fällen, in denen eine Weichteiloperation mit Muskelkapselraffung und Limbusrefixation ausreichend erscheint, dieser den Vorzug. Es läßt sich hierdurch die individuelle physiologische Gelenkmechanik weitgehend erhalten.

Lediglich bei eindeutiger Pfannendysplasie oder Vorliegen eines größeren ventro-caudalen Pfannendefektes ist zur Optimierung des Operationsresultates die Pfannenanhebung durch Spaneinbolzung notwendig.

Literatur

1. Gotzen L, Ennker J (1984) Spanplastik bei der habituellen Schulterluxation. Hefte Unfallheilkd 170:193–205
2. Hehne HJ, Meyer IT, Hübner H (1980) Die Behandlung der rezidivierenden Schulterluxation nach Putti-Platt-Bankart und Eden-Hybinette-Lange. Orthop Prax 4:331–335
3. Jäger M, Wirth CJ (1978) Schulterluxation. In: Jäger M, Wirth CJ (Hrsg) Kapselbandläsionen. Thieme, Stuttgart, S 84–96
4. Keyl W (1984) Ergebnisse der Operationen nach M. Lange und Putti-Platt. Hefte Unfallheilkd 170:215–220
5. Lange M (1944) Die operative Behandlung der gewohnheitsmäßigen Verrenkung an Schulter, Knie und Fuß. Z Orthop 75:162
6. Lange M (1962) Orthopädisch-Chirurgische Operationslehre, 2. Aufl. Springer, Berlin Göttingen Heidelberg
7. May E, Lüdde L, Holland C (1975) Zur Behandlung habitueller Schulterluxationen. Hefte Unfallheilkd 126:118–120
8. Neer CF (1970) Displaced proximal humeral fractures. J Bone Joint Surg [Am] 52:1077–1089
9. Schreiber A, Rodriguez M, Lücke R (1984) Die habituelle Schulterluxation. In: Chapchal G (Hrsg) Verletzungen und Erkrankungen der Schulterregion. Thieme, Stuttgart
10. Seyfarth H, Irlenbusch U (1984) Indikation und Technik unterschiedlicher Operationsverfahren bei habituellen und rezidivierenden Schulterluxationen. In: Chapchal G (Hrsg) Verletzungen und Erkrankungen der Schulterregion. Thieme, Stuttgart
11. Zenker H, Hackenbroch M, Bliemel K (1975) Unsere Ergebnisse nach operativer Behandlung der habituellen Schulterluxation. Hefte Unfallheilkd 126:123–125

Die operative Behandlung der gewohnheitsmäßigen Schultergelenksverrenkung

M. Hansis, P. J. Meeder und S. Weller

Berufsgenossenschaftliche Unfallklinik Tübingen (Ärztl. Direktor: Prof. Dr. S. Weller), Rosenauer Weg 95, D-7400 Tübingen

Die definitionsmäßige Abgrenzung der Begriffe: habituelle Schultergelenksluxation, rezidivierende Schultergelenksluxation und willkürliche Schultergelenksluxation ist erfolgt. Die pathologisch-anatomischen Bedingungen, die einzeln oder in Kombination als ursächlich für eine gewohnheitsmäßige Schultergelenksverrenkung anzusehen sind, dürfen wiederholt werden:

1. Eine dysplastische flache Schultergelenkspfanne, die evtl. sekundär am unteren Pfannenrand zusätzlich posttraumatisch abgeflacht sein kann – durch Abriß des Labrum glenoidale oder eine Knorpelknochenabsprengung (Bankart-Läsion).
2. Eine luxationsbedingte Impression dorsal am Oberarmkopf (Hill-Sachs-Defekt), die sich bei maximaler Außenrotation am vorderen Pfannenrand verhakt und damit erneute Luxationen auslöst.

Hefte zur Unfallheilkunde, Heft 186
Verletzungen des Schultergelenks
Zusammengestellt von U. P. Schreinlechner
Springer-Verlag Berlin Heidelberg 1987

Tabelle 1. Gewohnheitsmäßige Schultergelenksluxation
1970–1984 (n = 248)

Rezidivierende Luxation	185
Habituelle Luxation	57
Willkürliche Luxation	6
	248

Tabelle 2. Gewohnheitsmäßige Schultergelenksluxation
1970–1984 (n = 248)

Operationsverfahren

Rezidivierende und habituelle Luxation nach vorn (n = 235)	
Modif. Eden-Hybinette-Plastik	220
Derotationsosteotomie nach Weber	15
Rezidivierende und habituelle Luxation nach hinten (n = 7)	
Hintere Spananschraubung	5
Löffler-Plastik	2

3. Eine Erweiterung der Schultergelenkskapsel in Richtung der stattgehabten Luxationen.

An der Berufsgenossenschaftlichen Unfallklinik Tübingen sind in den Jahren 1970–1984 248 Patienten wegen einer gewohnheitsmäßigen Schultergelenksverrenkung behandelt worden. Dabei handelte es sich im einzelnen um 185 posttraumatische Schultergelenksluxationen, also rezidivierende Luxationen im engeren Sinne,
57 habituelle und 6 willkürliche Luxationen (Tabelle 1).

Betroffen war 137mal das rechte und 111mal das linke Schultergelenk, die Patienten waren zum Zeitpunkt der Operation im Mittel 25 Jahre alt. Der jüngste Patient 16, der älteste 72 Jahre.

Aus den zahlreichen im Schrifttum angegebenen Operationsverfahren haben sich für uns die Operation nach Eden-Hybinette in einer Modifikation nach Magnuson und Stack und die Derotationsosteotomie nach Weber bewährt (Tabelle 2). Auf die Operationsverfahren wegen willkürlicher Luxation soll in diesem Zusammenhang nicht im einzelnen eingegangen werden; hier handelt es sich um ein besonderes vielschichtiges, häufig nicht rein orthopädisch-traumatologisches Krankheitsbild.

Bei der Operation nach Eden-Hybinette wird das Schultergelenk von ventral durch einen deltoideo-pectoralen Zugang erreicht, die Subscapularissehne knapp vor ihrem lateralen Ansatz abgetrennt. Nunmehr erfolgt von vorne-unten eine Meißelosteotomie des Schulterblatthalses, knapp 1 cm neben dem vorderen-unteren Schulterpfannenrand. In diese Osteotomie wird ein zuvor hergerichteter homologer cortico-spongiöser Span eingefalzt. Auf diese Weise läßt sich der abgeflachte, vordere-untere Schultergelenkspfannenrand anheben. Der eingefalzte Span soll den vorderen Pfannenrand um 15 mm überragen und auf diese Weise eine zusätzliche Abstützung bieten. Danach wird die abgelöste Subscapularissehne

Tabelle 3. Gewohnheitsmäßige Schultergelenksluxation
1970–1984 (n = 248)

Rezidive bei rezidivierender/habitueller Luxation (n = 242)	
— nach adäquatem Trauma	3
— ohne adäquates Trauma	2

Tabelle 4. Gewohnheitsmäßige Schultergelenksluxation 1970–1984 (n = 248). Nachuntersuchung 1–13 Jahre postoperativ bei 128 operierten Schultergelenken

Außenrotationsbehinderung	Postop.	Präop.
bis 10°	37	22
bis 20°	33	
20–60°	18	
	88	

lateral der Bicepssehne reinseriert durch transosäre Nähte und somit um knapp 1 cm lateralisiert. Postoperativ legt man für 2 Tage einen Desault-Verband an, der anschließend durch einen Thoraxabduktionsgips für 6 Wochen ersetzt wird. Nach dieser Zeit wird der Thoraxabduktionsgips schrittweise entfernt und eine krankengymnastische und ergotherapeutische Behandlung mit langsam steigender Belastung eingeleitet. Als Behandlungsziel gilt, daß der Pat. den Arm in der Schulter aktiv seitw. und vorw. bis zur Horizontalen bringen kann und hinsichtlich der Rotation in eine Nullstellung. Eine weitere Anhebung und eine aktive Aussenrotation sind zunächst nicht erwünscht. Mit Erreichen dieses Bewegungsausmaßes wird die Behandlung abgeschlossen, der Pat. aufgefordert, den Arm im täglichen Leben normal einzusetzen. In der Regel wird das abschließende Bewegungsausmaß 9–12 Monate postoperativ erreicht.

Dieses Behandlungsschema berücksichtigt die gesamten vorher angeführten pathologisch-anatomischen Ausgangsbedingungen: Die Spaneinfalzung korrigiert die Abflachung der vorderen-unteren Schultergelenkspfanne, die Lateralisation der Subscapularissehne verhindert die als auslösenden Mechanismus bekannte forcierte Außenrotation und die 6wöchige Gipsruhigstellung mit der anschließenden dosierten Nachbehandlung, läßt eine erhebliche Vernarbung mit erheblicher Narbenschrumpfung im vorderen Anteil des Kapselbandapparates des Schultergelenkes auftreten.

Andere operative Behandlungsmaßnahmen werden nur bei besonderen Indikationen gebraucht: Bei einer stark ausgeprägten Hill-Sachsschen Impression erfolgt die Rotationsosteotomie nach Weber, kombiniert mit einer Lateralisation der Subscapularissehne.

Unter diesen Behandlungsregime kam es bei habituellen oder rezidivierenden Luxationen lediglich in 2 Fällen nach einem sogenannten Bagatelltrauma zu einer erneuten Luxation (Tabelle 3). Nachuntersuchungen 1–13 Jahre postoperativ zeigten die Funktion hinsichtlich Seit- und Vorwärtshebung frei, bei 88 Gelenken jedoch eine mehr oder weniger starke Außenrotationsbehinderung, die immerhin bei 18 Patienten über 20 und bis zu 60 Grad betrug. Nur 12 dieser Patienten jedoch beklagten diesen Mangel (Tabelle 4).

Zusammenfassend kann gesagt werden, daß bei Kenntnis und Berücksichtigung der bekannten auslösenden Faktoren der gewohnheitsmäßigen Schulterverrenkung durch eine individuelle operative Technik ein gutes funktionelles Ergebnis erzielt und ein Rezidiv weitgehend vermieden werden kann. Mit einer adäquaten konsequenten operativen Therapie und einer entsprechenden Nachbehandlung ist es somit möglich, das den Pat. in seinem Beruf und Privatleben so belastende Unsicherheitsgefühl und die Instabilität des Schultergelenkes zu beseitigen.

Literatur

Beck E (1969) Die habituelle Schulterverrenkung. Enke, Stuttgart
Jäger M, Wirth CJ (1978) Kapselbandläsion. Thieme, Stuttgart
Lange M (1944) Die operative Behandlung der gewohnheitsmäßigen Verrenkung an Schulter, Knie und Fuß. Z Orthop 75:162

Die Operation der habituellen Schulterverrenkung durch Spanunterfütterung der Schulterpfanne

H. Vagacs

Abt. für Unfallchirurgie des A. Ö. Krankenhauses Amstetten, Krankenhausstraße 21, A-3300 Amstetten

Zur Behandlung der rezidivierenden Schulterverrenkung verwenden wir folgendes bekannte Verfahren: Etwa 1 cm medial von der Schultergelenkfläche wird der Schulterblatthals in der unteren Hälfte durchgemeißelt und durch Drehen des Meißels angehoben, in den dadurch entstehenden Spalt wird ein etwa 3:1,5:4 cm messender keilförmiger Beckenspan so eingeschoben, daß er etwa 1–1,5 cm über die Ebene des Schulterblatthalses vorragt und die Gelenkpfanne nach lateral und vorne bzw. hinten anhebt. Ein zerrissener Limbus wird reseziert, einzelne Risse werden genäht. Die Gelenkkapsel wird, oft sackartig erweitert, nach medial gerafft genäht, der Ansatz des Musc. subscapularis etwa 1,5 cm nach lateral versetzt. Die Gelenkpfanne wurde jeweils um 10–20 Grad angehoben.

Auf diese Art wurden an der Unfallabteilung 27 Patienten behandelt, 25 mit vorderen und 2 mit hinteren Verrenkungen. Die postoperative Aufenthaltsdauer betrug 5–7 Tage, der Heilungsverlauf war in allen Fällen komplikationslos. Die Ruhigstellungsdauer im Gips-Desault betrug in der ersten Behandlungshälfte bis zu 6 Wochen, dann 24 bis 28 Tage. Nach der Gipsabnahme wurde jeweils physikalische Therapie 10–20x angeschlossen; 3 Patienten wurden in ein Rehabilitationszentrum eingewiesen. In 3 Fällen wurde ein Redressement in Narkose zur Lösung von Adhäsionen notwendig. Die Arbeit wurde durchschnittlich nach 8–10 Wochen, jeweils am vorherigen Arbeitsplatz, aufgenommen. Nur in 2 Fällen war die postoperative Arbeitsunfähigkeit 12 Wochen.

Hefte zur Unfallheilkunde, Heft 186
Verletzungen des Schultergelenks
Zusammengestellt von U. P. Schreinlechner
Springer-Verlag Berlin Heidelberg 1987

Die Nachuntersuchung nach $1^{1}/_{2}$ bis 8 Jahren umfaßte die Frage nach Reluxation, subjektiven Beschwerden, Prüfung der Beweglichkeit, Umfangmessung und Röntgenuntersuchung in der Standardaufnahmerichtung, ausnahmsweise eingeneigte und Drehaufnahmen.

Erschienen waren 23 Patienten, 2 antworteten schriftlich, 1 Patient war verstorben.

Die Ergebnisse: Das Durchschnittsalter betrug 25 Jahre, mit Grenzen von 15 bis 40 Jahren; es wurden 16 Männer, 11 Frauen operiert. Die Rechts-Linksverteilung betrug 17:10. In 26 Fällen wurde keine Reluxation beobachtet, nur bei einer Patientin mit einer beidseitigen vorderen und hinteren habituellen Verrenkung kam es zu einer Reluxation.

Beschwerden im Sinne von mäßigem Reiben und fallweisen Stechen im Schultergelenk hatten 5 Patienten, in allen diesen Fällen wurde auch jeweils intraoperativ eine deutliche Limbusschädigung festgestellt. Eine Patientin gab Ermüdbarkeit beim Schwimmen an. Bei zwei weiteren Patienten wurde bei der klinischen Untersuchung ein Reiben festgestellt, ohne subjektive Beschwerden. 20 Patienten waren ohne jede Einschränkung der Beweglichkeit, insbesondere nicht der Abduktion, Innen- oder Außenrotation.

Zu einer Einschränkung der Beweglichkeit in der Außenrotation kam es bei 3 Patienten im Ausmaß von etwa 10—15 Grad, die Innenrotation war in 2 Fällen um 10 Grad eingeschränkt. Nach dem im J. Bone Joint Surg. 1970 vorgeschlagenen Wertungssystem, wurden mit einem Punktescore zwischen 100 und 90 demnach 21 Patienten mit sehr gut eingestuft, 3 mit mäßig und die Patientin mit der Reluxation als schlecht.

Die Röntgenbefunde ergaben, daß in zwei Drittel der röntgenologisch Nachuntersuchten das postoperative Ergebnis der Anhebung der Schulterpfanne voll aufrecht erhalten werden konnte. In einem Drittel kommt es offenkundig zur Teilresorption des eingefalzten Spanes mit Zurücksinken der Pfanne. Dies legt den Schluß nahe, daß zur Behandlung der rezidivierenden Schulterverrenkung die Spanunterfütterung nicht unbedingt notwendig erscheint, sondern daß für das gute Ergebnis eine Raffung der Gelenkkapsel, die fast immer sackartig erweitert ist, und die zuverlässige Verlagerung des Ansatzes des Musc. subscapularis nach lateral genügen.

Auf Grund unserer bisherigen Erfahrung, anhand von 6 Fällen, seit 2 Jahren halten wir dieses vereinfachte Verfahren bzw. die Modifikation nach Bankart, für ebenso erfolgversprechend.

384

Technik und Ergebnisse einer Kapselspanplastik
bei habitueller vorderer Schulterluxation

M. Blauth[1], R. Kujat[1], L. Gotzen[2] und H. Tscherne[1]

[1] Unfallchirurgische Klinik der Medizinischen Hochschule Hannover (Direktor: Prof. Dr. med. H. Tscherne), D-3000 Hannover 61
[2] Unfallchirurgische Klinik der Philipps-Universität Marbug (Direktor: Prof. Dr. med. L. Gotzen), D-3500 Marburg

Zur Behandlung der habituellen Schulterluxation wurden bis heute über 200 Operationsverfahren angegeben. Trotzdem haben wir vor 3 Jahren eine weitere Modifikation entwickelt, mit der wir bestimmte Nachteile unserer früheren Technik nach Eden-Hybinette-Lange vermeiden können [1]. Komplikationen dieses Verfahrens waren nämlich z. B. das Wandern des eingebolzten Spanes oder Frakturen und andere Veränderungen der Gelenkpfanne. Als besonders nachteilig empfanden wir die postoperative Ruhigstellung der operierten Schulter.

In diesem Beitrag möchten wir unsere neue Methode und bisherigen Ergebnisse vorstellen. Wie gehen wir vor?

— Vorderer Zugang im Sulcus deltoideo-pectoralis.
— Durchtrennung des Subscapularis medial seines Ansatzes und Abpräparieren des Muskels von der Gelenkkapsel.
— Gelenkrevision nach Arthrotomie durch eine großzügige vertikale Incision der Kapsel 0,5 cm lateral des Glenoids.
— Vorbereitung des autogenen Beckenkammspanes mit einer Höhe und Breite von etwa 1 cm sowie einer Länge von ca. 3 cm.
— Bohren von 2 Schraubenlöchern und senkrecht dazu von 3 Knochenkanälen, durch die Fäden zur Kapselrekonstruktion vorgelegt werden.
— Anschrauben des Spanes am ventro-caudalen Pfannenrand nach Anfrischen eines entsprechenden Bereiches am Scapulahals. Die Krümmung der Gelenkfläche soll sich dabei nach vorne fortsetzen (Abb. 1).
— Kapselplastik durch Fixation der teilweise exzidierten und gestrafften Gelenkkapsel am Knochenblock (Abb. 2).
— Vernähen des Subscapularis in neutraler Rotationsstellung des Armes.

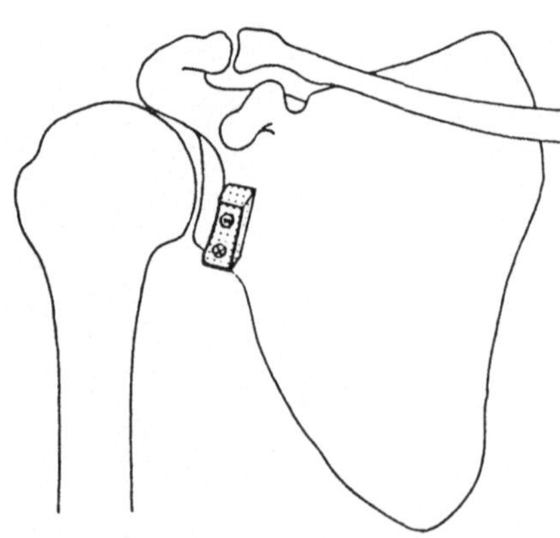

Abb. 1. Spanlage am ventro-caudalen Pfannenrand

Hefte zur Unfallheilkunde, Heft 186
Verletzungen des Schultergelenks
Zusammengestellt von U. P. Schreinlechner
Springer-Verlag Berlin Heidelberg 1987

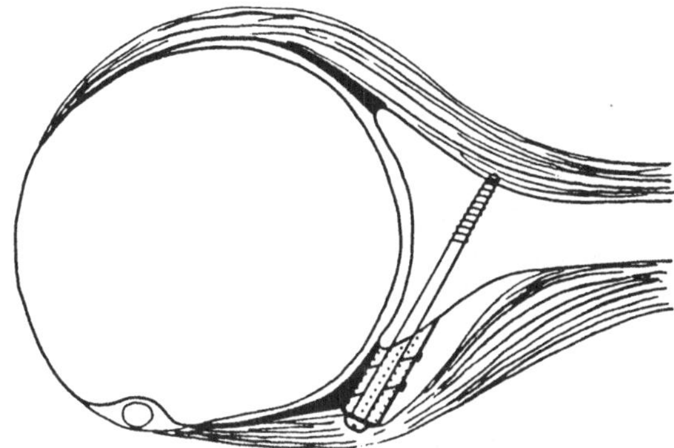

Abb. 2. Kapselplastik durch
Straffung über den ange-
schraubten Span

Tabelle 1. Modifizierte Kapselspanplastik
Patientengut und Nachuntersuchungsergebnisse

Insgesamt operiert (12/83-2/85)	34 Patienten
Nachuntersucht	34 Patienten
Krankenhausaufenthalt	∅ 7 Tage
Arbeitsunfähigkeit	∅ 11 Wochen
Arbeitsplatzwechsel	1/34
Wechsel der Sportart	3/34

Postoperativ stellen wir nur im Gilchrist-Verband ruhig. Wegen der sicheren Spanfixation können die Patienten frühfunktionell nachbehandelt werden.

Zu den Ergebnissen:

Insgesamt wurden zwischen Dezember 1983 und Februar 1985 an der Medizinischen Hochschule Hannover 34 Patienten nach dieser Methode operiert. Davon konnten 31 persönlich nachuntersucht und 3 telefonisch befragt werden (Tabelle 1).

Der Krankenhausaufenthalt betrug im Durchschnitt 7 Tage, die Arbeitsunfähigkeit 11 Wochen. Ein Patient wechselte postoperativ seinen Arbeitsplatz, weil belastungsabhängige Beschwerden und ein Unsicherheitsgefühl bestanden. Die Sportart wechselten 3 Patienten; es handelte sich dabei um einen Handballspieler, einen Schwimmer sowie einen Patienten, der das Bodybuilding aufgab.

Die Reluxationsrate lag mit 2 von 34 oder 5,9% im Rahmen der Ergebnisse anderer Operationstechniken [2, 3, 4, 6]. 26 der 34 Patienten konnten nach dem Neer-Schema mit gut oder sehr gut beurteilt werden [5].

Wenn auch nach 3 Jahren und in Anbetracht der relativ geringen Anzahl von Patienten noch kein endgültiges Urteil gefällt werden kann, sehen wir in unserer Modifikation folgende Vorteile:

1. Es handelt sich um eine relativ risikoarme Operationstechnik.
2. Die Pfanne wird durch einen Beckenspan vorne unten vergrößert.
3. Der Span wird stabil fixiert und gewährleistet eine sichere Verankerung der gestrafften Kapsel.
4. Frühe Mobilisation und funktionelle Nachbehandlung sind möglich. Die Dauer der Arbeitsunfähigkeit hat sich dadurch im Vergleich zu unserem früheren Verfahren um durchschnittlich 3 Wochen verkürzt.

386

Literatur

1. Gotzen L, Ennker J (1983) Spanplastik bei der habituellen Schulterluxation. Hefte Unfallheilkd 170:193—205
2. Hovelius L, Körner L, Lundberg B, Akermark C, Herberts P, Wredmark T, Berg E (1983) The coracoid transfer for recurrent dislocation of the shoulder. J Bone Joint Surg [Am] 65:926—934
3. Keyl W (1983) Ergebnisse der Operationen nach M. Lange und Putti-Platt. Hefte Unfallheilkd 170:215—223
4. Müller W (1978) Die multizentrische Studie über die operative Behandlung der rezidivierenden oder habituellen Schulterluxation. Orthopäde 7:134—135
5. Neer CS (1970) Displaced proximal humeral fractures. J Bone Joint Surg [Am] 52: 1077—1089
6. Palmer I, Widen A The bone block method for recurrent dislocation of the shoulder joint. J Bone Joint Surg [Br] 30:53—58

Unsere Erfahrungen mit der operativen Behandlung der vorderen und hinteren rezidivierenden Schulterluxation durch eine extraarticuläre Knochenplastik

Z. Harnach und J. Michek

Forschungsinstitut für Traumatologie, Ponávka 6, CSSR-66250 Brno

Die Ursachen von Rezidiven nach traumatischer Schulterluxation sind für die vordere und hintere Luxation identisch
1. Knochenausriß am Labrum;
2. Kapselzerreißung am Labrum und Schulterblatthals;
3. Lockerung und Ausweitung der Gelenkkapsel mit Ausstülpungen, in die der Humeruskopf luxieren kann;
4. Gelenkpfannenrandresorption sowohl vorn als auch hinten nach vorangegangener Beschädigung;
5. Humeruskopfdefekte im Gebiet der Artikulation mit der Gelenkpfanne des Schulterblattes.

Andere Schulen stehen auf dem Standpunkt, daß für rezidivierende Luxationen neuromusculäre Gleichgewichtsstörungen nach dem Ersttrauma mit Luxationen verantwortlich sind.

Die kausale Therapie der rezidivierenden Schultergelenksluxation sollte deshalb auf folgende pathologische Veränderungen ausgerichtet sein:
1. die dysplastische flache Schulterblattpfanne;
2. die Bankart-Läsion (abgelöster Limbus mit oder ohne gleichzeitigem Schaden des knöchernen Glenoidalrandes);
3. die Impressionsfraktur am Humeruskopf nach Malgaigne, Hill und Sachs;
4. die Erweiterung des Kapsel-Muskelmantels an der Kopfaustrittsstelle.

Für die causale operative Behandlung ist deshalb eine genaue Diagnostik der einzelnen Teilläsionen erforderlich: Röntgenaufnahmen in verschiedenen Projektionen, Arthrographie und peroperative Befunderhebung.

Hefte zur Unfallheilkunde, Heft 186
Verletzungen des Schultergelenks
Zusammengestellt von U. P. Schreinlechner
Springer-Verlag Berlin Heidelberg 1987

Unsere Technik besteht in der extraarticulären Applikation eines autogenen Knochenspanes aus dem Beckenkamm — je nach Luxationstyp vorn oder hinten — in einen Knochenschlitz des distalen Gebietes des Schulterblatthalses so, daß er 5—8 mm den Rand und den Limbus der Fossa glenoidalis überragt. Die Technik ähnelt jener der extraarticulären Pfannendachplastik am Hüftgelenk. Der Knochenspan mißt 2,5 x 3,5 x 0,5 cm und wird fest in den Knochenschlitz eingeschlagen und mit zwei Kirschner-Drähten fixiert. Die Drähte liegen unter der Haut und können nach zwei Monaten entfernt werden. Das neugebildete Knochenlager soll weitere Luxationen verhindern. Die Methode unterscheidet sich von jener nach Eden-Hybinette darin, daß der Span extraarticulär eingesetzt wird, wie es Bristow und Helfet angegeben haben. Nur zweimal waren wir gezwungen, den Span intraarticulär anzubringen, weil nach vorderen Luxationsrezidiven ein ausgedehnter Recessus an der atrophischen Gelenkkapsel entstanden war, der eine plastische Korrektur erforderte.

Beim vorderen Zugang wählen wir die Schnittführung ähnlich der bei der Bankart-Operation. Den Musculus subscapularis durchtrennen wir in der distalen Hälfte.

Beim hinteren Zugang geht der Hautschnitt vom hinteren Rand des acromioclaviculären Gelenkes nach distal, die Fasern des Musc. infraspinatus und teres minor werden quer durchtrennt. Große Vorsicht muß auf die Unversehrtheit des Nervus axillaris gelegt werden. Nach Spaneinsetzung und Fixierung wird die Wunde schichtweise verschlossen und ein nach Zahradníček modifizierter Desault-Verband für 6 Wochen angelegt. Nach Entfernung des Verbandes und der Fixationsdrähte nach 6—8 Wochen erfolgt eine 3—4,5monatige Rehabilitation.

Die vordere rezidivierende Schulterluxation operierten wir im Zeitraum von 1964 bis 1984 nach dieser Methode insgesamt 30mal, die hintere 11mal.

18mal erfolgte die Spanimplantation von vorn als Primäreingriff, dreimal nach vorhergegangener Operation nach Magnuson-Stack, dreimal nach Operationen nach Putti-Platt und sechsmal nach Bankart-Operationen, alle ursprünglich auswärts durchgeführt.

11mal erfolgte die hintere Spananlagerung bei hinterer rezidivierender Luxation, davon zweimal nach ursprünglich falsch indizierter Bankart-Operation.

Merle D'Aubigné weist 4,31% Reluxationen nach der Eden-Hybinette-Methode auf. Zenker, Hackenbroch und Bliemel haben bei 66 Kontrollen nach Operationen nach Eden-Hybinette und Lange kein Rezidiv beobachtet. May et al. aus Kiel beschrieben 2 Rezidive von 49 Operierten, das heißt in 4%.

Wir haben im Zeitraum von 1964 bis 1984 insgesamt 41 Patienten operiert. 34 mit extraarticulären Knochenplastiken wurden kontrolliert: 7 Frauen und 27 Männer. Das Durchschnittsalter betrug 27,3 Jahre, der jüngste Patient war 16, der älteste 45 Jahre alt. Von 23 vorderen Luxationen waren 19 rechts- und 4 linksseitig, bei Frauen 8, bei Männern 15. Rezidive wurden keine beobachtet. Als Nachteil beobachteten wir eine Außenrotationseinschränkung bei 2 Patienten, das heißt bei 8,7%. Obwohl wir bei einem Patienten eine teilweise Knochenresorption beobachteten, kam es nicht zum Rezidiv.

Die hintere rezidivierende Luxation operierten wir 8mal rechts- und 3mal linksseitig, bei 2 Frauen und 9 Männern. Auch bei diesen haben wir keine Rezidive bei der Nachuntersuchung anamnestisch erheben können, bei einem, das heißt in 9%, besteht eine Einschränkung der Innenrotation um 15 Grad. Alle unsere Operierten hatten in der Anamnese ein Ersttrauma, pathologische Luxationen nach der von Galli angegebenen Einteilung sind nicht eingetreten. Die Spätkontrollen unserer Patienten zeigten in den meisten Fällen gute bis sehr gute Resultate.

Die Behandlung der rezidivierenden Schulterverrenkung mit einer modifizierten Technik nach Bristow

F. Povacz

Unfallabteilung des AKH Wels (Leiter: Prim. Dr. Fritz Povacz), Grieskirchner Straße 42, A-4600 Wels

1958 veröffentlichte Arthur E. Helfet aus Kapstadt eine Operationsmethode zur Behandlung der rezidivierenden Schulterverrenkung, die ihm 20 Jahre vorher von dem 1948 verstorbenen W. Rowley Bristow gezeigt worden war. Die Operation wird seither nach Bristow benannt, eine Originalbeschreibung von Bristow selbst konnte ich in der mir zugänglichen Literatur nicht eruieren.

Das Prinzip der Methode besteht darin, zwei prädisponierende Faktoren für die habituelle bzw. rezidivierende Luxation in einem zu beseitigen, nämlich die flache und schmale Pfanne nach vorne zu erweitern und die überdehnten Weichteile zu straffen bzw. zu verstärken. Ersteres geschieht durch Verpflanzung eines $1-1^1/_2$ cm langen Stückes vom Rabenschnabelfortsatz, das zweite in der Originalmethode durch Vernähen des längsgespaltenen Subscapularis mit den am verpflanzten Coracoid entspringenden Biceps bzw. Coracobrachialis.

In der modifizierten Version ist diese Vernähung nicht mehr notwendig. Das verpflanzte Coracoid kann mittels einer Schraube so fixiert werden, daß eine zusätzliche Vernähung des Subcapularis mit dem Coracobrachialis und dem kurzen Bicepskopf nicht notwendig ist. Die untere Hälfte des längsgespaltenen M. subscapularis ist in dem Winkel zwischen Schulterpfanne – Coracoid mit Biceps und Coracobrachialis so gefangen, daß sie bei der entscheidenden Bewegung – Elevation und Außenrotation – den OA-Kopf am Austritt aus der Pfanne hindert.

Technik

1. Hautschnitt vom tastbaren Rabenschnabelfortsatz zur Mitte der vorderen Achselfalte
2. Darstellen des Sulcus deltoideo-pectoralis mit Präparation der Vena cephalica, die nach caudal zur Seite gehalten wird.
3. Darstellen des Processus coracoideus. Einsetzen eines spitzen Hohmannhebels cranial am Coracoid $2-2^1/_2$ cm basiswärts der Spitze. Zwei weitere Hohmann-Hebel werden medial und lateral an der Grenze Ansatz des Pectoralis minor – Ursprung des Coracobrachialis – eingesetzt.
4. Bohren eines Loches von der Spitze des Coracoids basiswärts mit dem 3,2 mm Bohrer möglichst zentral. Dies ist ein wichtiger Schritt. Es soll nur einmal gebohrt werden, weil es bei mehrfachem Bohren zu einer Schwächung des Knochens mit Bruchgefahr kommen kann.
5. Osteotomie des Coracoids $1-1^1/_2$ cm basiswärts der Spitze mit der oscillierenden Säge.
6. Freipräparieren des M. coracobrachialis bis zum Eintritt des N. musculo-cutaneus. Temporäres Verschieben des mit einem Faden markierten Coracoids in die Axilla.

Hefte zur Unfallheilkunde, Heft 186
Verletzungen des Schultergelenks
Zusammengestellt von U. P. Schreinlechner
Springer-Verlag Berlin Heidelberg 1987

7. Präparation des M. subscapularis. Quere Incision der cranialen Hälfte der Sehne dieses Muskels und Längsspalten des Muskels auf eine Länge von 5 cm. Damit liegt der vordere und untere Pfannenrand frei, eine eventuelle Bankartsche Läsion wird sichtbar, gleichzeitig wird das Gelenk eröffnet, es wird auf Knorpelschäden untersucht und freie Gelenkskörper (in ca. 10% der Fälle) werden entfernt.

8. Einschlagen eines spitzen Hohmann-Hebels im oberen Anteil des Schulterblatthalses, ein zweiter stumpfer Hohmann-Hebel wird am Unterrand des Schulterblatthalses eingesetzt, und ein dritter, der durch das eröffnete Gelenk an den hinteren Pfannenrand plaziert wird, hält den OA-Kopf beiseite. Es wird nun unter dem Schutz der Hohmann-Hebel der Knochen am vorderen unteren Pfannenrand im Bereich der Bankartschen Läsion mit der Kugelfräse angefrischt, bis Blutpunkte sichtbar sind.

9. Bohren eines Loches mit dem 3,2-mm-Bohrer an der Anfrischungsstelle von ventral nach dorsal. Messen des Bohrkanals am Schulterblatthals und am osteotomierten Anteil des Coracoids mit der Meßlehre. Fixation des Coracoids mit einer entsprechenden AO-Malleolarschraube. Dieser Schritt wird sehr erleichtert, wenn man die Schraube durch das Coracoid vollständig durchdreht, man kann sie dann unter Sicht bequem in das Bohrloch am Schulterblatthals einführen. Die Schraube muß so weit festgezogen werden, daß sie das Coracoid satt anpreßt, man muß jedoch vorsichtig sein, um nicht das Coracoid zu sprengen, denn dadurch wird eine stabile Fixation kompromittiert.

10. Rücknähen der oberen Hälfte des Subscapularis im sehnigen Anteil *ohne* Verkürzung, Saugdrain, Hautnaht.

11. Ruhigstellung in einem Gilchristverband für 3–4 Wochen.

Eigenes Krankengut

Vom 1. 1. 1975 bis 1. 8. 1984 haben wir an der Unfallabteilung Wels insgesamt 33 derartige Operationen durchgeführt.

Das Durchschnittsalter der Patienten war 30,7 Jahre (15–56 J.). 28 waren Männer, 5 Frauen; siebzehnmal war die rechte und vierzehnmal die linke Seite betroffen. In 30 Fällen stand am Anfang ein entsprechendes Trauma, 3mal erfolgte die erste Luxation ohne Unfall beim Schwimmen oder Ballwurf über den Kopf. Zwischen erster Luxation und Operation gab es 3–40 Reluxationen.

Bei der Operation fanden wir in 27 Fällen eine typische Bankartsche Läsion, 2mal eine sehr flache Pfanne, 2mal eine auffallend schlaffe Kapsel und 3mal freie Gelenkskörper. Einmal konnte der N. musculocutaneus trotz sorgfältiger Präparation nicht aufgefunden werden, in einem zweiten Fall war er nur etwa 1 mm dick.

Viermal kam es beim Anschrauben des Coracoids zu einem Berstungsbruch. In diesen Fällen haben wir zur Schraube noch eine Beilagscheibe verwendet und, wie bei der Originalmethode, den M. coracobrachialis mit dem M. subscapularis vernäht. Die Ruhigstellung wurde bis auf 6 Wochen verlängert. Die 33 Operationen konnten alle bis zur Wiederaufnahme der Arbeit bei uns in Behandlung bzw. in Kontrolle bleiben. Der durchschnittliche stationäre Aufenthalt betrug 6,6 Tage (4–13 Tage), die durchschnittliche ambulante Behandlung 54 Tage (9–101 Tage). Die meisten Patienten haben während der ambulanten Behandlung bereits wieder gearbeitet.

Tabelle 1

1) Reluxation	0
2) berufliche Aktivität uneingeschränkt	27
3) subjektive Beschwerden	
keine	22
bei Arbeit über Kopf	2
wetterfühlig	3
4) Beweglichkeit	
frei	18
$-20°$ eingeschränkt	8
$+20°$ eingeschränkt	1

Zwei Patienten klagten postoperativ über Sensibilitätsstörungen im Bereich des N. ulnaris. In beiden Fällen normalisierte sich das Gefühl innerhalb von 3 Monaten. Sonst gab es keine postoperativen Komplikationen.

27 Operierte (80,1%) konnten nach 1—10 Jahren (ϕ 3,1 J.) klinisch und röntgenologisch nachuntersucht werden.

Ergebnisse

Bei einem 38jährigen Handelsreisenden, der aus beruflichen Gründen keine Nachbehandlung hatte, bestand 1 Jahr nach Operation eine konzentrische Einschränkung der Schulter (S: 60-0-115, R: 40-0-60, F: 130-0-40), er war wetterfühlig, aber subjektiv zufrieden, weil er seinen Lieblingssport, das Skifahren, wieder ungehindert ausüben konnte.

Röntgenologisch waren 26 der verpflanzten Rabenschnabelfortsätze knöchern verheilt, in 2 dieser Fälle war trotz knöcherner Heilung ein Teil des Fortsatzes resorbiert. In einem Fall besteht eine Pseudarthrose mit Beschwerden bei Arbeiten über Kopf. 17 der 27 Patienten betrieben Sport, alle konnten zu den Aktivitäten, die sie vor der Verletzung ausübten, zurückkehren, 5 haben zusätzliche Sportarten betrieben.

Zusammenfassung

Die Operation nach Bristow ist bei uns wenig bekannt. Die Erwartung Scharitzers, der sie 1971 in der „Aktuellen Chirurgie" besprochen hat, sie werde die Operation nach Bankart ablösen, hat sich nicht erfüllt. An diesem Kongreß ist sie die einzige Mitteilung zu dieser Methode. Die wichtigsten Argumente für diese Operation sind:

1. klares, logisches Konzept,
2. relativ einfache Technik (Op.-Zeit 1 h),
3. wenig Komplikationen,
4. 97% sehr gute und gute Ergebnisse,
5. keine Reluxation in 33 Fällen.

Ihre Gültigkeit hat sich in den von uns operierten Patienten zuverlässig erwiesen.

Literatur

Beck E (1969) Die habituelle Schulterverrenkung. Enke, Stuttgart (Vorträge aus der praktischen Chirurgie, Heft 80)
Helfet AJ (1958) Coracoid transplantation for recurring dislocation of the shoulder. J Bone Joint Surg [Br] 40/2:198–202

Die Behandlung der rezidivierenden Schulterluxation nach Bankart

V. Pokorny und P. Wendsche

Forschungsinstitut für Traumatologie, Ponávka 6, CSSR-66250 Brno

Auf der Grundlage größerer statistischer Angaben neigen wir heute zur Ansicht von Max Lange, der behauptete, daß die rezidivierende Luxation meist Folge ungenügender Behandlung der Erstluxation sei.

Die rezidivierende Schulterluxation finden wir vor allem bei jugendlichen Sportlern, die ihren Unfall unterbewerten und folglich sich ungenügend behandeln lassen. Bei dieser Gelegenheit wollen wir betonen, daß bisher keine einheitliche Meinung zur Dauer der Immobilisation der Schulter nach Reposition der Erstluxation besteht.

Schreiner gestattet die Abduktion schon am dritten Tag nach dem Unfall, die Flexion, Extension und Rotation jedoch erst nach drei Wochen. Jaeger und Wirth empfehlen, die Schulter 3 bis 4 Wochen zu immobilisieren. Wir fixieren bei älteren Menschen nach Erstluxation 7 bis 10 Tage, bei jüngeren 2 bis 3 Wochen.

Die Operation bei rezidivierenden Luxationen des Schultergelenkes indizieren wir gewöhnlich nach dem 3. Rezidiv. Die Schulter ist in diesen Fällen schon so weit gelockert, daß es in der Regel auch zu Luxationen ohne Trauma kommt, das heißt, schon bei normaler Bewegung zum Beispiel bei der Arbeit oder beim Schwimmen.

Zur Verhinderung von Rezidiven wurden Dutzende verschiedene Eingriffe vorgeschlagen. Grundsätzlich zielen die Eingriffe auf
— Raffung der lockeren Gelenkkapsel,
— auf größere Stabilisationsmöglichkeiten der umgebenden Sehnen oder
— auf Erzielung eines größeren knöchernen Widerlagers gegen eine pathologische Bewegungsform.

Heute werden hauptsächlich die Techniken nach Eden-Hybinette, Lange, Putti-Platt und Bankart und in neuester Zeit die Methode der subcapitalen Rotationsosteotomie nach Weber angewandt.

Wir konnten gute Erfahrungen mit der Methode nach Bankart sammeln.

Das Prinzip der Operation ist die Raffung der Gelenkskapsel, verbunden mit Reinsertion am Labrum glenoidale und Verstärkung des vorderen Kapselanteiles durch dachförmiges Übernähen des Musculus subscapularis. Zur sicheren Reinsertion der Kapsel wenden wir die Technik nach Poigenfürst an, der mit Hilfe speziell zubereiteter Kirschner-Drähte

Hefte zur Unfallheilkunde, Heft 186
Verletzungen des Schultergelenks
Zusammengestellt von U. P. Schreinlechner
Springer-Verlag Berlin Heidelberg 1987

die Drahtschlingen durch das Labrum glenoidale nach hinten führt und hinter der Schulter die Drähte über einen Tampon verdrillt.

Wir haben das Krankengut unserer Einrichtung und zweier weiterer Brünner unfallchirurgischer Abteilungen der letzten 10 Jahre ausgewertet. Insgesamt wurden 96 Patienten nach der Bankartmethode nach rezidivierender vorderer Schulterluxation operiert. In 5 Fällen beobachteten wir ein Rezidiv, jedesmal nach einer größeren Gewalteinwirkung (Wasserski, Abfahrtslauf, Fall aus größerer Höhe).

In keinem Fall fanden wir eine nennenswerte Bewegungseinschränkung im Sinne der Abduktion, Flexion oder Extension. Bei einem Viertel der Patienten beobachteten wir allerdings eine mäßige Rotationsbehinderung, besonders der Außenrotation. Diese Rotationsbehinderung tritt besonders bei Neunzig-Grad-Abduktion des Armes, weniger in der Null-Stellung auf.

Wir konnten uns davon überzeugen, daß diese Operationstechnik auch bei älteren Kranken gut anwendbar ist. Unser ältester Patient war 62 Jahre alt. Er treibt noch immer Sport.

Ergebnisse der operativen Therapie der rezidivierenden Schulterluxation mit einer modifizierten Operationstechnik nach Putt-Platt

H. Kohlmann und J. Lahninger

1. Chirurgische Abteilung des Wilhelminenspitals der Stadt Wien (Vorstand: Prof. V. Vécsei), Montleartstraße 37, A-1160 Wien

Bei der Jahrestagung der Britischen Orthopädischen Gesellschaft 1947 hielt Osmond Clarke einen 1948 auch schriftlich veröffentlichten Vortrag über eine Operationsmethode der rezidivierenden Schulterluxation, die ihm durch eine mündliche Mitteilung von Sir Harry Platt und eine Veröffentlichung eines Schülers des Italieners Vitorio Putti aus den Zwanzigerjahren bekanntgeworden war. Aus, wie er schreibt, euphonetischen Gründen nannte er sie Putti-Platt-Operation. Eine euphonetische Ergänzung liefert der Umstand, daß 1936 auch der Schweizer Matti eine ähnliche Operationsmethode beschrieben hat [3].

Die Originalmethode sieht eine Durchtrennung der am Coracoid entspringenden Muskulatur ursprungsnahe vor [1, 3, 4]. Nach ansatznaher Durchtrennung des Musculus subscapularis und der Gelenkskapsel 1 cm vom Limbus entfernt, wird die laterale Lefze der Gelenkskapsel mitsamt dem lateralen Subscapularisanteil mit bis zum Limbus durchgreifenden Einzelknopfnähten wieder mit der medialen Lefze vereint und darüber der mediale Anteil des Musculus subscapularis in starker Innenrotation aufgenäht.

In den Jahren 1972 bis 1982 wurden an der 1. Chirurgischen Abteilung des Wilhelminenspitals der Stadt Wien 48 Operationen mit dieser Methode durchgeführt, wobei insofern eine Modifikation vorliegt, als wir in aller Regel eine Osteotomie des Processus coracoideus durchgeführt haben (Tabelle 1). Außerdem wurde die Kapsel in Form von doppelnden U-Nähten so gerafft, daß die laterale Lefze unter die mediale an den Limbus zuliegen kommt. Eine vorhandene Bankartsche Läsion wird mit dem scharfen Löffel angefrischt.

Hefte zur Unfallheilkunde, Heft 186
Verletzungen des Schultergelenks
Zusammengestellt von U. P. Schreinlechner
Springer-Verlag Berlin Heidelberg 1987

Tabelle 1. Operation nach Putti-Platt

Zugang im Sulcus deltoideo-pectoralis
Abtrennung der Muskulatur vom Coracoid ursprungsnahe oder Osteotomie des Coracoid
Durchtrennung des M. subscapularis ansatznahe nach Anschlingung des med. Anteils
Durchtrennung der Kapsel des Schultergelenks ca. 1 cm vom Limbus entfernt
Inspektion des Gelenkes, event. Anfrischung einer Bankartschen Läsion
Naht der lateralen Kapsellefze mit oder ohne lateralen Anteil des Subscapularis unter die
    mediale
Aufsteppen oder Naht des Subscapularis in Innenrotation des Armes
Reinsertion des Coracoids bzw. der dortigen Muskulatur, Redondrainage, Wundverschluß
3–4 Wochen Desault-Verband, dann Bewegungsübungen

Tabelle 2. Operation nach Putti-Platt 1972–1982. Gesamt: 48; nachuntersucht: 31 bei 29 Patienten

Von den Nachuntersuchten: Operationen bei Männern   23
                                            bei Frauen   8

Durchschnittsalter zum Operationszeitpunkt: 28,2 Jahre (min. 16 Jahre, max. 52 Jahre)

Kontrollzeitraum: 3–13 Jahre (durchschnittlich 6 Jahre)

Betroffenheit der dominanten Seite: 58%

Habituell: 6 von 23 männlichen (26%)
             5 von 8 weiblichen (62%)

„Breite Narbe":   11 Fälle (35%)

Der laterale Subscapularisanteil wird dabei nicht mitgenommen, sondern seperat wiederum in Innenrotation mit dem medialen Muskelanteil vernäht.

Insgesamt konnten 29 Patienten erreicht werden, wovon 2 beidseits operiert worden sind, so daß 31 Schultern nachuntersucht werden konnten (Tabelle 2). Es handelt sich um 23 Schultergelenke bei Männern und 8 bei Frauen. Das Durchschnittsalter der Patienten zum Zeitpunkt der Operation betrug 28,2 Jahre. Der jüngste war 16, der älteste 52 Jahre alt. 18mal war die dominante Seite, 13mal die andere Seite verletzt. Die Kontrolle erfolgte zwischen 3 und 13 Jahren nach der Operation, im Schnitt nach 6 Jahren.

Die Mindestzahl der vorangegangenen Luxationsereignisse betrug 3. 11 Patienten gaben die Zahl der Luxationen mit „mindestens 100" oder „unendlich oft" an. Zum Operationszeitpunkt bestand das Leiden im Durchschnitt 7 Jahre. Ein Patient wurde erst 23 Jahre nach der Erstluxation operiert. Lediglich bei 4 Patienten lag das erste Ereignis kürzer als 1 Jahr zurück. Ein Bagatelltrauma, die allererste Luxation auslösend, wird in 5 von 8 weiblichen aber nur in 6 von 23 männlichen Fällen angegeben.

Infektionskomplikationen hat es keine gegeben. Die Narbe war allerdings in 11 Fällen breiter als 10 mm.

Die Osteotomieschraube am Coracoid lag in 25 Fällen beschwerdefrei in situ. 5mal war sie, ohne Beschwerden verursacht zu haben, entfernt worden, 1mal war keine Osteotomie am Coracoid angelegt worden.

Tabelle 3. Operation nach Putti-Platt (n = 31), Bewertung nach dem Schema aus J. Bone Joint Surg, 52-A, 1970 (1087) für dislocierte prox. Oberarmfrakt.

Punkte	Bewertung	Fälle		
89–100	Excellent	15	48,3%	
80– 89	Satisfactory	13	42%	90,3%
70– 79	Unsatisfactory	1	3,2%	
0– 69	Failure	2	6,4%	

Unsatisfactory: Subluxationstendenz mit Bewegungseinschränkung 1
Failure: Subluxationstendenz mit Bewegungseinschränkung 1, Relux. nach hinten 1

Tabelle 4. Operation nach Putti-Platt. Schema nach Rowe

Stabilität	Punkte	Funktion	Punkte	Beweglichkeit	Punkte
Keine Reluxation	50	Keine Behinderung	30	100% normale	
Unsicherheit	30	Greinge Behinderung	25	Außen-, Innenrot.	
Subluxation	10	Behinderung und		und Elevation	20
Reluxation	0	geleg. Beschwerden	10	75%	15
		Ausgeprägte Behin-		50% Außenrot.	
		derung, Schmerz	0	75% Innenrot.	5
				Keine Außenrot.	
				50% Innenrot. +	
				Elevation	0

Tabelle 5. Operation nach Putti-Platt (n = 31). Bewertung nach dem Schema nach Rowe

Punkte	Bewertung	Fälle		
90–100	Ausgezeichnet	19	61,3%	
75– 89	Gut	4	12,9%	74,2%
51– 74	Befriedigend	5	16,1%	
0– 50	Mäßig	3	9,7%	

Luxationen auf der kontralateralen Seite hatten insgesamt 10 Patienten erlebt, von denen 4 teils bei uns, teils auswärts operiert worden waren. Bei den übrigen 6 waren diese Luxationen entweder einmalige oder doch so selten rezidivierende Ereignisse, daß eine Operation bis jetzt nicht von den Pat. gewünscht wurde. Nach dem uns zur Nachuntersuchung zugewiesenen Schema, das eigentlich für dislozierte proximale Oberarmfrakturen entworfen wurde, haben wir folgende Resultate gefunden (Tabelle 3).

90,3% sind als sehr gut oder gut einzustufen, 1 Fall wegen Subluxation und Bewegungseinschränkung als unbefriedigend. Als schlecht mußten 2 Patienten eingestuft werden:

Tabelle 6. Operation nach Putti-Platt (n = 31). Bewertung nach dem Schema Rowe

Befriedigend:	Subluxation	2
	Subluxation mit Bewegungseinschränkung von max. 25%	3
Mäßig:	Reluxation	1
	Reluxation nach hinten	1
	Subluxation mit Bewegungseinschränkung	1
Reluxation insgesamt		2 (6,5%)

Tabelle 7. Operation nach Putti-Platt (n = 31). Subjektives Urteil (1 = sehr gut, 2 = gut, 3 = mäßig, 4 = schlecht)

1	22 Patienten	70,9%	
1—2	3 Patienten	9,6%	80,5%
2	2 Patienten	6,5%	
2—3	4 Patienten	13%	

1 Epileptiker mit erheblicher Bewegungseinschränkung und starker Subluxationtendenz, sowie eine Frau, die auswärts wegen Reluxation nach hinten nachoperiert worden war. Das primäre Operationsresultat dieser Patientin läßt sich zwar heute nicht mehr objektivieren, wurde aber unter Zugrundelegung ihrer Schilderung in die Wertung aufgenommen.

Wir haben aber auch noch das Schema nach Rowe, das speziell für Schulterluxationen [5] entworfen wurde, angewandt (Tabelle 4, 5).

Bei Anwendung dieses Schemas fanden wir 74,2% ausgezeichnete und gute Resultate. Bei den 5 Patienten, die unter befriedigend (Tabelle 6) eingestuft wurden, lagen in 2 Fällen Subluxationen und in 3 Fällen Subluxationen mit Außenrotationseinschränkungen von 25° vor. Die 3 mäßigen Resultate setzen sich wie folgt zusammen: Eine Patientin mit hinterer Luxation, die bereits beim ersten Schema erläutert wurde, ein Patient mit vorderer Reluxation und der ebenfalls schon erwähnte Epileptiker mit Subluxation und Bewegungseinschränkung. Ziemlich genau ein Viertel aller Patienten hat also Stabilitätsprobleme. Die Zahl der Reluxationen beträgt wie gesagt 2, das sind 6,4%. In der Literatur werden zwischen 0 und 14,3% Reluxationen für die Putti-Platt-Operation, in einer Sammelstatistik 3,5% angegeben [2].

Was die Bewegungseinschränkung betrifft, so kommt praktisch nur eine Außenrotationseinschränkung vor, und zwar bei 9 Patienten (29%) bis maximal 15°, bei 3 Patienten (9,6%) zwischen 15° und 30°. 19 Patienten (61,4%) wiesen keine Außenrotations- oder andersartige Bewegungseinschränkung auf.

Die subjektive Beurteilung des Operationsresultates liegt mit 87% sehr guter und guter Benotung deutlich über der objektiven (Tabelle 7).

Zusammenfassend kann gesagt werden, daß bei der Putti-Platt-Methode die Vorteile einer technisch verhältnismäßig einfachen, schonenden, vorwiegend an den Weichteilen angreifenden Operation zusammen mit geringen unerwünschten Spätfolgen auf die Schulterbeweglichkeit dem Nachteil gegenüberstehen, daß in einem relativ hohen Prozentsatz nicht völlige Stabilität erzielt werden kann.

Osmond Clarke [3] teilt in seiner Arbeit aus dem Jahre 1947 mit, daß Platt seine Operationsmethode für jene Fälle entwickelt hat, bei denen er keine Bankartsche Läsion vorfand. Dies sollte vielleicht als Aufforderung zu einem differenzierteren Vorgehen verstanden werden.

Literatur

1. Baumgartl F, Kremer H, Schreiber HW (1976) Spezielle Chirurgie für die Praxis, Bd 3/1. Thieme, Stuttgart, S 178–181
2. Jäger M, Wirth CJ (1978) Kapselbandläsionen. Thieme, Stuttgart, S 87–91
3. Osmond Clarke H (1948) Habitual dislocation of the shoulder. J Bone Joint Surg [Br] 30:19
4. Pritsch M, Engel J, Horoszowski H, Farin I (1983) Recurrent dislocation of the shoulder and the Putti-Platt operation. Arch Orthop Trauma Surg 101:133–135
5. Vecsei V, Poigenfürst J, Zöch G (1982) Ergebnisse der Bankart'schen Operation bei rezidivierender Schulterluxation. Unfallchirurgie 8/4:200–204

Unser Therapiekonzept und Ergebnisse bei der Operation der rezidivierenden Schulterluxation

F. Genelin, F. Gasperschitz und D. Fink

Unfallkrankenhaus Salzburg (Ärztl. Leiter: Prim. Prof. Dr. H. Möseneder), Dr.-Franz-Rehrl-Platz 6, A-5020 Salzburg

Von der Vielzahl der in der Literatur zur Behandlung der rezidivierenden Schulterluxation angegebenen Operationsverfahren haben sich an unserer Klinik 2 Methoden besonders bewährt: Die Spananlagerung nach Eden-Hybinette-Lange und die subcapitale Rotationsosteotomie nach Weber.

Je nachdem, ob neben der Kapsel-Muskellockerung die sogenannte Bankart-Läsion oder ein Hill-Sachs-Defekt dominiert, entscheiden wir uns für eines der beiden Operationsverfahren. Zur Differentialdiagnose werden in unserer Klinik routinemäßig drei Röntgenaufnahmen angefertigt: Ein ap-Röntgen in neutraler Rotationsstellung, eine rein axiale Schulteraufnahme und eine ventro-dorsale Aufnahme bei 60 Grad Innenrotation. Auf zusätzliche Spezialaufnahmen zur besseren Beurteilung des Pfannenrandes konnten wir bisher verzichten, da wir in den meisten Fällen intraoperativ arthrotomieren und so den vorderen, unteren Pfannenrand direkt inspizieren können.

Findet sich also eine Läsion am knöchernen unteren vorderen Pfannenrand, bzw. eine ausgeprägte Zerstörung des Limbus, so wird nach der Methode Eden-Hybinette-Lange dieser Defekt beseitigt. In den anderen Fällen wird eben eine Rotationsosteotomie durchgeführt.

Hefte zur Unfallheilkunde, Heft 186
Verletzungen des Schultergelenks
Zusammengestellt von U. P. Schreinlechner
Springer-Verlag Berlin Heidelberg 1987

In den Jahren 1978 bis 1984 wurden in unserem Krankenhaus 86 Patienten mit rezidivierender Schulterluxation operiert.

61 davon konnten wir 1 bis 6 Jahre postoperativ nachuntersuchen.

46 Patienten waren Männer, einer davon wurde an beiden Schultergelenken operiert, und 15 waren Frauen. 38mal war die rechte, 24mal die linke Schulter betroffen.

Die Mehrzahl der Patienten hatten zwischen 10 und 20 Luxationen erlitten, bevor sie sich zu einer Operation entschließen konnten.

Zwischen der ersten Luxation und der Operation lagen im Durchschnitt 3 bis 4 Jahre mit Extremwerten zwischen 6 Monaten und 16 Jahren.

25 Patienten wurden nach Eden-Lange operiert, bei 37 wählten wir das Operationsverfahren nach Weber. Die postoperative Ruhigstellung erfolgte nach der Spananlagerung mittels Desault-Gipsverbandes durch 4 Wochen, nach der Rotationsosteotomie mit einem Armtragetuch bis zur Wundheilung. Anschließend erhielten sämtliche Patienten eine Physiko-Therapie.

Die durchschnittliche Arbeitsunfähigkeit betrug 8 Wochen nach der Operation nach Eden-Lange und 6 Wochen nach der Rotationsosteotomie.

An postoperativen Komplikationen sahen wir nach der Operation nach Eden-Lange einmal eine Spanlockerung mit Serombildung, die uns zur Spanentfernung zwang; zweimal war wegen Bewegungseinschränkung eine Narkosemobilisierung notwendig und einmal erfolgte eine Kerbung der Pectoralis-Major-Sehne.

Nach der Rotationsosteotomie verzeichneten wir einen oberflächlichen Wundinfekt, der folgenlos abheilte. Bei 5 Patienten kam es zu Reluxationen: 2mal nach Spananlagerung nach Eden-Lange. Eine Patientin war Epileptikerin, sie erhielt später eine Arthrodese. Der andere war ein 71jähriger Patient, bei dem es 6 Jahre postoperativ zu einer einmaligen Spontanreluxation kam. Bei den 3 Patienten nach Rotationsosteotomie luxierte die Schulter immer nach einem neuerlichen luxationsadäquaten Trauma: Einmal nach Sturz beim Surfen, einmal nach Sturz auf die Matte beim Judo-Kampf und einmal nach einem Sturz auf die Schulter beim Joggen.

Und nun zu unseren Ergebnissen:

Alle unsere 61 Patienten wurden nach dem von Neer angegebenen Kriterien nachuntersucht und die Ergebnisse in das entsprechende Punkteschema eingetragen.

Dabei erzielten wir folgende Resultate:

Bei den 25 nach Eden-Lange operierten Patienten 17mal (68%) ein sehr gutes (mehr als 89 Punkte), 5mal (20%) ein gutes (80 bis 89 Punkte) und 3mal (12%) einen Fehlschlag (weniger als 70 Punkte).

Bei den 36 nach Weber operierten Patienten, einer davon war an beiden Schultern operiert worden, 35mal (94%) ein sehr gutes und 2mal (6%) ein gutes Ergebnis.

Insgesamt erzielten wir 52mal (84%) ein sehr gutes und 7mal (11%) ein gutes Ergebnis, 3mal erlebten wir einen Fehlschlag.

Es handelte sich um die vorher erwähnte Epileptikerin, die sekundär eine Arthrodese brauchte; eine Patientin mit Cephalomyelitis, die schon präoperativ Teilparesen hatte; hier war wohl die Indikationsstellung schlecht; und um den Patienten, bei dem sekundär eine Kerbung der Pectoralis-Major-Sehne durchgeführt worden war, ohne die Beweglichkeit wesentlich verbessern zu können. Alle 3 Patienten waren nach Eden-Lange operiert worden.

Zusammenfassend glauben wir auf Grund der in 95% der Fälle erzielten sehr guten und guten Ergebnisse, beide Operationsmethoden bei läsionsspezifischer Wahl des Operationsverfahrens empfehlen zu können.

Behandlung der rezidivierenden Schulterluxation durch Drehosteotomie nach Weber

B. Gay[1], M. Hörl[1] und G. Schindler[2]

[1] Abt. Unfallchirurgie der Chirurg. Univ.-Klinik, Joseph-Schneider-Straße 2,
   D-8700 Würzburg
[2] Abt. für Röntgendiagnostik, Universitätsklinik Würzburg, Joseph-Schneider-Straße 2,
   D-8700 Würzburg

Von Weber [6] wurde die Rotationsosteotomie und Raffung der Subscapularissehne zur Therapie der rezidivierenden Schulterluxation publiziert. Dem Verfahren liegen 3 Überlegungen zugrunde:

1. Durch subcapitale Drehosteotomie wird die dorso-craniale Impression des Oberarmkopfes soweit nach vorn rotiert, daß diese auch bei maximaler Außenrotation nicht mehr am Pfannenrand einrastet.

2. Die Lateralversetzung der Subscapularissehne führt zur Fesselung des Oberarmkopfes in Innenrotationsposition, sodaß die Außenrotation gebremst wird. Gleichzeitig wird die stets überdehnte vordere Gelenkkapsel verstärkt. Die Gelenkkapsel übt unter Normalbedingungen bei zunehmender Außenrotation einen Druckeffekt auf den Oberarmkopf vom vorderen Pfannenrand weg nach dorsal aus. Eine Verstärkung dieses sog. ,,vorderen Kapselmechanismus" oder des ,,funktionellen Zügels" (Trillat) wird durch die Versetzung oder Raffung der Subscapularissehne erreicht.

3. Die Außenrotationsposition des Oberarmschaftes kompensiert das Außenrotationsdefizit. Über positive Resultate mit dieser Methode wurde von verschiedenen Autoren berichtet [1, 2, 3, 4].

Das Verfahren entspricht der Forderung nach einer kausalen Operation jedoch nur dann, wenn die Hauptursache der rezidivierenden Luxation eine Hill-Sachs-Läsion ist. Als morphologisch faßbares Substrat werden bei rezidivierender Schulterluxation in unterschiedlicher Häufigkeit Verletzungen des Limbus (Bankart-Läsion), Hill-Sachssche Impression, knöcherne Abbrüche am vorderen Pfannenrand sowie dysplastisch deformierte Schultergelenkspfannen gefunden. Rüter [5] wies darauf hin, daß die genannten Schäden vor allem kombiniert auftreten. Unser operatives Verfahren sollte deshalb vor allem die prädominierende Schädigung beheben. Wir führen präoperativ grundsätzlich sowohl eine sorgfältige Röntgendiagnostik als auch CT-Untersuchungen durch. Letztere ermöglicht die sichere Erfassung einer Kopfimpression sowie die Beurteilung ihrer Größe und Ausdehnung (Tabelle 1). Weiterhin können die Größenrelationen zwischen den Gelenkflächen, die Pfannendysplasie und Pfannenneigung sowie pathologische Veränderungen des unteren Pfannenrandes (Abflachungen, Defekte, Verkalkungen, Abrundungen) dargestellt werden (Abb. 1). Läßt sich eine Hill-Sachssche Läsion als Hauptbefund nachweisen, führen wir die Drehosteotomie durch. Besteht eine Bankart-Läsion, erfolgt die Limbusrekonstruktion in der Regel durch Verschraubung, während in den übrigen Fällen bei vorderer Luxation die Spanplastik vorgenommen wird.

Unter Beachtung dieser kausalen Gegebenheiten haben wir die Indikation zur Drehosteotomie bei 70 Patienten gestellt (Tabelle 1). Mehrfach wurde daraufhingewiesen, daß intraoperativ eine sorgfältige Gelenkrevision erfolgen muß. Zusätzliche Verletzungen des

Hefte zur Unfallheilkunde, Heft 186
Verletzungen des Schultergelenks
Zusammengestellt von U. P. Schreinlechner
Springer-Verlag Berlin Heidelberg 1987

Tabelle 1. Präoperativer Röntgen- und CT-Befund

	Röntgen	CT
Hill-Sachs-Läsion	54	70
Bankart-Läsion	4	8
Pfannenrandverkalkung	3	3
ventrale Kopfimpression	1	1
„normaler" Befund	13	5

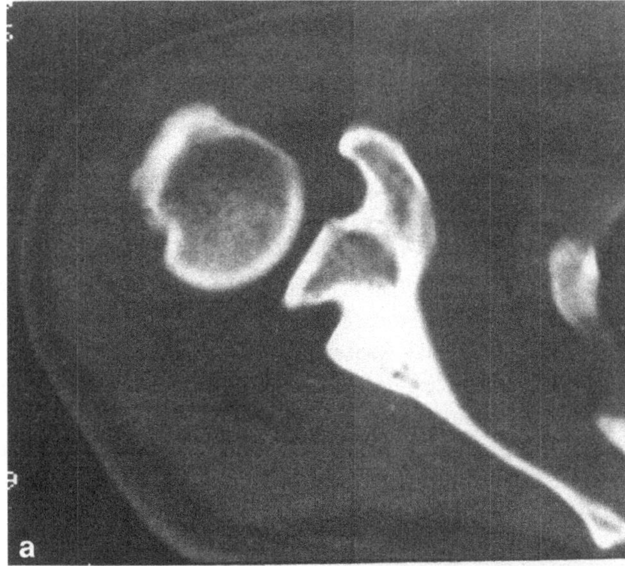

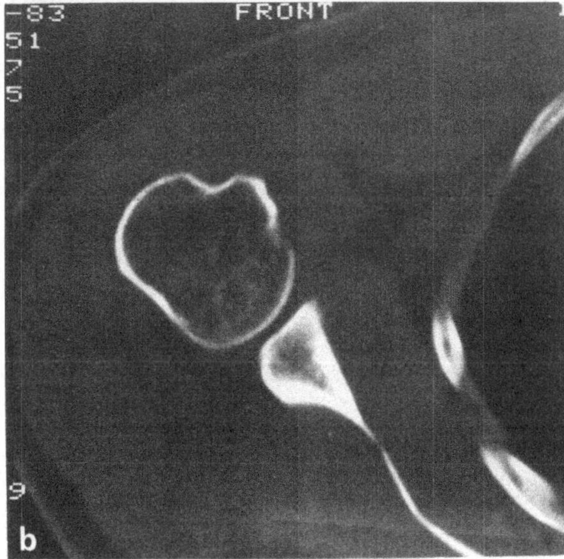

Abb. 1. a Dorsocraniale Kopfimpression bei rezidivierender Schulterluxation, b Abrundung und Verkalkung des ventralen Pfannenrandes beim gleichen Patienten

Tabelle 2. Patientengut Chir. Univ.-Klinik Würzburg. Drehosteotomie bei rezidivierender Schulterluxation

Patientenzahl:	70
Männer	55
Frauen	15
Alter:	ϕ 28,5 Jahre (19–70 Jahre)
rechter Arm:	38
linker Arm:	32
Luxationshäufigkeit:	ϕ 9 mal
Zeitraum 1. Luxation bis Operation:	2 Jahre (6 Monate bis 15 Jahre)
Voroperationen:	6

Labrum glenoidale können beurteilt und durch Naht oder Verschraubung refixiert werden. Freie Gelenkkörper werden entfernt. Das Ausmaß der Rotationsosteotomie schwankt zwischen 20 und 30 Grad und wird vor allem durch die Ausdehnung der Impression bestimmt [6]. Zur Stabilisierung verwenden wir der Empfehlung von Weber folgend eine als Winkelplatte umgeformte 6-Loch-Halbrohrplatte (Abb. 2). Die Subscapularissehne wird nach lateral versetzt, auf das Tuberculum majus transossär genäht oder durch Kleinfragmentspongiosaschraube und Unterlegscheibe fixiert. Wie Ergebnisse von Rüter [5] zeigen, ist ohne Lateralversetzung der Subscapularissehne mit einer hohen Rezidivrate zu rechnen. Zur Nachbehandlung wird der Arm über 5 Tage im Gilchrist-Verband ruhiggestellt und anschließend zur Bewegungstherapie freigegeben.

Nachdem verschiedene leistungsfähige Operationsverfahren zur Verfügung stehen, ist ein möglichst dem Einzelfall angepaßtes Vorgehen erforderlich. Wir haben in der Chirurg. Klinik Würzburg von 1978 bis März 1985 83 Operationen bei 82 Patienten mit rezivierender Schulterluxation durchgeführt, wobei nur die 70 Patienten mit Drehosteotomie berücksichtigt werden. Zur Nachuntersuchung nach 6 Monaten bis zu 7 Jahren konnten 63 Patienten ausgewertet werden. Schulterluxationen traten 2mal auf, in einem Fall lag ein adäquates Trauma vor, während im 2. Fall ein echtes Rezidiv bestand. Dies machte eine neuerliche Operation (Spanplastik) erforderlich. 54 Patienten waren vollkommen beschwerdefrei. 7mal war die Außenrotation bis maximal 20 Grad eingeschränkt, mäßige Abduktions- und Außenrotationsbehinderungen bestanden 2mal. Diese Einschränkungen wurden jedoch subjektiv nicht als störend empfunden. 2/3 der Patienten waren nach der Operation wieder sportlich unverändert aktiv.

Bei kritischer Indikationsstellung steht uns in der Drehosteotomie und Subscapularisverlagerung ein äußerst leitungsfähiges Verfahren zur Behandlung der rezidivierenden Schulterluxation zur Verfügung.

Literatur

1. Hardegger F (1978) Technik und Ergebnisse der subcapitalen Humerusdrehosteotomie bei der vorderen habituellen Schulterluxation. Orthopäde 7:147–153
2. Hohmann D (1981) Indikation, Technik und Ergebnisse der Behandlung der habituellen Schulterluxation mit der subcapitalen Drehosteotomie. In: Burri C, Zilch H (Hrsg)

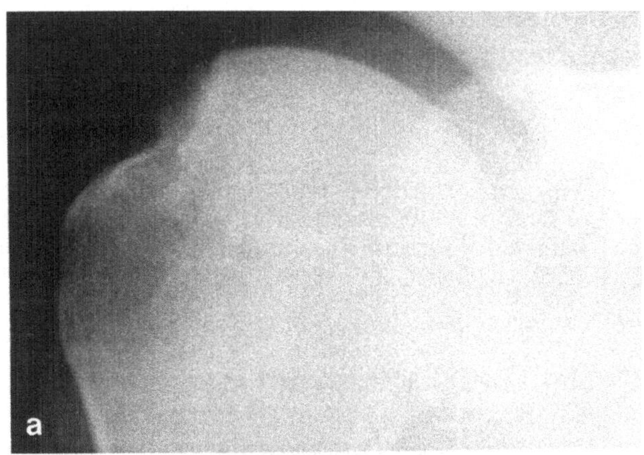

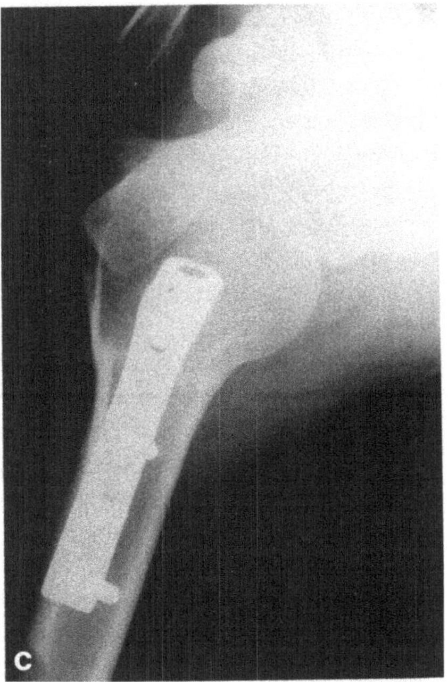

Abb. 2. a Hill-Sachs-Läsion unter Rö.-Durchleuchtung bei maximaler Innenrotation sichtbar, **b** Zustand nach Drehosteotomie

Aktuelle Probleme in der Chirurgie und Orthopädie. Huber, Bern Stuttgart Wien, S 77–80
3. Müller-Färber K, Müller H, Schweuer I (1983) Die differenzierte Therapie der rezidivierenden Schulterluxation. Unfallheilkunde 86:87–95
4. Rettig H (1984) Subcapitale Osteotomien bei habitueller Schulterluxation. Hefte Unfallheilkd 170:206–210
5. Rüter A (1984) Kombinierte Operationsverfahren bei habitueller Schulterluxation. Hefte Unfallheilkd 170:211–214
6. Weber BG (1979) Die gewohnheitsmäßige Schulterverrenkung. Unfallheilkunde 82:413–417

Ergebnisse nach subcapitaler Rotationsosteotomie wegen rezidivierender Schulterluxation

O. Paar[1], V. Smasal[1], M. Reiser[2] und P. Bernett[1]

[1] Klinik und Poliklinik für Sportverletzungen der Technischen Universität München (Direktor: Prof. Dr. P. Bernett), Connollystraße 32, D-8000 München 40
[2] Institut für Röntgendiagnostik der Technischen Universität München (Komm. Direktor: Prof. Dr. A. Breit), D-8000 München

Die Luxation des Schultergelenkes ist eine häufige Sportverletzung. Sie wird in erster Linie auf das Mißverhältnis zwischen Gelenkpfanne und Gelenkkopf zurückgeführt. Wegen der fehlenden knöchernen Führung ist das Schultergelenk ein vorwiegend weichteilstabilisiertes Gelenk, das durch den Limbus, die Gelenkkapsel, die Bänder, Sehnen und Muskeln stabilisiert wird.

Daher führen Erstluxationen in einem hohen Prozentsatz zu Begleitverletzungen am gelenkbildenden Knochen und an den Weichteilen. Am häufigsten werden Knorpel-Knochenimpressionen am Humeruskopf bzw. Abrisse vom Pfannenrand beobachtet; sie stellen die Hauptursache für ein Luxationsrezidiv dar.

Der Diagnostik von Begleitverletzungen kommt nach jeder Luxationsepisode große Bedeutung zu. Besonders beim Sportler müssen Knochenläsionen sobald wie möglich abgeklärt und entsprechend ihrem Schweregrad behandelt werden. Als wirksame Untersuchungsmethode hat sich dabei neben der Arthroskopie auch die Computertomographie-Arthrographie des Schultergelenkes erwiesen (Abb. 1).

Annähernd 200 Operationsmethoden sind in der Literatur zur Stabilisierung des Schultergelenkes beschrieben, wobei die klassischen Operationsverfahren eine unterschiedlich hohe Rezidivquote aufweisen. Nicht selten zieht die Raffung der Gelenkkapsel bzw. der Sehne des M. subscapularis eine beträchtliche Einschränkung der Außenrotationsbeweglichkeit nach sich.

Der Erfolg eines operativen Eingriffes hängt entscheidend von einer exakten Indikationsstellung ab. Bei Nachweis einer Hill-Sachsschen Delle hat sich je nach Größe und Lokalisation des Knochendefektes die subcapitale Rotationsosteotomie mit Sehenraffung bewährt. Durch die Osteotomie wird die Impressionsstelle am Oberarmkopf nach dorsal verlagert und so aus der Kontaktzone mit dem unteren Pfannenrand herausgedreht. Die Raffung der Subscapularissehne dient nicht nur zur Verstärkung der vorderen Gelenkabschnitte, sondern auch zum Ausgleich der durch die Sehnenverkürzung bedingten Außenrotationseinschränkung (Abb. 2).

Eigene Erfahrungen

Von 1980 bis Ende 1984 wurden an unserer Klinik 36 Patienten wegen eines Luxationsrezidivs operiert. Davon war bei 29 Patienten eine röntgenologisch bzw. computertomographisch nachweisbare ausgedehnte Hill-Sachssche Kopfimpression für das Rezidiv verantwortlich. Viermal lag ein kleinerer Knochendefekt mit Pfannendysplasie vor und dreimal war eine sog. Bankartsche Läsion Ursache für die Gelenkinstabilität.

Hefte zur Unfallheilkunde, Heft 186
Verletzungen des Schultergelenks
Zusammengestellt von U. P. Schreinlechner
Springer-Verlag Berlin Heidelberg 1987

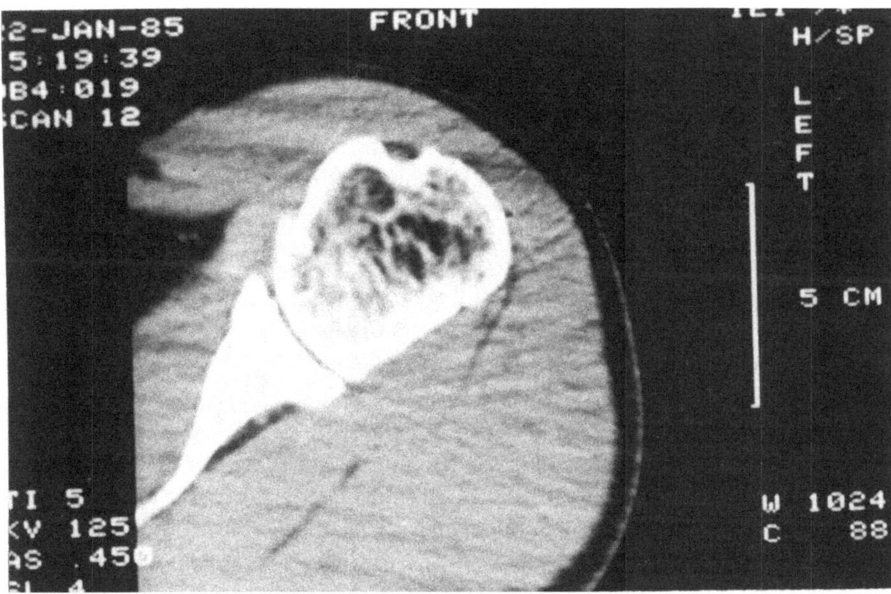

Abb. 1. Computertomographie der Schulter wegen rezidivierender Schulterluxation. Abgesehen von einer ausgedehnten Hill-Sachsschen Kopfimpression, findet sich im Gelenkspalt ein freier Gelenkkörper

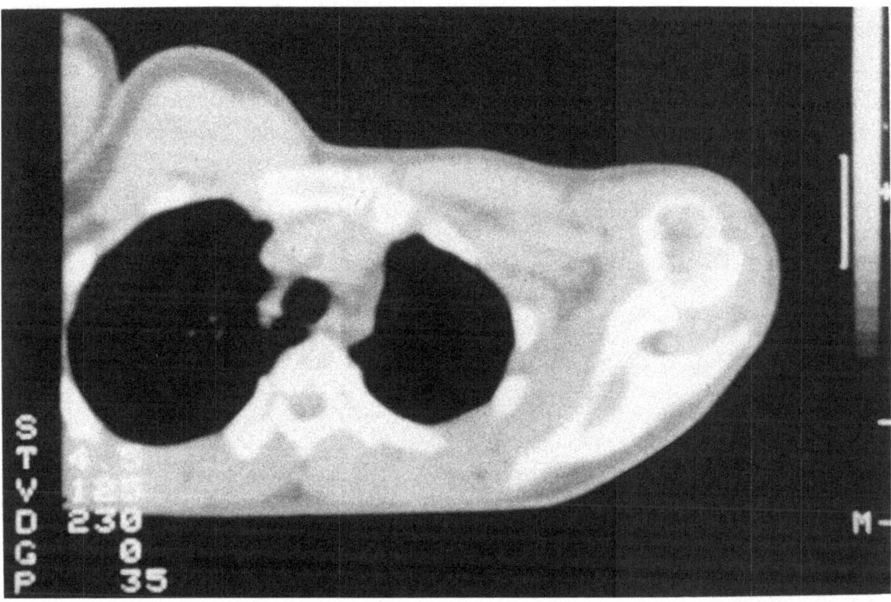

Abb. 2. Computertomographie der Schulter nach Derotationsosteotomie wegen rezidivierender Schulterluxation. Der Humeruskopf ist bei erhaltener Gelenkkongruenz nach dorsal gedreht, der Knochendefekt aus der Kontaktzone mit dem Pfannenrand verlagert

Von den 33 Patienten mit traumatisch bedingtem Knochendefekt am Humeruskopf wurden 29 Patienten einer subcapitalen Drehosteotomie des Humerus mit Raffung der Subscapularissehne unterzogen. Das Durchschnittsalter der Patienten betrug 24,7 Jahre. Die Rezidivhäufigkeit wurde präoperativ mit 3 bis 50 Rezidiven angegeben; das erste Rezidiv trat innerhalb von 9 Monaten nach Erstluxation auf.

Postoperativ wurde für 4 Wochen ein Gilchrist-Verband angelegt, danach die Schulter mobilisiert und musculär auftrainiert. Etwa 4 Monate nach dem Eingriff war der Großteil der Patienten sportlich wieder aktiv und belastungsfähig.

Nach Metallentfernung, die wir frühestens nach 6 Monaten, im Durchschnitt nach 9 Monaten durchführten, wurden 26 Patienten anamnestisch, klinisch, röntgenologisch und in 18 Fällen computertomographisch nachuntersucht (Tabelle 1).

Einer der 3 Patienten, die mit dem Operationsergebnis zufrieden waren, erlitt infolge eines Skisturzes eine Reluxation. Die beiden anderen Patienten klagen über Wetterfühligkeit und gelegentlich auftretende Schmerzen aber ohne Aktivitätseinschränkung. Nicht zufrieden mit dem Operationsergebnis sind zwei Patienten, von denen einer ebenfalls eine traumatische Reluxation erlitt, jedoch infolge Kraftminderung und Belastungsschmerzen nur mehr bedingt sportfähig ist. Beim zweiten Patienten kam es zu mehreren Rezidiven, begleitet von einem Unsicherheitsgefühl, das zu einer deutlichen Einschränkung der sportlichen Leistungsfähigkeit führte (Tabelle 2).

Durch die Außenrotationseinschränkung ist keiner der Patienten in seiner sportlichen Leistungsfähigkeit eingeschränkt; sie haben den Funktionsausfall nicht einmal bemerkt.

In keinem Fall wurden radiologisch Hinweise für einen fortschreitenden Gelenkverschleiß im Sinne einer Arthrose gefunden. Lediglich die Sklerosierung des Tuberculum majus deutet auf eine „Irritation" der Rotatorenmanschettenansätze hin (Tabelle 4, 5).

19 Patienten betreiben Sport wie vor der Erstluxation, 4 Patienten haben aus Angst vor neuerlichen Luxationen ihre sportlichen Aktivitäten eingeschränkt und ein Patient beendete seine sportliche Laufbahn aus beruflichen Gründen. Vermindert sportfähig sind zwei Patienten; bei einem ist die Schulter wegen der neuerlichen Instabilität nicht voll belastungsfähig, während der andere aufgrund gelegentlich auftretender Belastungsschmerzen keine Wurfsportarten ausführen kann.

Tabelle 1. Subjektive Beurteilung (n = 26)

Sehr zufrieden	21
Zufrieden	3
Nicht zufrieden	2

Tabelle 2. Objektive Beurteilung (n = 26)

Flexion-Extension uneingeschränkt möglich	26
Außenrotationseinschränkung bis 15°	4
Kraftminderung	1
Geringgradige Muskelatrophie	1
Gelenkreiben	2
Keloidbildung im Narbenbereich	2

Tabelle 3. Radiologischer Befund (n = 26)

Osteotomie knöchern durchbaut	26
Osteotomie in leichter Adduktionsstellung	2
Sklerosierung des Tuberculum majus	2

Tabelle 4. Befund der Computertomographie-Arthrographie (n = 18)

Ausreichende Verlagerung des Knochendefektes nach dorsal bei erhaltener Gelenkkongruenz	16
Nicht ausreichende Verlagerung des Knochendefektes	2

Tabelle 5. Beurteilung der sportlichen Aktivitäten (n = 26)

Volle Sportfähigkeit	24
Eingeschränkt sportfähig	2

Nach dem Bewertungsschema von Neer (100 mögliche Punkte) erreichen unsere postoperativen Ergebnisse eine durchschnittliche Punktezahl von 91,5 Punkten.

Diskussion

Aufgrund unseres differenzierten Krankengutes, das sich vorwiegend auf Berufs- und Leistungssportlern sowie Sportstudenten zusammensetzt, sind wir bestrebt, durch sorgfältige präoperative Diagnostik die Lokalisation und Ausdehnung der Hill-Sachsschen Kopfimpression möglichst exakt zu beurteilen, um dann zu versuchen, durch geeignete operative Eingriffe die Reluxationstendenz zu beheben. Als erfolgreiche Operationsmethode hat sich die subcapitale Derotationsosteotomie mit Raffung der Subscapularissehne erwiesen. Bei entsprechender Indikation und sorgfältiger Operationstechnik sind mit diesem Eingriff ausgezeichnete Ergebnisse zu erzielen. Für den Sportler bedeutet dies die vollständige Wiederherstellung der Schulterfunktion mit Beschwerdefreiheit und uneingeschränkter Belastungsfähigkeit des Schultergürtels.

Diskussion

Spängler, Wien: Schon der erste Vortrag mit der differenzierten Therapie der rezidivierenden Schulterluxation nach entsprechender Voruntersuchung hat ja eigentlich die Fragestellung, der wir uns hier alle stellen wollen „Was machen wir bei wem und bei welcher Situation" schon zum Hauptthema. Wer hat zum ersten Vortrag Fragen?

Wagner, Wien: Nur eine Ergänzung. Es wurde im Haupthörsaal, ich glaube von Muhr, erwähnt, daß die Pneumoarthrographie computertomographisch nichts leistet. Die Innsbrucker
Bilder, die hier gezeigt wurden, haben ziemlich das Gegenteil bewiesen, daß das sehr gut
geht, und wenn man diese Möglichkeit hat, viele Zusatzröntgenuntersuchungen erspart
werden.

Spängler, Wien: Das ist zu unterstreichen. Ich möchte über die Wertigkeit der Operation
nach Eden-Hybinette Ihre Meinung hören, einer Operation, die, wie wir hörten, in einem
hohen Prozentsatz ausgeführt wird und die, wie ich glaube, jedem Patienten zumutbar ist.

Povacz, Wels: Die heute gezeigten Kollektive zeigen doch, daß die Eden-Hybinette-Operation verlassen werden soll. Es sind zwei Eingriffe. Wir haben wiederholt gesehen, daß Komplikationen an der Spanentnahmestelle waren. Sei es eine Infektion, sei es von den Nerven
her, also die Neuralgia paraesthetica. Außerdem sind auch die Ergebnisse an der Schulter
selbst nicht so gut gewesen wie bei Bankart, Weber und auch beim Bristow. Es ist außerdem komplizierter, weil man an zwei Stellen operieren muß und sonst hat man nur eine
Stelle. Ich würde aufgrund dieser ganzen Darstellungen eher sagen: diese Operation sollte
man verlassen.

Melzer, Hannover: Ich habe wohl über die Langzeitergebnisse nach Eben-Hybinette-Lange
gesprochen und will das Operationsverfahren nicht propagieren, sondern bin zu dem Schluß
gekommen, daß wir heute differenziert die Behandlung und die Operationsverfahren sehen
müssen. Wir müssen aber von der Nomenklatur her eine Unterscheidung machen zwischen
Eden-Hybinette und Lange. Das sind zwei unterschiedliche Operationsverfahren. Eden-
Hybinette hat den Span an den Pfannenrand angelegt und Lange hat den Span eingefalzt
in den Scapulahals. Und auch die, die ihren Vortrag nach Eden-Hybinette betitelt haben,
haben meines Erachtens auch immer den Span eingefalzt, so daß man entweder von dem
Verfahren nach Max Lange sprechen muß oder von Eden-Hybinette-Lange. Das nur zur
Nomenklatur.

Spängler, Wien: Sie haben vollkommen recht. Ich glaube, die Ergänzung der Max Langeschen Modifikation ist heute schon fast verlassen, weil jeder der Eden-Hybinette meint,
meint auch noch die zusätzliche Fixation am Hals des Glenoids, während ja die freie Anlagerung sicherlich völlig verlassen ist und es dann auch nicht mehr zu diesen Komplikationen kommen kann, daß der freie Knochenkörper, wie wir das an einer Aufnahme gesehen haben, ins Gelenk steht.

Melzer, Hannover: Ich möchte noch eine Ergänzung machen zu der Bemerkung, daß zwei
operative Eingriffe notwendig sind bei der Operation nach Max Lange. Das ist nicht unbe-

Hefte zur Unfallheilkunde, Heft 186
Verletzungen des Schultergelenks
Zusammengestellt von U. P. Schreinlechner
Springer-Verlag Berlin Heidelberg 1987

dingt erforderlich. Man kann einmal einen heterologen Knochenspan nehmen, den sogenannten Kieler Knochenspan, oder man kann einen Knochenspan von der Knochenbank nehmen. Es ist nicht unbedingt notwendig, zwei operative Eingriffe durchzuführen.

Spängler, Wien: Sie meinen, daß die Tatsache, daß man auch nach einer völligen Resorption des Knochenspanes keine Rezidivhäufigkeit gefunden hat, daß hier die Vernarbung genügen würde, um ein Rezidiv zu verhindern.

Ziegelmüller, Frankfurt: Dazu möchte ich bemerken, daß sich der Kieler Knochenspan bei uns nach sechs bis zwölf Monaten vollständig aufgelöst hat. Wir haben dieses Verfahren verlassen, und zwar schon seit 1976. Zu den zwei Operationen möchte ich sagen, daß wir mit dem homologen Span aus dem Schenkelhals, uns zwar aus dem Adamschen Bogen, im letzten Jahr sehr gute Erfahrungen gemacht haben. Das hat sich inzwischen sehr gut bewährt. Natürlich, der tiefe Infekt am Beckenkamm, das was vorher passiert ist, das müssen wir uns schon ankreiden. Aber ich meine insgesamt, wir haben ein Rezidiv in unserem Kollektiv, das ich hier vorgestellt habe bei unseren 33 Patienten, welche traumatische Luxationen erlitten haben, und ich glaube, man kann dieses Verfahren nach Eden-Hybinette, oder wie gesagt modifiziert nach Max Lange, schon empfehlen. Ich meine schon, daß das ein gutes Verfahren ist, da es eine relativ geringe Rezidivquote aufweist und auch die Derotation hat keine bessere Rezidivquote zu bieten. Das was eben gesagt werden muß, die Nachbehandlung muß sehr differenziert durchgeführt werden. Unsere Patienten werden stationär behalten oder wieder aufgenommen und es sind doch mit 12 bis 14 Wochen Nachbehandlungsphase zu rechnen. Das heißt also, es ist auch eine kostenintensive Behandlung. Das möchte ich ganz klar zum Ausdruck bringen.

Spängler, Wien: Also ganz sicher, das Prinzip wird sich nicht von heute auf morgen wegwischen lassen.

Vecsei, Wien: Ich glaube, wenn man Herrn Povacz folgen sollte, dann müßte man einschränkend feststellen, daß man fehl daran tut, irgend eine Methode gegen die andere auszuspielen. Soweit wir jetzt mit zwei Methoden Erfahrung haben, müssen wir sagen, daß eine einzige Methode in der eigenen Hand überbeansprucht wird und daß dadurch zu viele Mißerfolge eintreten, weil wir quasi nicht mehr einzelne Schulterluxationsformen herauszufinden versuchen, sondern mit einer Methode alle pathogenetischen Ursachen beheben wollen. Ich glaube nicht, daß man sagen sollte, Eden-Hybinette ist überholt oder Max Lange ist überholt, sondern man muß die Fälle ganz differenziert behandeln.

Spängler, Wien: Das ist sicher richtig und das geht auch aus der Diskussion hervor. Herr Kollege Povacz hat uns nun die Bristowsche Methode vorgestellt, die schon Kollege Müller im Jahre 1940 in Österreich propagiert hat und auch selber einige oder etliche Fälle operiert hat. Das ist für uns, glaube ich, eher eine neuere Methode in der verbreiteten Anwendung. Herr Kollege Povacz, ich glaube sicherlich, daß man mit dieser Methode, die in einem Arbeitsvorgang vor sich geht, auch einen sehr guten Erfolg haben kann, nur ist natürlich die Anzahl der Fälle, die wir überblicken, gemessen an den hunderten, die nach Eden-Hybinette operiert wurden, noch zu klein, um sagen zu können, daß das eine absolute Alternative wäre. Aber ich bin überzeugt, daß das auch eine sehr gute Methode ist und es führen ja mehrere Wege nach Rom. Wenn jetzt die Zahl der Transplantationen des Coracoids an den vorderen Limbusrand in gehäufter Weise als operative Methode bei uns gesehen wird, dann wird man sicherlich auch eine entsprechende Bewertung haben.

Resch, Innsbruck: Ich habe mit Dr. Row über die Operationsmethoden gesprochen, und speziell über Bristow, nachdem in Amerika diese Operationsmethode so üblich ist und er hat gesagt, er liebt diese Methode nicht besonders, und zwar deshalb, weil sie für ihn einen zu großen Eingriff in die Biomechanik des Schultergelenkes darstellt. Wir haben gute Erfahrung mit dem einen Patienten, der Judomeister wurde. Also ein Beweis an sich für diese Methode, aber ich wollte nur die Meinung von Dr. Row mit 30 Jahren Erfahrung ausdrücken.

Benedetto, Innsbruck: Es gibt aus dem letzten Jahr im American Journal of Sports Medicine isokinetische Kraftuntersuchungen hinsichtlich der Muskelkraft nach einer Operation nach Bristow. Die haben gezeigt, daß durchschnittlich eine 15%ige Kraftminderung bei Beugung des Ellbogens auftritt durch die Verlagerung des Muskels und durch die Veränderung der Biomechanik. Zum anderen wollte ich Herrn Melzer etwas fragen. Er hat in dankenswerter Weise relativ große Langzeitergebnisse gebracht, wobei mir bei seinen Ergebnissen aufgefallen ist, daß die Arthroserate doch relativ hoch ist. Wenn man bedenkt, daß die Patienten, die man wegen einer rezidivierenden Schulterluxation operiert, durchschnittlich 25 bis 30 Jahre alt sind und sie mit 45 Jahren eine Arthrose haben, muß man sich fragen, was passiert, wenn sie 50 oder 60 Jahre alt sind und die Arthrose fortschreitet.

Melzer, Hannover: Dazu kann ich sagen, daß ich nicht weiß, wie das in 20 oder 25 Jahren von jetzt an gerechnet, aussehen wird. Ich glaube, das Verhalten der Arthrose an der Schulter ist anders als das Verhalten am Hüftgelenk, weil die Schulter ein nicht belastetes Gelenk ist. Ich habe auch keine Bilder dazwischen, wo ich sagen kann, nach 2 Jahren ist die Arthrose aufgetreten und ist jetzt stationär geblieben. Diese Frage wird weiterhin im Raum stehen bleiben und einer späteren Nachuntersuchung sicher offenstehen.

Povacz, Wels: Ich wollte mit meiner Bemerkung nicht sagen, daß man jetzt jede rezidivierende Schulterluxation nach Bristow operieren soll, sondern ich bin auch für das differenzierte Vorgehen. Nur wenn man vorne die Pfanne verlängern will und gleichzeitig eine Verstärkung machen will, dann hat man diese zwei Fliegen mit einem Schlag. Ich habe daher das Gefühl, daß es doch viel einfacher ist, man verschraubt den Rabenschnabelfortsatz, als man setzt einen Fremdspan ein oder daß man noch eine zweite Operation macht. Daß es Komplikationen gibt, das ist in der Literatur auch beschrieben. Aber wenn man die Röntgenbilder von diesen ausgerissenen Schrauben anschaut, dann sieht man, daß dies nach unseren Vorstellungen der AO keine korrekte Schraubenosteosynthese war und deswegen zum Ausreißen geführt hat. Mir ist nichts ausgerissen, nur bei der einen Sprengung, da gab es eine Pseudarthrose, aber sonst sind alle angewachsen.

Müller, Linz: Ich halte es für außerordentlich dankenswert, daß diese Methode von Herrn Povacz wieder erweckt worden ist. Es hat mich deswegen interessiert, weil ich, wie Herr Prof. Spängler gesagt hat, noch während des Krieges diese Methode aus dem Nichts heraus erfunden habe, weil ja keine Literatur da war. Der Vorgang ist deshalb so naheliegend, da, wenn man einen Knochen von der Tibia her verpflanzt, oder auch einen Kieler Span verwendet, sich diese eben in signifikanter Weise auflösen. Das alles fällt beim Coracoid weg, weil das ja ein lebender Knochen ist. Ich glaube, das ist ein wesentlicher Bestandteil davon.

Ich glaube, daß diese Methode sehr wesentlich ist. Ein Operationsgast hat einmal gesagt: Ja das ist ja phänomenal, das hätte ja schon dem lieben Gott einfallen sollen. Ich bin dieser Sache noch einmal nachgegangen und habe zahllose Schulterblätter von Säugetieren untersucht, und da ist zu sehen, daß alle Tiere, die die vorderen Extremitäten nur zum Laufen verwenden, praktisch keinen Coracoidfortsatz haben. Aber die Primaten, also speziell der Gorilla und alle Affen, die die Hände auch zum Greifen verwenden, bei denen hat also die Natur den Coracoidfortsatz so stark nach vorne und unten verlängert, daß eine Luxation eigentlich gar nicht möglich ist. Ich glaube, die Methode sollte man im Auge behalten, da keine Reluxation vorkommt. Alle anderen Methoden sind belastet.

Spängler, Wien: Wir haben heute die besondere Fixationsmethode gehört, die die Herren aus Hannover gebracht haben. Das erscheint mir auch etwas erwähnenswert und neu. Ich glaube, daß wir die Rotationsosteotomie nach Weber doch bei bestimmten Indikationen ausführen sollten, sicherlich aber nur bei jüngeren Patienten. Ich glaube nicht, daß man einem älteren Patienten an der linken Seite eine doch größere und etwas aufwendigere Methode der Rotationsosteotomie zumuten kann und hier doch auch mit den gewöhnlichen bisherigen Methoden der Raffung eventuell mit der Bankartschen Plastik das Auslangen finden kann.

Brüche der Schultergelenkspfanne und der Tubercula

Verletzungen der glenoidalen Gelenkfläche des Schultergelenkes

H. Ecke, D. Hofmann und H. Walther

Unfallchirurgische Universitätsklinik (Leitender Arzt: Prof. Dr. H. Ecke), Klinikstraße 29, D-6300 Gießen

1. Einleitung

Nach Rowe [5] finden sich unter 1603 Frakturen und Luxationen am Schultergürtel 54 Schulterblattbrüche. Das sind 3,4%. Weil nur etwa jeder 10. hiervon auf einen Knochenbruch der Scapulagelenkfläche entfällt kommen auf etwa 1000 Schulterblattbrüche 3 glenoidale Frakturen.

Vorkommen

Nach unseren Erhebungen im eigenen Krankengut ergeben sich im wesentlichen zwei verschiedenen Formen:
- einmal ein Querbruch mit und ohne wesentliche Verschiebung,
- zum anderen ein unregelmäßiger Trümmerbruch der glenoidalen Gelenkfläche des Schulterblattes.

Ursachen

Als Unfallursache kommt im wesentlichen die Abstützung mit den Armen beim Sturz nach vorn und nach hinten neben direkten Verletzungen der Schulterblätter in Betracht.

2. Indikation

Dislocierte Frakturen der Schultergelenkspfanne sind heute unbestritten Operationsindikationen. Nicht so eindeutig ist die Anzeigestellung bei verschobenen Knochenbrüchen des Scapulahalses. Eine gewisse Anzeigestellung besteht auch bei Randbrüchen der Gelenkfläche, wie aus der Literatur zu entnehmen ist. Allerdings fehlt es gerade hierbei bisher an entsprechenden Beispielen.

Als Zugangsweg zur Gelenkfläche haben wir den dorsalen Zugang nach Judet in unseren Fällen verwendet. Der von Tscherne [7] favorisierte Zugang entlang des lateralen Randes

Hefte zur Unfallheilkunde, Heft 186
Verletzungen des Schultergelenks
Zusammengestellt von U. P. Schreinlechner
Springer-Verlag Berlin Heidelberg 1987

Tabelle 1. Operierte Schultergelenksfrakturen

Jahr	Autor	Anzahl	Frakturart	Osteosynthese
1973	B. Friedrich et al. [2]	1	Querfraktur	Drahtnaht und Schraube
1975	Izadpanah SAO [3]	3	Trümmerfraktur 2x Querfrakturen	Schrauben und Spickdraht Drittelrohrplatte
1975	Terbrüggen et al. [5]	1	Trümmerfraktur	o. Angabe
1976	Tscherne et al. [6]	2	Querfraktur Trümmerfraktur	Drittelrohrplatte
1978	Müller-Färber [4]	2	2x Querfrakturen	Schrauben und Drittelrohrplatten
1981	Weber [1]	1	Querfraktur	Schrauben und Drahttechnik
1985	Ecke et al.	6	3x Querfraktur 3x Trümmerfraktur	Schrauben und Drahttechnik Drittelrohrplatte, Fingerplatten

Tabelle 2. Operierte Schultergelenksfrakturen

Autor	Anzahl	Funktion	Ergebnis
Friedrich [2]	1	unbehindert	gut
Izadpanah [3]	3	o. Angabe	o. Angabe
Terbrüggen [5]	1	unbehindert	gut
Tscherne [6]	2	1x unbehindert 1x eingeschränkt	gut o. Angabe
Müller-Färber [4]	2	1x unbehindert 1x eingeschränkt	gut befriedigend
B. G. Weber [1]	1	unbehindert	gut
Ecke et al.	6		4x gut 2x befriedigend

der Scapula ist allerdings wahrscheinlich bequemer, gibt eine bessere Übersicht und ist in der Durchführung einleuchtend.

Aus der Literatur konnten von uns insgesamt 10 operierte Schultergelenksflächenfrakturen entnommen werden, denen wir 6 eigene genau dokumentierte Fälle angliederten. Aus der Tabelle 1 ist zu entnehmen, daß die Osteosynthesetechniken mittels Drahtnähten und Schrauben, Schrauben und Cerclagen sowie Drittelrohr- und Fingerplatten zur Ausführung kamen.

3. Ergebnisse

Die Tabelle 2 zeigt die Aufarbeitung der Ergebnisse aus diesem Literaturspiegel, wobei genauere Angaben nur bei 12 Patienten zu erzielen waren. Nach bisher gängigen Beurteilungsverfahren war bei diesen Patienten 9mal ein gutes Resultat und 3mal ein befriedigendes erzielt worden. In 4 Fällen waren den Veröffentlichungen nur unzureichende Angaben über das Ergebnis zu entnehmen.

Eigene Behandlungsfälle

Die 6 in unserer Klinik operierten Patienten mit dislocierten Frakturen der glenoidalen Fläche des Schultergelenkes wurden einer Einteilung nach Neer unterworfen (Tabelle 3). Hiernach erzielten wir 4mal ein exzellentes und einmal ein unzulängliches Resultat. Ein weiterer Patient wurde erst vor 6 Wochen operiert und ist noch nicht endgültig zu beurteilen. Immerhin hatte der Patient mit dem unzulänglichen Ergebnis nach Neer wie der Tabelle 4 zu entnehmen ist, eine Bewegungsfreiheit in seinem Schultergelenk, die ihn in seinem täglichen Leben nur wenig behindert.

414

Tabelle 3. Operierte Schultergelenksfrakturen 1976–1985

Patient	OP-Jahr	Fraktur-typ	Osteosynthese verfahren	Punkt-zahl (Neer)	Ergebnis (Neer)
1. V. R.	1976	Quer	Zuggurtung	95	excellent
2. Z. G.	1978	Quer	Verschraubung, Drittelrohrplatte	93	excellent
3. S. R.	1984	Trümmer	2 Fingerplatten	96	excellent
4. C. H.	1984	Trümmer	Verschraubung, Drahtnaht	92	excellent
5. L. R.	1985	Trümmer	Verschraubung, Drittelrohrplatte	75	unsatisfactory
6. D. K.	1985	Quer	2 Fingerplatten	Zum Zeitpunkt der Nachuntersuchung nicht beurteilbar	

Bewertung nach Neer: excellent > 89, satisfactory > 80, unsatisfactory > 70, failure < 70

Tabelle 4. Pat. L. R., 75 Punkte (nach Neer)

Schultergelenk	Rechts	Links
Arm seitw./körperw.	180 – 0 – 30	95 – 0 – 15
Arm rückw./vorw.	35 – 0 – 160	35 – 0 – 120
Arm ausw./einw., anl. Arm	50 – 0 – 90	35 – 0 – 25
Arm ausw./einw., 90 Grad abduz.	60 – 0 – 60	20 – 0 – 30

4. Zusammenfassung

Nicht nur nach unseren Ergebnissen, sondern auch aufgrund der in der Literatur bereits veröffentlichten Resultate dient bei dislocierten Gelenkflächenfrakturen der Scapula der operative Eingriff der Wiederherstellung der Anatomie und der Funktion. Besonders auf die Funktion haben die Eingriffe sich außerordentlich erfreulich ausgewirkt.

Literatur beim Verfasser.

Die Behandlung der Frakturen des Collum scapulae mit Gelenksbeteiligung

H.-G. Breyer, A. Meissner und R. Rahmanzadeh

Abteilung für Unfall- und Wiederherstellungschirurgie im Klinikum Steglitz der Freien Universität Berlin (Leiter: Prof. Dr. R. Rahmanzadeh), Hindenburgdamm 30, D-1000 Berlin 45

Unter Gelenkbeteiligungen bei Scapulafrakturen verstehen wir
a) Collumfrakturen, die soweit dislociert sind, daß eine wesentliche Fehlstellung der Cavitas glenoidalis resultiert oder
b) Frakturen der Cavitas glenoidalis selbst.

In unserem Krankengut der letzten 6 Jahre fanden sich 36 Scapulafrakturen, überwiegend bei 20–49jährigen Patienten. Das Verhältnis männlicher zu weiblichen Patienten betrug 4:1. Zur Entstehung der Frakturen führten fast immer schwere Gewalteinwirkungen. Verkehrsunfälle waren hierbei mehr als die Hälfte. Die zahlreichen Begleitverletzungen charakterisieren die Schwere der Traumatisierung. Sie beeinflußten zum Teil die Therapiemöglichkeiten, 13 der 36 Patienten waren polytraumatisiert.

Auffallend häufig waren Rippenserienfrakturen derselben Thoraxseite und gleichseitige Clavicula- und proximale Humerusfrakturen vorhanden (Tabelle 1).

Frakturen des Corpus scapulae bestanden bei 16 Patienten, zum Teil handelte es sich um Trümmerfrakturen. In 12 Fällen lagen Collumfrakturen vor, 5mal kombiniert mit zusätzlichen Corpusfrakturen und 3mal mit Beteiligung der Cavitas glenoidalis. Isolierte Pfannenbrüche fanden wir bei 5 Patienten.

Zur Indikationsstellung zur konservativen oder operativen Behandlung wurden die Frakturen in solche ohne Dislokation, mit geringer Dislokation und mit wesentlicher Dislokation eingeteilt.

In der Regel wurden an unserer Klinik die nicht dislocierten und die nur gering dislocierten Frakturen funktionell-konservativ behandelt. Die Ruhigstellung erfolgte zumeist im Desault-Verband für 5–7 Tage; bei bettlägerigen Patienten konnte nur eine Lagerung in Abduktion vorgenommen werden. Vom 3.–5. Tag nach dem Unfall begann unter Analgetika-Therapie die krankengymnastische Behandlung. Eine Ruhigstellung auf der Thoraxabduktionsschiene wurde nur in einem Fall vorgenommen.

Tabelle 1. Scapulafrakturen 7.79-6.85 (n = 36). Weitere Verletzungen

Polytraumatisierte	13
Gesichtsschädelfr. und Schädel-Hirn-Trauma	12
gleichs. Fr. Schultergürtel und Humerus	16
übrige Fr. oberer Extr.	6
gleichs. Rippenfr.	16
Lungenverletzungen	9
Abdominalverl.	2
Wirbelfrakturen	3
Becken-/Acetabulumfr.	6
Frakt. unterer Extr.	6

Hefte zur Unfallheilkunde, Heft 186
Verletzungen des Schultergelenks
Zusammengestellt von U. P. Schreinlechner
Springer-Verlag Berlin Heidelberg 1987

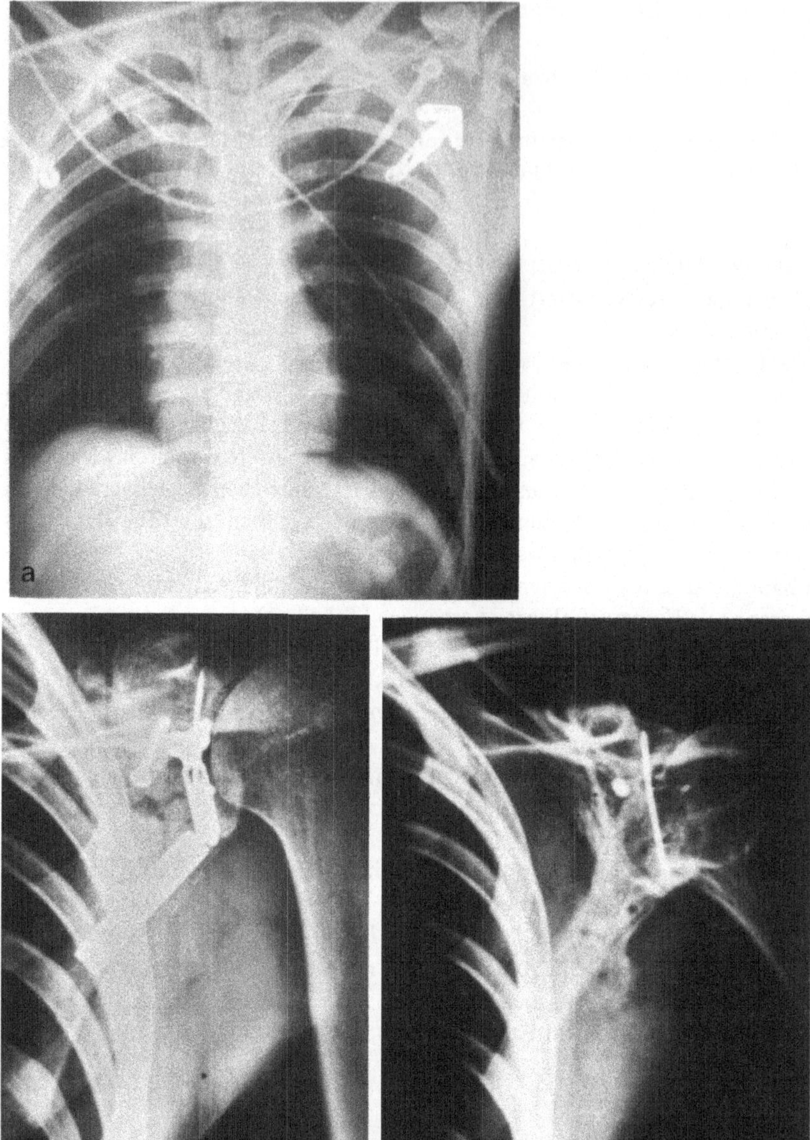

Abb. 1a—c. 22jähriger Mechaniker, Pkw-Unfall, polytraumatisiert, u. a. Scapulatrümmer-fraktur links, **a—c** Osteosynthese 14 Tage nach Unfall, unvollständige Materialentfernung nach 12 Monaten

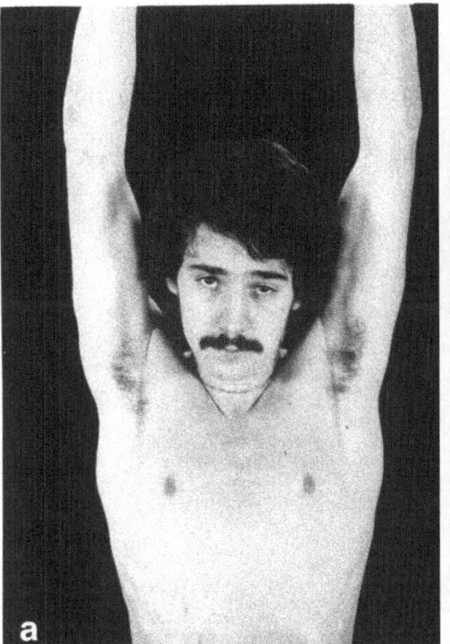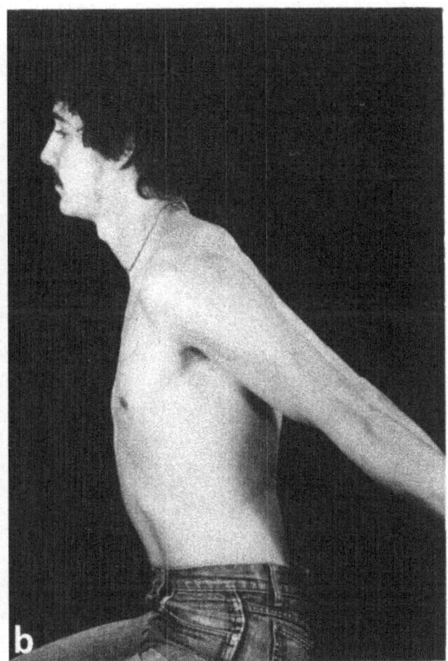

Abb. 2a, b. Gleicher Patient wie in Abb. 1. Funktion nach 12 Monaten

Eine Indikation zur Operation sahen wir in allen Fällen von Collumfrakturen, in denen entweder das Collum scapulae stark nach medial verschoben oder nach caudal gekippt war (Abb. 1–5).

In einem Fall schien uns die Dislokation für einen operativen Eingriff zu gering. Der Patient, Kollegen-Sohn und Sportstudent, war jedoch von dem zu erwartenden Erfolg der konservativen Therapie nicht zu überzeugen und bestand auf der Operation.

Bei den Pfannenrandfrakturen (3 der 8 Pfannenfrakturen) ergab sich die Indikation aus der Reluxationsgefahr. Die Pfannenfrakturen mit stärkerer Stufenbildung wurden unter dem Gesichtspunkt der anatomischen und funktionellen Wiederherstellung bei den durchwegs jungen Patienten (im 3. Lebensjahrzehnt) operiert.

Die sofortige Operation mußten wir nur in einem Fall einer drittgradig offenen Scapulatrümmerfraktur bei einem polytraumatisierten Patienten vornehmen. Der schlechte Allgemeinzustand des Patienten ließ aber lediglich eine Wundversorgung mit Drainage und die Stabilisierung der Clavicula zu. Der Patient verstarb 36 h nach dem Unfall.

Betrachtet man die Behandlungsergebnisse, so waren sie bei 10 von 16 Patienten mit Collum- und Gelenkflächenfrakturen ausgezeichnet und befriedigend, bei 6 unbefriedigend und schlecht (Tabelle 2). Die schlechten Ergebnisse bedürfen einer näheren Betrachtung: Die Patienten waren zwischen 26 und 82 Jahre alt (im Durchschnitt 56,5 Jahre). In 5 Fällen lagen Scapulastück- oder -trümmerfrakturen vor, 2mal mit Pfannenfrakturen. 3 Patienten wiesen Luxationen des Schultergelenkes und 3 Patienten gleichseitige Clavicula- oder subcapitale Humerusfrakturen auf. 1 Patient hatte eine traumatische Plexusläsion erlitten. Ein weiterer Patient litt an einer inkompletten Armplexusläsion bereits vor dem Unfall. Dies konnte aufgrund von Sprachschwierigkeiten erst lange Zeit nach dem Unfall eruiert werden. So erwies sich hier die Operationsindikation retrospektiv als fragwürdig.

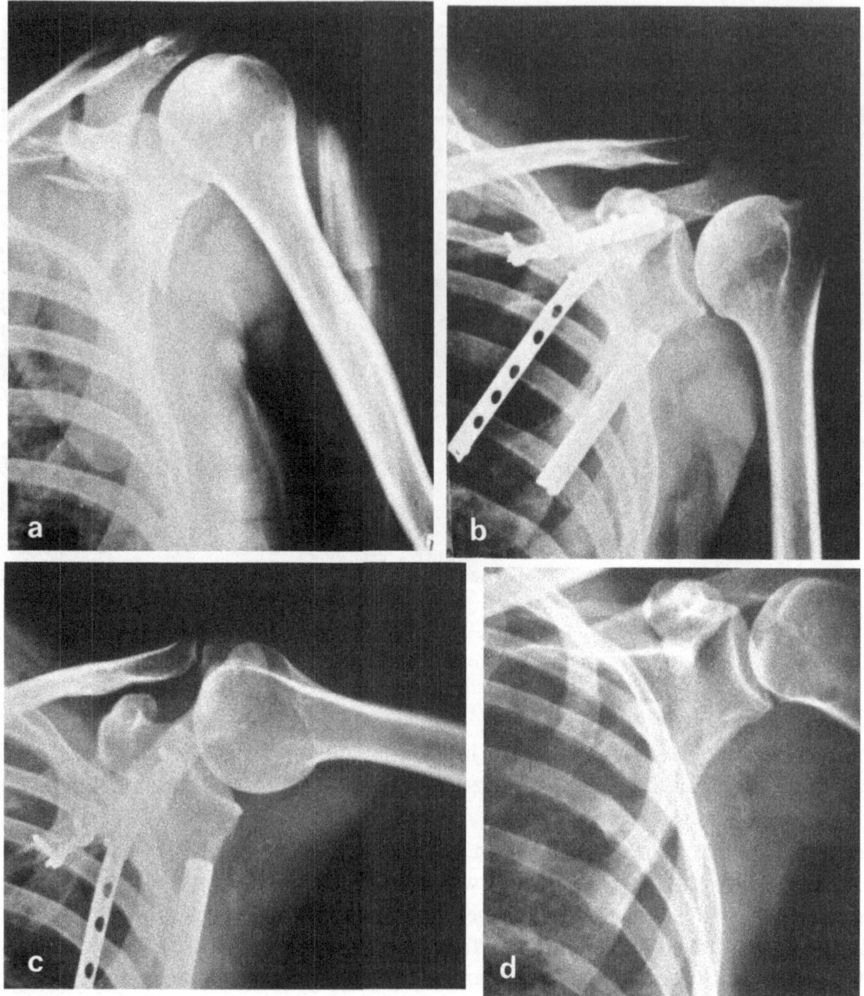

Abb. 3a–d. 31jährige Gymnastiklehrerin, Pkw-Unfall, Commotio cerebri, Rippenserienfrakturen links, Scapulastückfraktur links, a–d Osteosynthese 4 Tage nach Unfall, Materialentfernung nach 12 Monaten

Zusammenfassend ist festzustellen, daß bei den stärker dislocierten Collumfrakturen und den dislocierten Pfannenfrakturen nach unserer Auffassung grundsätzlich eine Operationsindikation besteht. Die Ergebnisse der in diesen Fällen durchgeführten funktionellen Behandlung sind überwiegend unbefriedigend oder schlecht.

Auf die Operation muß allerdings in manchen Fällen aus unterschiedlichen Gründen (Inoperabiltät bei Polytrauma, hohes Alter, schlechter Allgemeinzustand) verzichtet werden. Ist dies der Fall, so sollte auf eine längerzeitige Ruhigstellung zugunsten der Frühmobilisation des Schultergelenkes verzichtet werden.

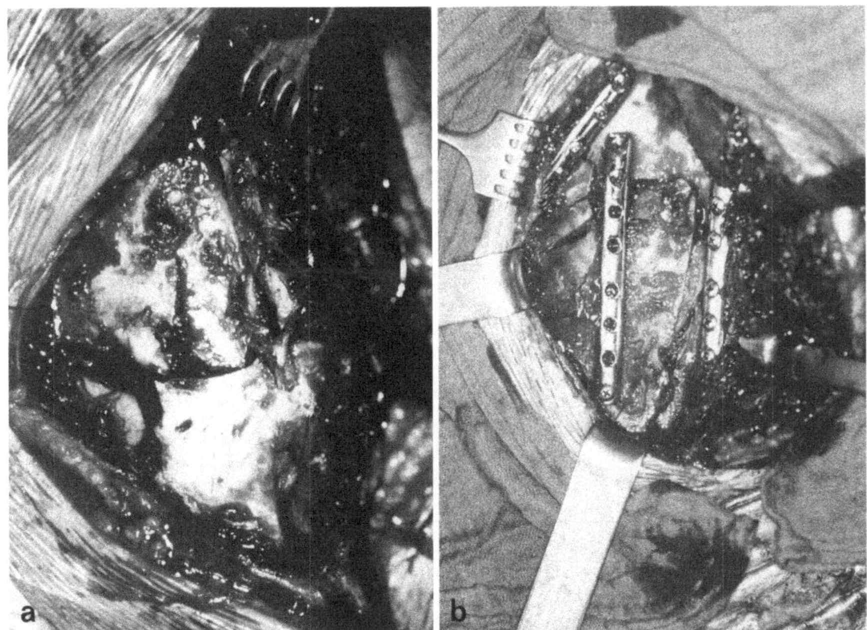

Abb. 4a, b. Gleiche Patientin wie in Abb. 3. Operationssitus

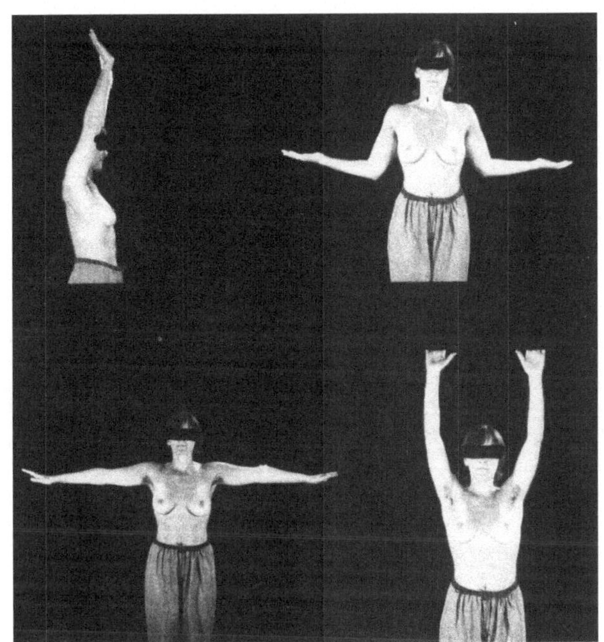

Abb. 5. Gleiche Patientin wie in den Abb. 3 und 4. Funktionsaufnahmen 12 Monate nach Unfall

Tabelle 2. Scapulafrakturen mit Gelenkbeteiligung. Ergebnisse (nach Neer 1970)

		ausge- zeichnet	befrie- digend	unbe- friedigend	schlecht
Collumfrakturen					
ohne Dislokation	kons.	2			
geringe Dislokation	kons.	1			
	oper.	1			
wesentl. Dislokation	kons.		1	1	1
	oper.	1			1
Glenoidfrakturen					
ohne Dislokation	kons.			1	
geringe Dislokation	kons.			1	
	oper.				
wesentl. Dislokation	kons.				
	oper.	3	1		1

Literatur

Friedrich B, Winter G (1973) Zur operativen Therapie von Frakturen der Scapula. Chirurgie 44:37−39

Ganz R, Noesberger B (1985) Die Behandlung der Scapulafrakturen. Hefte Unfallheilkd 126:59

Günther H (1980) Grenzindikationen zur operativen Versorgung von Knochen- und Gelenkverletzungen des Schultergürtels. Hefte Unfallheilkd 83:65−67

Muhr G, Tscherne H (1980) Grenzen des konservativen Verfahrens beim Schulterblattbruch. Z Orthop 118:550

Rowe CR (1963) Fractures of the scapula. Surg Clin North Am 43:1565

Russe F (1976) Behandlungsergebnisse bei Schulterblattbrüchen. Hefte Unfallheilkd 126:63−66

Tscherne H, Christ M (1975) Konservative und operative Therapie der Schulterblattbrüche. Hefte Unfallheilkd 126:52

Zur operativen Versorgungstaktik der Schulterpfannenbrüche

V. Vecsei

Chirurg. Abt. des Wilhelminenspitals der Stadt Wien, Montleartstraße 37, A-1160 Wien

1. Einleitung

Die Indikation zur operativen Versorgung von Scapulafrakturen ist selten gegeben. Es herrscht darüber Einigkeit, daß Frakturen des Processus coracoideus und des Acromions, dislocierte Pfannen- und Pfannenrandbrüche, bzw. dislocierte Scapula-Halsfrakturen jene Gruppe der Schulterblattbrüche darstellen, die einer operativen Versorgung zugeführt werden können. Diese Frakturformen machen rund 5% aller Schulterblattfrakturen aus, die an sich schon selten genug sind.

2. Operative Verfahrenswahl – Zugänge

In der Gruppe der für die operative Therapie anfallenden Frakturformen treten die Pfannenimpressionen und anterocaudalen Randbrüche der Fossa glenoidalis selten auf. Die Hebung der Impression, Refixation des Limbus, Verschraubung des frakturierten Pfannenrandes werden aus einem vorderen Zugang bewerkstelligt.

2.1. Fallbeispiel:

T. M., 40 Jahre, männlich, Prot. Nr. 38 58/77, zieht sich 1977 im Zuge eines Skisturzes eine Schulerluxation rechts zu. Repositionsversuche gelingen scheinbar ohne Mühe, das Gelenk erweist sich jedoch auf Grund der Reluxationen instabil. Am a.p. Röntgenbild sind fast keine Auffälligkeiten zu sehen, während die axiale Aufnahme die Randabsprengung des vorderen Pfannenrandes und die anterocaudale Impression der Fossa glenoidalis als Ursache der Luxationstendenz des Humeruskopfes aufzeigt.

Von einem vorderen Zugang wird am 3. Tage nach dem Unfall die Impression aufgerichtet, die aufgerichtete Pfanne mit corticospongiösen Spänen aus dem Beckenkamm unterfüttert und schließlich der Pfannenrand nach Art der transossären Drahtfixation in der Perschlschen Modifikation der Bankartschen Operation fixiert.

Postoperative Ruhigstellung mit 2 die Abduktion verhindernden Dreieckstüchern.

Der Heilverlauf ist ohne Komplikationen. Die Drahtnähte werden nach 4 Wochen entfernt.

7 Jahre postop. ist das Gelenk stabil und schmerzfrei beweglich. Bei der Kontrolle liegt nur eine endlagige Außenrotationsbehinderung als Restzustand vor, die vom Pat. nicht wahrgenommen wird. (Laut Nachuntersuchungsbeurteilungsschema 94 Punkte).

Pfannenfrakturen des Schulterblattes sind regelmäßig mit Frakturen des axillären Randes des Körpers und der Gräte kombiniert. Der dorsale Zugang nach Judet erlaubt einen guten Überblick, falls der Musc. infraspinatus vom Rippenrand des Schulterblattes her nach cranio-lateral hochgeklappt wird. Die Pfannenwiederherstellung mit oder ohne dorsale Incision der Gelenkskapsel orientiert sich an den anatomischen Gegebenheiten des Schulterblatthalses. Hier hat man für die Schonung der Vasa transversa scapulae, aber vor allem des Nervus suprascapularis, die über die Incisura scapulae unter dem Akromion Richtung

Hefte zur Unfallheilkunde, Heft 186
Verletzungen des Schultergelenks
Zusammengestellt von U. P. Schreinlechner
Springer-Verlag Berlin Heidelberg 1987

Tabelle 1. Skapulafrakturen. Operative Behandlung (n = 5) 1985

Name, Alter, Geschlecht	Jahr	Zahl	Diagnose	Begleitverletzungen
T. M. ♂ 40 a	1977	3858	Lux. Fract. omi dext. (Fossa glenoidalis)	–
V. P. ♂ 39 a	1983	450929	Fract. scapulae (Fossa glenoidalis, corpus)	–
R. A. ♂ 67 a	1984	170121	Lux. Fract. acromioclavicularis sin. (Spina)	Fract. cost. II-IV sin., Haematothorax, cont. cerebri, Fract. fibulae sin., VLC frontis et dig. IV man sin. c. Laesio tend. ext.
Z. H. ♂	1984	520313	Fract. Scapulae (Spina, corpus, fossa glenoid.)	Vlc capitis, Excor. et Cont. multiplices
R. A. ♂	1984	350320	Fract. scapulae aperta dext. (Corpus, collum chir. Spina)	Fract. vert. thor. XI Fract. claviculae dext

Operationsregion ziehen und ventrocaudal des Musc. teres minor für die des Nervus axillaris Sorge zu tragen. Der am cranialen Rand der Margo vertebralis scapulae ziehende Nervus dorsalis scapulae liegt in der Regel nicht im Operationsgebiet.

Die Retention der Scapulahalsfraktur bereitet nur ausnahmsweise Schwierigkeiten, da reichlich festes ossäres Material zur Verankerung der Schrauben vorhanden ist. Die Vereinigung des anatomischen oder chirurgischen Scapulahalses mit der Margo axillaris im Sinne der Osteosynthese ist bei Einheitlichkeit auf Grund der guten Haftfähigkeit der Schrauben im corticalisfesten Knochen bei gutem Überblick ebenfalls mit einiger Sicherheit möglich. Schwierigkeiten treten regelmäßig hingegen bei der Vereinigung der Fragmente des nahezu papierdünnen Scapulakörpers auf, da die Schrauben nicht fixiert werden können. Hierbei hat sich die Y-Platte, deren Enden hakenartig umgebogen, sowohl am Rippenrand, als auch in der Nähe der Spina oder Margo axillaris eingehängt werden können und deren zentraler Schenkel gegen die Gräte, oder den halsnahen Anteil des axillären Randes geführt, eine Retention auf Dauer erlaubt, bewährt.

2.2 Fallbeispiel

V. P., männlich, 38 Jahre, Protokoll Nr. 45 09 29, wird 1983 nach einem Verkehrsunfall in eine auswärtige Unfallabteilung eingeliefert. Die Röntgenuntersuchung ergab eine „unverschobene Scapulafraktur". Therapie: Mitella. Nach zweitägiger Beobachtung wird der Verletzte uns zugewiesen. Auf der Rö.-Kontrolle erkennt man auf einer der Drehaufnahmen das wahre Ausmaß der Pfannenverletzung. Am 4. Tag nach dem Unfall erfolgt die Osteosynthese aus einem dorsalen Zugang. Zwischen dem Musculus infraspinatus und teres minor Darstellung des Halses, Reposition der Fraktur und Verplattung mit einer schmalen 4-Loch-DC-Platte. Die Frakturen des Körpers an der Spinawurzel können mit einer federartig eingehängten Y-Platte (Fa. Synthes) vereinigt werden. Postoperativer Heilverlauf komplikationslos, Ruhigstellung mit Mitella für 2 Wochen, aus der heraus der Pat. üben konnte. Zwei Jahre nach dem Unfall nahezu freie Schulterbeweglichkeit ohne Beschwerden des Pat. (94 Punkte).

Vor einem dorsalen Zugang aus wird mit Vorteil z. B. auch die Fraktur des Acromions mit einer auf die Gräte aufgesetzte Rekonstruktionsplatte versorgt.

3. Krankengut und Untersuchungsergebnisse

Wir berichten über die operative Versorgung von fünf Scapulafrakturen. Die Altersverteilung, die diagnostischen Merkmale der fünf männlichen Patienten sind in Tabelle 1 zusammengestellt.

Die Frakturen entstanden in einem Fall nach einem Skisturz, in einem weiteren nach einem Sturz aus dem 3. Stock auf die Schulter (offene Fraktur) bzw. nach Verkehrsunfällen.

Der Zeitpunkt der operativen Versorgung war innerhalb der ersten 24 h nach dem Unfall in zwei, am 2., 3. und 4. Tag nach dem Unfall in je einem Fall. Der operative Zugang wurde von vorne in einem, von dorsal her in 4 Fälle gewählt.

Art und Dauer der Ruhigstellung: Gilchrist-Schlauchverband für 2 Wochen bei 3 der Verletzten, Mitella für 2 Wochen bei einem und für 4 Wochen ebenfalls bei einem der Verletzten.

Infektiöse Komplikationen haben wir keine beobachtet.

Bei der Nachuntersuchung lagen bei 4 Patienten bis zu 10 mm breite Narben vor, während in einem Fall eine Atrophie der Schulterblattmuskulatur zu verzeichnen war.

Alle fünf Patienten konnten längstens 8, bzw. 1 Jahr nach der operativen Versorgung nachuntersucht werden.

Die Ergebnisse der Nachuntersuchung unter Zugrundelegung des vom Präsidenten vorgelegten Bewertungsschemas (J. Bone Joint Surg. 1970) 52-A, 1087) waren:

ausgezeichnet   2 (94, 94 Punkte)
gut   2 (85, 82 Punkte)
schlecht   1 (40 Punkte)

Bei der Beurteilung des letzten Patienten muß objektivitätshalber angeführt werden, daß ein Rentenbegehrungsverfahren anhängig ist und die Ergebnisse der klinischen Untersuchung in Diskrepanz zu den vom Pat. angegebenen Beschwerden stehen. Die anderen vier ehemals Verletzten waren mit dem Ergebnis subjektiv sehr zufrieden.

Literatur

Hardegger F (1984) Die Behandlung von Schulterblattbrüchen. Unfallheilkunde 87:58–66
Izadpanah M (1975) Osteosynthese bei den Scapulafrakturen. Arch Orthop Unfallchir 83:153–164
Magerl F (1974) Osteosynthesen im Bereich der Schulter. Pertuberkuläre Humerusfrakturen, Skapulahalsfrakturen. Helv Chir Acta 41:225–232
Müller-Färber J (1978) Über die Indikation zur konservativen oder operativen Behandlung der Skapulafrakturen. Aktuel Traumatol 8:139–142
Schweiberer L, Betz A, Krueger P, Wilker D (1982) Bilanz der konservativen und operativen Knochenbruchbehandlung – Obere Extremität. Chirurg 54:226–233

Tuberculum majus Ausrisse – konservative oder operative Therapie

E. Orthner, O. Kwasny und M. Wagner

I. Univ.-Klinik für Unfallchirurgie, Alser Straße 4, A-1090 Wien

In den Jahren 1975 bis 1984 wurden an der I. Univ.-Klinik für Unfallchirurgie Wien 269 Patienten mit isolierter, oder in Kombination mit einer subcapitalen Oberarmfraktur vorliegender, Abrißfraktur des Tuberculum majus behandelt.

194mal war die Frakturdislokation kleiner, 75mal größer als 1 cm. 249 Patienten wurden konservativ mit durchschnittlich dreiwöchiger Ruhigstellung behandelt, 20 Patienten wurden operiert.

Wir konnten 142 Patienten mit einem Durchschnittsalter von 64 Jahren durchschnittlich 63 Monate nach dem Unfall nachuntersuchen.

Hefte zur Unfallheilkunde, Heft 186
Verletzungen des Schultergelenks
Zusammengestellt von U. P. Schreinlechner
Springer-Verlag Berlin Heidelberg 1987

Da die Ergebnisse sowohl bei konservativer, als auch bei operativer Therapie vom Ausmaß der Dislokation des Tuberculum majus beziehungsweise der begleitenden subcapitalen Oberarmfraktur abhängen, haben wir das Krankengut in drei Gruppen unterteilt.

Gruppe 1 sind Tuberculumabrißfrakturen mit weniger als 1 cm Dislokation, Gruppe 2 Tuberculum majus Abriße mit mehr als 1 cm Dislokation und fehlender oder unverschobener subcapitaler Oberarmfraktur. Gruppe 3 sind Abrißfrakturen des Tuberculum majus mit mehr als 1 cm Verschiebung und verschobener subcapitaler Oberarmfraktur.

Die beste Prognose haben Abrißfrakturen des Tuberculum majus, die weniger als 1 cm verschoben sind — unabhängig davon, ob gleichzeitig eine unverschobene subcapitale Oberarmfraktur besteht.

Von den 106 Nachuntersuchten erreichten 89 innerhalb von durchschnittlich $3^1/_2$ Monaten (1–12) eine seitengleiche schmerzfreie Beweglichkeit. In 17 Fällen konnte diese nicht erreicht werden, wobei bei 9 Patienten ein nur verminderter Bewegungsumfang bei alten immobilen Patienten eher dem Lebensalter anzulasten ist. Bei 6 jüngeren Patienten waren andere Ursachen wie Status post radiationem nach Ablatio mammae, Morbus Sudeck oder Plexusläsionen für das nicht zufriedenstellende Ergebnis verantwortlich. Unter den verbleibenden 2 Patienten ist auch der einzige in dieser Gruppe Operierte. Dieser 66jährige Mann wurde primär $2^1/_2$ Wochen konservativ behandelt, anschließend operiert und nochmals für mehrere Wochen ruhiggestellt. Beim 2. Patienten mit einem schlechten Ergebnis entwickelte sich nach knöcherner Konsolidierung der Fraktur ein deutliches Vorragen des Tuberculum majus eine dadurch bedingte Abduktionseinschränkung.

In Gruppe II — Tuberculumabriße mit mehr als 1 cm Dislokation und fehlender beziehungsweise nicht oder kaum dislocierter subcapitaler Oberarmfraktur konnten 20 Patienten nachuntersucht werden. 16 erreichten eine freie oder annähernd freie Beweglichkeit. Nur 4 Patienten mußten als schlecht eingestuft werden. Bemerkenswert ist, daß 7 der 8 in dieser Gruppe Operierten ein sehr gutes oder gutes Ergebnis zeigten. Nur bei einem Patienten, der die postoperative physikalische Therpie ablehnte, verblieb eine deutliche Bewegungseinschränkung in allen Ebenen. 16 Patienten konnten der Gruppe III — Tuberculum majus Abriß plus subcapitaler Oberarmfraktur mit deutlicher Verschiebung — zugeordnet werden. Diese 3-Segmentfrakturen sind deutlich instabiler. Neben der Retraktion des Tuberculum majus besteht eine durch den Zug der Subscapularissehne bedingte Innenrotation des Oberarmkopfes und ein Längsriß der Rotatorenmanschette. Nur 3 der 16 Nachuntersuchten erreichten eine freie Beweglichkeit, die Hälfte der Patienten mußte jedoch als schlecht eingestuft werden — darunter alle Operierten. Diese wiesen zusätzlich zur Einschränkung der Abduktion und Flexion, eine im Vergleich mit konservativ Behandelten mit schlechtem Ergebnis, eine noch deutlichere Einschränkung der Außenrotation auf.

Zusammenfassend läßt sich sagen:
1. Tuberculum majus Ausriße mit weniger als 1 cm Dislokation sollten konservativ mit 2–3 Wochen Immobilisation und anschließender intensiver physikalischer Therapie behandelt werden.
2. Isolierte Tuberculum Ausriße mit mehr als 1 cm Verschiebung sollten bei jungen kooperativen Patienten operativ refixiert werden.
3. Bei Dislokation des Tuberculum majus um mehr als 1 cm plus einer unverschobenen oder höchstens minimal verschobenen subcapitalen Oberarmfraktur verbessert die Opera-

tion, besonders bei jungen kooperativen Patienten, das Ergebnis. Ältere oder nicht kooperative Patienten sollten konservativ behandelt werden.

4. Tuberculum majus Abrisse, die mehr als 1 cm verschoben sind plus verschobener subcapitaler Oberarmfraktur sollten konservativ behandelt werden, eine operative Refixation verschlechtert die Prognose.

Diskussion

Galle, Wien: Wünscht jemand zum ersten Vortrag zu sprechen? Hat jemand Erfahrungen mit dieser doch sehr seltenen Verletzungsform? Gibt es hier Herren, die das auch operieren, auch operiert haben? Kann hier jemand eine Stellungnahme abgeben dazu, ob er auch das Collum scapulae operiert oder konservativ behandelt, oder ob er nur die dislocierten Gelenkspfannenbrüche operiert?

Vecsei, Wien: Ich glaube, wenn die Gelenke instabil werden und die Fragmente weit nach dorsal medial hineingeschlagen sind, soll man operieren. Nur muß ich sagen, daß sie mit schweren Körperfrakturen kombiniert sind und man sich aus der Affäre herausziehen muß. Es ist also nicht nur so, daß man dann einfach verplatten kann und damit ist alles gelöst. Man soll operieren, aber es muß der Operierende mit der Technik ziemlich vertraut sein.

Lugger, Innsbruck: Es sind auch häufig Bruchformen in Form großer en block Abrisse der ganzen Schulter mit Dislokation nach distal hin beim Polytraumatisierten. Hier glaube ich schon, wenn es wie vorher gesagt die allgemeine Indikation erlaubt, daß man auch sekundär ein weit abgekipptes und verrotiertes, versetztes Collum versuchen sollte zu rekonstruieren. Es gelingt in seltenen Fällen dann auch durch die zusätzliche Claviculastabilisierung, die Schulter wieder aufzuhängen und an ihren funktionellen Platz zu bringen.

Galle, Wien: Darf ich Herrn Hofmann noch fragen. Sie haben in Ihren Operationsmethoden angeführt Schrauben und Draht. Können Sie das kurz detaillieren, wie das bei Ihnen gemacht wurde?

Hofmann, Giessen: Wir haben die Drahtcerclagen im Grunde nur bei Querfrakturen benutzt, wobei wir in jedem Fragment zwei Schrauben verankert haben und über Cerclagen die Fragmente aneinandergezogen haben. Sonst direkte Verschraubung wie man es auch beim Randabbruch machen würde.

Galle, Wien: Ich kann aus eigener Erfahrung sagen, daß wir mit diesen Methoden ganz gut fahren, wenn man die zwei Schrauben anbringt. Man kann nämlich sogar bei stark klaffenden Frakturen, wie beim Becken, mit der Jungbluth-Zange komprimieren und dann cerclieren.

Herr Vecsei, können Sie uns noch genau sagen, welche Plättchen Sie verwenden? Sind die ähnlich Ihren Rippenplättchen?

Vecsei, Wien: Nein, das sind normale AO-Platten. Der Trick bei der ganzen Geschichte ist nur, man muß einmal das Scapulaglenoid mit dem Scapulahals vereinigen. Da gibt es in der

Hefte zur Unfallheilkunde, Heft 186
Verletzungen des Schultergelenks
Zusammengestellt von U. P. Schreinlechner
Springer-Verlag Berlin Heidelberg 1987

Regel mechanisch keine Probleme. Die Schrauben halten hervorragend. Man kann von der Spina aus nach vorne am Scapulahals verankern, von caudal her, wenn die Muskulatur distal abgelöst ist. Das ist kein Problem. Das Problem beginnt mit der Vereinigung der restlichen Fragmente bis hinaus zum Korpus und da haltet aber nichts. Das ist ein Gebiet, wo man zwar bohren kann, aber nichts hineinbringt. In dieser Situation habe ich eine Y-Platte genommen, umgebogen, und man kann dann auf dieses Dreieck der Scapula beidseits aufhängen und man hat zumindest auf dem axillären Rand eine Möglichkeit eine Schraube zu verankern, und damit hat man das Coapus in der Hand und kann zur Spina hinauf mit zwei Schrauben fixieren.

Galle, Wien: Wie ist es dann mit der Reinsertion der ganzen Muskulatur?

Vecsei, Wien: Die näht man wieder am Margo-costalis an. Da läßt man dann natürlich einen Teil des Muskelansatzes über, damit man reinserieren kann. Aber Sie sehen, die Leute haben bis auf den einen keine Atrophien.

Lugger, Innsbruck: Wie lange dauert das ungefähr?

Vecsei, Wien: Ich habe es dargestellt. In einem Fall waren es drei Wochen, in drei Fällen zwei Wochen, in einem Fall waren es vier Wochen, aber da war eine offene Fraktur und eine Claviculafraktur noch mit dabei.

Lugger, Innsbruck: Vorderer Zugang bei Gelenksfrakturen. Wann, welcher Frakturtyp?

Vecsei, Wien: Alle Randfrakturen. Die Scapulahalsfraktur von vorne anzugehen ist, glaube ich, verfehlt. Alles andere, was von vorne direkt erreichbar ist, geht von vorne leichter und ich glaube auch gefahrloser, aber man hat Mühe, manchmal die Bohrmaschine anzusetzen.

Lugger, Innsbruck: Haben Sie Erfahrungen mit einem hinteren und vorderen Zugang?

Vecsei, Wien: Nein, keine.

Hofmann, Giessen: Herr Vecsei, die Osteosynthese mit der Y-Platte leuchtet auch mir ein und gegebenenfalls werden wir uns auch dieses Verfahrens bedienen. Ich habe Sie aber hoffentlich richtig verstanden, Sie wollen nicht in jedem Fall das Corpus der Scapula rekonstruiert und stabilisiert wissen.

Vecsei, Wien: Sie haben mich absolut richtig verstanden. Indikation ist die Schulterpfannenfraktur in Kombination mit dem restlichen Schulterblatt. Man will nicht nur eine Cerclage machen und sich aus der Affäre ziehen, man möchte die Scapula rekonstruiert haben. Man muß quasi wieder aus der Situation heraus.

Galle, Wien: Wir kommen zum Tuberculum maius. Das ist wieder eine etwas häufigere Verletzung. Operative Refixation des Tuberculum maius?

Brunner, München: Wir haben die Erfahrung gemacht, daß die Probleme bei stark dislocierten Tuberculum maius-Frakturen häufig durch ein knöchernes Impingement bedingt sind.

Ich greife jetzt meinem Vortrag vom morgigen Tag voraus. Ausgehend von der pathophysiologischen Überlegung, daß es gleichzeitig bei starker Dislokation zu einem Einriß der Rotatorenmanschette, bei instabiler Fraktur sogar noch zu einem verbreiterten Einriß kommt, gleichezitig auch zu einer Bursitis subacromialis, sollte man bei diesen Verletzungen die Osteosynthese mit einer Acromioplastik kombinieren. Das verbessert die Ergebnisse.

Galle, Wien: Diese Erfahrung haben wir auch gemacht. Es ist ja das vor allem immer auch eine Frage des Alters des Patienten. Es ist ja auch zum Ausdruck gekommen und insbesondere dann, wenn eine Collumfraktur dazu vorliegt, so ist ja sozusagen ein Ausweichen auch noch möglich.

Vecsei, Wien: Herr Orthner, ich hätte auch eine Frage. Mich interessiert etwas ganz brennend. Die Leute mit der Ausrißfraktur des Tuberculum maius haben sehr häufig vor allem nächtliche Schmerzen, auch während sie ruhiggestellt sind. Nachdem Sie jetzt so lange und so viele Leute gesehen haben, wann klingt dieser Schmerz wieder ab? Wann sagen Sie, daß sie in der Behandlung beschwerdefrei sind? Denn eine der Indikationen für mich ist der Schmerz. Soll man daher entweder den Hals konsolidieren lassen und später herunterholen, oder bei Schmerzen die Indikation zur Operation stellen und die Leute sind dann schmerzfrei. Wann klingt der Schmerz ab. Dauert das 1 Jahr, 10 Jahre?

Orthner, Wien: Es hat sich gezeigt, daß es auch von der Verletzungsgruppe abhängig ist. Wie bei Gruppe 1 gesagt, haben die Patienten nach etwa dreieinhalb Monaten im Durchschnitt, wobei das bis zu zwölf Monaten bei einem Patienten gedauert hat, eine schmerzfreie, seitengleiche Beweglichkeit erreicht. Bei der Gruppe 2 hat es bei den konservativ behandelten Patienten etwa 6 Monate gedauert, bei den operierten Patienten hat sich durch die Operation anscheinend das Erreichen der schmerzfreien Beweglichkeit auf fast das Doppelte, bis zu einem Jahr verlängert und bei der Gruppe 3 kann man nichts Konkretes sagen, weil wir zu wenig Patienten gehabt haben. Auch hier war an sich der Zeitraum bis über ein Jahr. Ich kann mich aber an keinen erinnern, der länger als zwei Jahre gebraucht hat, daß er sozusagen seine Schmerzen verloren hat. Es waren aber welche dabei, wie zum Beispiel der aus Gruppe 1, der operiert worden ist , der sowohl eine Bewegungseinschränkung, als auch noch immer Schmerzen gehabt hat, trotz der Operation. Das war der, wo die Cerclage abgerissen ist.

Galle, Wien: Haben Sie nicht auch die Erfahrung gemacht, daß bei Leuten, die Schmerzen haben, in erster Linie der enge subacromiale Raum die größte Rolle spielt?

Orthner, Wien: Ich habe noch zwei Dias einer Patientin da, bei der das Tuberculum hochgerutscht ist, also auf der Oberarmkopfkalotte steht und die völlig schmerzfrei frei bewegt. Man soll hier nicht so sehr vom Röntgenbild auf die Mechanik schließen, sondern es ist das Problem das zusätzliche Operationstrauma und die dadurch vielleicht bedingten Verklebungen. Es ist schon so, daß die Patienten bei der Abduktion, wenn sie Schmerzen angeben, sagen, daß es richtig anschlägt bei 130 oder 140 Grad.

Galle, Wien: Ich habe jetzt nicht so sehr den Anschlag des Tuberculums gemeint, sondern daß überhaupt der Humeruskopf als Ganzes sehr hoch steht und der subacromiale Raum dadurch verringert wird.

Orthner, Wien: Wir haben es bei unseren Nachuntersuchungen nicht ausgemessen, aber bewußt aufgefallen ist es mir nicht.

Brunner, München: Ich glaube, daß das ganze Weichteilproblem im subacromialen Raum nicht unbedingt röntgenologisch erfaßt werden kann. Es kommt natürlich durch die Verletzung zu einer traumatischen Reizung der subacromialen Verschiebeschicht. Es ist individuell unterschiedlich, wie stark diese Reizung ausgeprägt ist. Es zeigt sich, daß Patienten, die primär operativ versorgt worden sind, und die innerhalb von 6 Monaten ein starkes Impingementsyndrom entwickelt haben, durch sekundäre Acromioplastik schlagartig zu rehabilitieren waren. Ich glaube, das ist Beweis genug, um zu sagen, daß das Problem weniger im knöchernen Bereich als im Verschiebeschichtbereich liegt.

Mach, Allentsteig: Kennen Sie auch einen Abriß der Supraspinatussehne ohne Abriß des Tuberculum majus?

Orthner, Wien: Gibt es sicher, wird aber wahrscheinlich oft übersehen, da man es im Röntgen nicht sieht.

Mach, Allentsteig: Welchem Vorgehen würde das dann in der Behandlung entsprechen?

Orthner, Wien: Wenn man wirklich einmal einen Abriß diagnostizieren sollte, sollte man das selbstverständlich operativ refixieren. Aber das Problem ist die Diagnostik.

Galle, Wien: Aber man muß vor allem daran denken.

Vecsei, Wien: Herr Orthner, die letzte Bemerkung, die Sie gemacht haben — ganz hoch hinaufgerutscht, beschwerdefrei, freie Beweglichkeit — was ist jetzt dann die Operationsindikation?

Orthner, Wien: Man hat irgendwie den Eindruck, besonders nach der heutigen vormittägigen Diskussion, daß alles, was ein bißchen verschoben ist, katastrophale Ergebnisse bringt. Es ist nicht so, daß man sofort sagen kann, so jetzt ist es 5 mm verschoben, das kann jetzt die große Katastrophe sein, jetzt muß ich operieren, sondern es ist so, daß es wirklich Patienten gibt, wo es stark dislociert ist, pseudoarthrotisch am Kopf oben liegt, im Bereich der Knorpelfläche und die trotzdem völlig zufrieden sind, schmerzfrei völlig frei bewegen. Es ist nicht so, daß dann immer die große Katastrophe entsteht.

Galle, Wien: Das ist ja die alte Geschichte: Nirgends soll man sich so sehr vor der Röntgenkosmetik hüten, wie beim Humeruskopf.

Orthner, Wien: Wir haben die Patientin, die über 60 Jahre alt ist, relativ adipös mit einem isolierten, hochstehenden Tuberculum majus Abriß. Man hat sich aufgrund des Allgemeinzustandes der Patientin entschlossen, sie konservativ zu behandeln, und sie hat bei unserer Nachuntersuchung ein hervorragendes Ergebnis gezeigt.

Vecsei, Wien: Das verstehe ich schon. Was mich jetzt nur interessiert — ich wiederhole die Frage von Szyszkowitz — wann müssen wir denn jetzt operieren oder wann sollen wir — verstehen Sie?

Orthner, Wien: Nach dieser Untersuchung sollte man bevorzugt die isolierten Tuberculum majus Abrisse bei jungen, kooperativen Patienten operieren. Man soll es abhängig machen vom Ausmaß der Dislokation, die zumindest mehr als 1 cm sein soll und vom Eindruck, den der Patient macht, vom Allgemeinzustand und vom Alter. Je jünger desto eher, je älter desto weniger oft.

Galle, Wien: Verwenden Sie meistens die Schrauben oder verwenden Sie auch manchmal die Zuggurtung?

Orthner, Wien: Ist das Tuberculum majus solitär, als ein Stück abgerissen, bietet sich die Schraubenosteosynthese an. Es gibt aber immer wieder Fälle, wo das Tuberculum in sich auch wieder gebrochen ist, da ist die Zuggurtung sicher praktikabler.

Galle, Wien: Wir haben mit der Zuggurtung sehr gute Erfahrungen. Der Schraubenkopf kann, wenn man Pech hat, womöglich auch noch sperren.

Rotatorenmanschettenausrisse

Stellenwert der Arthrographie, Computertomographie und Arthroskopie zum Nachweis bzw. Ausschluß einer Rotatorenmanschettenruptur

M. Börner, J. Mockwitz und G. Schleidt

Berufsgenossenschaftliche Unfallklinik Frankfurt am Main (Ärztlicher Direktor: Prof. Dr. med. H. Contzen), Friedberger Landstraße 430, D-6000 Frankfurt/M. 60

Die Stabilisierung des Schultergelenkes kommt durch die synergetische Leistung von Muskelmasse, osteofibröser periarticulärer Hülle und dem Musculus deltoideus zustande, wobei zwischen diesen einzelnen Schichten verteilt zahlreiche Bursae liegen. Der Muskelmantel besteht aus dem Musculus subscapularis, Musculus supraspinatus, Musculus infraspinatus und Musculus teres minor. Neben diesem Muskelmantel — auch als sog. Rotatorenmanschette bezeichnet — trägt zur Bewegungsführung und -stabilität die osteofibröse periarticuläre Hülle bei, die ein Korsett aus Knochen, Bändern und Fascien bildet, nämlich dem Acromion, Processus coracoideus, Ligamentum coraco-acromiale und Fascia subdeltoidea.

Während knöcherne Verletzungen des Schulterskelettes sowie alle Formen der Luxationen im Schultergelenk sich durch Röntgenuntersuchungen in mindestens zwei Ebenen nachweisen oder ausschließen lassen, sind Veränderungen der Weichteilstrukturen nativröntgenologisch nicht beurteilbar. Sehnenrisse sind nur dann faßbar, wenn gleichzeitig ein knöcherner Abriß oder ein schalenförmiger Ausriß aus dem Tuberculum majus vorliegt. Ein einseitig bestehender Humeruskopfhochstand gegenüber der unverletzten Schulterseite — bedingt durch eine Ruptur des Musculus supraspinatus — kann uns Hinweise für eine Rotatorenmanschettenschädigung geben (Abb. 1a, b).

Zum Nachweis bzw. Ausschluß einer traumatischen und/oder degenerativen Veränderung der Rotatorenmanschette dienen uns:
1. Arthrographie,
2. Computertomographie,
3. Arthroskopie.

Zu 1 Arthrographie:
In zahlreichen Publikationen wird auf die Bedeutung der Schulterarthrographie zum Nachweis bzw. Ausschluß einer Rotatorenmanschettenruptur hingewiesen. Voraussetzung hierfür ist die anatomische Kenntnis, daß die Bursae subacromialis, subdeltoidea und acromialis subcutanea keine direkte Gelenkverbindung aufweisen.

Hefte zur Unfallheilkunde, Heft 186
Verletzungen des Schultergelenks
Zusammengestellt von U. P. Schreinlechner
Springer-Verlag Berlin Heidelberg 1987

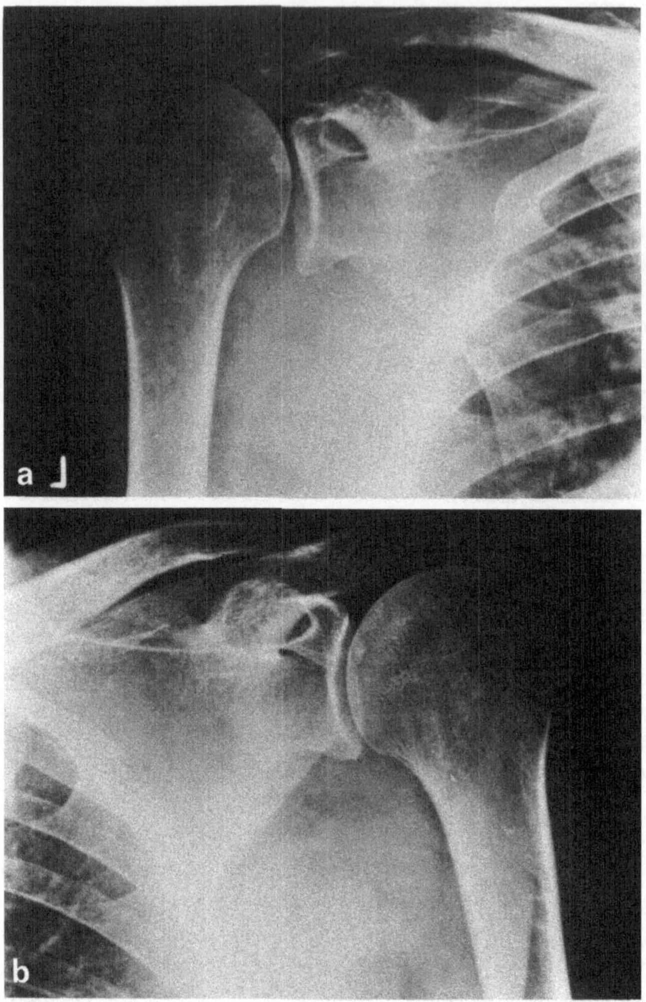

Abb. 1. a Humeruskopfhochstand bei Supraspinatusruptur, **b** Normale Stellung des Humeruskopfes in der Pfanne rechts

Technik: Die Untersuchung erfolgt unter streng aseptischen Kautelen. Der Patient liegt auf dem Durchleuchtungstisch auf dem Rücken und hält den Arm in Adduktions- und Außenrotationsstellung zur besseren Entfaltung der Gelenkkapsel. Einen Querfinger unterhalb und etwas lateral des Processus coracoideus wird der ventrale Zugang zur Punktion gewählt, wobei hier die Durchleuchtungskontrolle unerläßlich ist. Probeinjektion von 1–2 ml wasserlöslichen Kontrastmittels dient zum Ausschluß bzw. Nachweis der intraarticulären Lokalisation der Nadelspitze. Das physiologische Kapselvolumen beträgt 25 bis 40 ml, wobei durchschnittlich 20 ml des wasserlöslichen Kontrastmittels ausreichen, um dessen Ausbreitung nach cranial und dorsal zu erreichen. Röntgenaufnahmen im a.p.- und axialen Strahlengang sowie schräg-sagittal schließen die Untersuchung ab.

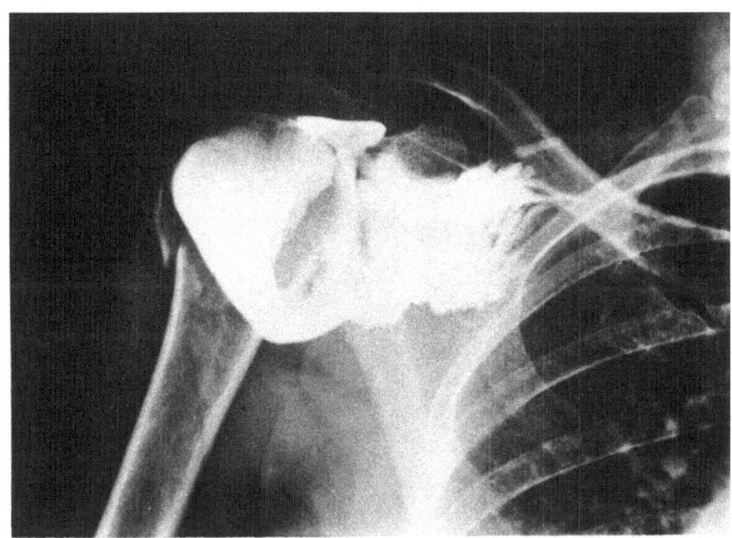

Abb. 2. Abriß des Tuberculum majus, negatives Arthrogramm

Indikationen zur Arthrographie sind:

a) Rotatorenmanschettenruptur
   – traumatisch
   – degenerativ
b) therapieresistente Schulterschmerzen mit Gelenksteife,
c) Kapselschrumpfung,
d) habituelle Schulterluxation.

Zu 2: Computertomographie:
Gegenüber der konventionellen Radiologie sind mittels Computertomographie die Weichteile, besonders die Schultermuskulatur, beurteilbar. Für die Gelenkbinnenstrukturen ist jedoch eine Luftfüllung erforderlich, so daß diese Untersuchungstechnik ebenfalls als eine invasive Methode anzusehen ist.

Technik: Lagerung des Patienten in Rückenlage, Durchführen der Punktion des Schultergelenkes und Auffüllen mit 20 ml Luft. Beide Schultergelenke können gleichzeitig untersucht werden. Je nach Fragestellung erfolgt eine Knochen- oder Weichteilfenstereinstellung, je nach Fragestellung in 4 mm kontinuierlicher Schnittführung. Dabei wird mit Rohdaten gefahren, so daß einzelne Abschnitte rückwirkend erfaßbar und rekonstruierbar sind.

Zu 3: Arthroskopie
Nach klinischer und röntgenologisch sicherer Diagnostik einer Rotatorenmanschettenruptur sollte eine präoperative Arthroskopie vorgenommen werden, da die Arthrographie uns nur eine quantitative aber keine qualitative Aussage über das Ausmaß der Ruptur gibt. Bei ausgedehnten Rupturen ist ein anderer operativer Zugangsweg zu empfehlen; zum Bei-

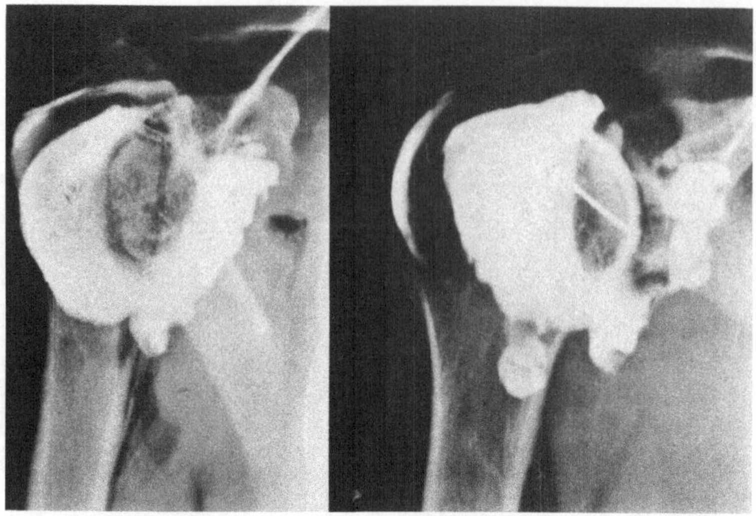

Abb. 3. Positives Arthrogramm mit Darstellung der Bursa supacromialis und subdeltoidea

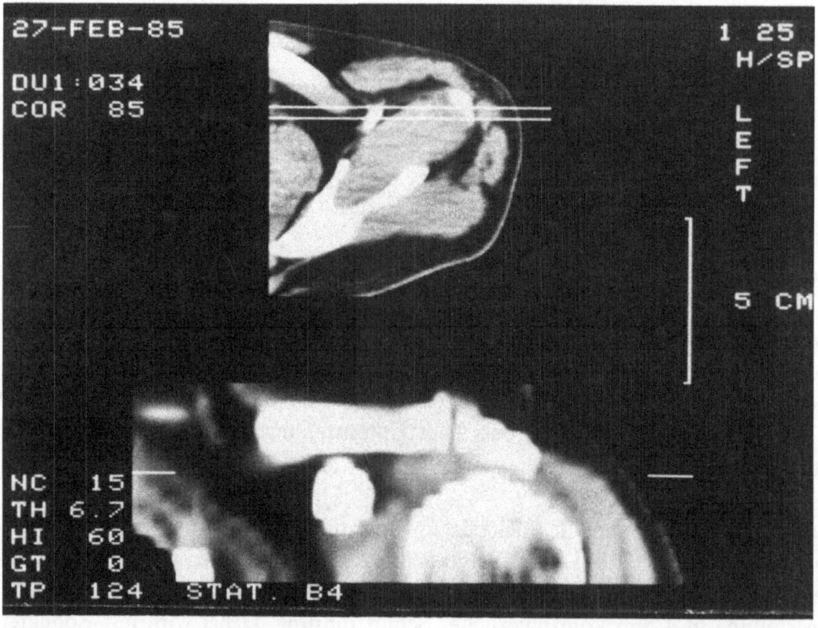

Abb. 4. CT des Schultergelenkes, keine Ruptur der Rotatorenmanschette

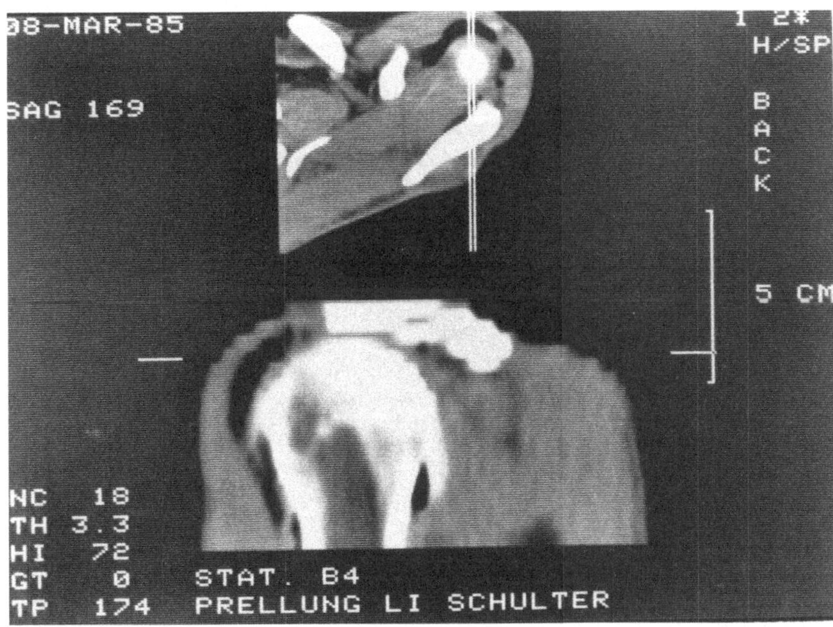

Abb. 5. Austritt von Luft durch die rupturierte Manschette, positives CT

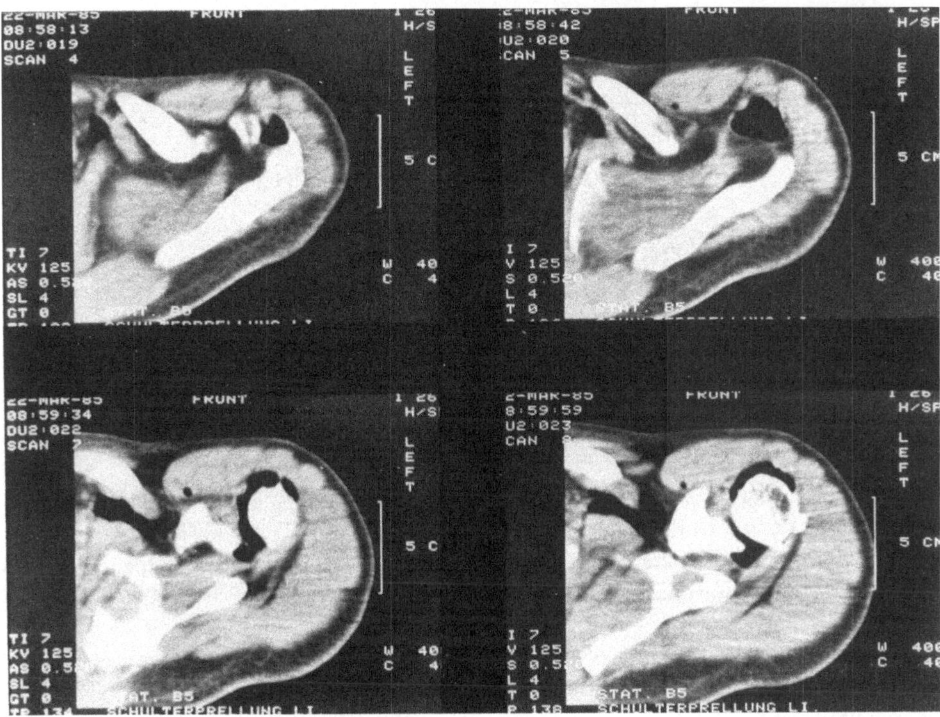

Abb. 6. Positives CT, Nachweis der Ruptur der Rotatorenmanschette, Muskelatrophie des m. supraspinatus (sanduhrförmig)

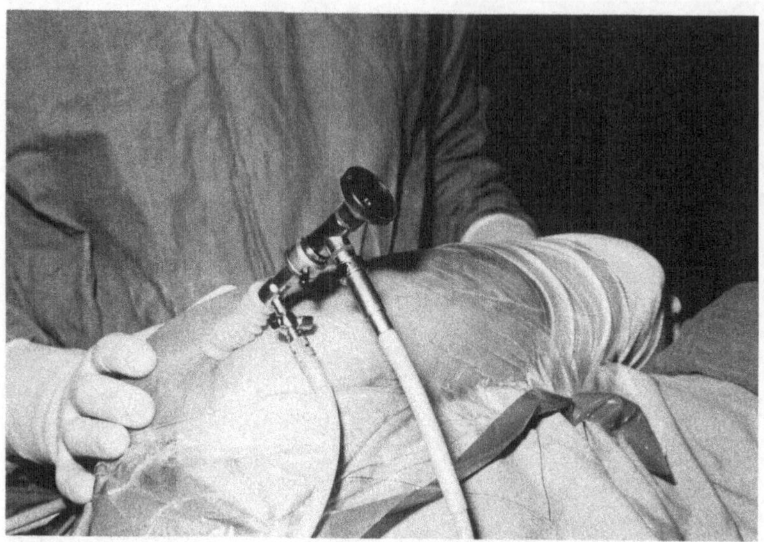

Abb. 7. Dorsolateraler Zugang zur Schultergelenksarthroskopie

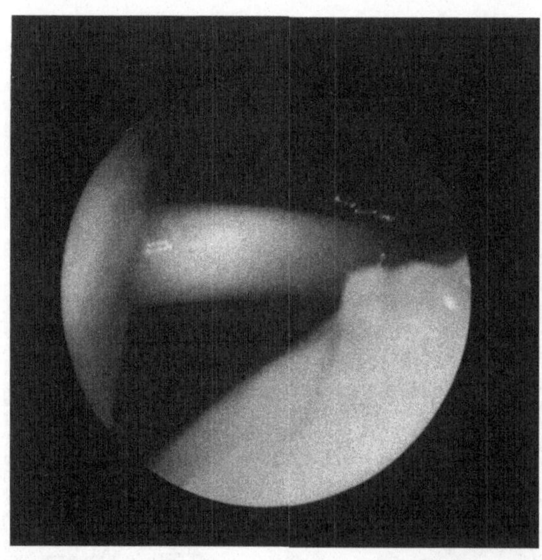

Abb. 8. Darstellung der langen Bicepssehne

spiel transacromialer Zugang nach Debeyre u. Patte [1] (in Bauchlage), als bei einer Teilruptur (z. B. Säbelschnitt nach Codmann, in Rückenlage).

Technik: Die Schulter-Arthroskopie wird in Plexusanästhesie bzw. Allgemeinnarkose durchgeführt, da in der gleichen Sitzung — nach erneutem Abwaschen und Abdecken — die Schultergelenkseröffnung vorgenommen wird. Wir führen die Arthroskopie in Seiten- bzw. Rückenlage mit beweglich abgedecktem Arm durch. Beim dorsalen Zugang wird das Glenohumeral-Gelenk etwa 2 bis 3 Querfinger medial und unterhalb des lateralen Acro-

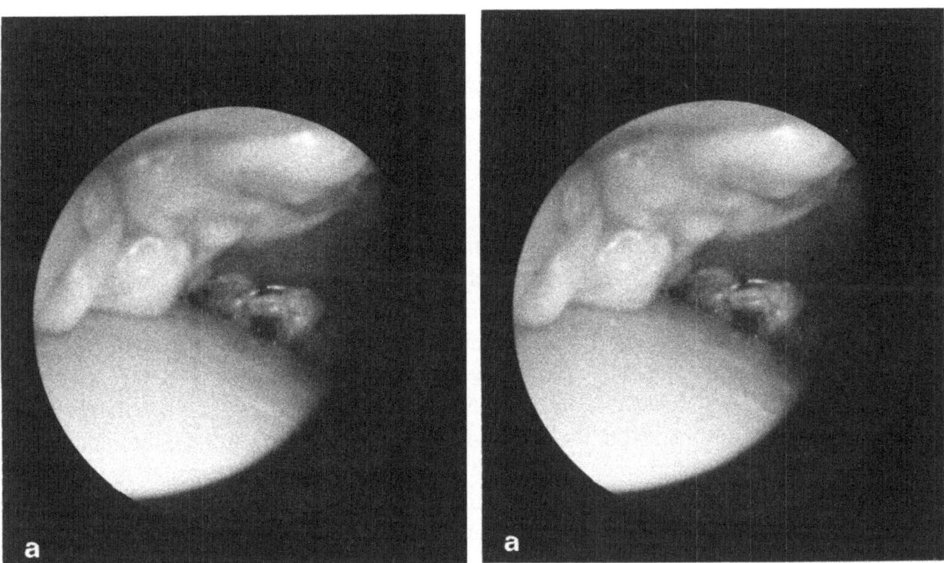

Abb. 9a, b. Veraltete Ruptur der Rotatorenmanschette

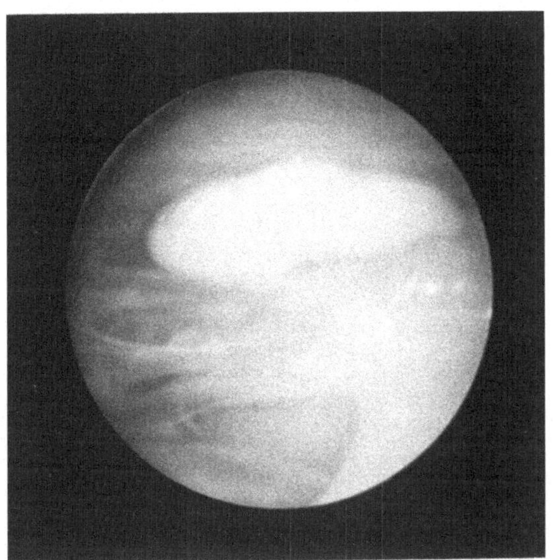

Abb. 10. Freier Gelenkkörper

mion-Endes nach vorheriger Stichincision mit dem Arthroskop (Needle-Arthroskop) punktiert. Wie bei der Kniegelenks-Arthroskopie füllen wir das Gelenk mit Kohlendioxydgas, wobei jedoch bei bestehendem Defekt der Rotatorenmanschette ein Hautemphysem aufzutreten pflegt. Bei ventralem Zugang gehen wir etwa einen Querfinger unterhalb und lateral des Processus coracoideus ein. Die Führungsrichtung für das Arthroskop erfolgt von cranial. Durch Absenken und Anheben des Arthroskopes können caudal der Anteil am Pfannenrand und cranial die Rotatorenmanschette mit der langen Bicepssehne dargestellt werden. Durch Zug, Außenrotation und/oder Abduktion kommen weitere Abschnitte des Schultergelenkes zur Darstellung.

Zusammenfassung

Die Arthrographie des Schultergelenkes mit anschließenden Röntgenaufnahmen in 4 Ebenen läßt bei entsprechender anatomischer Kenntnis und nach kurzem Erfahrungszeitraum ohne Schwierigkeit eine Rotatorenmanschettenruptur erkennen und bei geeigneter Indikationsstellung eine operative Revision folgen. Diese Untersuchungsmethode ist relativ einfach und in jeder Klinik bzw. Röntgenpraxis durchzuführen.

In Kenntnis der Tatsache, daß bei über 50jährigen in 70 bis 80% eine Rotatorenmanschettenruptur auf degenerativer Basis ohne funktionelle Beeinträchtigung besteht, wurde versucht, mittels Computertomographie eine Abgrenzung „degenerativ oder traumatisch" vorzunehmen. Mit der Computertomographie wurde bei entsprechender Luftfüllung das gleiche Ergebnis bei einer Rotatorenmanschettenruptur erzielt wie bei der konventionellen Röntgentechnik. In manchen Fällen ist durch die Computertomographie die Muskelatrophie als Hinweis für degenerative Veränderungen erkennbar. Eine Aussage über Größe und Lokalisation konnte uns die Computertomographie ebenfalls nicht liefern.

Die Arthroskopie sollte bei entsprechender Indikationsstellung zur Arthrotomie vorgenommen werden, um uns evtl. Hinweise für das operationstechnische Vorgehen geben zu können.

Literatur

1. Debeyre J, Patte D (1965) Repair of ruptures of the rotator — cuff of the shoulder. J Bone Joint Surg [Br] 47:36—41
2. Hempfling H (1984) Endoskopische Untersuchung des Schultergelenkes. Chir Prax 33:109—115
3. Roggensack HO (1983) Die Arthrographie des Schultergelenkes. Chir Prax 32:305—314
4. Seiler H, Neumann KH, Muhr G (1984) Die Arthroskopie des Schultergelenkes. Unfallheilkunde 87:73—79

Operative Versorgung der Rotatorenmanschettenruptur
(Indikation – Technik – Ergebnisse)

M. Börner, J. Mockwitz und R. Ziegelmüller

Berufsgenossenschaftliche Unfallklinik Frankfurt am Main (Ärztlicher Direktor: Prof. Dr. med. H. Contzen), Friedberger Landstraße 430, D-6000 Frankfurt/M. 60

Die Rotatorenmanschette der Schulter ist die gemeinsame Sehnenplatte der Musculae subscapularis, supraspinatus, infraspinatus und teres minor, die fächerförmig von vorne oben und hinten an den Oberarm herantritt und am großen und kleinen Tuberculum inseriert. Zwischen dieser Sehnenplatte und dem Schulterdach (= nicht nur Acromion, sondern auch Gebilde vom Processus coracoideus und dem sich dazwischen anspannenden Ligamentum coracoacromiale) entsteht ein Engpaß, besonders bei Abduktion zwischen 70 und 120 Grad. Diese enge topographische Beziehung zwischen Schulterdach und Rotatorenmanschette erklärt, daß es bei Überkopf-Arbeiten zu ständigen Irritationen der Rotatorenmanschette kommen kann, wobei vor allem die Supraspinatusposition als kritische Zone betrachtet werden muß. Sie ist die biomechanische Schwachstelle des Schultergelenkes. Beim Riß der Rotatorenmanschette kann zumindest der Oberarm nicht mehr kraftvoll abduziert werden. Wir unterscheiden bei der Verletzung der Rotatorenmanschette zwischen einer kompletten und inkompletten Ruptur:

Inkomplette Ruptur

Nur Ober- oder Unterseite der Sehnenplatte partiell geschädigt, aber keine Verbindung zwischen Gelenkhöhle und Bursa subacromialis.

Komplette Ruptur

Zeichnet sich durch direkte Verbindung zwischen Gelenk und Bursa aus.

Am häufigsten ist der Sehnenanteil des Musculus supraspinatus wegen seiner ungünstigen anatomischen Lage betroffen. Eine wesentliche Rolle spielt hierfür die Gefäßversorgung. Dann folgen Anteile des Musculus infraspinatus, seltener des Musculus teres minor oder Musculus subscapularis.

Als *Unfallereignis* wird ein Sturz mit ausgestrecktem Arm, eine gewaltsame Abduktion oder eine axial vom Ellenbogen her plötzlich einwirkende abduzierende Gewalt beschrieben. Manchmal führen Schulterluxationen mit oder ohne Abriß des Tuberculum majus zur Ruptur oder auch eine Trümmerfraktur des Humeruskopfes. Bei älteren Menschen handelt es sich jedoch meist um ein Bagatelltrauma.

Klinisch stehen Schmerzen und Bewegungseinschränkung im Vordergrund, vor allem eine stark ausgeprägte schmerzhafte Abduktionsbehinderung des Armes (painful arc-syndrom). Die passive Abduktion ist bei einer frischen Läsion im Gegensatz zur chronischen frei und bereitet keine nennenswerten Schmerzen.

Der radiologische Nachweis einer knöchernen Rotatorenmanschettenläsion ist meist nicht schwierig. Erhebliche diagnostische Schwierigkeiten können jedoch bei isolierten

Hefte zur Unfallheilkunde, Heft 186
Verletzungen des Schultergelenks
Zusammengestellt von U. P. Schreinlechner
Springer-Verlag Berlin Heidelberg 1987

440

Weichteilrupturen der Manschette auftreten (siehe Vortrag „Stellenwert der Arthrographie, Computertomographie und Arthroskopie zum Nachweis bzw. Ausschluß einer Rotatorenmanschettenruptur", M. Börner et al.).

Diagnostische Kriterien:

1. *Frische Ruptur:*
   Heftige Schulterschmerzen,
   Druckschmerz über dem Tuberculum majus,
   Verlust der aktiven Abduktion und/oder Außenrotation,
   painful-arc-syndrom bei Abduktion zwischen 60 und 110 Grad besonders starke Schmerzhaftigkeit,
   passive Beweglichkeit frei.

2. *Veraltete Ruptur:*
   Funktionsausfall,
   tast- und sichtbare Muskelatrophien im Gebiet der Fossa supra- und infraspinata,
   Einschränkung der passiven Beweglichkeit durch Gelenkkontrakturen, röntgenologisch oft Hochstand des Humeruskopfes in der Schultergelenkpfanne sowie vermehrte Corticalissklerosierung des Tuberculum majus.

Differentialdiagnostisch kommen in Frage: Axillarislähmung, akute Tendopathie, Schultersteife.

Zum Ausschluß bzw. Nachweis einer Tendopathie kann man ein örtliches Betäubungsmitteldepot setzen. Ist der Patient dann in der Lage, sich nach der Schmerzausschaltung zu bewegen, dann deutet dies eher auf eine intakte Sehnenplatte hin. Die klinische Verdachtsdiagnose einer Rotatorenmanschettenruptur kann jedoch nur durch die Arthrographie gesichert werden.

Die Therapie ist abhängig vom funktionellen Defizit des Schultergelenkes.

Indikation zur Operation:

1. Frische Ruptur mit komplettem Funktionsausfall,
2. veraltete Ruptur, die trotz intensiver physiotherapeutischer Übungsbehandlung Pseudoparalysen aufzeigt,
3. chronische, therapieresistente Schulterbeschwerden, bei denen arthrographisch eine Ruptur der Rotatorenmanschette nachweisbar ist.

Die operative Versorgung erfolgt nicht wegen des Röntgenbefundes, sondern ausschließlich wegen der klinischen Beschwerden.

Der Zugang zum Schultergelenk kann auf verschiedenen Wegen erfolgen und ist abhängig von der Schadenslokalisation. Für die Rekonstruktion der Rotatorenmanschette haben sich 3 Zugänge bewährt:
1. Säbelschnitt nach Codmann (Rückenlage) sog. saber-cut.
2. Transacromialer Zugang (posterior – superior) nach Debeyre (Bauchlage).
3. Vorderer Zugang zwischen Acromion und Proc. coracoideus (Seitenlage).

Bei jeder Operation sollte eine Erweiterung des subacromialen Gleitraumes vorgenommen werden. Hierzu bietet sich eine partielle oder totale Acromiektomie bzw. eine Resektion des Ligamentum coracoacromiale an.

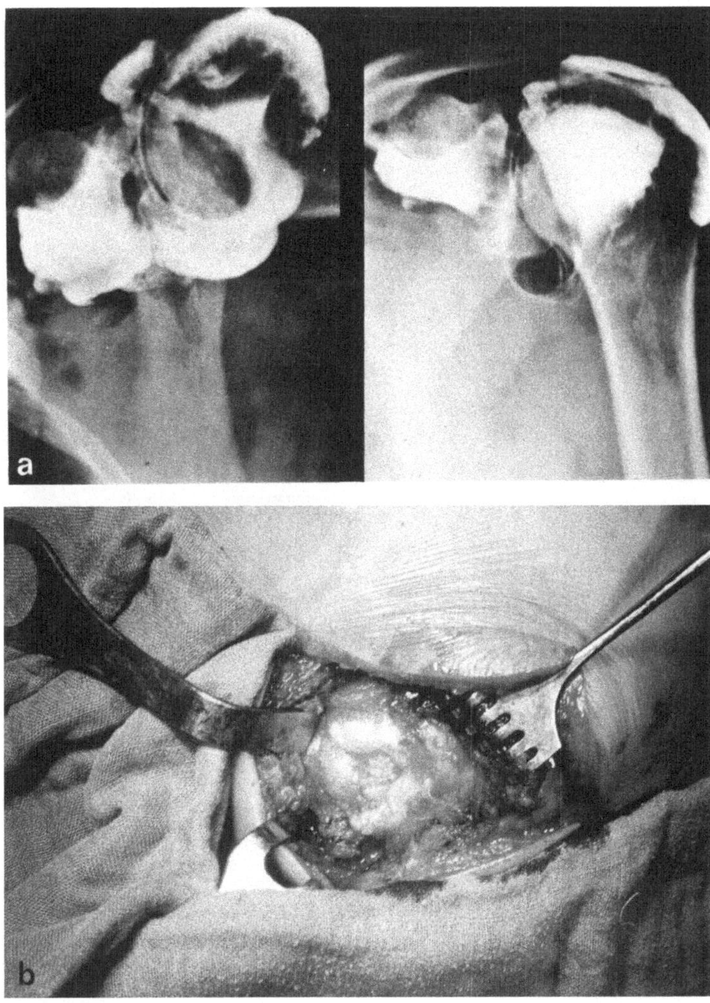

Abb. 1. a Positives Arthrogramm mit Nachweis einer Rotatorenmanschettenruptur, **b** Intraoperativer Situs

Die Nachbehandlung ist sehr langwierig und zeitaufwendig. Noch in Narkose wird der betroffene Arm auf eine Abduktionsschiene in 90-Grad-Stellung gelagert. Mit dieser dynamischen Abduktionsschiene kann nach Abklingen der postoperativen Schmerzen mit den Bewegungsübungen (Heben des Armes) begonnen werden. Die Dauer der postoperativen Lagerung auf der Abduktionsschiene ist abhängig vom Ausmaß der Schädigung der Rotatorenmanschette. Anschließend ist meist mehrmonatige intensive und passive Bewegungstherapie erforderlich; nur so kann ein gutes funktionelles Ergebnis erzielt werden.

In der Berufsgenossenschaftlichen Unfallklinik Frankfurt am Main wurden in der Zeit von Januar 1983 bis Januar 1984 bei insgesamt 37 Patienten rekonstruktive Eingriffe an der Rotatorenmanschette vorgenommen. Bei den Patienten handelte es sich um 35 Männer und um 2 Frauen mit einem Durchschnittsalter von 53 Jahren (40/64). Als Unfallursache wurden angegeben:

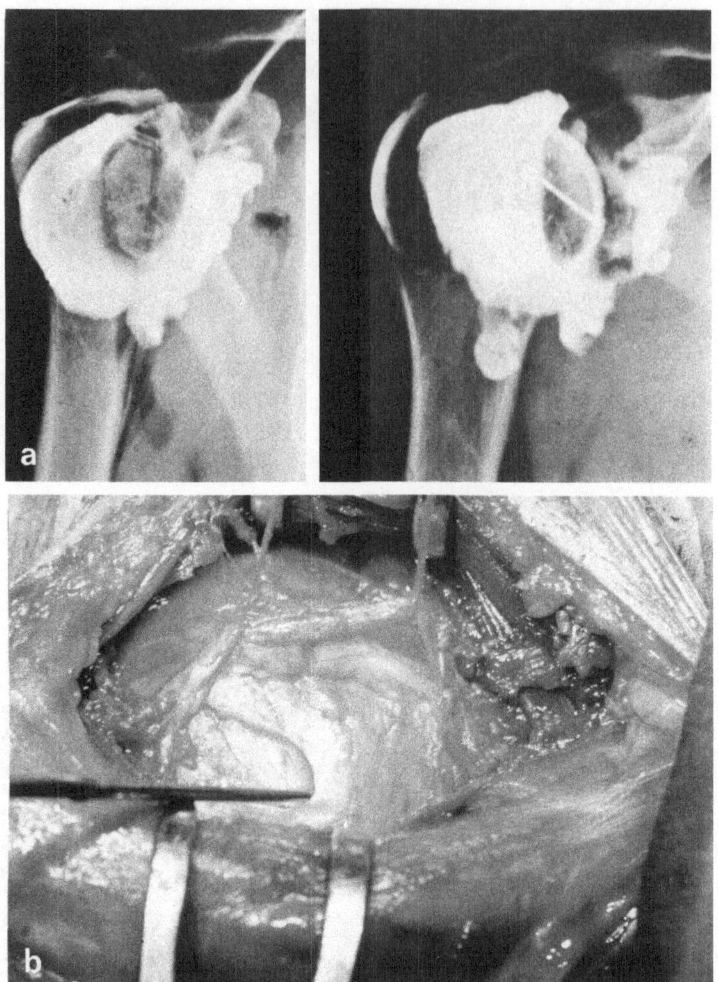

Abb. 2. a Positives Arthrogramm (Darstellung der Bursa subacromialis und subdeltoidea),
b Intraoperativ erhobener Befund der Ruptur mit Darstellung der Humeruskopfglatze

Schulterluxation	2	Sturz auf Schulter	19
Sturz auf ausgestreckten Arm	14	Keine Angaben	2

Bei den 37 Patienten wurde unter gleichzeitiger Erweiterung des subacromialen Raumes
die Operation der Ruptur der Rotatorenmanschette wie folgt vorgenommen:

Bursektomie	8
Einfache Naht	14
Transossäre Naht	23
Teilresektion AC	2
Resektion Lig. C.-A.	19

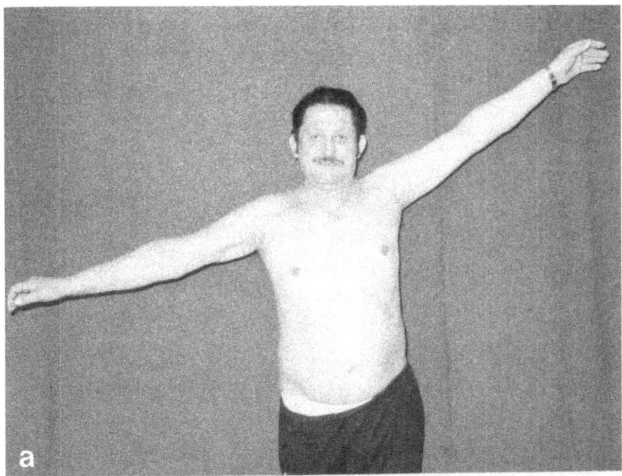

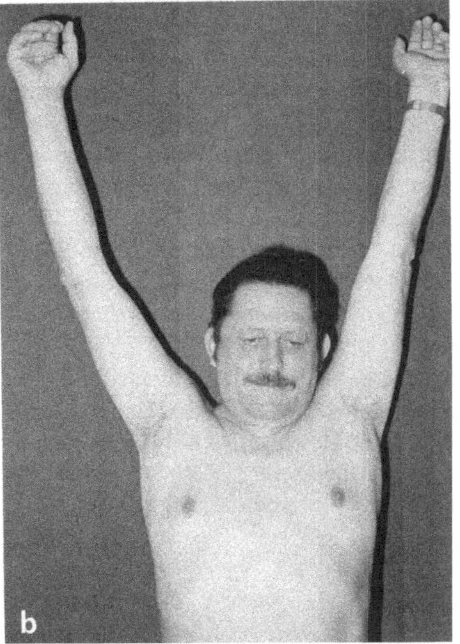

Abb. 3. a Funktionsaufnahme präoperativ,
b Funktionsaufnahme sechs Monate nach
der Operation

Die postoperative Ruhigstellung erfolgte zunächst im Thorax-Arm-Gips und später in der dynamischen Bewegungsschiene. Die Dauer der Immobilisation ist abhängig von den druchgeführten rekonstruktiven Maßnahmen, wobei sie jedoch die Sechswochengrenze nicht überschritt. Danach schloß sich eine krankengymnastische mobilisierende und muskelkräftigende Behandlung an.

Zu postoperativen Komplikationen im Sinne einer Nervenschädigung bzw. Wundheilungsstörung ist es in keinem Fall gekommen.

35 der 37 Patienten konnten nachuntersucht werden. Dabei wurden folgende Kriterien für die Beurteilung der Ergebnisse vorgenommen:

Sehr gut:	Völlige Schmerzfreiheit, freie Abduktion
Gut:	Abduktion über Horizontale, Schmerzen bei Extrembewegung
Mäßig:	Abduktion nicht über 60°, Schmerzen vermindert
Schlecht:	Befund wie präoperativ.

Ergebnisse

Sehr gut und gut:	64,5%
Mäßig:	19,4%
Schlecht:	16,1%

Zusammenfassung

In den Jahren 1977 bis 1981 wurden in der Berufsgenossenschaftlichen Unfallklinik Frankfurt am Main 187 Patienten wegen der Folgen einer Schulterprellung bei fehlender knöcherner Verletzung stationär zur Durchführung einer intensiven physiotherapeutischen Übungsbehandlung aufgenommen; im Durchschnitt 4,5 Monate (!) nach dem angeschuldigten Ereignis. Dies deutet daraufhin, daß vom erstbehandelnden Arzt nach Ausschluß einer knöchernen Verletzung keine weitere diagnostische Abklärung erfolgt ist und somit in vielen Fällen die Diagnose „Rotatorenmanschettenruptur" nicht gestellt wurde. Die über mehrere Monate erforderliche intensive physiotherapeutische Übungsbehandlung nach durchgeführter Rekonstruktion der Rotatorenmanschette ist u. a. auch darauf zurückzuführen, daß die Patienten zur operativen Versorgung zu spät zur stationären Aufnahme gekommen sind. Es erscheint jedoch gerechtfertigt entsprechend der Literaturangaben, daß nach Diagnosestellung einer Rotatorenmanschettenruptur zunächst 4 bis maximal 6 Wochen konservativ behandelt wird. Wenn es hierbei zu keiner Besserung des funktionellen Ergebnisses kommt, dann sollte die operative Revision angeschlossen werden.

Entscheidend für den Erfolg sind ein guter Zugangsweg, eine bestmögliche Wiederherstellung der unterbrochenen Strukturen und die gleichzeitige Erweiterung des Defilees.

Literatur

1. Börner M (im Druck) Verletzungen der Rotatorenmanschette, Erkennung und Behandlung. Hefte Unfallheilkd
2. Refior HJ, Stürz H (1984) Rekonstruktive Technik der Rotatorenmanschettenruptur. Z Orthop 122:27—30
3. Reichelt A (1985) Die Rotatorenmanschettenruptur. Z Orthop 123:38—43
4. Scheuer I, Lies A (1980) Kapsel-Sehnenverletzung des Schultergelenkes — Ruptur der Rotatorenmanschette, Abrißfrakturen. Unfallchirurgie 6:220—224

Klinik, Diagnostik und Therapie des Impingement-Syndroms

R. Kujat und H. Tscherne

Unfallchirurgische Klinik der Medizinischen Hochschule Hannover (Direktor: Prof. Dr. H. Tscherne), Konstanty-Gutschow-Straße 8, D-3000 Hannover 61

95% aller Rotatorendefekte sind nach Aussage von Neer impingementbedingt. Unter Impingement ist ein Engpaßsyndrom zu verstehen zwischen Humeruskopf einerseits und dem Schulterdach mit Acromion und Ligamentum coracoacromiale andererseits.

Die Anatomie zeigt, daß bei einer Flexions/Abduktionsbewegung zwischen 60 und 120 Grad die Acromionspitze in die Supraspinatussehne, in der Nähe ihres Ansatzes, drücken kann, also dort wo auch die Durchblutung der Sehne am geringsten ist.

Klinisches Leitsymptom des Impingements sind Schmerzen bei Bewegung, aber auch heftigste nächtliche Schmerzen. Diese Symptomatik kann besonders bei älteren Patienten spontan auftreten, wird aber auch nach sportlicher Belastung, Bagatelltrauma der Schulter oder Überkopfarbeit gesehen.

Je nach Dauer der Erkrankung werden 3 Stadien unterschieden, die klinisch eine ähnliche Symptomatik zeigen. Im Stadium I finden sich Ödem- oder Einblutung der Sehne, im Stadium II eine Fibrose oder Verdickung. Erst im Stadium III treten komplette Defekte des Rotatorencuffs, eine Bicepssehnenruptur oder radiologisch nachweisbare Veränderungen auf.

Zur differentialdiagnostischen Abklärung kommt der klinischen Untersuchung überragende Bedeutung zu:

Die Inspektion kann eine Schwellung der Schulter durch einen Bursaerguß zeigen, ein positives Geysire-Zeichen oder auch eine Rotatorenatrophie bei chronischem Cuffdefekt.

Palpatorisch sind Schmerzpunkte exakt zu lokalisieren, am häufigsten über der Acromionspitze oder dem Tuberculum majus.

Durch subacromiale Injektion von Lokalanästhetikum werden impingementbedingte Schmerzen kurzzeitig vollständig beseitigt, so daß auch der aktive und passive Bewegungsumfang sowie die Kraft der Außen- und Innenrotation beurteilt werden können. Diese subakromiale Injektion wird auch als Impingement-Test bezeichnet.

Radiologisch werden im Stadium III die für chronische Rotatorendefekte typischen Veränderungen gefunden.

Der Nachweis kompletter Rotatorendefekte erfolgt meistens arthrographisch. Wesentlich eleganter ist jedoch die sonographische Beurteilung der Rotatorensehnen, die nicht invasiv jegliche Strahlenbelastung vermeidet und eine einwandfreie Beurteilung aller 4 Sehnen erlaubt. Sonographisch können nicht nur komplette Rupturen nachgewiesen werden, sondern auch bereits degenerative Veränderungen oder Teilrupturen (Abb. 1 und 2).

Die Therapie des Impingement-Syndroms ist zunächst konservativ. Erst bei therapieresistenter Symptomatik über mindetens 12 Wochen ist eine Operationsindikation gegeben.

Entscheidende Bedeutung zur Beseitigung des Impingements kommt der Erweiterung des subacromialen Raumes zu. Über einen periacromialen Schnitt im Spaltlinienverlauf der Haut wird zunächst der M. deltoideus subperiostal abpräpariert, anschließend das Lig. coracoacromiale und die Acromionspitze reseziert. Die Bursa subacromialis wird nur bei chronisch entzündlicher Veränderung reseziert. Rotatorendefekte werden entweder nach

Hefte zur Unfallheilkunde, Heft 186
Verletzungen des Schultergelenks
Zusammengestellt von U. P. Schreinlechner
Springer-Verlag Berlin Heidelberg 1987

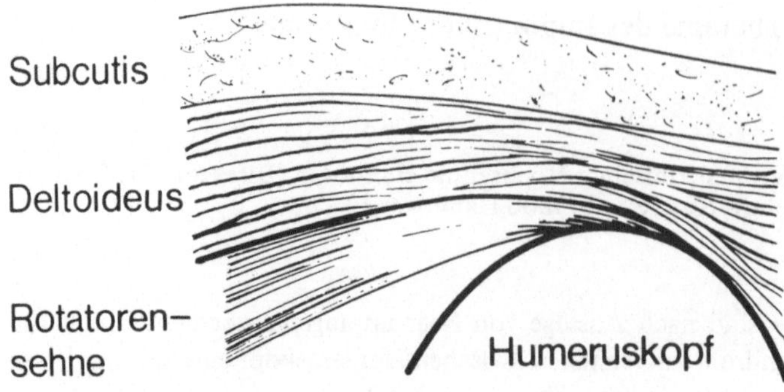

Abb. 1

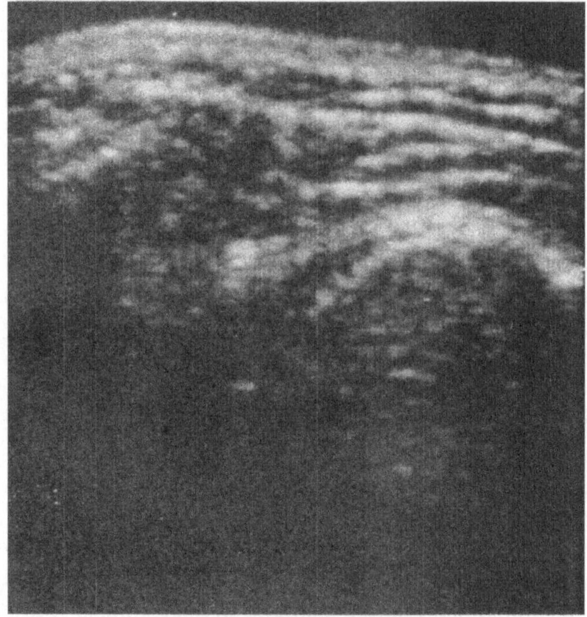

Abb. 2

Tabelle 1. Impingement-Syndrom

Schmerzbeseitigung durch
Erweiterung des subacromialen Raumes

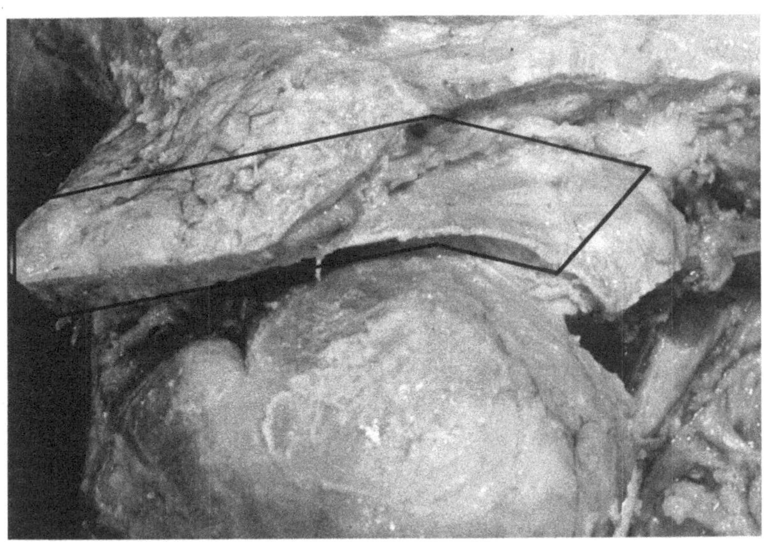

Abb. 3

großzügiger Anfrischung der Defektränder spannungsfrei vernäht oder bei massivem Defekt nur debrediert (Tabelle 1, Abb. 3).

Bei sicherer Refixation des M. deltoideus ist eine frühfunktionelle Nachbehandlung möglich.

Mit dem angegebenen Verfahren haben wir inzwischen 51 Patienten operiert, die bei der Nachuntersuchung zu 73% völlig beschwerdefrei waren.

Weitere 15% zeigten subjektiv eine deutliche Besserung ihrer Symptomatik.

Diese Ergebnisse bestätigen das Neersche Konzept des Impingement-Syndroms, das auf einer Betrachtung aller Schulterweichteile als funktioneller Einheit beruht.

Diskussion

Contzen, Frankfurt: Ich danke Ihnen vor allen Dingen für den sehr interessanten diagnostischen Hinweis zum Einsatz der Sonographie. Habe ich Sie richtig verstanden, daß es Ihnen mit der Sonographie möglich ist, hier auch akute Rupturen von degenerativen zu unterscheiden?

Kujat, Hannover: Es ist möglich, mit der Sonographie eine entsprechende Unterscheidung durchzuführen, wobei die Beurteilung grundsätzlich im Seitenvergleich erfolgen muß, und dann können wir aber auch degenerative Veränderungen der Sehnen sicher beurteilen.

Hefte zur Unfallheilkunde, Heft 186
Verletzungen des Schultergelenks
Zusammengestellt von U. P. Schreinlechner
Springer-Verlag Berlin Heidelberg 1987

448

Erfahrungen bei der operativen Behandlung von frischen und veralteten Rotatorenmanschettenausrissen

B. Gay[1], B. Gutzeit[2] und G. Sprotte[2]

[1] Chirurg. Univ.-Klinik, Josef Schneider Straße 7, D-8700 Würzburg
[2] Institut für Anästhesiologie, Univ.-Klinik, Josef Schneider Straße 7, D-8700 Würzburg

Die Therapie degenerativer Veränderungen am Rotatorencuff ist ausgesprochen diffizil. Auffällig ist die Diskrepanz zwischen der großen Anzahl der bei der Sektion erhobenen pathologischen Sehnenbefunde und der eher geringen Anzahl der zu behandelnden Patienten. Die klinischen Symptome infolge degenerativer Veränderungen der Rotatorenmanschette können weitgehend stumm verlaufen, wenn nicht durch ein plötzliches Unfallgeschehen das Bild der Pseudoparalyse oder durch entzündliche Veränderungen Stenoseerscheinungen im subacromialen Raum auftreten (painful-arc-Syndrom). Unklar ist, warum bei Patienten mit kleinem Defekt gelegentlich eine ausgeprägte Pseudoparalyse auftritt, während nach großen Läsionen kaum funktionelle Behinderungen vorkommen können. Selbst größere Defekte werden bei älteren Patienten toleriert, wenn ihre Entwicklung langsam verläuft.

Die Schultergelenksarthrographie erlaubt entsprechende Defekte zu erfassen (Abb. 1), ihre Größe und Ausdehnung zu beurteilen sowie komplette von inkompletten Rupturen abzugrenzen [4]. Einigkeit besteht bei nahezu allen Autoren, daß sowohl bei partiellen als auch kompletten Rupturen zunächst eine konservative Behandlung angezeigt ist. Die Dauer des konservativen Behandlungsversuchs schwankt zwischen 4 bis 6 Wochen [2, 6, 12] und 6 Monaten [1, 3, 8]. Die Symptomatik des Krankheitsbildes wird klar vom Schmerz

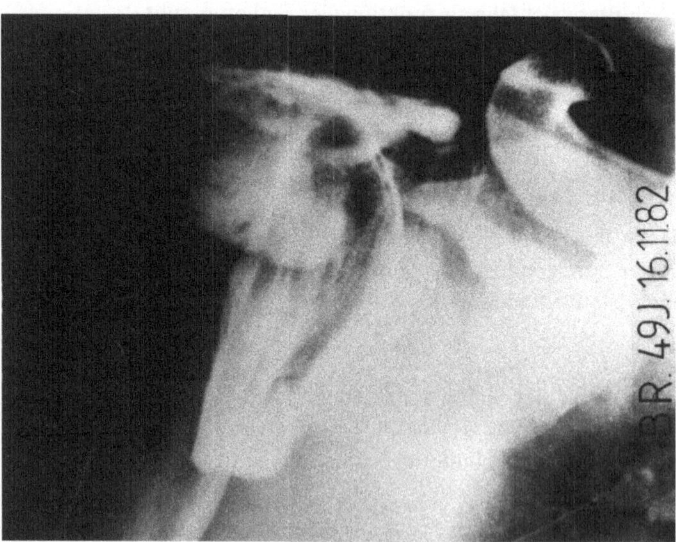

Abb. 1. Komplette Ruptur der Rotatorenmanschette mit KM-Füllung der Bursa subacromialis et deltoidea

Hefte zur Unfallheilkunde, Heft 186
Verletzungen des Schultergelenks
Zusammengestellt von U. P. Schreinlechner
Springer-Verlag Berlin Heidelberg 1987

Tabelle 1. Patientengut der Chir. Univ.-Klinik Würzburg.
Operativ behandelte Ausrisse der Rotatorenmanschette

Patientenzahl:	42
Männer	35
Frauen	7
Alter	ϕ 55,7 Jahre (21–72 Jahre)
rechter Arm	36
linker Arm	6

beherrscht. Die Schmerzqualität ist uncharakteristisch, jedoch wegen der ausgedehnten Nervenversorgung des Schultergelenkes sehr intensiv, so daß meist eine Schmerzkontraktur besteht. Nach unserer Auffassung kommt der initialen gezielten Schmerztherapie die entscheidende Bedeutung zu. Wir führen deshalb in enger Zusammenarbeit mit der Schmerzambulanz des Institutes für Anaesthesiologie eine gezielte Schmerzbehandlung durch [5]. Diese besteht in Krankengymnastik aller beteiligten Bewegungssegmente, transcutan elektrischer Nervenstimulation (4–5mal täglich) sowie der Gabe von Analgetika zur Nacht. In den cervico-thorakalen Periduralraum werden 1–3 Einzelinjektionen eines Corticoids injiziert. Bringt die physikalische Therapie nur geringe Fortschritte, wird durch Grenzstranginfiltrationen die regionale Schmerzschwelle erhöht. Diese Maßnahme erfolgt auch vor der täglichen Krankengymnastik. Hinzu kommen zustätzliche Blockaden des N. suprascapularis. Diese fördern die schmerzfreie Beweglichkeit des Schultergelenkes ohne zu viele afferente Neurone zu blockieren, deren Funktion zur Stimulation der Schmerzschwelle durch die Krankengymnastik erhalten werden muß. Meist kann durch diese Maßnahme im Durchschnitt nach 4 bis 6 Wochen eine deutliche Besserung erzielt werden. Schlägt diese Therapie jedoch nicht an, bleiben stärkere Schmerzen und oder Funktionsausfälle zurück, kann die Indikation zur Operation gestellt werden. Unabdingbare Voraussetzungen dafür sind die uneingeschränkte passive Beweglichkeit des Schultergelenkes sowie die gute Kooperationsbereitschaft des Patienten. Es hat sich gezeigt, daß die Frühoperation günstigere Ergebnisse bringt [5, 7].

Wir haben von 1980 bis März 1985 42 Patienten mit Rotatorenmanschettenverletzungen operativ behandelt. In 5 Fällen lagen frische Rupturen, 37mal degenerative Veränderungen vor (Tabelle 1). Traumatische Rupturen der Rotatorenmanschette infolge schwerer Gewalteinwirkung treten bevorzugt bei jungen Patienten auf und sind eher als seltenes Ereignis anzusehen [7, 9]. Meist ist ein knöcherner Ausriß aus dem Tuberculum majus vorhanden, während reine Sehnenzerreißungen selten sind. Die Indikation zur operativen Versorgung ist dann gegeben, wenn ein deutlicher Funktionsausfall vorhanden und arthrographisch ein Defekt in der Rotatorenmanschette nachzuweisen ist, oder eine deutliche Dislokation des Tuberculum majus besteht bzw. eine subacromiale Einklemmung des Fragmentes zu Bewegungsbehinderungen führt. Bewährt hat sich die Refixation durch Kleinfragmentspongiosaschrauben und Kunstoffunterlegscheibe. Die Behandlung ist unproblematisch und bringt gute Resultate.

Die Freilegung erfolgt in den meisten Fällen durch den sog. Säbelhiebschnitt mit Osteotomie des Acromions, während lediglich bei großen Defekten bzw. zur Mobilisation des M. supraspinatus der Zugang von posterior – superior nach Debeyre [3] verwandt wurde.

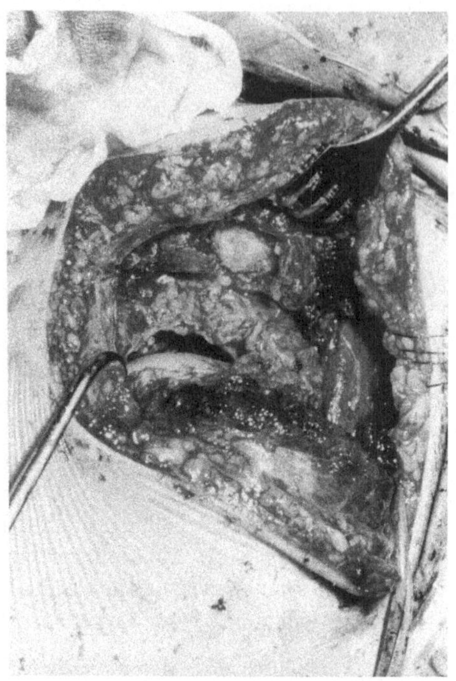

Abb. 2. Intraoperativer Situs. Komplette Ruptur der Supraspinatus-Sehne mit freiliegendem Oberarmkopf („Glatzenbildung")

Tabelle 2. Operationsverfahren (42 Patienten)

End-zu-End-Naht, transossäre Verankerung	31
partielle oder totale Muskelmobilisation	5
Plastischer Ersatz	6
Erweiterung des subacromialen Raumes	35

Kleinere Defekte und Längsrupturen wurden durch einfache Adaptation oder Schnürsenkelnaht geschlossen. Bei größeren Substanzverlusten wird die rupturierte Sehne zungenförmig umschnitten und eine transossäre Refixation vorgenommen. Kann die Reinsertion nicht an der normalen Insertionsstelle erfolgen, liegen ungünstigere Hebelverhältnisse vor. Bei ausgedehnter Retraktion der Supraspinatussehne ist die totale Muskelmobilisation möglich oder die Defektüberbrückung erfolgt durch autologes Material (Tabelle 2). Die Beseitigung der subacromialen Stenose wird als zusätzliche wichtige Maßnahme angesehen. Sie erfolgt durch Resektion des Lig. coracoacromiale und je nach anatomischer Situation durch partielle Acromionektomie. Wir haben uns auf diese Maßnahme beschränkt und von relativ extremen Maßnahmen (en-Block-Resektion des Lig. coracoacromiale, des Acromions sowie des ACG nach [11]) Abstand genommen. Bei der Nachuntersuchung von 36 Patienten konnte 11mal ein ausgezeichnetes und 19mal ein zufriedenstellendes Resultat erzielt werden (Tabelle 3). Bei letzteren Patienten blieben vor allem Bewegungseinschränkungen zurück, während der Effekt bezüglich der Schmerzfreiheit wesentlich günstiger war. Auf Befragung gaben diese Patienten an, daß sie sich im Erkrankungsfall jeder Zeit die betroffene

Tabelle 3. Behandlungsergebnisse (Bewertungsschema nach Neer [10])

ausgezeichnet	11
zufriedenstellend	19
unbefriedigend	4
Mißerfolg	2
	36 Nachuntersuchungen

andere Schulter operieren ließen. Die schlechten Resultate bei 6 Patienten traten nach ausgedehnter Muskelmobilisation und großen Sehnendefekten, bei langdauernder Anamnese oder zulange verzögerte Operation und mangelnder Kooperation auf.

Durch eine gezielte Schmerzvorbehandlung kann die Operation in zahlreichen Fällen umgangen werden. Sollte die Operation unumgänglich sein, werden durch die genannten Maßnahmen günstige Voraussetzungen geschaffen und die Indikation früher gestellt.

Literatur

1. Anderson LD (1971) Affections of muscles, tendons, and tendon sheaths. In: Campbell (ed) Operative Orthopaedics, vol 2. Mosby, St. Louis
2. Batemann JE (1972) The shoulder and neck. Saunders, Philadelphia
3. Debeyre J, Platte D, Elmelik E (1965) Repair of the rotator cuff of the shoulder. J Bone Joint Surg [Br] 47:36
4. Gay B (1984) Sehnenrupturen an der oberen Extremität. Chirurg 55:1
5. Gay B, Sprotte G (im Druck) Konservative und operative Behandlung von Erkrankungen der Rotatorenmanschette. Chirurg
6. Gschwend N, Kentsch A, Meyer PR, Müller JP (1984) Rotatorenmanschettenruptur. In: Chapchal G (Hrsg) Verletzungen und Erkrankungen der Schulterregion. Thieme, Stuttgart New York
7. Jäger M, Keyl W, Kohn D (1984) Verletzungen der Rotatorenmanschette. Hefte Unfallheilkd 163:192
8. Koechlin P, Apoil A (1981) Die Resektion und Erweiterung des Défilés. Orthopäde 10:216
9. Müller HA, Weigand H (1984) Traumatische Ausrisse der Rotatorenmanschette und ihre Behandlung. Hefte Unfallheilkd 163:207
10. Neer CS (1970) Displaced proximal humeral fractures. J Bone Joint Surg [Am] 52:1077
11. Platte D, Goutallier D, Debeyre J (1981) Rotatorenmanschettenruptur. Orthopäde 10:206
12. Rössler H (1976) Rupturen in der Rotatorensehnenplatte. Z Orthop 114:282

452

Bedeutet Rotatorenmanschettenausriß die Indikation zum akuten oder späteren chirurgischen Eingriff?

L. Sükösd und G. Krakovits

János Krankenhaus, H-1125 Budapest XII

Die Ruptur der Rotatorenmanschetten und deren chirurgische Versorgung gehören nicht zum neuesten Kapitel der Unfallchirurgie. Schon 1911 berichtete Codman von zwei erfolgreich operierten Fällen. Trotzdem haben die letzten Jahrzehnte eine neue Beurteilung der Bedeutung der Rotatorenruptur gebracht.

Die sichere klinische Diagnose, mit Ausnahme schwerer, veralteter Fälle, bei welchen die Abduktionsunmöglichkeit, die sogenannte „Pseudoparalyse" für sich selbst spricht, ist gar nicht einfach. Daß zur sicheren Diagnose die modernsten Verfahren wie Computertomographie, Doppelkontrastarthrographie und Arthroskopie zugezogen werden, zeigt, daß es keine einfache Aufgabe ist unter den Schulterschmerzen verschiedener Ursache die Rotatorenruptur zu identifizieren.

Der Zeitpunkt der Therapie ist auch noch eine Frage der Diskussion. In der Fachliteratur teilen sich die Meinungen, ob man eine Rotatorenmanschettenruptur frühzeitig oder erst nach monatelanger, erfolgsloser, konservativer Therapie operieren soll. Nach Palma macht der frühzeitige Nachweis einer Ruptur immer Schwierigkeiten und 90% der Risse heilen ohnehin, bzw. bei konservativer Therapie. McLaughlin und Heikel entscheiden nach 6–8wöchiger konservativer Therapie über den operativen Eingriff. Nach Codman und Moseley sind die Ergebnisse der frühzeitigen operativen Behandlung besser, während Reichelt keinen Unterschied zwischen den Resultaten früherer oder späterer Operationen fand. In der Arbeit von Gschwend findet man die frühesten Operationen 1 Monat, die spätesten 12 Jahre nach dem Unfall. In einer Mitteilung der Mayo Klinik wird von 6 Patienten berichtet, bei denen wegen Beschwerden nach veralteten Rotatorenmanschettenrupturen eine Arhrodese notwendig geworden war. – Das heißt, daß nicht nur der Nachweis einer Ruptur, sondern auch die Bestimmung des Zeitpunktes des Eingriffes schwierig ist.

Unser Standpunkt, der sich durch die Erfahrung bei 6, wegen Rotatorenmanschettenruptur Operierten herauskristallisierte ist folgender. Nach jeder Verletzung der Schulter behandeln wir den Patienten dem klinischen und radiologischem Bild entsprechend und streben nicht die frühzeitige Diagnose einer eventuellen Rotatorenruptur an. Drei Monate lang stehen die Patienten unter unserer sorgfältigen Kontrolle. Etwa 65% von ihnen behandeln wir in unserer eigenen Nachbehandlungsabteilung. Nach drei Monaten, falls die Beschwerden immer mehr auf eine Rotatorenmanschettenruptur hinweisen, versuchen wir weitere 4 Wochen lang mit physio-balneotherapeuthischen Maßnahmen eine Besserung zu erreichen. Wenn man mit diesen Maßnahmen kein Ziel erreichen kann, folgt eine Doppelkontrastarthrographie und ihrem Ergebnis entsprechend eventuell die operative Versorgung.

Ich möchte betonen, daß zum Repertoir der konservativen Behandlung, nach unserer Erfahrung mit großem Erfolg, auch die passive Mobilisierung der Schulter in Narkose gehört. Bei der Beurteilung der Indikation zur chirurgischen Versorgung halten wir es für sehr wichtig, daß der Patient während der Bewegungsübungen entsprechend kooperiert. In diesem Sinne entspricht unsere Meinung der von Reichelt. Er hält es nämlich für wichtig, und erreicht bessere Ergebnisse, wenn sich die chirurgische und funktionelle Behandlung in einer Hand befinden.

Hefte zur Unfallheilkunde, Heft 186
Verletzungen des Schultergelenks
Zusammengestellt von U. P. Schreinlechner
Springer-Verlag Berlin Heidelberg 1987

Ergebnisse der operativen Behandlung von veralteten Ausrissen der Rotatorenmanschette des Schultergelenkes

G. Steinböck

Orthopädisches Spital, Speisinger Straße 109, A-1134 Wien

Zusammenfassung

Die Ergebnisse von 12 wegen Rotatorenmanschettenruptur bei 12 Patienten durchgeführten Operationen werden analysiert: Alter 40–78 (mittel 62) Jahre, 6 Männer, 6 Frauen, Latenzzeit bis zur Diagnose 7,5 Monate. Bei 8 von 12 Schultern wurde die klinische Diagnose arthrographisch gesichert. Detaillierte Angaben erfolgen über die Art der Läsionen an der Rotatorenmanschette und die angewandten Operationsverfahren (9 Rekonstruktionen, 3 Debridements, 12 Dekompressionen). 6 sehr guten und 2 guten Ergebnisses standen 2 befriedigende und 2 schlechte Ergebnisse gegenüber. Bei den 3 Fällen ohne Rekonstruktion war je ein gutes, ein befriedigendes und ein schlechtes Ergebnis zu beobachten. Mit einer Ausnahme waren alle Patienten weitgehend von den Schmerzen befreit. Bei therapieresistenten Schmerzen und bei Funktionsverlust ist die Operation auch bei älteren Patienten indiziert.

Abstract

The results of 12 operations performed in 12 patients because of chronic tears of the rotator cuff are reviewed: Age 40–78 (average 62) years, 6 males, 6 females, time from onset of symptoms until diagnosis 7,5 months. In 8 shoulders the clinical diagnosis war supported by arthrography. The type of the tendinous lesions and the applied types of operations are described (9 reconstructions, 3 debridements, 12 decompressions). There were 6 excellent, 2 good, 2 fair and 2 bad results. In the 3 cases without reconstruction one good, one fair and one poor result were obtained. With one exception all patients were grossly free of pain. In cases resistent to conservative therapy and when significant loss of function occured the operation will be indicated even in the elderly.

Einleitung

Im Jahre 1937 erwirkte Codman [2] den Neudruck einer Publikation von J. S. Smith aus dem Jahre 1835, die unter dem Titel „Pathological appearances of seven cases of injury of the shoulder joints with remarks" im American Journal of Medical Sciences erschienen war. Smith beschrieb hier wohl als erster in äußerst exakter Weise die Rotatorenmanschettenrupturen. Seither haben mehrere Autoren [1, 3] nachgewiesen, daß Rotatorenmanschettenrupturen auch klinisch stumm sein können. Seit den Veröffentlichungen von Codman 1937 [2] haben zahlreiche prominente Autoren des anglo-amerikanischen Sprachraumes [3, 7, 9, 10, 11] über die operative Behandlung von Rotatorenmanschettenrupturen

Hefte zur Unfallheilkunde, Heft 186
Verletzungen des Schultergelenks
Zusammengestellt von U. P. Schreinlechner
Springer-Verlag Berlin Heidelberg 1987

publiziert. Erst in den letzten Jahren steigen auch im deutschsprachigen Raum Publikations- und Fallzahlen an [5, 12]. Der Trend zu aktiverem Vorgehen bei Rotatorenmanschettenrupturen zeichnet sich ab.

Krankengut und Methodik

Im Orthopädischen Spital Wien wurden in den Jahren 1982 bis 1985 12 Schultergelenke wegen Rotatorenmanschettenruptur operiert. Alle Patienten wurden nachuntersucht. Betroffen waren 6 Männer und 6 Frauen im Alter von 40–78, im Mittel von 60 Jahren. Bei 9 rechten und 3 linken Schultern bestand Übereinstimmung mit der Händigkeit in 11 Fällen. In der Vorgeschichte fanden sich 3 schwere, davon 2 mit Abriß des Tuberculum majus und 4 inadäquate Traumen. In 5 Fällen war keine Verletzung erinnerlich. Bei einem Patienten waren größere Mengen eines kristallinen Corticosteroids mittels lokaler Infiltrationen angewandt worden. Bis zur Diagnosestellung vergingen im Durchschnitt 7,5 Monate. Die Nachuntersuchungen erfolgten im Mittel 8 Monate nach der Operation. Bei allen 12 Patienten wurde die Diagnose klinisch gestellt, bei 8 davon auch arthrographisch gesichert. In allen Fällen wurde die Indikation wegen der Schmerzen gestellt, bei einem jüngeren Mann stand der Funktionsausfall im Vordergrund.

Bei der Operation wurde der obere Zugang nach Codman [2] wie er von McLaughlin [9] beschrieben wird, von Patte et al. [13] auch Antero externer coracoacromialer Zugang genannt, 8mal, 1mal die transacromiale Eröffnung des Fornix nach Debeyre et al. [4] und Kessel [7] und der vordere deltoideo pectorale Zugang 3mal verwendet. Bei den Rupturen waren 6mal Supra- und Infraspinatussehne, 4mal die Supraspinatussehne und 2mal die Infragspinatussehne alleine betroffen. 2mal mußte auch die Bicepssehne wegen partieller nektrotischer Auffaserung mittels Fixierung im Sulcus intertubercularis versorgt werden. Die Bursa subacromialis und subdeltoidea wurde immer vollständig entfernt. Bei 6 Operationen wurde eine transossäre Refixation nach McLaughlin [9] vorgenommen, 3mal die direkte Naht bei längeren Sehnenstümpfen. Einmal gelang eine Defektdeckung nur nach Anwendung der Verschiebeplastik von Debeyre et al. [4] in der Modifikation von Gschwend et al. [5]. Dreimal wurde lediglich ein Debridement ohne Rekonstruktionsversuch durchgeführt. Eine Dekompression des Fornix wurde bei allen Operationen angewandt (9mal vordere Acromioplastik nach Neer [10], 2mal partielle Acromiektomie, 1mal vollständige Acromiektomie). Nach der Operation wurde bei den Rekonstruktionen ein Brustarmgips in 80 Grad Abduktion, 40 Grad Anteversion und 10 Grad Außenrotation für 6 Wochen angelegt. Bei den beiden zuletzt operierten Patienten gelangte sinngemäß eine Abduktionsschiene zur Anwendung. 6 Wochen nach der Operation wurde der Patient zur intensiven heilgymnastischen Nachbehandlung stationär aufgenommen. In einem Fall war der postoperative Verlauf durch eine Algodystrophie der seitengleichen Hand kompliziert. Unter Calcitonintherapie konnte eine rasche Heilung erreicht werden.

Ergebnisse

Bei der Beurteilung der Ergebnisse wurde ein einfaches vierstufiges Schema von R. J. Neviaser u. T. J. Neviaser [11] angewandt (Tabelle 1).

Tabelle 1. Beurteilungskriterien der Ergebnisse (nach R. J. Neviaser u. T. J. Neviaser [11]

Ergebnis		Schmerz	Abduktion
I	Sehr Gut	Kein Schmerz	über 120°
II	Gut	Gelegentlich, kein Nachtschmerz	90–120°
III	Befriedigend	Geringer Nachtschmerz	60– 90°
IV	Schlecht	Schmerz, Nachtschmerz	unter 60°

Tabelle 2. Sehnenläsion, Operationstechnik und Ergebnisse

Topik der Sehnenläsionen		Operationen	Ergebnisse
1. E. S.	Supra + Infraspinatus	Transossäre Refix. + Neer	IV
2. M. M.	Supra + Infraspinatus	Debridement, part. Acromiektomie	II
3. B. H.	Supra + Infraspinatus	Transossäre Refix., Neer	III
4. B. H.	Infraspinatus	Transossär, Neer	I
5. W. M.	Supraspinatus	Transossär, Debeyre-Gschwend-Neer	I
6. P. J.	Supraspinatus	Transossär, Neer	I
7. M. A. 1	Supra + Infraspinatus	Direkte Naht, Neer	I
8. W. I.	Infraspinatus	Transossär, Entfernung eines Kalkplaques aus der Infraspinatussehne, Neer	II
9. M. A. 2	Supra + Infraspinatus	Debridement, Neer	III
10. B. A.	Part. Abriß Supraspinatus	Direkte Naht, part. Acromiektomie	I
11. M. A. 3	Supra + Infraspinatus	Debridement, Acromiektomie	IV
12. K. R.	Supraspinatus	Direkte Naht, Neer	I

Die Nachuntersuchung erfolgte nach den Richtlinien von Reichelt [14] und die Ergebnisse der Punktebewertung wurden mit der Einstufung nach R. J. Neviaser u. T. J. Neviaser [11] verglichen. Es fand sich eine weitgehende Übereinstimmung in der Beurteilung der Resultate.

6 sehr gute und 2 gute Ergebnisse standen 2 befriedigenden und 2 schlechten Ergebnissen gegenüber. Die Zeit bis zur Erreichung des voraussichtlich definitiven Zustandes betrug im Mittel 4 Monate.

Diskussion

Bei der kleinen Fallzahl lassen die erzielten Ergebnisse weder eine Beziehung zu der Art der speziellen Sehnenläsion noch zu der angewandten Operationstechnik erkennen (Tabelle 2).

Als Ursache für das schlechte Ergebnis im Fall E. S. (Ausriß der Supra- und infraspinatussehne, transossäre Reinsertion, Neer) ist ein grobes Trauma anzusehen, welches die Patientin während der Fixierung im Brustarmgips erlitt. Es wurde zwar eine erhebliche

456

Schmerzreduktion erzielt, ein Heben des Armes ist nicht möglich, obwohl der M. deltoideus bei Anspannung gegen Widerstand kräftig agiert. Beim 2. unbefriedigenden Resultat handelt es sich um eine 81jährige Patientin, die 3 Jahre lang an bilateralen Schulterschmerzen litt. Der Bewegungsumfang war beidseits erheblich eingeschränkt, insbesondere konnte keine nennenswerte Elevation durchgeführt werden. Die rechte Schulter war stärker betroffen und wurde operiert. Durch den hochstehenden Humeruskopf war die Arrosion des Acromion soweit fortgeschritten, daß dessen distaler Anteil vollständig abgetrennt erschien. Bei der Operation wurde ein Abriß der Supra- und Infraspinatussehne, eine schwere Schädigung der langen Bicepssehne und ein schwerer Knorpelschaden am Humeruskopf festgestellt. Das nur noch am Periost haftende Stück des Acromion wurde reseziert und ein Debridement durchgeführt. Beim Versuch einer Elevation tritt der Humeruskopf sofort höher, es fehlt das Widerlager des Fornix. Da nachgewiesen ist, daß für den vollen Bewegungsumfang des Schultergelenkes eine intakte Rotatorenmanschette nicht erforderlich ist [1, 2, 3] und manche Autoren die Rekonstruktion überhaupt ablehnen, stellt sich die Frage nach der Ursache eines derart malignen Verlaufes. Dauernde Schmerzen können zum schmerzverstärkenden Dauertonus des M. deltoideus führen und den deletären Hochstand des Humeruskopfes bewirken. Der Fall zeigt eindringlich, daß auch bei älteren Patienten der Entschluß zur Operation nicht allzulange hinausgezögert werden sollte.

Literatur

1. Apoil A, Dautry P, Koechlin P, Hardy J (1982) The surgical treatment of rotator cuff impingement. In: Bayley J, Kessel L (eds) Shoulder surgery. Springer, Berlin Heidelberg New York, pp 22–26
2. Codman EA (1937) Rupture of the supraspinatus – 1834 to 1934. J Bone Joint Surg 19:643–652
3. De Palma AF (1973) Surgery of the shoulder. Lippincott, Philadelphia
4. Debeyre J, Patte D, Elmelik E (1965) Repair of ruptures of the rotator cuff of the shoulder. J Bone Joint Surg [Br] 47:36–42
5. Gschwend N, Zippel J, Liechti R, Grass S (1975) Die Therapie der Rotatorenmanschettenruptur an der Schulter. Arch Orthop Unfallchir 83:129–143
6. Kapandji IA (1984) Funktionelle Anatomie der Gelenke. Enke, Stuttgart
7. Kessel L (1982) The transacromial approach for rotator cuff rupture. In: Bayley I, Kessel L (eds) Shoulder surgery. Springer, Berlin Heidelberg New York, pp 38–44
8. Laumann U (1982) Decompression of the subacromial space. In: Bayley I, Kessel L (eds) Shoulder surgery. Springer, Berlin Heidelberg New York, pp 14–22
9. McLaughlin HL (1944) Lesions of the musculotendinous cuff of the shoulder. J Bone Joint Surg 26:31–51
10. Neer CS II (1972) Anterior acromioplasty for the chronic impingement syndrome in the shoulder. J Bone Joint Surg [Am] 54:41–50
11. Neviaser RJ, Neviaser TJ (1982) Transfer of subscapularis and teres minor for massive defects of the rotator cuff. In: Bayley I, Kessel L (eds) Shoulder surgery. Springer, Berlin Heidelberg New York, pp 60–63
12. Packer NP, Calveri PT, Bayley JIL, Kessel L (1983) Operative treatment of chronic rotator cuff of the shoulder. J Bone Joint Surg [Br] 65:171–175
13. Patte D, Debeyre J, Goutallier D (1982) Rotator cuff repair by muscle advancement. In: Bayley I, Kessel L (eds) Shoulder surgery. Springer, Berlin Heidelberg New York, pp 49–59
14. Reichelt A (1985) Die Rotatorenmanschettenruptur. Z Orthop 123:38–43

Diskussion

Contzen, Frankfurt: Ich gehe davon aus, daß natürlich in Ihrem Krankengut praktisch ausschließlich die degenerativen, also die primär degenerative Ruptur überwiegt. Eine Situation, die sich natürlich erheblich unterscheidet von denen in traumatologischen Kliniken. Aber gerade Ihr letzter Hinweis, daß auch bei diesen die operative Behandlung zu bevorzugen sei, die jedoch auch offensichtlich kontrastiert zu den vorherigen Aussagen einer sehr langen konservativen Behandlung, wird sicher in der nachfolgenden Diskussion eine große Rolle spielen.

Die subacromiale Erweiterungsplastik bei der Osteosynthese dislocierter Tuberculum-majus-Frakturen

U. Brunner, P. Habermeyer, P. Krueger, J. Holl und E. Wischhöfer

Chirurgische Klinik Innenstadt und Chirurgische Poliklinik (Direktor: Prof. Dr. L. Schweiberer) der Universität München, Nußbaumstraße 20, D-8000 München 2

Zusammenfassung

Vom Januar 1984 bis Juli 1985 wurden 28 Patienten mit Schulterbeschwerden nach einer Tuberculum-majus-Fraktur behandelt. 13 mußten sich in der Folge einer Impingement-Operation unterziehen. Hierunter fanden sich auch 5 Patienten, bei denen primär eine offene Reposition des Tuberculum majus sowie die Naht der Supraspinatus-Sehne durchgeführt worden waren. Als Ursache des Impingement-Syndroms ist die traumatisch bedingte Entzündung des subacromialen Gleitgewebes zu sehen. Wir führen deshalb bei dislocierten Tuberculum-majus-Frakturen neben der offenen Reposition und Osteosynthese sowie der Naht der Supraspinatus-Sehne gleichzeitig eine subacromiale Erweiterungsplastik durch.

Summary

Within 19 months 28 patients had been treated for shoulder pain after tuberculum majus fracture. 13 of them had to be operated on a posttraumatic impingement syndrome, 5 after open reduction and rotatorcuff repair, 8 after conservative treatment. Reason for that is a traumatic subacromial bursitis. Therefore, in case of dislocated tuberculum majus fracture, we prefer an open reduction and rotatorcuff repair only in combination with acromioplasty and ligament resection.

Tuberculum-majus-Frakturen ohne oder mit nur geringer Dislokation heilen unter konservativer Therapie in der Regel gut aus. Dislocierte Tuberculum majus Frakturen, d. h. Frag-

Tabelle 1. 9 nachuntersuchte Patienten mit dislozierter Tuberculum-majus-Fraktur und sekundärer Acromioplastik

Diagnose			Unfall-OP.	Impingement-OP.	Nachuntersuchung
H. H.	38a	Tuberculum-majus-Fraktur, Subcapitale Humerusfraktur	Schrauben	2 Monate	26 Monate
B. M.	59a	Tuberculum-majus-Fraktur, Subcapitale Humerusfraktur	konservativ	4 Monate	15 Monate
G. J.	41a	Tuberculum-majus-Fraktur, Subcapitale Humerusfraktur	konservativ	6 Monate	13 Monate
L. N.	39a	Tuberculum-majus-Fraktur	konservativ	2 Monate	12 Monate
D. R.	44a	3-Fragment-Fraktur	Platte und Schrauben	36 Monate	11 Monate
G. T.	68a	Tuberculum-majus-Fraktur	Schrauben	2 Monate	10 Monate
M. R.	72a	Dislocierte Humeruskopffraktur (3-Fragment)	Schrauben	5 Monate	7 Monate
S. M.	51a	Tuberculum-majus-Fraktur	Schrauben	5 Monate	6 Monate
W. A.	44a	Schulterluxation und Tuberculum-majus-Fraktur	konservativ	180 Monate	5 Monate

mentdislokationen über 5—10 mm müssen jedoch offen reponiert und durch Osteosynthese fixiert werden. Hier können eingeschlagene Kapselanteile aber auch der Zug der dort ansetzenden Muskeln die geschlossene Reposition verhindern. Dislociert verheilte Frakturen führen häufig zum knöchernen Impingement-Syndrom.

Ergebnisse

Von Januar 1984 bis Juli 1985 wurden 28 Patienten mit starken Schulterbeschwerden nach isolierter Tuberculum-majus-Fraktur oder nach Tuberculum-Fraktur in Kombination mit einer subcapitalen Humerusfraktur in unsere Schulterambulanz überwiesen.

Unter Ausschöpfung sämtlicher konservativer Maßnahmen konnten die Beschwerden nur bei einem Teil der Patienten gebessert werden, darunter bei 7 Patienten mit nur geringer Dislokation des Tuberculum majus. 13 Patienten mußten sich in der Folge einer Operation des knöchernen Impingements unterziehen.

Es handelte sich in allen Fällen um dislocierte Tuberculum-majus-Frakturen (größer 5 mm), die bei 4 Patienten nach Schulterluxationen, bei 6 Patienten in Kombination mit einer subcapitalen Humerusfraktur, sowie bei 3 Patienten isoliert nach direktem Trauma aufgetreten waren. 5 Patienten waren primär operativ, 8 Ptienten konservativ behandelt worden. Der Zeitraum zwischen Verletzung und Sekundäroperation des posttraumatischen Impingements betrug zwischen 2 Monaten und 15 Jahren. Mit Ausnahme von 2 Patienten, die erst 3 bzw. 15 Jahre nach der primären Verletzung operiert wurden, lag das Intervall unter 6 Monaten.

Von diesen 13 Patienten mit Impingement-Operation konnten 9 nachuntersucht werden (Tabelle 1). Der Nachuntersuchungszeitraum lag zwischen 5 und 26 Monaten, im Schnitt bei einem Jahr (11,6 Mon.) postoperativ. 6 Patienten zeigten ein sehr gutes Ergebnis mit mehr als 89 Punkten im Neer-Schema [2], 2 Patienten hatten ein zufriedenstellendes Ergebnis, also mehr als 80 Punkte, eine Patientin klagte noch über leichte Schmerzen und erreichte somit 72 Punkte (Tabelle 2).

Besonders gut erschien die Rehabilitation hinsichtlich der Schmerzen — dem eigentlichen Operationsgrund. Hier wurden 32,8 von 35 möglichen Punkten erreicht. Die Beˎ. gung konnte mit 23 von 25 möglichen, die Funktion mit 26,4 von 30 möglichen Punkten eingestuft werden.

Auffallend war besonders, daß auch 4 Patienten nach primärer Osteosynthese einer dislocierten Tuberculum-majus-Fraktur ein operationswürdiges Impingement-Syndrom entwickelt hatten.

In diesen Fällen entschlossen wir uns zur frühzeitigen Materialentfernung in Kombination mit einer vorderen Acromioplastik nach Neer. Intraoperativ zeigte sich kein Anhalt für ein „Metallimpingement" durch hervorstehendes Osteosynthesematerial. Erst nach diesem Eingriff konnten die Patienten in kurzer Zeit ihre Arbeit wieder aufnehmen.

Pathophysiologie

Diesen Impingementbeschwerden liegen folgende pathophysiologische Mechanismen zugrunde:

Tabelle 2. Nachuntersuchungsergebnisse bei 9 Patienten mit dislocierter Tuberculum-majus-Fraktur sekundärer subacromialer Erweiterungsplastik. Patienten Nr. 1, 6, 7 und 8 primär operativ versorgt

Pat.-Nr.	1	2	3	4	5	6	7	8	9	$\bar{x}$
Pain	35	30	30	35	35	25	35	35	35	32,8 ($\hat{=}$ 93,7%)
Function										
Strength	10	8	8	10	10	6	8	10	10	
Reaching	10	10	10	10	10	10	8	8	8	
Stability	10	10	8	10	10	2	10	10	4	
Summe	30	28	26	30	30	18	26	28	22	26,4 ($\hat{=}$ 88%)
Range of motion										
Flex.	6	6	6	6	6	4	4	5	4	
Ext.	3	3	3	3	3	3	3	3	3	
Abd.	6	6	6	6	6	4	4	5	4	
ER.	3	5	5	5	5	5	3	5	5	
IR.	5	5	5	5	5	5	5	5	5	
Summe	23	25	25	25	25	21	19	23	21	23,0 ($\hat{=}$ 92%)
X Ray	8	8	8	8	8	8	8	10	8	
Total	96	91	89	98	98	72	88	96	86	90,4

Bei Dislokation des Tuberculum majus über 1 cm kommt es nach Neer zwangsläufig zu einem longitudinalen Einriß der Rotatorenmanschette, meist im anterioren Anteil [2]. Bei dislocierten 3-Fragmentverletzungen, bei denen neben der Tuberculum-majus-Fraktur eine instabile subcapitale Humerusfraktur vorliegt, rotiert das gelenktragende Kopffragment durch Zug des M. subscapularis weiter nach dorsal. Hierdurch erfolgt ein weiteres Einreißen der Rotatorenmanschette. Dislocierte Tuberculum-majus-Frakturen treten in typischer Weise auch bei Luxatio anterior auf. Auch hier reißt die Rotatorenmanschette bei Ausweichen des Humeruskopfes nach vorne und unten.

Es handelt sich hier also nicht um ausschließlich knöcherne Verletzungen, sondern meist um Kombinationen mit Riß der Rotatorenmanschette sowie Schädigung des subacromialen Gleitgewebes.

Kleinere vordere Manschetteneinriße legen sich bei Fragmentreposition meist von selbst an und müssen nicht in allen Fällen genäht werden. Dennoch bleibt auch nach Reposition die traumatische Schädigung des subacromialen Gleitgewebes in dessen Folge sich ein Impingement entwickeln kann.

Schlußfolgerung

Aufgrund dieser Erfahrungen führen wir generell bei dislocierten Tuberculum majus Frakturen, d. h. bei einer Fragmentdislokation im Röntgenbild von mehr als 5 mm neben der Frakturadaptation gleichzeitig eine vordere Acromioplastik nach Neer mit Ligamentresektion durch. Diese Erweiterung des Eingriffs verlängert die Operationszeit nur gering und bedingt keinen wesentlichen Funktionsverlust für den Patienten. Die postoperative Schmerzperiode kann so drastisch verkürzt und der Patient rascher rehabilitiert werden.

Operationstechnik

Zur Versorgung der dislocierten Tuberculum-majus-Frakturen bevorzugen wir einen anterosuperioren Zugang. So kann einfach und gewebeschonend sowohl die Fragmentosteosynthese als auch die Acromioplastik durchgeführt werden.

Zur Fixierung größerer Fragmente verwenden wir Kleinfragment-Spongiosaschrauben deren kleiner Kopf versenkt werden kann. Bei kleineren, schwierig zu fassenden Fragmenten bevorzugen wir die Zuggurtung. Routinemäßig wird eine vordere Acromioplastik nach Neer mit Ligamentresektion angeschlossen [1].

Die seit Anfang des Jahres für dieses Verfahren vorliegenden Ergebnisse sind gut und denen nach sekundärer Acromioplastik vergleichbar. Für die abschließende Wertung sind jedoch Patientenzahlen und Untersuchungszeitraum noch zu gering.

Literatur

1. Laumann U (1982) Decompression of the subacromial space: An anatomical study. In: Bayley I, Kessel L (eds) Shoulder surgery. Springer, Berlin Heidelberg New York
2. Neer CS (1970) Displaced proximal humeral fractures. Part 1: Classification and evaluation. J Bone Joint Surgery [Am] 52:1077–1089

3. Neer CS (1970) Displaced proximal humeral fractures. Part 2: Treatment of three part
   and four part displacement. J Bone Joint Surgery [Am] 52:1090)1103
4. Neer CS (1972) Anterior acromioplasty for the chronic impingement-syndrome in the
   shoulder. J Bone Joint Surgery [Am] 54:41—50

Diskussion

Schreinlechner, Wien: Machen Sie grundsätzlich bei Tuberculumabrissen die Erweiterungsplastik oder erst sekundär, wenn Sie die Beschwerden sehen?

Brunner, München: Ich habe in diesem Vortrag versucht, unseren Erfahrungsprozeß nachzuvollziehen, der gezeigt hat, daß, wenn man sekundär eine Acromioplastik durchführt, der eigentliche Konflikt, der dabei aufgetreten ist bei der Dislokation, beseitigt wurde. Wir führen jetzt bei der primären Osteosynthese von dislocierten Frakturen gleichzeitig die Acromioplastik nach Neer durch — prinzipiell.

Die Operation nach Apoil und Dautry
bei der irreparablen Rotatorenmanschettenruptur

P. Habermeyer, J. Holl, P. Krueger und E. Wischhöfer

Chirurgische Klinik und Poliklinik Innenstadt, Ludwig-Maximilians-Unversität München
(Direktor: Prof. Dr. L. Schweiberer), Nußbaumstraße 20, D-8000 München 2

Zusammenfassung

Die Methode nach Apoil und Dautry [1, 2] bei der ausgedehnten Rotatorenmanschettenruptur stellt beim älteren Patienten die technisch einfachste und schnellste Therapie dar. Es handelt sich dabei um die Resektion des sich einklemmenden ruptierten Gewebes im Sinne eines Debridements des Subacromialraumes, wobei eine Kontinuitätsherstellung des Cuffs von vorne herein unterbleibt. Die Bursa subacromialis als entzündete und ödematöse Gleitschicht wird mitentfernt. Um die gesteigerten Fritkionserscheinungen im sogenannten Défilée zu beseitigen erfolgt die superiore Arthrolyse durch Entfernung des lig. coraco-acromiale und vordere Acromioplastik. Vorteile dieser Technik sehen wir im Verzicht auf eine Acromion-Osteotomie, in der kurzen Operationszeit, in der Frühmobilisation der operierten Schulter, der postoperativen Schmerzfreiheit und der befriedigenden Funktion.

   Seit 1983 haben wir mit dieser Methode 14 Patienten behandelt. Die Ergebnisse werden den Ergebnissen nach Operationen mit direkter und transossärer Sehnennaht gegenübergestellt.

Hefte zur Unfallheilkunde, Heft 186
Verletzungen des Schultergelenks
Zusammengestellt von U. P. Schreinlechner
Springer-Verlag Berlin Heidelberg 1987

Summary

Since 1953 Apoil and Dautry in Paris developed an alternative technique in surgical treatment of great tears of the rotator cuff in elder patients. The surgical technique is as follows:
1. excision of the coracoacromial ligament
2. excision of the lesion consisting of the distal part of the torn cuff inserted on the humeral head and the proximal part of the edge of the tear
3. excision of subacromial bursa as an inflammatory tissue
4. excision of the degenerative alterated intra-atricular part of the long head of bizeps tendon and distal reinsertion

The aim of this operation is to decompress the subacromial space by resolving the conflict between what is left of a torn cuff and the coracoacromial arch.

In our own modification we supply the Apoil and Dautry procedure by Neer's anterior acromioplasty.

Since 1983 major ruptures of the rotator cuff were repaired in 14 patients using Apoil and Dautry technique. A retrospective study showed that the superior arthrolysis without reconstruction of the torn cuff gave aproximately the same results than repiar by direct tendon suture or by McLaughiln technique.

Einleitung

Veraltete Rupturen der Rotatorenmanschette mit großer Defektbildung und aufgebrauchten Randzonen lassen sich, besonders bei degenerativem Vorschaden, in der Regel nicht End-zu-End nähen.

Für die operative Rekonstruktion werden daher verschiedene zum Teil sehr aufwendige Techniken [4] — Überbrückungsplastik, Reinsertion nach Muskel-Teil- oder Vollmobilisierung, Sehnentransfer, TRE-Osteotomie, prothetischer Ersatz — vorgeschlagen.

Ein technisch wesentlich einfacheres und schnelleres Verfahren propagieren die französischen Orthopäden Apoil und Dautry, das sie seit 1953 bei über 100 Patienten zur Anwendung gebracht haben [1, 2]. Sie verzichten von vorneherein auf die Rekonstruktion der Rotatorenmanschette, wobei sie von der Überlegung ausgehen, daß es im hohen Alter einen großen Anteil von Patienten mit Rotatorenruptur gibt, welche bei vollem Bewegungsspielraum beschwerdefrei sind. Voraussetzung dazu jedoch ist, daß durch eine „superiore Arthrolyse" [2] der Friktionskonflikt im Défilée des Subacromialraumes beendet wird. Dazu führen sie eine Resektion des sich einklemmenden und rupturierten Sehnengewebes unter Mitnahme der ödematös entzüdeten Bursa subacromialis als Debridement durch. Der Verzicht auf eine Kontinuitätsherstellung der Supraspinatussehne erfordert aufgrund des Höhertretens des Humeruskopfes, die Erweiterung des Gelenkraumes nach oben. Durch die von Dautry [3] inaugurierte Resektion des Ligamentum coracoacromiale wird der Konflikt zwischen Sehnenmanschette und Ligament aufgelöst. Der Musculus deltoideus kann so unbehindert die Abduktionsbewegung durchführen. Bei jungen Patienten ist diese OP-Technik nach Ansicht der Autoren ungeeignet.

Tabelle 1. Apoil und Dautry [1, 2]

Gruppe 1	Name	Age	Points (100)	Pain (35)	Strength (10)	Stability (10)	Range in Motion (25)	Reaching (10)	Funktions-beeinträchtigung (10)
n = 10	Franz H.	61	55	25	6	2	13	6	3
3–12	Horst K.	60	92	35	6	10	25	10	6
Monate	Umberto M.	52	52	15	6	2	18	8	3
	Maria A.	51	53	25	4	2	15	4	3
	Elisabeth S.	59	37	15	6	0	10	6	0
	Andreas H.	53	54	15	6	2	20	8	3
	Anna S.	56	54	25	6	0	11	6	6
	Karin I.	58	51	25	6	0	8	6	6
	Josef B.	60	96	35	8	10	23	10	10
	Hans K.	62	40	15	6	2	11	6	0
	ϕ	57,5	58,4	23	6	3	15,4	7	4

Tabelle 2. Apoil und Dautry [1, 2]

Gruppe 2	Name	Age	Points (100)	Pain (35)	Strength (10)	Stability (10)	Range in Motion (25)	Reaching (10)	Funktions-beeinträchtigung (10)
n = 4	Hasso W.	54	92	35	6	10	25	10	6
12–∞	Ingrid S.	49	100	35	10	10	25	10	10
Monate	Ludwig H.	51	96	35	8	10	23	10	10
	Armin R.	56	88	35	6	8	23	10	6
	ϕ	52,5	94	35	7,5	9,5	24	10	8

Tabelle 3. McLaughlin [5]

Gruppe 1	Name	Age	Points (100)	Pain (35)	Strength (10)	Stability (10)	Range in Motion (25)	Reaching (10)	Funktions- beeinträchtigung (10)
n = 4	Adolf W.	44	88	35	10	4	21	8	10
3–12	Michael D.	60	54	25	4	0	16	6	3
Monate	Richard K.	56	50	15	6	0	15	4	6
	Alfred W.	52	23	5	4	0	12	2	0
∅		53	53,7	20	6	1	16	5	6,25

Tabelle 4. McLaughlin [5]

Gruppe 2	Name	Age	Points (100)	Pain (35)	Strength (10)	Stability (10)	Range in Motion (25)	Reaching (10)	Funktions- beeinträchtigung (10)
n = 8	Wilhelm M.	57	85	30	8	8	25	8	6
12–∞	Arno E.	54	67	25	8	4	20	8	3
Monate	Benno H.	53	48	15	8	0	23	2	0
	Reinhard S.	35	74	25	8	4	21	10	6
	Anna P.	57	42	5	4	2	25	6	0
	Karoline S.	63	100	25	10	10	25	10	10
	Alois K.	58	98	35	8	10	25	10	10
	Richard K.	56	52	13	4	0	25	8	0
∅		54	70,7	23,1	7,25	4,75	23,8	7,75	4,3
Gesamt			65						

Tabelle 5. Direkte Sehnennaht

Gruppe 1	Name	Age	Points (100)	Pain (35)	Strength (10)	Stability (10)	Range in Motion (25)	Reaching (10)	Funktions-beeinträchtigung (10)
n = 2	Gerlinde K.	50	75	25	8	6	23	10	3
3–12 Monate	Karl S.	50	63	15	6	4	25	10	2
	ϕ	50	69	20	7	5	24	10	3
Gruppe 2									
n = 6	Götz F.	37	94	35	8	10	25	10	6
12–∞	Ivanca A.	40	59	15	4	2	25	10	3
Monate	Helmut L.	46	45	25	6	0	8	6	0
	Francessco M.	57	98	35	10	10	23	10	10
	Siegfried H.	50	75	30	4	4	23	10	3
	Nikolaus O.	62	82	25	6	10	25	10	6
	ϕ	48,6	75,5	25,8	6,3	6	21,5	9,3	4,6
	Gesamt		73,9						

Patientengut

Von Januar 1983 bis April 1985 wurden an der Chirurgischen Klinik Innenstadt der Universität München 44 Patienten mit Ruptur der Rotatorenmanschette operiert. Zur Nachuntersuchung kamen 34 Patienten. Davon versorgten wir 14 Patienten in der Technik nach Apoil und Dautry [1, 2] (Gruppe 1), an 12 Patienten führten wir eine transossäre Sehnennaht nach McLaughlin [5] (Gruppe 2) und bei 8 eine direkte Sehnennaht (Gruppe 3) durch. Das Durchschnittsalter betrug in der Gruppe 1 56 Jahre, in Gruppe 2 54 Jahre und in Gruppe 3 49 Jahre. Es handelte sich um 25 Männer und 9 Frauen. Die Indikation zur Operation nach Apoil und Dautry stellten wir:
1. bei Operationsalter über 50 Jahre
2. Sehenenrupturen älter als 3 Monate
3. Größe des Sehnendefektes größer als 3 cm
4. keine spannungsfreie Mobilisation möglich

Operationstechnik nach Apoil und Dautry [1, 2]

In Ergänzung oder Abwandlung zu Apoil und Dautry gingen wir wie folgt vor:
1. Schnittführung: anterosuperiorer Zugang in Verlängerung des AC-Gelenkes, stumpfscharfes Durchtrennen der Deltoideusfasern auf 5 cm.
2. Resektion des Ligamentum coracoacromiale (Dautry).
3. Vordere Acromioplastik nach Neer [7].
4. Resektion der ödematös entzündlichen Bursa subacromialis.
5. Glättung der weit rupturierten Sehnenstümpfe und Gelenkdebridement.
6. Frühfunktionelle Nachbehandlung

Ergebnisse

Um ein möglichst großes Krankengut zu erhalten begannen wir die jüngsten Fälle bereits nach Ablauf von 3 Monaten nachzuuntersuchen. Die einzelnen Gruppen wurden in Nachuntersuchungszeiträumen von 3 Monaten bis zu 12 Monaten und von 1 Jahr und darüber unterteilt.

Als Grundlage zur Auswertung diente das Neersche Schema zur Beurteilung nach proximalen Humerusfrakturen [6]. Aufgrund der fehlenden knöchernen Läsion (Sparte 4, 0–10 units) vergaben wir maximal 10 Punkte für eine vom Patienten selbst eingeschätzte Funktionsbeeinträchtigung:

10 Punkte:	keine Funktionsbeeinträchtigung
6 Punkte:	milde Funktionsbeeinträchtigung
3 Punkte:	mäßige Funktionsbeeinträchtigung
0 Punkte:	starke Funktionsbeeinträchtigung

Die Aufschlüsselung sämtlicher Ergebnisse ergeht aus den Tabellen 1–5.

Bei der Auswertung der Gesamtzahl aller erreichten Punkte liegen die Ergebnisse der Gruppe 1 (Apoil und Dautry [1, 2]) zwischen denen der Gruppe 2 und Gruppe 3 (s. Tabelle 6).

468

Tabelle 6

	Apoil und Dautry [1, 2]	McLaughlin [5]	Dir. Sehnennaht
Gesamtresultat	69	65	74
Pain (35)	26	22	26
Motion (25)	18	21	22

Tabelle 7

	Apoil und Dautry [1, 2]	McLaughlin [5]	Dir. Sehnennaht
Zeitraum 12–∞ Monate	94	71	76
100 units			

Nimmt man den Schmerz als Kriterium für den Operationserfolg, so weist die französische Technik das beste Ergebnis auf (Tabelle 6). Beurteilt man den Erfolg nach der postoperativen Wiederherstellung der Beweglichkeit, so schneidet die Technik nach Apoil und Dautry [1, 2] geringfügig schlechter ab.

Diskussion

Kleine Supraspinatusrupturen, die sich durch direkte Sehnennaht operieren ließen, wiesen wie zu erwarten die besten Nachuntersuchungsergebnisse auf. Unerwartet dagegen war, daß große Rotatorendefekte, in der Resektionstechnik nach Apoil und Dautry [1, 2] versorgt, den Patienten weniger behinderten als mittlere, die durch transossäre Naht refixiert wurden. Grund dürften die veränderten Ansatz- und Spannungsverhältnisse der Supraspinatussehne sein. Die Tatsache, daß bei Gruppe 1 das Ausmaß der Läsion, z. B. gleichzeitige Ruptur von Supra- und Infraspinatus und von langer Bicepssehne, nicht berücksichtigt werden konnte, erhöht den Wert der Apoil und Dautry-Technik, ohne daß es in Punkten auszurechnen wäre. Hinzu kommt, daß, da sich die Funktion des Schultergelenkes bis zu einem Zeitraum von 2 Jahren kontinuierlich verbessert [8], in Gruppe 1 aufgrund der guten Zweijahresergebnisse bei kleinem Kollektiv eine noch deutliche Verbesserung bei längerer Beobachtungszeit zu erwarten ist (Tabelle 7).

Literatur

1. Apoil A, Dautry P, Moinet P, Koechlin P (1977) A propos de 70 interventions pour syndrome dit de rupture de la coiffe des rotateurs de l'épaule. Rev Chir Orthop [Suppl] 11–63

2. Apoil A, Dautry P, Koechlin P, Hardy J (1982) The surgical treatment of rotator cuff impingement. In: Bayley I, Kessel L (eds) Shoulder surgery. Springer, Berlin Heidelberg New York
3. Eulert J, Apoil A, Dautry P (1981) Zur Pathogenese und operativen Behandlung der sogenannten Periarthritis humeroscapularis. Z Orthop 119:25–30
4. Gschwend N, Kentsch A, Meyer P, Müller JP (1981) Rotatorenmanschettenruptur. In: Chapchal G (Hrsg) Verletzungen und Erkrankungen der Schulterregion. Thieme, Stuttgart New York
5. McLaughlin HL (1944) Lesions of the musculotendinous cuff of the shoulder. 1: The exposure and treatment of tears with retraction. J Bone Joint Surg 26:31–51
6. Neer CS (1970) Displaced proximal humeral fractures. J Bone Joint Surg [Am] 52: 1077–1089
7. Neer CS (1972) Anterior acromioplasty for the chronic impingement syndrome in the shoulder. J Bone Joint Surg [Am] 54:41–50
8. Watson M (1985) Major ruptures of the rotator cuff. J Bone Joint Surg [Br] 67:618–624

Die frühfunktionelle Nachbehandlung nach der opeativ versorgten Ruptur der Rotatorenmanschette

P. Krueger, P. Habermeyer, J. Holl und H. Claussen

Chirurgische Klinik Innenstadt und Chirurgische Poliklinik der Universität München (Direktor: Prof. Dr. med. L. Schweiberer), Nußbaumstraße 20, D-8000 München 2

Die Indikation zur operativen Versorgung der Rotatorenmanschettenruptur wird auf Grund des Nachweises dieser Rupturen sowie auf Grund des klinisches Bildes gestellt. Mehr als die schlechte bzw. aufgehobene Funktion wird der Patient durch den Schmerz, vor allem durch den nächtlichen Schmerz, zum Chirurgen bzw. Orthopäden getrieben. Ziel der Nachbehandlung ist es, unter Schutz des operativen Ergebnisses die volle und vor allem schmerzlose Funktion wiederherzustellen. Da wir wissen, daß der Musculus deltoideus über die Hälfte der Muskelkraft für die Abduktion des Armes aufbringt, trainieren wir diesen Muskel präoperativ auf, um postoperativ unter dem Schutz dieser Muskelkraft rascher zu einem funktionell guten Ergebnis zu kommen.

Die rupturierten Sehnen haben sich häufig weit retrahiert und die Qualität des Gewebes entspricht meist nicht den Vorstellungen des Operateurs für eine sichere Naht. Häufig ist die Naht, egal welche Technik benutzt wird, nur unter Abduktion des Armes durchzuführen. Dieser Umstand führt dazu, daß der Arm auch in der postoperativen Phase in Abduktion gelagert und fixiert wird, um die Naht zu schützen. Die Nachbehandlung, sei sie nun aktiv oder passiv, muß hier zwischen Scylla und Karybtis, d. h. zwischen erneuter Ruptur oder gutem Ergebnis durch.

Wird eine Abduktionsschiene bzw. ein Abduktionsgips angelegt, so folgt das Schulterblatt dieser Bewegung, dreht in der Spitze nach außen und hebt sich von der Thoraxwand ab. Nach Ablauf von 5 bis 6 Wochen in dieser Position kommt es zu einer Fixierung des

Hefte zur Unfallheilkunde, Heft 186
Verletzungen des Schultergelenks
Zusammengestellt von U. P. Schreinlechner
Springer-Verlag Berlin Heidelberg 1987

Schulterblattes. Wird nun der Arm zurückgeführt, so resultiert eine behinderte Adduktion sowie ein Schulterblatthochstand, der die Funktion erheblich beeinträchtigt und in der weiteren Übungsbehandlung große Mühen macht.

Aus diesem Grunde fixieren wir den Arm postoperativ sofort mit einem Gilchrist- bzw. Desault-Verband als einfachste Methode an der Seite des Patienten. Durch diese Lagerung soll verhindert werden, daß der operativ versorgte Cuff in einer gekürzten oder kontrakten Position verheilt und es somit bei der Entfernung der Abduktionsschine entweder zu einer erneuten Sehnenruptur kommt bzw. die Schulter eingesteift ist. Wir gehen davon aus, daß durch die Nichtanwendung der Abduktionsschiene, die von manchen Autoren gefordert wird, nicht nur die Funktion, sondern auch das operative Ergebnis günstig beeinflußt wird.

Es gilt jedoch eindeutig festzustellen, daß nicht jede operativ versorgte Verletzung stets nach dem gleichen Schema behandelt werden muß. Die operative Erfahrung des Chirurgen und die enge Verbindung des Operateurs zur Krankengymnastik entscheiden im Endeffekt über das individuelle Vorgehen in der Nachbehandlung. Daß die Physiotherapie wenigstens die Hälfte des Erfolges erbringt, steht außer Frage. Nach anfänglichen Versuchen hat sich bei uns ein Schema bewährt, welches aus der passiven Bewegung unter Führung, der Technik nach P.N.F., d. h. proprioceptiven neuromuskulären Förderung der Bewegung und der aktiven Bewegungsübung einschl. isokinetischen Übungsbehandlung bewährt.

Am 1. p.po. Tag beginnen wir mit der obligaten Atemgymnastik mit akitven Finger- und Handgelenksbewegungen, wobei der Arm durch den Gilchrist-Verband im Schultergelenk ruhiggestellt bleibt.

In der Phase vom 2. bis 4. p.po. Tag wird nach Entfernung der Saugdrainage zweimal täglich die krankengymnastische Übungsbehandlung durchgeführt. Da die Indikation zu dieser Operation vorwiegend der Schmerz ist, muß während der Übungsphase großer Wert darauf gelegt werden, daß die Patienten keine Schmerzen erleiden. Wird dieser Punkt nicht beachtet, so können sie insbesondere während der passiven Phase keine guten Erfolge erwarten. Die Schulter wird hierbei regelmäßig mit Eis zur Schmerzlinderung abgetupft.

In Rückenlage und leichter Abduktion steht der Oberarm und Unterarm in einer Rotationsmittelstellung bei leichter Anteversion. Aktiv bewegt der Patient Finger, Handgelenk und Ellbogen, während passiv unter Abnahme der Schwere bei leichtem Längszug in die Abduktion gegangen wird. Ein wesentlicher Faktor ist auch hier wieder der Schmerz. Aus dieser Stellung heraus spannt der Patient in die Adduktion.

Unter Abnahme der Schwere unter leichtem Zug wird anschließend der Arm in die Flexion oder Elevation gebracht. In dieser Position bewegt der Patient bewußt sein Schulterblatt nach der Methode von Klein-Vogelbach. Der Patient wird angeleitet, die Schulterblattbewegung selbständig öfters am Tage zu üben.

Im Zeitraum 14 Tage bis 4 Wochen postoperativ beginnt der Patient aktiv in die Abduktion und Flexion zu üben. Auch hierbei wird ihm wieder die Schwere des Armes abgenommen. Die Technik nach P.N.F., das heißt die porprioreceptive neuromusculäre Förderung, bedeutet eine Begünstigung oder auch Beschleunigung der Reaktion des neuromusculären Mechanismus durch Reizung der Propriorezeptoren. Hierunter verstehen wir vorwiegend diagonale Bewegungsübungen.

Ab der 6. Woche beginnen wir gegen Widerstand zu üben. Der Patient übt wiederholte Kontraktionen nach P.N.F. Ab diesem Zeitpunkt beginnt der Patient auch mit der Übung der Rotation, vor allem der Außenrotation. Der Supraspinatus ist an der Außenrotation zu wenigstens 80% beteiligt.

Neben diesen Widerstandsübungen wird mit der Schulung von Gebrauchsbewegungen und der Haltungsschule begonnen.

Ein wesentlicher Faktor für die Übungsbehandlung in dieser Phase ist das isokinetische Training in kontrollierter Geschwindigkeit. Dies erlaubt konstante Bewegungsgeschwindigkeiten, die abhängig von diesen spezifischen Trainings-Zeiten gewählt werden können. Das isokinetische System liefert eine vollkommene Akkommodation des Widerstandes, die sich präzis an die Kraftkapazität des Patienten zu jedem Punkt im Bewegungsbereich anpaßt.

Da wir von Anfang an mit der frühfunktionellen Bewegungstherapie bei unseren Schulteroperationen begonnen haben und sich uns diese Therapie bewährt hat, haben wir im Nachhinein keine Möglichkeit gesehen, dieses für uns bessere Verfahren in einer kontrollierten Studie zu verlassen, um eine Vergleichgruppe schlechter zu behandeln. Innerhalb der ersten zwei Monate erreichen die Patienten in der Abduktion 72 und in der Flexion 70 Grad. Nach 3 Monaten haben diese Patienten bereits in der Abduktion 122,5 Grad und in der Flexion 137,5 Grad erreicht. Der Zuwachs an Beweglichkeit bis zum Zeitpunkt der Abschlußuntersuchung nach wenigstens 1 Jahr ist nur noch unbedeutend.

Die Einschätzung der Beweglichkeit (range of motion) ist nach der Abschlußuntersuchung in allen drei Versorgungsgruppen annähernd gleich. Hier lassen die relativ geringen Zahlen in den jeweils einzelnen Gruppen noch keine eindeutigen Aussagen zu. Ich möchte hierbei betonen, daß auf Grund der geringen Zahlen jeder Patient (auch die Patienten mit einem Rentenbegehren) in diese Studie aufgenommen wurden. Das gleiche gilt für die Kraftentwicklung.

Zusammenfassend möchten wir feststellen, daß sich für uns die frühfunktionelle Therapie mit der passiven Bewegung des Schultergürtels bestens bewährt hat. Die Patienten sind rasch beschwerdefrei und haben bald eine ausreichende Beweglichkeit. Unsere Erfahrungen entsprechen denen anderer Autoren, stellvertretend hierfür möchte ich Michael Watson anführen.

Diskussion

Contzen, Frankfurt: Das war sehr wichtig, was Sie gesagt haben. Wenn ich mir nur eine Anmerkung und Bitte erlauben darf. Es ist gesprochen worden von einer frühfunktionellen Nachbehandlung. Das ist ein kleiner Widerspruch in sich. Ich würde nur bitten, den Begriff „Nachbehandlung" wegzulassen. Es ist ja, wie Herr Börner eingangs, und das ganz bewußt betont hat, gerade diese funktionelle Behandlung ein wesentlicher Teil der Gesamtbehandlung und ich würde hier einfach nur von Weiterbehandlung sprechen.

Hefte zur Unfallheilkunde, Heft 186
Verletzungen des Schultergelenks
Zusammengestellt von U. P. Schreinlechner
Springer-Verlag Berlin Heidelberg 1987

Spätergebnisse nach operativer Behandlung von Rupturen der Rotatorenmanschette

H. Martinek[1], B. Bader[2] und E. Egkher[2]

[1] Unfallchirurgische Abteilung des Krankenhauses Krems, Mitterweg 10, A-3500 Krems
[2] II. Universitätsklinik für Unfallchirurgie, Spitalgasse 23, A-1090 Wien

Seit 1977 wurden an der II. Universitätklinik für Unfallchirurgie Wien und an der Unfallchirurgischen Abteilung des Krankenhauses Krems 45 Patienten mit einer Ruptur der Rotatorenmanschette operiert. Das Durchschnittsalter der Patienten bei der Operation war 57 Jahre, der postoperative Beobachtungszeitraum war 6,3 Jahre.

Zur Beurteilung unserer Ergebnisse soll kurz unser therapeutisches Vorgehen dargelegt werden:

Bei klinischem Verdacht auf eine Verletzung der Rotatoren führen wir eine Arthrographie unter Bildwandlerkontrolle durch und empfehlen bei positivem Befund dem Patienten die Operation. Wir gehen von einer frontalen Incision auf das Acromion ein, das hinter dem Acromioclaviculargelenk in frontaler Richtung osteotomiert wird. Nach Aufspreizen der Osteotomiestelle erhalten wir einen sehr guten Überblick und nach Rotation des Armes können die gesamte Manschette gut überblickt und auch ausgedehnte Rupturen zur Ansicht gebracht werden. Das Aufsuchen einer nach zentral gerutschten Sehne bereitet so keine Schwierigkeiten, sie kann fast immer durch Kletterligaturen hervorgeholt werden. Es gelang uns so in allen Fällen entweder eine direkte Sehnennaht oder eine Reinsertion der Sehne bei Ausrissen aus ihrem Ansatzpunkt. Nur wenn die Adaptation der Sehnenenden eine Abduktion des Armes erforderlich macht, stellen wir die Schulter postoperativ in einem Thorax-Arm-Gips ruhig, wobei die Stellung des Armes jedoch langsam gesenkt wird. In allen anderen Fällen genügt eine Ruhigstellung des Armes in einem Gilchrist-Verband für 3 Wochen.

Eine subacromiale Dekompression durch Resektion des Lig. coracoacromiale wird prinzipiell durchgeführt. Wenn Rauhigkeiten an der Unterseite des Acromions bestehen, werden diese mit einem Meißel abgeschlagen. Man kann dabei die sofort eintretende Erweiterung des subacromialen Raumes mit dem Finger fühlen und die Naht der Rotatoren kommt dadurch nicht unter eine Druckbelastung.

Die Ergebnisse unserer Patienten nach dem Punkteschema nach Neer sind in Tabelle 1 ersichtlich. Auffallend ist die Tatsache, daß die guten Ergebnisse vor allem bei jüngeren

Tabelle 1. Ergebnisse der Nachuntersuchung nach Neer

	n	Alter
ausgezeichnet (90–100 Punkte)	26	60
gut (80–89 Punkte)	13	68
befriedigend (70–89 Punkte)	4	67
schlecht (unter 70 Punkte)	2	76

Hefte zur Unfallheilkunde, Heft 186
Verletzungen des Schultergelenks
Zusammengestellt von U. P. Schreinlechner
Springer-Verlag Berlin Heidelberg 1987

Tabelle 2. Auswertung der Nachuntersuchungsergebnisse im Hinblick auf Schmerzen, Funktion und Beweglichkeit. Angegeben sind die Prozente der nach dem Schema nach Neer jeweils maximal erreichbaren Punktezahl

	ausgezeichnet (n = 26)	gut (n = 13)	befriedigend (n = 4)	schlecht (n = 2)
Schmerzen	96%	85%	78%	71%
Funktion	98%	90%	66%	53%
Beweglichkeit	95%	84%	70%	56%

Patienten zu erwarten sind. Die beiden schlechten Ergebnisse führen wir auf einen technischen Fehler beim Zugangsweg zurück. Bei diesen Patienten haben wir das Acromion zur Erzielung einer besseren Übersicht in sagittaler Richtung abgemeißelt und es kam postoperativ zu Exostosenbildung an dieser Stelle, die einen Druck auf die genähte Sehne ausübte. In beiden Fällen mußte die Exostose sekundär abgemeißelt werden.

Wir haben unsere Patienten im Hinblick auf ihre Schmerzen, die Funktion und die Beweglichkeit in das Punkteschema eingeordnet und in Tabelle 2 dargestellt. Es zeigt sich dabei, daß die nicht zufriedenstellenden Ergebnisse vor allem auf eine Verminderung der Funktion und eine Einschränkung der Beweglichkeit zurückzuführen sind, Schmerzen aber weit seltener angegeben werden.

Zusammenfassend glauben wir auf Grund der Nachuntersuchungsergebnisse und der Erfahrungen anhand dieser 45 Patienten folgende Aussagen machen zu können:

1. Bei jüngeren Patienten ist die Prognose hinsichtlich der postoperativen Beschwerdefreiheit günstiger zu stellen als in höhrem Alter.

2. Die Operation sollte möglichst bald nach dem Unfall durchgeführt werden. Wir stellen üblicherweise nach dem Unfall den Arm für eine Woche in einer Mitella ruhig und empfehlen bei Weiterbestehen der Beschwerden dann die Arthrographie.

3. Den Patienten führen die Schmerzen und die Funktionseinschränkung zum Arzt. Wir haben immer wieder beobachtet, daß die oft sehr hartnäckigen Schmerzen unmittelbar nach der Operation verschwinden. Dies dürfte ein Effekt der subacromialen Dekompression sein. Die Wiederkehr der Funktion nimmt oft einen beachtlichen Zeitraum in Anspruch und man muß den Patienten darüber aufklären, daß mit einer Besserung der aktiven Beweglichkeit oft erst nach 6 Monaten zu rechnen ist.

Die funktionelle Nachbehandlung der Operationen am Rotatorencuff

B. W. Wippermann und R. Kujat

Unfallchirurgische Klinik der Medizinischen Hochschule Hannover, Konstanty-Gutschow-Straße 8, D-3000 Hannover 61

Die Erkenntnis, daß eine langfristige Ruhigstellung der Schulter zu einer oftmals unvollständigen Rehabilitation mit Einschränkung des Bewegungsausmaßes, insbesondere beim älteren Patienten führt, hat in der jüngeren Zeit dazu geführt, daß eine funktionelle Behandlung nach Schulteroperationen angestrebt wird.

Das von uns benutzte Rehabilitationsprogramm soll bereits präoperativ beginnen. Mit dem Patienten wird das Übungsprogramm besprochen und auch die Motivation, welche einen entscheidenden Anteil am Erfolg des Übungsprogramms hat, überprüft.

Am Ende der Operation wird dem Pat. lediglich eine konfektionierte Armtragetasche angelegt, welche dann am Abend des Operationstages erstmals gelockert wird. Zu diesem Zeitpunkt bewegt der Operateur die Schulter vorsichtig durch. Diese Maßnahme wird dadurch unterstützt, daß am Ende der Operation ein lang wirksames Lokalanästheticum in das Unterhautfettgewebe infiltriert wird, sodaß in der unmittelbar postoperativen Phase eine weitgehende Schmerzfreiheit erzielt wird. Am 1. postoperativen Tag wird dann mit passiv geführten Bewegungsübungen und mit Pendelübungen durch den Krankengymnasten einmal täglich sowie darüberhinaus durch den Patienten selbst mehrmals täglich begonnen. Zu diesem Zeitpunkt kann auch bereits mit Stockübungen begonnen werden. Der Pat. umfaßt dazu mit beiden Händen die Enden eines ca. 80–100 cm langen Stockes und führt mit dem gesunden Arm die Bewegungen der erkrankten Schulter. Weiterhin können jetzt bereits die Aufzugübungen begonnen werden. Es wird dazu ein Gestänge in der Weise an das Bett des Patienten angebracht, daß über eine Rolle ein Seil mit 2 Handgriffen läuft. Der Pat. kann so selbständig sowohl im Liegen als auch im Stehen die passive Abduktion und Elevation der Schulter üben.

Nach etwa 14 Tagen wird das Armtragetuch abgenommen. Der Einsatz des Armes im täglichen Leben für leichte Verrichtungen wie Essen und Zähneputzen ist ab jetzt erlaubt. Nachdem der Pat. mit den zuvor erwähnten Maßnahmen ein gutes passives Bewegungsausmaß erreicht hat, kann dann nach etwa vier Wochen postoperativ mit aktiven Bewegungsübungen und mit dem „stretching" bis zur Schmerzgrenze begonnen werden. Kraftübungen können nach etwa 6 Wochen begonnen werden.

Die Vollbelastung des erkrankten Armes wird etwa nach 12 Wochen erreicht. Insgesamt dauert das Rehabilitationsprogramm bis zu einem Jahr. Von entscheidender Bedeutung für den Erfolg unseres Übungsprogrammes ist, wie bereits oben erwähnt, die Kooperation des Pat. Ebensowichtig erscheint allerdings die individuelle Anpassung der Rehabilitation, welche nur vom Operateur anhand des intraoperativen Befundes vorgegeben werden kann. Hier ist die Absprache zwischen der Krankengymnastin und dem Operateur erforderlich.

Hefte zur Unfallheilkunde, Heft 186
Verletzungen des Schultergelenks
Zusammengestellt von U. P. Schreinlechner
Springer-Verlag Berlin Heidelberg 1987

Diskussion

Contzen, Frankfurt: Wir sollten sofort mit der Diskussion beginnen, denn hier sind ja so viele Informationen geboten worden, so daß ich zunächst einmal, Ihr Einverständnis vorausgesetzt, versuchen möchte, ein Resümee zu ziehen, damit wir jetzt nicht völlig divergierend diskutieren, sondern eine gewisse Richtung behalten, denn ich gehe davon aus, daß sehr viele im Auditorium sich noch nicht so exzessiv mit dem Problem befaßt haben. Wir sind heute in der Lage, ja nicht nur in der Lage, sondern verpflichtet, eine differenziertere Diagnostik zu betreiben, um die gezielte Behandlung weiterführen zu können. Überbegriff und Ursache für die Schmerzen, für die Symptomatologie, wenn sich der gesamte Zustand nicht unmittelbar im Zusammenhang nach einem ereigneten Trauma einstellt, ist offensichtlich das Impingementsyndrom, also die Einengung des Schulterdaches. Die Einengung des Schulterdaches per se bedingt die Beschwerden, die Diagnose, die gezielte Behandlung. Die gezielte Behandlung aber setzt hier nochmals voraus, daß wir unterscheiden — liegt dem Impingementsyndrom eine Ruptur der Rotatorenmanschette zugrunde oder nicht. Denn danach wäre eben die Frage zu entscheiden, ob wir hier operativ vorgehen oder nicht. Ich glaube, bis dahin sollte die Zusammenfassung zunächst einmal ausreichen und wir sollten nur die einzelnen Symptome beziehungsweise die einzelnen Komplexe diskutieren. Ich würde sagen, beginnend mit der Frage Symptomatologie. Welche führenden Symptome führen zwangsläufig auf die Fragestellung nach Impingementsyndrom und die Konsequenz daraus nach Frage Ruptur Rotatorenmanschette? Herr Börner, Sie hatten die Symptomatologie, die Diagnostik ja angerissen. Können Sie da noch einmal kurz zusammenfassen? Wir wollen ja ein Resümee geben. Es hat keinen Sinn, daß wir hier einzelne Komplexe in den Raum stellen, ohne dann zu versuchen, die Synthese herzustellen. Was sind die typischen Schmerzen beziehungsweise Symptome, die uns auf den Komplex Impingementsyndrom führen müssen?

Börner, Frankfurt: Es ist bei allen Vorträgen herausgekommen, daß der Schmerz und die Funktionsbeeinträchtigung die Hauptsymptome sind und man muß eben dann nach einer Schulterprellung bei Ausschluß einer knöchernen Verletzung daran denken, daß eine Rotatorenmanschettenverletzung vorliegen könnte. Weitere Symptome sind die Druckschmerzhaftigkeit am Tuberculum majus, röntgenologisch bei Altschäden eventuell ein ensprechender Humerushochstand — wir haben hier ja auch sehr viele Bilder gesehen —. Andererseits wäre auch noch der Drop-Arm-Test nach Codman zu erwähnen, daß in der Abduktion des Armes, wenn der Untersucher leichten Gegendruck aufwendet, dann eben der abduzierte Arm wieder nach unten fällt. Und die Schmerzausschaltung: zur Differentialdiagnostik Impingementsyndrom Rotatorenmanschette eben die Lokalanästhesie.

Contzen, Frankfurt: Wir wollten erst die Symptomatologie ganz kurz diskutieren. Sie sind schon bei der Differentialdiagnose. Das ist der nächste Punkt. Wir können ihn gleich mit herein bringen. Nur, ich möchte eine gewisse Richtung bringen, sonst geht es kreuz und quer und wir haben nachher keine Möglichkeit, das zusammenzufassen.

Steinböck, Wien: Zur Symptomatologie. Das Leitsymptom ist der Schulterschmerz. Der Schulterschmerz ist in erster Linie bedingt durch eine Supraspinatus- oder Rotatorenmanschettentendinitis, d. h. daß es hier zu entzündlichen Prozessen im Bereich der Sehne

Hefte zur Unfallheilkunde, Heft 186
Verletzungen des Schultergelenks
Zusammengestellt von U. P. Schreinlechner
Springer-Verlag Berlin Heidelberg 1987

kommt, wobei dann auch oft die Bursen befallen werden. Ein ganz typischer Befund ist der, daß der schmerzhafte Bogen, der durch das Impingement entsteht, dann verschwindet, wenn man dem Patienten den Arm passiv in diese Richtung hebt. Es ist sehr umstritten, wann die Ruptur der Rotatorenmanschette auftritt. Es ist bemerkenswert, daß sehr oft bei Leuten, die eine Über-Kopf-Tätigkeit verrichten (Gerüster, Maler, Bibliothekare, wie Herr Martinek erwähnt hat), von diesem Leiden betroffen werden. Wann dann tatsächlich die Ruptur der Rotatorenmanschette eintritt, dieser Zeitpunkt ist oft nicht exakt festlegbar. Bei unseren bescheidenen 10 Fällen waren es nur 2, bei denen ein ernstzunehmendes Trauma gegeben war. Bei zwei weiteren war ein inadäquates Trauma zu verzeichnen, und der Rest hatte nie ein adäquates Trauma erlitten.

Zur Diagnostik möchte ich noch einen kleinen Hinweis geben. Die Patienten werden ja oft sehr lange konservativ behandelt, unter anderem auch mit Infiltrationen, wobei gerade an der Schulter eigentlich sehr oft nur Corticoide zum Ziel führen. Wenn man den Fornix infiltriert und das Mittel fließt ohne Widerstand, dann hat man es in der Regel mit einer Rotatorenmanschettenruptur zu tun, weil sonst der Gleitraum zwischen dem Humeruskopf und dem Acromion beziehungsweise die Bursa sehr eng ist, und nur wenig eingebracht werden kann.

Contzen, Frankfurt: Ich darf hier wiederholen. Leitsymptom ist der Schmerz im Sinne des uns allen bekannten Krankheitsbildes Periarthritis, das wir kennen, natürlich auch mit dem Nachweis der Kalkeinlagerung in die Supraspinatussehne, die immer nur einem Sekundärphänomen entsprechen kann. Was Sie sagten ist natürlich das eigentliche, sagen wir unfallchirurgische Problem, daß einmal das gesamte Impingementsyndrom durch eine Ruptur ausgelöst werden kann, andererseits die chronische Burisitis oder wie Sie sagen Peritendinitis eben sekundär zu einer Degeneration des ganzen Cuffs und damit zur sekundären Ruptur der Rotatorenmanschette führen kann. Das sind ja die eigentlichen Probleme, die aber mehr in die Versicherungsmedizin hineingehen.

Nun zur Diagnostik. Da ist zunächst einmal, wie Sie schon sagten, der lokale Schmerz, abgesehen von der subjektiven Symptomatologie, der lokal auslösbare Druckschmerz wesentlich. Was jetzt hier für die Unfallchirurgen, wir sind ja auf der Gesellschaft für Unfallchirurgie, zur Diskussion steht: Wie halten Sie es mit der Frage, ob bei jedem Abriß des Tuberculum majus die Arthrographie erfolgen sollte? Ich darf dazu vorwegnehmen, bei mir in der Klinik ist es zur Zeit obligat. Sagen wir 'mal, in dem Stadium, wo wir noch keine umfassende Aussage tätigen können und eben entsprechendes Material sammeln. Jeder Ausriß des Tuberculum majus wird sofort mit der Arthrographie abgeklärt. Wird das wo anders auch gehandhabt?

Kujat, Hannover: In unserer Klinik ist der Abriß des Tuberculum majus keine Indikation für eine Arthrographie. Jeder Abriß des Tuberculum majus wird mit einem Längsriß der Supraspinatussehnen in der Regel am Übergang zur Subscapularissehne einhergehen und wir halten diesen Längsriß der Supraspinatussehne für funktionell völlig unbedeutend. Im Vordergrund steht für uns die knöcherne Heilung des Tuberculum majus, die entweder konservativ behandelt wird bei keiner Dislokation, oder aber operativ reponiert wird bei Dislokation. In diesem Fall steht aber die sichere Refixation des Tuberculums im Vordergrund. Die Operationsindikation ist durch die Refixation des Tuberculums gegeben und nicht durch die Rotatoren.

Contzen, Frankfurt: Herr Kollege, da muß ich schon widersprechen. Ihre apodiktische Aussage stimmt mit Sicherheit nicht. Es ist nicht immer eine Ruptur damit verbunden. Aber wie gesagt, ich habe auch darauf hingewiesen, daß wir ganz sicher im Augenblick noch über die wahrscheinlich sich später erst herauskristallisierende Indikation hinausgehen. Mich interessiert nur, ob in diesem Zusammenhang von anderer Seite auch Erfahrungen vorliegen. Sie haben völlig recht, die dislocierten Tubercula müssen in jedem Fall reponiert und fixiert werden und dabei wird sich diese Frage dann klären. Aber wichtig wäre da überhaupt einmal Grundlagenkenntnisse beziehungsweise ein überschaubares Material zu bekommen.

Schreinlechner, Wien: Zur Frage der Diagnostik. Ich glaube, das ist etwas zu wenig herausgekommen. Man müßte sich einmal fragen, wann die Diagnostik wirklich einsetzt. Nämlich dann, wenn ich den Verdacht einer Rotatorenmanschettenruptur habe. Ich kann die funktionelle Diagnostik machen, aber wann fange ich mit invasiveren Diagnostikverfahren an, mit Arthrographie, mit Pneumocomputertomographie usw.? Wann mache ich diese Untersuchungen?

Habermeyer, München: In unserer Schulterambulanz machen wir es so, daß wir nicht primär jeden zur Arthrographie vorsehen, sondern wir bestellen uns den Patienten, wenn es ein frisches Trauma ist, nach gut einer oder zwei Wochen wieder ein. Wenn dann der Abduktionsverlust, der Außenrotationsverlust nach wie vor besteht, dann sehen wir die Indikation zur Arthrographie bei der frischen Verletzung. Bei der veralteten Ruptur oder beim Verdacht einer alten Ruptur gehen wir so vor, daß, wenn wir die indirekten Zeichen haben, auch wieder Abduktions-, Außenrotationsverlust, Nachtschmerzen, dann machen wir eine normale Röntgenübersichtsaufnahme. Sehen wir einen Humeruskopf-Hochstand und sehen wir die degenerativen Sklerosezeichen, also am Tuberculum majus und eine Sklerosezone am Unterrand des Acromions, dann sehen wir auch die Indikation zur Arthrographie.

Martinek, Krems: Wir haben im Jahre 1977, als wir mit der Arthrographie begannen, jeden sofort arthrographiert und haben eine enorme Anzahl von falsch-negativen Arthrographien bekommen. Wir machen jetzt ganz das gleiche. Wir bestellen den Patienten nach einer oder zwei Wochen nochmals, und wenn immer noch diese Symptomatik geboten wird, dann arthrographieren wir. Wir haben dann eine viel größere Aussagekraft aus der Arthrographie und bekommen mehr positive Befunde.

Contzen, Frankfurt: Ich glaube, das war schon eine sehr wichtige Aussage.

Schreinlechner, Wien: Spielt da auch das Alter des Patienten eine Rolle?

Martinek, Krems: Wenn der Patient in einem Alter ist, in dem ihm die Operation zumutbar ist, dann arthrographieren wir ihn. Wenn er das nicht ist, dann verzichten wir darauf und führen nur die Heilgymnastik durch.

Contzen, Frankfurt: Was verstehen Sie unter „zumutbarer Operation"?

Martinek, Krems: Wenn der Patient seinen Arm mehr benützen will als er kann, dann operieren wir ihn oder raten ihm zur Operation. Wenn das nicht der Fall ist, dann verzichten wir darauf, weil wir meinen, daß wir durch eine gute Heilgymnastik doch noch einiges herausholen können. Sie bleiben nicht so schlecht.

Regazzoni, Basel: Ich wollte die Kollegen aus Frankfurt und München fragen, wann wird arthrographiert und bestehen auch bei Ihnen Tendenzen zu Arthroskopie und wird die Skopie immer in Narkose oder auch in Lokalanästhesie durchgeführt?

Contzen, Frankfurt: Herr Kollege, das war ja gerade im Augenblick der Diskussionspunkt. Wann arthrographieren?

Regazzoni, Basel: Arthroskopieren.

Contzen, Frankfurt: Kommt sofort. Wobei ich sagen darf, daß ich die primäre Arthrographie natürlich auch im Bereich der ersten Woche sehe und nicht unmittelbar nach dem Unfall. Das steht außer Frage. Da kann man das gar nicht zumuten.
    Herr Börner, Sie hatten das Thema „Der Stellenwert Arthrographie, CT und Arthroskopie". Das ist die Frage, die der Herr Kollege gestellt hat.

Börner, Frankfurt: Die Arthroskopie steht nicht an erster Stelle bei uns, sondern die steht an letzter Stelle von diesen drei Möglichkeiten Arthrographie, Computertomographie, Arthroskopie, weil uns doch der arthroskopische Aufwand nur zur Abklärung, einfach zu aufwendig ist und es ist die Arthrographie wesentlich leichter und einfacher durchzuführen. Wir arthroskopieren vor der Eröffnung des Schultergelenkes zur Zeit noch routinemäßig. Ob das sein muß steht unter Fragezeichen, aber zur Zeit führen wir die Arthroskopie vor jedem Eingriff durch.

Contzen, Frankfurt: Wobei wir eben nochmals betonen sollten, daß nicht primär am Unfalltag die Arthrographie erfolgt, sondern nach dem üblichen Schema, nach dem fünften Tag.

Börner, Frankfurt: Die Arthroskopie dient uns dann ja auch noch dazu, um entsprechende andere degenerative Veränderungen im Schultergelenk festzustellen. Aber die primäre Diagnostik ist bei uns die Arthrographie.

Contzen, Frankfurt: Ist damit die Frage beantwortet?

Regazzoni, Basel: Ja.

Resch, Innsbruck: Wir führen es auch so durch, daß wir nach einer Woche die Leute wiederbestellen und nochmals klinisch anschauen. Wenn immer noch deutlich Symptomatik besteht, dann haben wir bisher routinemäßig Sonographie und Arthrographie durchgeführt. Wir haben das absichtlich gemacht. Einmal, um in der Sonographie Erfahrung zu bekommen, zum anderen um einen Vergleich zu haben. Es hat sich dabei gezeigt, daß die Arthrographie häufig falsche oder falsch-negative Bilder bringt oder den Defekt, die Größe des Defektes verschleiert. In der Arthrographie strömt das Kontrastmittel auf dem Weg des geringsten Widerstandes aus und dieser Weg ist häufig durch Fibrin im Frühstadium oder später durch Regenerationsgewebe verklebt. Mit der Sonographie, wenn man Erfahrung hat damit, kann man diesen Defekt räumlich darstellen, man bekommt ein dreidimensionales Bild und die übereinstimmenden Befunde mit der Sonographie und intraoperativ sind häufig verblüffend. Wir glauben, die Zukunft gehört der Sonographie.

Contzen, Frankfurt: Das ist ein sehr wichtiger Hinweis.

Krueger, München: Ich glaube, die Frage ging ja zur Arthroskopie primär. Ich glaube, man kann die Arthroskopie nicht als erstes machen, denn wenn Sie eine Ruptur haben, dann verlieren Sie Luft und Wasser, das heißt, Sie müssen auf jeden Fall zuerst die Arthrographie machen und dann die Arthroskopie allenfalls bei der Operation, um eben falsch-negative Ergebnisse auszuschließen. Wir würden nie zuerst arthroskopieren.

Contzen, Frankfurt: Es geht ja auch um den Aussagewert der einzelnen Methode.

Habermeyer, München: Wir haben auch schon Ergebnisse veröffentlicht über die Sonographie. Die waren damals bei uns sehr schlecht. Wir hatten nicht den richtigen Schallkopf. Ich wollte fragen, welche Megahertz-Stärke Sie in Innsbruck verwenden.

Resch, Innsbruck: Wir verwenden zwei Geräte, u. a. einmal 5 Megahertz.

Habermeyer, München: Das Problem bei der Sonographie ist die Zeit und der Untersucher. Der Untersucher muß die Anatomie wirklich kennen. Bei uns macht es die Radiologie. Die beherrschen es nicht so.

Resch, Innsbruck: Das ist ein ganz wichtiger Punkt. Auch bei uns macht es der Radiologe, denn das Sonographiegerät steht auf der Radiologie. Aber der Kollege, mit dem wir zusammenarbeiten, ist sehr an dieser Zusammenarbeit interessiert und wir sind beide zusammen auf die Gerichtsmedizin gegangen und haben uns dort Schnittbilder gemacht, als wir begonnen haben. Immer ist einer von uns dabei, um die Operationsindikation herauslesen zu können, denn die kann der Sonographeur nicht stellen.

Habermeyer, München: Ich gebe Ihnen da ganz recht. Aber im Rountinebetrieb, wenn Sie eine ganze Sprechstunde vollsitzen haben, die Leute kommen von 300 km, ich kann den Mann nicht um 17 Uhr noch zur Sonographie schicken. Dann kommt er um 19 Uhr zurück und der letzte Zug geht um 18 Uhr. Die Arthrographie dauert eine viertel Stunde und wenn ich die Arthrographie im Doppelkontrast mache, nur 5 ml und 20 ml oder 15 ml Luft, dann sehe ich noch viel mehr. Ich sehe Limbusverletzungen, ich sehe die ganze Kontur des Knorpels und diese Aussage kann ich in der Sonographie nicht erzielen.

Resch, Innsbruck: Wir haben von Rotatorenmanschettenverletzungen gesprochen. Die Limbusverletzung ist, glaube ich, ein anderes Gebiet.

Habermeyer, München: Ja, natürlich, aber dasselbe Gelenk.

Resch, Innsbruck: Der Zeitfaktor. Die Sonographie dauert höchstens eine halbe Stunde. Man muß beide Seiten machen. Wir machen das so, daß die Leute, die von weit herkommen, gleich einen Termin bekommen, noch am selben Nachmittag. Die Schulterambulanz ist bei uns um 12 Uhr und anschließend hat dieser Kollege schon Termine frei für Leute, die von weit herkommen. Die anderen Patienten, die in der Nähe von Innsbruck wohnen, die werden hereinbestellt.

Contzen, Frankfurt: Sie haben aber vorher in dem Zusammenhang, daß es bei Ihnen der Röntgenologe macht, der nicht in der Lage ist, die Indikation zu stellen, dieses Thema schon angerissen – Indikation zur Operation. Nach welchen Kriterien stellen Sie dann die Indikation? Im Zusammenhang zum Beispiel mit der sonographischen Darstellung?

Resch, Innsbruck: Die Indikation ist sicher einmal vom Alter abhängig, Alter und Anamnese. Wenn es ein kräftiger Schisturz war, dann ist es eine Selbstverständlichkeit, daß wir auch bei kleinen Rissen nähen, auch bei jüngeren Menschen. In der Zwischenzeit haben wir auch bei älteren Menschen die Indikation relativ weit gestellt, ziemlich weit. Ich habe, nachdem ich bei Dr. Neer war, gesehen, von welch kleinem Zugang – er nimmt den vorderen Zugang, vom Acromion zum Coracoid und dreht dann den Arm – das möglich ist. Man kommt bis zum Teres minor hin und kerbt eigentlich den Deltoideus nur auf 1,5 cm ein und nicht mehr. Es ist also nur eine minimale Traumatisierung gegeben. Aus dem Grund haben wir die Indikation weitergestellt und operieren auch durchaus ältere bis alte Leute.

Contzen, Frankfurt: Das ist ein sehr wesentlicher Hinweis.

Resch, Innsbruck: Der Schmerz ist das wichtigste.

Contzen, Frankfurt: Genau das. Auf der einen Seite eine sehr ausgedehnte und sehr langanhaltende Weiterbehandlung konservativer Art, auf der anderen Seite die Operation. Unter dem Aspekt wäre natürlich zu fragen, ob das gerechtfertigt ist, denn der Eingriff an sich bietet ja für den Patienten keine wesentlichen Risiken, schlechter kann es im allgemeinen nicht werden.

Steinböck, Wien: Ich behaupte hier, daß eine Arthrographie bei der klinisch gestellten Diagnose eines Impingementsyndroms überhaupt nicht notwendig ist. Die Operationsindikation erfolgt aus dem therapie-resistenten Impingement. Das heißt, daß man sowieso operieren wird, wenn die Symptomatik persistiert. Sei es auch nur, um eine Dekompression des Subacromialraumes herbeizuführen. Intraoperativ sieht man ja dann, was los ist. Es kann sich nur um die Wahl des Zuganges handeln. Wir haben die Erfahrung gemacht, daß wir von diesem erwähnten Zugang, dem Coracoacromialen Zugang, den man auch beliebig nach dorsal, auch entlang der Spina scapulae erweitern kann und dann sogar die Mobilisierung des Supraspinatus durchführen kann, und daß es durchaus nicht erforderlich ist, die Sache so exakt präoperativ abzuklären.

Contzen, Frankfurt: Vielleicht ist es eine Temperamentsfrage zwischen Orthopäden und Chirurgen. Ich lasse mich nicht gerne intraoperativ von den Befunden überraschen. Ich möchte vorher wissen, was anliegt und möchte mich danach richten können. Für uns ist die Ausnützung der gesamten diagnostischen Palette eine conditio sine qua non, bevor der Patient auf den Tisch kommt. Das nur nebenbei.

Resch, Innsbruck: Zur Operationsindikation wollte ich noch etwas sagen. Ich glaube, man sollte wirklich bei jeder Abklärung ein Röntgenbild im transscapulären Strahlengang machen, und zwar deshalb, weil man auf dieser Aufnahme sehr gut die Unterfläche des Acromions beurteilen kann und dort knöcherne Auflagerungen und auch möglicherweise eine nicht verheilte Epiphysenfuge, wie es hin und wieder doch in etwa 7% vorkommt, sehen kann. Das führt auch zu einem Impingementsyndrom. Und diese Auflagerungen, die führen zu diesem permanenten Scheuern und letztlich zum Impingementsyndrom und in weiterer Folge zum Riß der Rotatorenmanschette.

Contzen, Frankfurt: Über den Weg der chronischen Bursitis usw.

Resch, Innsbruck: Das wäre dann eine absolute Indikation zur Acromioplastik nach Neer.

Schreinlechner, Wien: Ich glaube, der Unterschied liegt im Zeitpunkt, zu dem der Patient zum Unfallchirurgen beziehungsweise zum Orthopäden kommt. Dementsprechend wird letzterer wahrscheinlich ohne größere diagnostische Abklärungen zur Indikation kommen. Wenn der Patient therapieresistente Beschwerden über Monate hat, dann ist die Sache eigentlich doch schon wesentlich leichter. Schwierig ist es bei den frischen Verletzungen.

Contzen, Frankfurt: Herr Gay, Sie hatten vorhin auch in Ihrem Vortrag gesagt, daß Sie im allgemeinen diese konservative Behandlung mit 4 bis 6 Monaten veranschlagen. Würden Sie unter dem Aspekt, daß der Eingriff als solcher nicht sehr belastend ist und die Situation damit sehr schnell abgeklärt ist, diese Aussage weiter in dieser Form aufrechterhalten?

Gay, Würzburg: Das mit den 4 bis 6 Monaten habe ich ganz gewiß nicht gesagt. Ich habe nur Autoren zitiert, die ihre Behandlung zwischen 4 bis 6 Wochen präoperativ limitiert haben wollen und es gibt Autoren, die mit 4 bis 6 Monaten limitieren.

Contzen, Frankfurt: Das habe ich dann falsch verstanden. Waren das Wochen?

Gay, Würzburg: Ja. Die anderen warten 4 bis 6 Monate. Wir warten nicht länger als 4 bis 6 Wochen mit dieser gezielten Schmerztherapie, wie wir sie praktizieren. Was mich ein bißchen bei allen bisherigen Referenten gewundert hat, das Hauptproblem in der Behandlung stellt ja wirklich die Schmerztherapie dar und deshalb habe ich eigentlich versucht, in meinem Vortrag ganz gezielt auf diese Überlegung einzugehen. Gerade die subacromialen Infiltrationen mit einem Lokalanästheticum oder auch die periarticulären Cortisoninjektionen und all diese Dinge haben sich bei uns überhaupt nicht bewährt. Wir haben bei manchen Patienten eine sehr niedrige Schmerzschwelle und wenn Sie ein Lokalanästheticum geben, dann gibt das ein Gewebetrauma, die Schmerzschwelle sinkt noch weiter ab, es führt zum neuen Schmerz. Wir müssen ein über 24 h ganz gezieltes Schmerzausschaltungsprogramm betreiben, so wie wir das machen. Wir fangen an mit einer periduralen Injektion eines Coriticoids, weil wir der Meinung sind, daß im Spinalganglion ein immunologischer Prozeß abläuft. Hier gibt es gewisse Hinweise, daß sich so etwas abspielt. Wir machen dann die transcutane Nervenstimulation zur Erhöhung der Endorphinbildung. Wir machen ein nächtliches Schmerzausschaltungsprogramm mit Medimazol und ähnlichen Dingen und präoperativ machen wir die Supraspinatusanästhesie vor der Krankengymnastik und auch Grenzstrangblockaden, also daß wir über 24 h eine hohe Schmerzschwelle haben. Das halte ich für ganz, ganz wichtig. Und wenn diese Therapie in drei oder vier Wochen nicht anspricht, und der Patient zusätzlich noch einen Funktionsausfall hat, dann ist die Entscheidung zur Frühoperation ganz einfach und dann hat man nicht diese riesigen Defekte, die dann über 3 oder 4 cm Ausdehnung gehen.

Contzen, Frankfurt: Danke für die Klarstellung. Natürlich würde ich da gerne nachhaken, warum dann noch 4, 6 Wochen? Ich kann, auf Dauer gesehen, natürlich die chronische Bursitis, ob subdeltoidär oder subacromial, auch durch eine Infiltration nicht beseitigen. Ein relativ kleiner Eingriff wäre da an sich logisch, die Bursaexstirpation. Aber ich glaube, das würde die Sache zu sehr auf ein Detail vertiefen.
Jetzt zur Weiterbehandlung.

Schreinlechner, Wien: Wir haben eigentlich gesehen, daß mit wenigen Ausnahmen doch die frühfunktionelle nicht Nachbehandlung, sondern, wie Sie richtig gesagt haben, Weiterbehandlung durchgeführt wird. Da wollte ich Herrn Krueger noch einmal bitten, dazu Stellung zu nehmen: Sie beginnen also sofort, am ersten Tag nach der Operation mit der passiven Behandlung?

Krueger, München: Am zweiten Tag beginnen wir mit der Schulterbewegung. Am ersten Tag nur Hand und Ellbogen. Es ist natürlich so, daß wir schon ein wenig differenzieren. Wir machen nicht alles über einen Kamm. Nicht jeder wird mit so einer Schultertragetasche ruhiggestellt, sondern wir machen auch Kissen, die man anschnallen kann, aber auf jeden Fall keine Schiene. Wir fangen eigentlich am zweiten Tag an mit der passiven Bewegung. Das heißt, daß man dem Patienten die Schwere abnimmt und ihn durchbewegt. Es sollte, wenn möglich der Operateur sein, wie es ja in Hannover auch gemacht wird, oder eben bei uns eine Krankengymnastin, die damit betraut ist.

Schreinlechner, Wien: Wie lange führen Sie dann letztendlich die Therapie durch? Wie lange sind die Patienten bei Ihnen stationär?

Krueger, München: Die Patienten bleiben so in der Regel 8 bis 14 Tage stationär. Wir würden sie gerne länger behalten, aber das geht nicht, und dann kommen sie, wenn es irgendwie möglich ist, eigentlich täglich zu uns in die Krankengymnastik. Nachdem wir in der Innenstadt sind, funktioniert das einigermaßen gut.

Schreinlechner, Wien: Sie sind schon glücklich, wenn Sie die Patienten 8 bis 14 Tage stationär halten können.

Krueger, München: Ja, sehr glücklich.

Contzen, Frankfurt: Es sind kleine divergierende Angaben. Zum Beispiel Sie, Herr Krueger, Sie sagen grundsätzlich, Einzelfälle ganz klar ausgenommen, keine Abduktionsschiene, mit der Begründung, daß Sie von vornherein nicht einer Verkürzung des genähten Cuffs Vorschub leisten wollen.

Krueger, München: Wie Herr Habermeyer schon gesagt hat, sind wir der Meinung, daß die großen Defekte nicht wieder genäht werden sollen. Das heißt, wir machen keine Plastiken wie in Hannover und wir machen keine Verschiebeplastiken. Das heißt, der große Defekt wird sowieso nicht refixiert. Bei den kleinen Defekten, wenn hier nicht die Naht hält, dann lügt man sich, glaube ich, in die eigene Tasche, wenn man sagt, daß man nach 3 oder 4 Wochen dann aktiv bewegen kann, wenn man da eine Abduktionschiene hatte, denn das Gewebe wird ja in diesen drei Wochen nicht so viel besser, daß dann die Naht hält.

Contzen, Frankfurt: Im Gegenteil.

Krueger, München: Eben.

Contzen, Frankfurt: Im Gegenteil. Mir leuchtet das ja ein. Ich wollte jetzt nur Herrn Martinek bitten, der im Prinzip das gleiche, nur mit einer anderen Methodik, nämlich dem des stufenweisen Absenkens macht. Habe ich das richtig gehört?

Martinek, Krems: Man kann die oft sehr weit nach zentral gerutschte Sehne mit einer Naht fassen und dann so stückweise wie ein Appendix hervorziehen. Dann hat man eine relativ große Spannung, die wir dann vermindern können, wenn wir den Subscapularis so ein bißchen befreien. Wenn der Arm dann abduziert wird und mir gelingt eine Naht, so habe ich intraoperativ gesehen, daß ich oft den Arm während der Operation senken kann und die Sehne kommt hervor. So ist unser Gedankengang gewesen, den Arm in Abduktion zu halten, langsam zu senken. Es ist gelungen. Bei einer direkten Naht getrauen wir uns nicht, den Arm sofort zu bewegen, aber es entscheidet immer der Operateur. Das ist ganz wichtig. Er hat geknüpft, er weiß, wie das spannt und wie das hält.

Contzen, Frankfurt: Genau. Das wollte ich dabei hervorheben, denn im Grunde geht es ja konform, es ist halt nur eine andere Methodik.

Meine Damen und Herren, wir können nicht mehr weiter diskutieren, obwohl es wahrscheinlich noch Stoff für Stunden gäbe. Aber Sie alle haben gemerkt, es verfügt niemand über so viel fundierte Erfahrung, daß er klare Vorgaben machen könnte, wenigstens zum derzeitigen Zeitpunkt noch nicht. Wir hoffen, daß das in absehbarer Zeit anders sein wird, daß wir zumindest unseren praktisch tätigen Kollegen dann entsprechende Vorgaben machen können. Mir scheint die abschließende Bemerkung wichtig, daß die konservative Behandlung nicht ad infinitum geführt werden sollte, sondern, ich glaube, das ist wohl allgemein herausgekommen, 6 Wochen. Herr Gay, wir gehen konform, 6 Wochen sollte die Grenze sein. Wenn dann keine entsprechende Besserung eingetreten ist, wäre ganz sicher die Frage der operativen Freilegung zu diskutieren. Es stehen heute noch ganz andere Dinge zur Diskussion. Vielleicht als Erläuterung ein Fall aus jüngster Vergangenheit in der Klinik. Ein 34jähriger Mann, früher Sportler, hat aktiv Fußball gespielt, ist etliche Male auf die Schulter gekracht, ist tätig in Rüsselsheim bei Opel am Reißbrett, also Überkopfarbeit, hat in drei Arbeitsjahren 9 Monate insgesamt wegen ständiger Schmerzen und erheblicher Bewegungseinschränkung im rechten Schultergelenk feiern müssen. Es drohte ihm die Entlassung, und was das in der derzeitigen Situation heißt, gerade in der Bundesrepublik, können Sie sich vorstellen. Er kam voller Verzweiflung zu uns, er hat inzwischen nachweisbar auch seine Verkalkung in der Supraspinatussehne, also das, was man früher eben unter dem Begriff Periarthritis subsummierte. Herr Börner hat ihn operiert und hat lediglich die Bursa subacromialis ausgeräumt und das Ligamentum coracoacromiale reseziert. Der Mann ist nach 5 Tagen nach Hause gegangen, war 15 Tage nach Wundheilung wieder an seinem Reiß-

brett tätig, frei beweglich, nach 3jähriger Leidenszeit und drohendem Verlust des Arbeits-
platzes voll einsatzfähig und schmerzfrei. Ich wollte sagen, daß man nicht unbedingt zu
lange warten sollte. Und das ist eigentlich die wesentliche Aussage zum ganzen Komplex,
die wir heute begründet machen können.

Schlußwort des scheidenden Präsidenten Prof. Dr. J. Poigenfürst

Liebe Kolleginnen und Kollegen,

bevor ich das Schlußwort spreche, möchte ich mich ganz besonders bei den heutigen Diskussionsleitern, Hans Rudolph und Heinz Kuderna, bedanken, weil ich finde, daß diese Diskussion wirklich gut geleitet war und den Kern getroffen hat.

Der Kongreß hat fünf Minuten vor dem vorgesehenen Ende geendet, und das ist auch eine Meisterleistung. Wir haben hier mit 460 Teilnehmern in 98 Vorträgen das Problem der Schulterverletzungen wirklich gut ausdiskutiert.

Ich habe mir den Spaß gemacht, die einzelnen zur Verfügung stehenden Zeitblöcke zu vergleichen. Es waren ungefähr 11 h für Vorträge, aber 5 h für Diskussion vorgesehen und wir haben auch 5 h Pause in dieser Zeit hinter uns gebracht.

Ich bin mit dem Ergebnis des Kongresses recht zufrieden, weil ich der Meinung bin, daß einige Fragen, die immer wieder gestellt wurden und nie richtig beantwortet werden konnten, doch ausdiskutiert wurden.

Das eine, die Behandlung der traumatischen Schulterluxation, bei der wir doch die dreiwöchige Ruhigstellung nach der ersten Luxation als eine vorbeugende Maßnahme gegen die Rezidive, wie ich glaube, zu Grabe getragen haben. Es hat sich gezeigt, daß die Ruhigstellung eigentlich nur bei begleitenden Knochenverletzungen, also bei größeren Pfannenfragmenten oder bei Fraktur des Tuberculum majus, im Sinne der Schmerzlinderung während der Heilung dieser Fraktur, einen Sinn hat und daß sie eigentlich das Rezidiv nicht verhindern kann, weil die Ursache für das Rezidiv eine andere ist. Wir haben gesehen, daß es Möglichkeiten gibt, in der gefährdeten Altersgruppe zwischen 16 und 40 Jahren, durch Untersuchungsmethoden die Gefährdung zu erkennen, und daß die primäre Wiederherstellung der Verletzung sinnvoll ist. Wir müssen abwarten, wie die Ergebnisse der verschiedenen Behandlungsmethoden sind und sehen ob sie besser sind als die Reparatur der bestehenden Rezidiv-luxation.

Bei den Frakturen und besonders bei den Luxationsfrakturen hat sich wieder gezeigt, daß die konservative Behandlung doch eine gute ist, daß man die konservativen Behandlungsmöglichkeiten und -methoden unterrichten muß, und daß Frakturen auch ohne Schrauben hie und da einmal heilen und sogar recht gute Ergebnisse bringen. Zur Schulterprothese haben wir heute eine sehr klare Zusammenfassung vom Kollegen Vecsei gehört, die ich jetzt nicht wiederholen möchte.

Auch das Ergebnis unserer Beratungen über die Nachbehandlung oder die begleitende physikalische Therapie im Rahmen der Primärversorgung haben wir jetzt von Herrn Rudolph in einer sehr guten Zusammenfassung gehört.

Die Möglichkeiten der ambulanten Rehabilitation sind nur ganz kurz erwähnt worden. Ich möchte sagen, daß diese Art der Rehabilitation in den angloamerikanischen Ländern bereits zum Teil Gang und Gebe ist, sogar für Querschnittsgelähmte, wie zum Beispiel in Australien, wo man sie ambulant einer Rehabilitationstherapie unterzieht, auch was das Urogenitale betrifft. Die Kostenträger haben einfach eingesehen, daß es billiger ist, den

Hefte zur Unfallheilkunde, Heft 186
Verletzungen des Schultergelenks
Zusammengestellt von U. P. Schreinlechner
Springer-Verlag Berlin Heidelberg 1987

Leuten ein Taxi zu zahlen, als ihnen ein Krankenhausbett zur Verfügung zu stellen. Ich glaube, daß man auf diesem Gebiet wahrscheinlich eine Verbesserung der Versorgung unserer Verletzten erzielen könnte. Wir sollten Herrn Direktor Krösl diesbezüglich unterstützen.

Nun ist auch das dritte Jahr meiner Präsdidentschaft zu Ende. Ich verabschiede mich daher von Ihnen in dieser Funktion. Es war, wenn man es ernst nimmt, viel Arbeit, wenn man es nicht so ernst nimmt, nicht sehr viel Arbeit. Ich muß sagen, es hat mir sehr großen Spaß gemacht und ich möchte mich sehr bei unserem ständigen Sekretär, Heinz Kuderna, bedanken. Es war so, daß kein unseriöser Gedanke des einen nicht beim anderen auf fruchtbaren Boden gestoßen wäre, und wir haben viele schöne Veranstaltungen dadurch organisieren können. Selbstverständlich bedanke ich mich bei den Damen, die unseren Kongreß hier mit ihrem Charme belebt haben und bei allen Teilnehmern, den Vortragenden, den Vorsitzenden und bei Ihnen, die bis zum letzten Moment hier mit uns ausgeharrt haben und jetzt noch so eifrig diskutiert haben. Ich danke Ihnen allen sehr und gebe das Wort jetzt unserem neuen Präsidenten.

Schlußwort des neuen Präsidenten

Meine sehr geehrten Damen und Herren,

ich möchte noch an eines anschließen, was Herr Poigenfürst jetzt gesagt hat über die neuen Erkenntnisse bezüglich der Sofortchirurgie: daß zunächst abgewartet werden muß, wie die Ergebnisse sind.

Unser Kongreß im Oktober des nächsten Jahres wird sich mit den Vorderarmbrüchen befassen, die wir vor 22 Jahren erstmals als Kongreßthema hatten, und zwar mit den Schaftbrüchen und mit den Verrenkungsbrüchen proximal und distal, und hier können wir dann feststellen, inwieweit die geänderten Behandlungsmethoden in den abgelaufenen 20 Jahren auch die Ergebnisse verändert haben. Ich lade Sie sehr herzlich ein, daß Sie diesen Kongreß wiederum besuchen und hoffe, Sie alle hier wieder zu sehen.

Hefte zur Unfallheilkunde, Heft 186
Verletzungen des Schultergelenks
Zusammengestellt von U. P. Schreinlechner
Springer-Verlag Berlin Heidelberg 1987